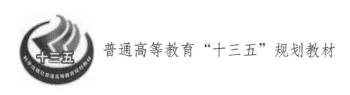 普通高等教育"十三五"规划教材

全国普通高等教育医学类系列教材

中医统计学
Statistics for Chinese Medicine

（第三版）

李国春　黄品贤　主编

科学出版社

北　京

内 容 简 介

本书共 17 章，包括绪论、中医研究设计基础、中医统计资料的收集与管理、统计资料的描述、变量的概率分布、参数估计、假设检验基础及 t 检验、方差分析、定性资料的假设检验、秩和检验、直线相关与回归、临床试验设计基础、诊断试验研究设计与评价、中医随访资料的统计分析方法、Meta 分析、中医医案的数据挖掘、统计学方法在中医研究中的综合应用，涵盖了中医药实践和研究中常用的基础统计学思维、原理和方法，有助于中医各专业学生学以致用。各章节以案例为先导，开启学生针对教学内容的科学思维和统计思维，激发其学习兴趣；各章节之后尚有统计学内容表达、案例辨析、电脑实验、小结、思考与练习等内容，进一步培养学生的统计思维、批判性思维，提升学生的软件应用和自主学习能力。书中还给出了希腊字母表、常用统计符号、统计学报告准则简介、研究论文统计学项目自查清单、附表等。

本书不仅适用于中医药及其相关专业学生，也适用于其他医学专业学生，并可作为参考书供临床医师使用。

图书在版编目(CIP)数据

中医统计学 / 李国春，黄品贤主编. —3 版. —北京：科学出版社，2018.8
普通高等教育"十三五"规划教材
全国普通高等教育医学类系列教材
ISBN 978-7-03-057375-9

Ⅰ. ①中… Ⅱ. ①李… ②黄… Ⅲ. ①中国医药学-医学统计-高等学校-教材 Ⅳ. ①R2-32

中国版本图书馆 CIP 数据核字(2018)第 100798 号

责任编辑：闵 捷
责任印制：黄晓鸣 / 封面设计：殷 靓

科学出版社出版
北京东黄城根北街 16 号
邮政编码：100717
http://www.sciencep.com
广东虎彩云印刷有限公司印刷
科学出版社发行 各地新华书店经销
*
2009 年 5 月第 一 版 开本：889×1194 1/16
2018 年 8 月第 三 版 印张：19 1/2
2022 年 1 月第十五次印刷 字数：595 000

定价：50.00 元
(如有印装质量问题，我社负责调换)

《中医统计学》（第三版）编委会名单

第三版前言

21世纪以来，中医药科研工作者深感统计学课程对培养医学生科学素养和研究能力的重要性。2003年，为配合高等中医院校教学内容和体制改革的进程，河南中医药大学申杰教授与南京中医药大学陈全良教授、河北医科大学中医学院(现河北中医学院)石晶教授、湖北中医药大学刘翠枝教授、天津中医药大学赵晓梅教授、广西中医药大学韦明教授等院校教师，共同编写了《中医统计学》。2009年，在河南中医药大学申杰教授的倡导和科学出版社的支持下，联合全国中医院校公共卫生和预防医学领域骨干教师，针对中医院校学生专业特点编写了全国普通高等教育医学类系列教材《中医统计学》第一版。时隔两年，在第一版的基础上又进行了修订和再版，形成了全国普通高等教育医学类系列教材《中医统计学》第二版。以上工作成为全国普通高等教育医学类系列教材建设的一个里程碑。

随着计算机信息技术、移动互联网技术、生物医学多组学检测技术和统计软件突飞猛进的发展，医学研究和实践已快速步入了大数据和人工智能时代，生物医学数据处理和分析技术发生了前所未有的变化。因此，本版教材编委会秉承与时俱进的创新精神，对《中医统计学》第三版教材建设和改革进行了大胆的探索和尝试。本次修订试图将中医统计学教育定位为不仅是掌握一门技术，而是提高到"人"的教育高度，培养中医学子的科学精神、严谨的逻辑推理思维以及开悟统计学智慧。如何建立统计学思维，需要精选案例，由案例讲解概念和原理，在清楚概念和原理的基础之上，使学生进一步开悟智慧，并明确点出统计思维方式。

本教材的编写目标为基于统计学思维训练医学生的科学思维，培养医学生求真务实的科学精神和批判性思维，同时加强医学生的实际应用能力和胜任力的建设，使我们学生能"顶天立地"。"顶天"即树立批判性思维，"立地"指脚踏实地。这就是统计学学习和应用中的"道"和"术"，也正是本教材所要传授的内容。

本教材的编写思路是重视基本概念和核心理论的讲解、突出中医应用背景、提升电脑实验应用以及自主学习能力。在遵循学科规律的基础之上，创新教材的编写模式，由案例导入学习内容(即基于问题的教学)，再由案例评析，纠正知识点学习中易犯的错误，通过正反两个方面提高学习兴趣和批判性思维，同时引入统计学内容表达、案例辨析、电脑实验、小结和思考与练习等模块，提高分析和解决问题的综合实践应用能力。从而达到教师易教、学生易学和易用的目的。本次教材修订将紧紧围绕本科教学目标优化教学内容，与时俱进，充分利用现代信息技术辅助课程教学。

本教材的特色体现在四个方面：①重视中医专业学生统计学思想和科学思维的训练。②通过有形的"舟"(案例)建立无形的"道"(统计学思维)，使学生能达到"道""术"共修。③具有中医专业特色及精炼、适用、易学和易用的特点。

本教材编写专家来自全国19所高等医学院校执教医学统计学的骨干教师，教材编写注重"三基"(基本理论、基本方法、基本技能)、"四思"(科学思维、统计思维、逻辑思维、批判性思维)和"五性"(思想性、科学性、系统性、启发性、适用性)的基本原则，内容编写要求紧紧围绕中医临床实践，中医药研究案例及本科教学目标不断优化和与时俱进，并充分体现和践行现代多元化教学模式。全书共有17章，涵盖了中医实践和研究中常用的基础统计学思维、原理和方法，有助于中医各专业学生学以致用。各章节以案例为先导，章节之后兼有统计学内容表达、案例辨析、电脑实验、小结、思考与练习等内容，旨在培养学生统计思维、批判性思维，以提升软件应用和自主学习能力。教材还给出了希腊字母表、常用统计符号、统计学报告准则简介、研究论文统计学项目自查清单、附表等。

本次教材编写得到了南京中医药大学、上海中医药大学、浙江中医药大学和长春中医药大学等参编院校领导的大力支持，孔丽娅、韩曦英和李秀昌三位同志为编委会和定稿会的顺利召开付出了辛苦工作，扬州大学刘星老师也协助相关章节编写工作，研究生郭晴晴、杨诗锦、王鹏程、杨晓娟、魏乐心和李伟等六位同学参与了本书案例结果的验算、附录编排和文字校对工作，科学出版社也为本次修订进行了细致的组织协调和校对工作，本书还得到了江苏高校优势学科建设工程资助项目(中西医结合)的资助，编者在此深表感谢。需要说明的是，本书"例题和SPSS软件应用"所用的数据都来自与本书配套的"SPSS数据文件集"。为方便大家学习运用，请登录"http://www.sciencep.sh.cn/"下载文件名为"中医统计学(第三版)SPSS数据文件"的数据文件集。

限于编者的水平和仓促的时间，难免存在疏漏，欢迎读者批评指正。

李国春　黄品贤

2018 年 5 月

希腊字母表

序号	希腊字母		英文注音	国际音标注音	音标
	大写	小写			
1	A	α	alpha	aːlf	['ælfə]
2	B	β	beta	bet	[biːtə，'beitə]
3	Γ	γ	gamma	gaːm	['gæmə]
4	Δ	δ	delta	delt	['deltə]
5	E	ε	epsilon	epsilon	[ep'sail[n，'epsilən]
6	Z	ζ	zeta	zat	['ziːtə]
7	H	η	eta	eita	['iːtə，'eitə]
8	Θ	θ	theta	θit	[θiːtə]
9	I	ι	iota	aiot	[ai'outæ]
10	K	κ	kappa	kap	[kæpæ]
11	Λ	λ	lambda	lambd	[læmdæ]
12	M	μ	mu	mju	[mjuː]
13	N	ν	nu	nju	[njuː]
14	Ξ	ξ	xi	ksi	[gzai，ksai，zai]
15	O	ο	omicron	omikron	[ou'maikrən]
16	Π	π	pi	pai	[pai]
17	P	ρ	rho	rou	[rou]
18	Σ	σ	sigma	sigma	['sigmə]
19	T	τ	tau	tau	[tɔː]
20	Y	υ	upsilon	jupsilon	[juːp'sailon，'juːpsilən]
21	Φ	φ	phi	fai	[fai]
22	X	χ	chi	phai	[kai]
23	Ψ	ψ	psi	psai	[psai]
24	Ω	ω	omega	omiga	['oumigə]

常用统计符号

参数（希腊字母）

统计符号	含义
α	检验水准（显著性水准），第 I 类错误，假阳性错误，回归方程常数项
α'	校正检验水准
$1-\alpha$	可信度
β	总体回归系数，第 II 类错误，假阴性率
$1-\beta$	检验效能（把握度）
δ	允许误差，差值
μ	总体均数
μ_d	差值的均数
μ_i	各样本均数所代表的总体均数
μ_0	某已知总体均数
μ_p	频率的总体均数
ν	自由度
ξ	随机变量
π	总体率
π_0	某已知的总体率
ρ	总体相关系数
$\sum$	求和
$\sum f$	总例数
σ	总体标准差
σ^2	总体方差
σ_d	差值的总体标准差
σ_p	频率的标准误
$\sigma_{\bar{x}}$	均数的标准误
Φ	标准正态分布曲线函数
χ^2	卡方检验统计量

统计量(拉丁字母)

统计符号	含义
A	实际频数
a	组数，截距
b	回归系数，区组数
C	列数
CI	可信区间
CV	变异系数
C_X^n	二项系数
c	校正系数
D	Kolmogorov-Smirnov 检验统计量
d	差值
$\bar{d}$	差值的均数
e	自然对数的底
F	方差分析或方差齐性检验统计量
f	频数
f_x	第 x 位百分位数所在组段的频率
$f_n(A)$	事件 A 发生的频率
G	几何均数
g	处理的不同水平
H	K-W 检验统计量
H_c	校正的 H 统计量
H_0	无效假设
H_1	备择假设
i	组距，各种下标
k	组段数，比例基数，处理组数，样本率(构成比)的个数
L	下限，可信下限
L_n	正交表符号
l_{xx}	x 的离均差平方和
l_{xy}	x 与 y 的离均差积和
l_{yy}	y 的离均差平方和
M	中位数，Friedman 检验统计量
MS	均方
MS_e	误差的均方
$MS_{回归}$	回归均方
$MS_{剩余}$	剩余均方
$MS_{组间}$	组间均方
$MS_{组内}$	组内均方
n	样本量，配对设计资料的对子数
n_C	第 C 列的合计数
n_R	第 R 行的合计数
n_i	各组的例数

统计符号	含义
P	概率
p	样本频率，阳性率，合并的率
P_x	百分位数
Q_L	下四分位数间距
Q_U	上四分位数间距
Q_R	四分位数间距
Q	阴性率，SNK 检验统计量
R	全距(极差)，行数
R_k	样本秩和
$\overline{R}_A$	A 组的平均秩和
r	相关系数
R^2	确定系数
$SS_{回归}$	回归平方和
$SS_{剩余}$	剩余平方和(残差平方和)
$SS_{总}$	总差异
$SS_{组间}$	组间离均差平方和
$SS_{组内}$	组内离均差平方和
$SS_{处理}$	处理组间离均差平方和
$SS_{区组}$	区组间离均差平方和
$SS_{误差}$	误差的离均差平方和
s	标准差
s_b	样本回归系数的标准误
s_d	差值 d 的标准差
s	差值 d 的标准误
s_i	各样本标准差
s_p	样本频率的标准误
s^2	样本方差
s_c^2	两样本联合方差
$s_{\overline{x}}$	均数的标准误
$s_{\overline{x}_1-\overline{x}_2}$	两样本之差的联合标准误
s_{yx}	剩余标准差
T	理论频数，秩和，处理因素
T_{RC}	第 R 行、C 列格子的理论数
t	t 检验统计量
t'	校正 t 检验统计量
t_r	相关系数 r 检验用 t 统计量
$t_{\alpha,\nu}$	单侧 t 界值
$t_{\alpha/2,\nu}$	双侧 t 界值
t_j	第 j 个相同秩次的个数

续表

统计符号	含义
U	上限，可信上限
u	标准正态变量，u 检验统计量
u_c	校正的 u 值
u_a	单侧 u 界值
$u_{a/2}$	双侧 u 界值
W	Shapiror-Wilk 检验的统计量
$\bar{x}$	算术均数，样本均数
$\bar{x}_i$	各处理组均数
x_{ij}	第 i 处理组的第 j 个测量值
X'	x 变量的转换值
$x_{\max}$	x 最大值
$x_{\min}$	x 最小值
$\hat{y}$	y 的估计值
Z	标准正态分布的检验统计量

续表

目　录

第五章 变量的概率分布

第六章 参 数 估 计

第七章 假设检验基础及 t 检验

第八章 方 差 分 析

第九章 定性资料的假设检验

第一章 绪 论

【案例1】 南丁格尔生活在19世纪的英国,她被誉为现代护理教育的奠基人。南丁格尔不仅是一名出色的护士,还是著名的统计学家。她独创了"南丁格尔玫瑰图"——圆形的直方图,昵称为鸡冠花图(cockscomb),并应用统计学的方法找到了伤兵死亡增加的原因,从而将伤兵的病死率由原来的40.0%下降到2.2%。南丁格尔做出的成绩与她的科学素养密不可分,而统计学思维培养了她的科学素养。

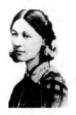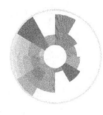

【案例2】 2014年10月美国医学会杂志(*The Journal of the American Medical Association*,*JAMA*)发表了一篇关于针灸治疗慢性膝关节炎疗效的学术论文,指出:无论是针灸还是激光针灸(一种利用激光的微细光束照射穴位的新型针灸方法),对治疗中度和重度慢性膝关节疼痛,都和安慰剂效果一样。换言之,针灸对关节炎止痛无效。这颠覆了针灸师的经验判断,即关节炎是针灸应用最多的适应证之一。这个结论在国内外中医药界,尤其是海外华人中医药界引起了轩然大波,该研究的设计和分析应用了大量统计学知识,此结论可信吗?该研究能说明针灸对关节炎无效吗?

第一节 统计学与中医

一、统计学

统计是国家为了便于管理和社会政治经济发展需要而产生并发展而来的。统计的起源可以追溯到远古,在奴隶社会,国家需要了解赋税、徭役、征兵等,于是就开始了人口和土地等基本国情的登记和计算工作。一般认为,统计学诞生于17世纪中叶的英国。关于统计学的创始人,一种说法是英国人约翰·格朗特(John Graunt,1620—1674),另一种说法是英国人威廉·配第(William Petty,1623—1687),因此,统计史上称他俩为"政治算术学派"的创始人。统计学作为一门科学却是19世纪以后的事。卡尔·皮尔逊(Karl Pearson,1857—1936)和罗纳德·费希尔(Ronald Aylmer Fisher,1890—1962)为现代统计学的发展和成熟做出了里程碑式的贡献,被称为现代统计学之父。那么,什么是统计学呢?《辞海》定义:统计学是研究统计理论和方法的科学;《数学辞海》(第四卷)定义:统计学是关于确定性和带随机性数据资料的收集、整理、分析和推断的科学;《Webster国际辞典》定义:"Statistics is a science dealing with the collection,analysis,interpretation and presentation of masses of numerical data",即统计学是一门处理大量数据的收集、分析、解释和呈现结果的科学;John M. Last主编的《流行病学词典》则作如下定义:"The science and art of dealing with variation in data through collection,classification,and analysis in such a way as to obtain reliable results",即统计学是一门通过数据收集、分类和分析等手段来研究数据中变异的科学和艺术,其目的是获得可靠的结果,而不是简单的数据汇总;英国著名遗传学家弗朗西斯·高尔顿(Francis Galton,1822—1911)认为:"当人类科学探索者在问题的丛林中遇到难以逾越的障碍时,唯有统计工具可为其开辟一条前进的通道";爱因斯坦对统计学做出如下评价:"按照现代理论,自然规律的基础不是因果性,相反,本质上是具有统计性质……人们断言,一切自然规律'在原则上'都具有统计性,只是我们观察操作不完善,才受骗于信仰严格的因果性";赫伯特·乔治·威尔斯(Herbert George Wells,1866—1946)于1903年就曾预言,统计思维总有一天会像读与写一样成为一个有效率公民的必备能力;世界著名的统计学家C.R.劳(C.R. Rao,1920—)认为,统计学与其说是收集数据引出答案的一组规则,不如说是一种思考或推理的方法,统计学是一门科学，也是一门工艺，同时也是一门艺术。综上所述，统计学是关于设计和处理数据的学问，是从数据中提取信息和知识的一门科学与艺术，包括研究设计、数据搜集、数据整理、数据分析和结果报告等步骤。它不仅是一门科学，还是对令人困惑费解的问题做出数字设想的艺术。在20世纪，统计学发展史上曾发生了两次重大的技术革命，第一次是抽样技术的产生，第二次则是计算机技术在统计学中的应用。进入21世纪，计算机信息技术对统计学的影响更为深远。大数据和计算成本的下降催生了各种高级编程语言和新算法的出现，统计学和计算机的结合，已经使统计学的发展达到了前所未有的高度。

统计学(statistics)的范围可分成两个主要领域：数理统计学(theoretical statistics)与应用统计学(applied statistics)。前者侧重于统计推断中新方法的发展，要求有较多的抽象数学知识作为研究基础；后者更关注如何把数理统计方法应用到特定领域，如医学、社会学和经济学等。与医学相关的应用统计学分支有生物统计学(bio-statistics)、医学统计学(medical statistics)、卫生统计学(health statistics)和中医统计学(statistics for Chinese medicine)。生物统计学是将统计学原理与方法应用于生物学及医学的一门科学。医学统计学侧重于介绍医学研究中的统计学原理与方法，卫生统计学更侧重于介绍社会和人群健康研究中的统计学原理与方法。中医统计学则是近几十年来随着中医药现代化发展的需要应运而生的一种新的应用统计学分支。

二、中医学

中医学属于传统医学范畴。世界卫生组织(WHO)如此定义传统医学：传统医学是在维护健康及在预防、诊断、改善或治疗身心疾病方面使用的，各种以不同文化所特有的，无论可解释与否的理论、信仰和经验为基础的知识、技能和实践的总和。在一些国家，"补充医学"或"替代医学"(complementary and alternative medicine，CAM)与"传统医学"交叉使用。它们指的并非是该国自身传统的一部分，而是尚未被纳入主流卫生保健系统的一套广泛的卫生保健做法。中医学有三千多年的发展历史，是世界五大传统医学之一，也是唯一流传至今具有完整理论体系的传统医学。

中医学以阴阳五行作为理论基础，将人体看成是神、气、形的统一体，通过望、闻、问、切四诊合参的方法，探求病因、病性、病位和分析病机，判断人体内五脏六腑、经络关节、气血津液的变化和邪正消长，进而诊断疾病，归纳证型。中医学以辨证论治为诊治原则，制定"汗、吐、下、和、温、清、补、消"等治法，使用中药、针灸、推拿、按摩、拔罐、气功和食疗等多种治疗手段，使人体达到阴阳调和的状态而康复。如今，中医学无论在科学研究方面，还是在临床实践方面，都被赋予了全新的概念和内容，这使中医学这门古老的学科焕发出绚丽夺目的光彩。屠呦呦因发现青蒿素治疗疟疾而获得了2015年诺贝尔生理学或医学奖，她从《肘后备急方》等中医药古典文献中获得灵感，发现青蒿素可以治疗疟疾，开创了疟疾治疗的新方法，全球数亿人因这种"中国神药"而受益。目前，以青蒿素为基础的复方药物已经成为疟疾的标准治疗药物，世界卫生组织将青蒿素为基础的相关药剂列入其基本药品目录。

屠呦呦获奖突显了中医药的优势，中医药是我国最具原始创新潜力的领域。专家达成共识，认为青蒿素的发现是中医药和现代科学融合的结晶，医学发展没有必要去刻意计较传统与非传统、中医与西医的区别。古代典籍中说好的东西，也并不是简单拿来就都可以用的，必须加以现代化研究。传统医学作为一个开放的系统，需要从当代先进理论与技术中不断汲取营养，才能得到更好的发掘和发展。2016年，我国制定的《中医药发展战略规划纲要(2016—2030年)》中指出，进一步加强中医药创新研究布局，要求打破行业和单位的界限，推进传统中医药与现代科技的融合，使中医药瑰宝绽放出更加夺目的光彩。国家五部委也联合发文，明确大力推动中医药科技创新，一是推进中医药继承与创新，二是推进中医药保护与发展，讲好中国故事。

三、中医统计学

中医统计学的出现并非偶然，它是随着中医药临床实践的深入和现代研究的需要而产生的。20世纪50年代以来，中西结合医学的出现极大地促进了中医药的现代研究，并取得了"青蒿素发现"这样的世界级成果。在中医药现代化研究中，统计学作为发现真理的科学方法对中医药研究起到了极大的促进作用。

中医统计学属于生物统计学范畴，其学科的出现是中医药学现代发展的必然结果。中医统计学是将概率论与数理统计原理和方法运用于中医药理论研究、中医药实践和中西医结合科研的一门应用性学科，是从事中医研究和中西医结合研究的科学设计、资料搜集、整理、分析和表达，是探讨中医理论与实践内在规律的一门科学和艺术。

中医学研究对象不仅是人体，还有人体所处的复杂的外界环境。中医强调"整体观点""天人合一""形神一体"和"辨证论治"的生命观和防治理念。在个体变异的背景下，从错综复杂的因素中研究疾病的发生、发展规律，以及评价中医药整体、动态和复杂干预方法的疗效，就必须运用统计学思想、原理和方法，透过具有偶然性的现象来揭示其内在本质和规律。不难想象，中医统计学对促进中医药的现代发展功不可没。

中医统计学的内容甚为丰富，本书根据中医药相关专业本科阶段的要求，重点介绍如下内容：中医药研究的统计设计、统计分布理论、描述统计、参数估计与假设检验、相关与回归、中医诊断试验与评价、随访资料的分析方法、Meta 分析、中医医案资料的数据挖掘和中医统计方法的综合应用等。

第二节 为什么要学习中医统计学

一、培养科学思维

恩格斯曾说，思维是地球上最美丽的花朵。人类的思维方式因文化背景的不同而有所差异，目前人类思维方式大致有演绎、归纳、类比、辨证和灵感等几种。任何一个自然的思维活动，往往由两种或两种以上的思维方式所构成。但一个严密的论证可能只包含一种思维方法。如果说中医药的优势和特点是它独特的整体和辨证思维，那么统计学思维特点则是其严谨缜密的科学思维。有学者认为，科学本质是可靠的方法学，统计学思维正是训练医学生的科学思维，培养医学生缜密求真的科学精神及批判性思维。因此，世界著名统计学家 C.R.劳教授指出：统计学教会我们一种思考和推理方法，所有决策都是统计学。学习中医统计学的最高境界是建立基于统计学思维的科学思维方法，学会从不确定性、机遇、风险和推断的角度去思考中医药和中西医结合医学领域的科学研究问题，学会结合本专业实际情况做出严密的研究设计并获得可靠、准确和完整的资料，学会运用中医统计学理论和方法，充分挖掘中医药相关资料或大数据中蕴含的信息，恰如其分地进行理论概括和逻辑推理，并据此写出严谨的学术论文或研究报告。

统计学思维类似于法官判案的程序。在法庭上，一个成功的审判由四个关键要素组成：不确定事件或未知案件(概率事件)、详尽的侦察(获取证据)、律师高效的呈现相关数据(数据呈现)和公正无偏的审判(判决)。公众参与、专家论证、风险评估、合法性审查、集体讨论决定确定为重大行政决策法定程序。法庭判案的最终目的是要揭示事实真相，它的决策机制更多地采用人民陪审或合议制决策机制。同样科学研究贯穿着统计学的决策思维和程序：提出问题、设计和搜集数据、分析数据、呈现和报告结果和正确的统计推断。因此，统计学的科学任务是揭示事物发展的客观规律，探求客观真理。统计学是科学研究的方法和决策工具，在统计学上；$P \leqslant 0.05$ 的决策机制类似于法庭裁决。实际上，早在 200 多年前，法国数学家 Laplace 就深信，概率是发现真理的主要方法。我们可以预见，随着中医学及其相关领域研究的发展，中医药领域也将是概率应用的一个重要领域。

二、培养批判性思维

批判性思维的渊源可追溯到古希腊苏格拉底所倡导的一种探究性的质疑(probing questioning)，即"苏格拉底方法"或"助产术"，其方法的实质是通过质疑通常的信念和现有理论，辨析它们中哪些缺乏证据或理性基础，强调思维的清晰性和一致性。这体现了批判性思维的精神，因此苏格拉底被尊为批判性思维的化身。杜威的"反省性思维"则是批判性思维的现代概念：能动、持续和细致地思考任何信念或被假定的知识形式，洞悉支持它的理由及其进一步指向的结论。批判性思维的定义有广狭义之分，广义的定义将批判性思维等同于决策、问题解决或探案中所包含的认知加工和策略，狭义的定义则集中于评估或评价。总之，不管哪种定义，批判性思维都蕴含着好奇心、怀疑态度、反省和合理性。批判性思维和精神是创新的起点。哈佛大学医学院院长 Sydney Burwell 教授曾悲观地对学生说："在十年内，你们现在学习的知识有一半会被证明是错误的，更糟糕的是，我们不知道哪一半是错的。"因此，任何知识都存在不完善性，怀疑是必要和必然的，只有建立科学思维和批判性思维才能独立思考，进而产生怀疑，由怀疑产生新的科学问题，新的知识得到扩充，人类的科学知识才会不断向前进化和扬弃。

联合国教育、科学及文化组织，世界卫生组织以及多个国家的相关机构在研究和描述人们应具备的一系列生活技能中，认为批判性思维是其必备的基本能力。因此，从世界高等教育大会到各国行政机构和高等院校，都把批判性思维规定为高等教育的重要目标之一。国际医学教育组织于 1999 年成立，该组织制定了本科医学教育"全球最基本要求"，共包括 7 个宏观教育领域和 60 项反映学习结果的指标。其中，批判性思维是 7 个宏观领域的重要内容之一。该领域要求对现有的知识、技术和信息进行批判性评价，它是解决问题所必须具备的能力，因为医生如果要保持其熟练的能力，就必须不断地获取新的科学知识和新的技能。进行良好的医疗实践，必须具有科学思维能力和运用科学的方法。该领域的能力要求医学毕业生应该做到如下几点：在职业活动中具有分析批判的精神、有根据的质疑精神、创新精神和对事物进行研究的态度；懂得从不同信息源获得的信息在确定疾病的病因、治疗和预防中，进行科学思维的重要性和局限性；应用个人判断来分析和评论问题，主动寻求信息而不是等待别人提供信息；根据不同来源获得的相关信息，应用科学的思维去识别、阐明和解决患者的问题；懂得在做出医疗决定过程中应当考虑问题的复杂性、不确定性和各种可能；提出假设、收集和批判性地评价资料，从而解决问题。这些能力的培养都离不开统计学思维和理论的训练。

以统计学为理论基础的中医统计学不仅培养了中医相关专业学生的科学思维，而且也是建立批判性思维的重要课程。学习统计学就是要让医学生树立不确定性思维，即概率的思想，只有用统计学思维考虑中医药研究中的问题，才能批判性地理解和对待各种研究结果，"阳性"结果并不都是真实的联系，同样"阴性"结果也有可能是假阴性，即目前没有证据也不代表证据一定不存在。例如，有人曾对发表在 *Lancet*、*JAMA*、*The New England Journal of Medicine* 等著名医学杂志上的 71 篇阴性结果的论文作过分析，发现其中有 62 篇(87%)可能是样本含量不足造成的假阴性。

批判性思维的建立，对中医相关专业的学生更为重要。中医学是在特定文化背景、哲学基础和社会发展阶段中所产生的，有其深厚的人群实践基础。在没有西医等医学选择的前提下，走过了它的成长和理论构建过程，其经验和理论至今仍然在指导中医临床实践。考证其构建过程，其实付出了巨大的历史和生命代价，背后可能是数亿计的尸骨，张仲景在其《伤寒杂病论》绪言中即有此意。从这个意义上说，古人留下的中医经验是宝贵和不可重复的，是后人尤为值得珍惜的财富。在没有其他医学可选择或竞争的情况下，中医药的临床应用可能不存在伦理学问题，但现如今如果有更好的或更多的选择时，中医药学就会面临现代科学和医学的巨大冲击。中医需要给出更加明确的疗效，需要降低中医治疗可能带来的风险，需要面对现代更严格的伦理学要求。作为中医人，不可狂妄自大，亦不必妄自菲薄。现代中医人，一方面要相信古人留下的不可再生的宝贵遗产，只有这样才能进得去，从而了解、学好中医；另一方面，也要用批判性思维和审视的眼光看待中医，而不是盲目相信。只有这样，学习和研究中医药才能进得去，又能出得来，从而能站在整个医学体系的顶端洞察中西医两套医学体系。中医自产生之日起到近代，一直在不断创新和自我进化之中。中医发展到现代更应该吸收当代科学和文化的先进成果，为我所用，使古老的中医学焕发出新的活力，不断取得"青蒿素发现"一样的世界级成果。因统计学思维的训练而建立的批判性思维，将会使中医学生达到杂而不乱、古而不迷和能入能出的至高境界。

三、为中医药实践和研究打下基础

中医药临床实践每天都会产生海量的数据，这些数据蕴含了中医药临床诊治规律和名医有效的经验，急需总结和提高。中医统计学理论和方法对中医临床数据的分析应用，将有助于中医经验的传承与创新。因此，中医统计学的学习和训练将会为总结和提升中医药临床实践经验提供方法学指导。自20世纪40年代以来，中医药的科学研究得到了前所未有的关注和重视，特别是近几十年来，国家层面的重视，推动中医药领域的创新研究正如火如荼地开展。那么，中医统计学的学习将会为中医相关专业的学生从事中医药研究打下坚实基础。实际上，中医药临床应用和创新研究是相辅相成的，两者都需要中医统计学为其提供方法学理论指导和决策工具。

针对中医药研究的科学问题进行研究设计、资料分析和得出结论，是中医药科研工作实施过程中运用统计学原理和方法的三个基本步骤。研究设计是高质量研究完成的前提，也是医药研究应用的起点；资料分析是在研究设计的基础上，将所得数据进行统计学处理和信息挖掘的过程；得出结论则是在数据分析的基础上，依据统计学原理进行统计推断，同时给出中医药专业性的结论。

第三节 统计学中的几个基本概念

一、总体与样本

在临床工作中，中医师面对的是一个个具有个体化特质的患者。同样在医学研究中，首先要确定研究对象，即划定一个研究人群范围，否则医学研究就会不着边际，甚至无法开展。这就涉及统计学上总体的确定，总体(population)是指根据研究目的确定的同质的观察单位的某项指标测量值的全体，构成总体的最基本的观察单位称为个体。例如，在"双氢青蒿素哌喹片治疗缅甸拉咱市恶性疟的疗效和安全性评价"的研究中，研究总体是中缅边境地区缅甸拉咱市恶性疟所有患者的疟原虫密度。总体在确定时必须考虑三方面因素：①研究目的是什么，不同的研究目的往往决定不同的总体范围；②总体内的对象必须具有同质性，同质对象放在一起统计才有意义；③研究指标的取值集合是否包含研究对象的全体。因此，在实际研究中，总体的确定往往要有严格的限定标准，如诊断标准、纳入标准和排除标准等。总体可分为有限总体和无限总体两种，有限总体是指在确定的空间和时间内构成总体的观察单位是有限的，相反，没有空间和时间限制的总体，因观察对象是无限的，称为无限总体。

直接研究总体有时是不可能的且没有必要，几乎所有的科学家都受到时间和研究经费的限制，所以最好的策略是从一个较大的总体中选取其中有代表性的一部分(即样本)来研究。样本(sample)是从总体中随机抽取具有代表性的一部分观察单位，样本是总体的一个子集，样本中所包含的个体数称为样本量或样本例数。例如，在"双氢青蒿素哌喹片治疗缅甸拉咱市恶性疟的疗效和安全性评价"的研究中，作者随机选择2008年9~12月在缅甸拉咱市及隶属于该市的4个自然村的75例恶性疟所有患者开展临床试验，这就是一个样本。样本的确定要注意两个问题，一是样本一定是总体中的部分个体；二是统计学的样本一般是指能代表总体的样本。

总体和样本之间存在着紧密联系。必须明确的是获取样本仅是手段，而通过样本信息来推断总体特征才是研究目的。由样本所包含的不完全信息推测总体的完全信息，属于统计学的归纳性推理性思维。这种通过一个个对象的观察或实验，获得样本所对应总体的不完全信息，再应用统计学的规律进行推断，得出总体的信息，从而推导出一般性结论。

二、同质与变异

同质是总体重要的内涵特征。同质(homogeneity)是指观察单位具有相同的性质，包括个体性质、影响条件和背景相同或非常相近。在实验研究中，也包括影响实验效应的因素在全过程相同。同质是相对的，因研究不同而有差异。如果性别对正常人群身高有影响，那么正常人群男女性身高是不同质的，但性别对正常人的白细胞没有影响，因此正常人的白细胞构成的总体，不需要考虑性别因素，在这个指标上，男女性可以看成同质。在临床疗效评价中，某个疾病的有效率常受病型、病情、病程等因素影响，确定总体时对同质性有严格的要求。而对不良反应研究的同质性只有一条：就是按规定服用新药。因此，同质性是指研究事物现象存在的共性，它是统计分析的基础，是资料整理和分析的前

笔记栏

提。任何源于事实的数据，皆应以组内尽可能相同或相近，对比组间具有均衡可比性为依据。统计学设计目的之一就是创造一致的同质基础。

变异(variation)是指在同质基础上各观察单位(或个体)之间的差异，例如，同年龄、同性别、同民族和同地区儿童的血压、身高和体重有高有低，分别称为血压的变异、身高的变异和体重的变异。医学中个体变异现象无处不在，这些变异现象组成了丰富多样的统计资料，也提出了永无止境的研究课题，更促使统计方法的不断探索和建立，这正是由统计学变异的性质所决定的。变异是统计学不确定现象产生的基础，包括个体间变异和个体内的变异。变异需要与异质(heterogeneity)进行区分，同一总体内的差异称为变异，不同总体间的差异则称为异质。变异表现为随机性，是由一种或多种不可控因素(已知的和未知的)以不同程度、不同形式作用于生物体的综合表现。

同质和变异是统计学上两个密切联系的基本概念。同质具有相对性，绝对同质的事物从哲学上看是根本不存在的，但变异却是具有绝对性的。没有同质性就不能构成一个总体供人们研究，总体内没有变异性就无须统计学。统计学任务就是在变异的背景上描述同一总体的同质性，揭示不同总体的异质性。

三、参数与统计量

统计学对总体和样本的研究最终要落实在具体的特征指标上，刻画总体特征指标称为参数(parameter)，如总体均数(μ)、总体标准差(σ)、总体率(π)和总体相关系数(ρ)等，刻画样本特征的指标称为统计量(statistic)，如样本的均数($\bar{x}$)、样本标准差(s)、样本率(p)和样本相关系数(r)等。大量研究表明，正常成年男子的总体红细胞数平均值为 $4.80\times10^{12}L^{-1}$，此值即参数；如果从这个总体中随机抽取样本含量为 1000 的样本，获得其红细胞计数平均值为 $4.670\times10^{12}L^{-1}$，此值即统计量。对于总体而言，参数是固定的常数，而统计量则是在总体参数附近波动的随机变量。在实际研究过程中，通常用样本统计量估计总体参数，即所谓的参数估计。决定样本推断总体能否成功的关键是抽样方法、样本的代表性和推断技术。

四、变量与资料

在中医药临床实践和研究中，对研究对象的观察最终要落实到具体指标上，这些形式的指标就是统计学上的变量(variable)。变量可以定义为一个个体的任意"特征"(characteristic)，同一变量对应于不同的个体，可能有不同的取值，因此，医学变量又称为随机变量。变量按其取值特性分为数值变量和分类变量，不同类型的变量因其分布不同所采用的统计分析方法也不同。

数值变量，也称为定量变量，其取值表现为数值大小，通常有度量衡单位，如身高、体重、血红蛋白等。

分类变量，也称为定性变量，其取值表现为互不相容的类别或属性。有两种情况，一是无序分类，包括二项分类和多项分类，前者为互相对立的两种结果，如"性别"变量，后者为互不相容的多类结果，如"血型"变量；二是有序分类，表现为各类之间有程度或等级上的差别，如"心功能分级"和"护理等级"等变量，此类变量介于无序变量和定量变量之间，有"半定量"之称，故称为等级变量。

实际应用中，数值变量可以转化为有序分类变量，有序分类变量又可转化为无序分类变量。

由数值变量组成的资料称为定量资料，由无序分类变量组成的资料称为定性资料，有序分类变量则组成等级资料。三种类型的资料因其分布不同，所采用的统计分析方法亦所有不同。

五、抽样误差

在中医药科研中，通常采用抽样研究的方法，即从某总体中随机抽取一部分具有代表性的样本来进行研究，而所得样本统计量与总体参数常出现不一致的现象，这种由抽样引起的样本统计量与总体参数间的差异称为抽样误差(sampling error)。抽样误差产生的根源是个体变异，但产生条件是抽样研究。正是由于个体变异的存在，在抽样误差研究中其总是不可避免。增加样本含量可减小抽样误差，抽样误差亦具有规律性，虽然在一次抽样研究中的抽样误差表现为随机性，但抽样误差在概率意义下具有其规律性。参数估计就是运用抽样误差的规律性对总体的某些特征指标进行估计的。

六、频率与概率

频率是指在 n 次独立随机试验中，事件 A 出现的比率，用 f 表示，其事件 A 出现的次数 m，称为频数，显然频率 f 在 0 到 1 之间。例如，某地段妇产科医院 2000 年记录在册的出生人数 200 名，其中男性 120 名，则该妇产科医院 2000 年出生的男婴占出生总人数的频率为 60%，此结果称为该妇产科医院男婴的出生频率。实践表明，在重复试验中，事件 A 的频率，随着试验次数的不断增加将越来越接近一个常数 P，频率的这一特性称为频率的稳定性，而这个常数 P 就是事件 A 出现的概率，如抛硬币试验，当抛的次数越来越大时，一个均匀硬币正面朝上的频率将接近 0.5，即正面朝上的概率。

概率(probability)是描述随机事件发生可能性大小的度量，常用 P 表示，例如，医学中生男生女的问题，将来是否生病的问题。概率有时又称机遇(chance)。概率的测量具有不确定性，它是统计理论的基础和核心。频率一般针对样本而言，而概率针对的却是总体，因此频率可以看成统计量，而概率则是参数。

若某事件的发生概率很小，则称该事件为小概率事件。在医学研究中，通常规定概率小于等于 0.05 或 0.01 的情形称为小概率事件。小概率事件尽管仍有可能发生，但一般认为在一次试验中其不太可能发生。统计学上称这种小概率事件在一次试验中不太可能发生的原理为小概率原理，它是统计推断的一条重要原理，在后续的假设检验理论中将会用到。

第四节　中医统计学的应用

一、正确理解中医药研究文献中的统计学内容

近 30 年来，中医药现代研究文献呈几何级数增长，在这些文献中或多或少地应用了统计学知识。正如本章案例 2 中所示，为了说明针灸或激光针灸治疗慢性膝关节炎的疗效，作者应用了临床疗效评价的常用统计学设计和方法，但作为医学生在阅读本篇论文时，如果缺乏必要的基础统计学知识，将会很难读懂论文的结果和结论，更谈不上批判性地阅读。随着现代循证医学的发展，对医学文献的批判性阅读已经成为医学生所必备的能力，而这种能力的建立，实际上统计学起到了基础性作用。

二、指导中医药研究的科学设计

中医药研究是现代中医发展和创新的必由之路。统计学设计是保证中医药研究科学性、经济性和可行性的重要手段，它也是中医药研究中应用统计学方法的起点，是高质量地完成整个研究的关键。因此，学习和应用中医统计学，将会指导我们科学地开展中医药研究，让中医药较快地融入现代科学体系。

三、为中医临床和基础研究提供数据分析方法

中医临床实践中每天都在产生复杂多样的数据，基础研究更是如此。统计学方法恰当地应用，能够帮助我们揭示中医药研究中数据背后蕴藏的规律，从而从感性认识上升到理性认识。但必须注意的是，中医药领域的统计学分析手段必须以中西医理论为指导，不能将中医药科学问题简单归结为纯粹的数量问题，否则会得出错误的甚至荒谬的结论。

第五节　如何学好中医统计学

一、从"道"和"术"层面上理解中医统计学

中医统计学学习的最高境界是在中医药临床应用和研究中建立起统计学思维，即基于统计学思维

笔记栏

训练医学生的科学思维，培养医学生缜密求真的科学精神和批判性思维，同时加强自身实际应用能力和胜任力的建设。避免对中医统计学的基本知识和理论的误解、误读和误用，提高中医相关专业学生的科学素养和中医药研究能力，为中医药临床和研究服务。明白中医统计学学习不仅传授知识和技能，还传授思维和智慧。该课程学习使学生能顶天立地，顶天就是树立批判性思维，批判精神是创新的起点，使学生具有高境界和开阔的视野；立地就是要脚踏实地，光有境界不行，还要学会用，即掌握统计学应用技能，所谓的"术"，只有这样才能接地气。这就是统计学学习中的"道"和"术"，这也正是这本教材所要传授的内容。

二、中医统计学学习是一个循序渐进的过程

中医统计学虽不是数学，但又离不开数学公式和计算。因此，中医统计学理论和知识的学习往往一环套一环，前一部分学不好或没有很好地理解，可能就会影响下一阶段的学习。这就要求我们要系统而循序渐进地学习，这样才能收到较好的学习效果。统计学的学习有别于医学其他课程的学习，它重视量化、推理和决策思维的训练，需要在实践中反复应用和领悟，学好和用好统计学往往是一个长期渐进的过程。

三、适当练习是学好中医统计学的捷径

练习往往是实际问题的范本或原型，通过做练习，可以将抽样的概念和推理过程具体化，同时学会思考，也是建立统计学思维的重要途径，从而提高分析问题和解决问题的能力。随着计算机和信息技术的发展，统计软件可以方便快速地实现计算过程，但如果对统计学概念和理论理解不透、统计方法选择不当，对于统计软件给出的结果将很难读懂，甚至误解、误读和误用。

四、掌握一种统计软件的应用

在掌握统计学理论的基础上，至少学会一种统计软件的应用，这将会使统计学理论的学习如虎添翼。统计软件可以解决统计学学习和实际应用过程中的复杂计算问题，使应用者从烦琐的数字运算中解脱出来，未来统计学的应用将成为统计学研究设计和信息表达的艺术。然而，统计软件的应用不能忽视统计学概念和理论的深刻理解与学习。

****

统计学内容表达

统计学内容在论文或研究报告中的正确表达是中医统计学学习的基本功。本章涉及统计学内容的正确表达主要是关于一项研究中总体和样本的限定。下面是一篇论文中的相关内容，报告中涉及总体限定和样本获取的信息，王辰等验证了中药复方(银翘散合麻杏石甘汤)治疗甲型流行性感冒的疗效。

Patient Enrollment: Patients aged 15 to 70 years who presented within 72 hours of onset of H1N1 influenza A symptoms were enrolled. All patients were admitted to hospitals，where they could be quarantined and observed. Patients who fulfilled all of the following criteria were included：documented body temperature 37.5℃ or greater，1 or more respiratory symptoms(cough，sore throat，or rhinorrhea)，and a positive result for H1N1 influenza A virus on real-time reverse transcriptase polymerase chain reaction(RT-PCR). Women were required to have a negative urine pregnancy test before drug administration. Patients were excluded if they had received influenza vaccination in the 12 months before the start of the study；had active，clinically significant chronic illness or HIV disease；were receiving systemic steroids or other immunosuppressants；had taken Chinese medicinal herbs or antivirals；or had new infiltrate of the lungs on chest radiography. We set the sample size to provide adequate power to detect differences of 12 hours or more in time to fever

笔记栏

resolution. Clinical analysis of initial cases of 2009 H1N1influenza in China demonstrated that the median duration of fever was 3 days(interquartile range，2 to 4 days). Randomized，controlled studies have shown that oseltamivir reduced duration of illness of patients with influenza by 25% to 32%. On this basis，the difference of at least 12 hours is accepted in the routine clinical practice of treating 2009 H1N1 influenza. Therefore，100 patients per study group provided 80% power to detect a significant difference of 12 hours or more in time to fever resolution，assuming an SD of 30 and a 2-sided α value of 0.05 for the primary outcome comparisons.

在临床研究中，目标总体的限定常有三个标准：诊断标准、纳入标准和排除标准。诊断标准一般是行业内的公认标准，这是总体的同质性基础，纳入标准和排除标准进一步限定了总体，纳入标准限定了本方药的最佳适应人群，排除标准的制定主要是对一些特殊人群的保护。该研究中作者对甲型H1N1 流行性感冒的诊断符合三个标准：体温大于 37.5℃，至少有咳嗽、咽痛和流鼻涕三个症状之一，甲型 H1N1 流感病毒核酸检测阳性。除了满足以上诊断标准，还需要满足纳入和排除标准，前者为年龄在 15～70 岁和发病在 72 小时之内收住入院的病例，后者要排除孕妇等情形。随后该研究中还报告了样本量的确定方法，每组样本 100 例。

案 例 辨 析

(1)某大学生想了解本校学生的近视率，他通过问卷星设计了网上在线调查问卷推荐给周围的学生，有 300 人填写了电子问卷，其中近视人数 240 人，据此得出大学生近视率为 80%，请问此结论可信吗？为什么？

(2)分析案例 2 的结论是否可信？为什么？

电 脑 实 验

【实验 1-1】 学会用 SPSS 软件创建数据文件，并理解 SPSS 软件中的变量类型。数据资料如表 1-1 所示。

表 1-1 某医院 10 名妊娠妇女的住院资料摘要

住院号	年龄(岁)	身高(cm)	体重(kg)	职业	文化程度	住院天数(天)	分娩方式	妊娠结局
20160001	29	162	76.0	军人	大学	9	顺产	其他
20160002	31	153	60.0	其他	小学	7	剖宫产	足月
20160003	28	158	64.0	其他	中学	10	顺产	足月
20160004	30	162	68.0	工人	大学	8	剖宫产	足月
20160005	28	158	68.0	农民	小学	6	顺产	其他
20160006	38	158	66.5	工人	中学	8	剖宫产	其他
20160007	24	162	68.0	其他	小学	11	剖宫产	其他
20160008	22	162	70.5	教师	大学	4	顺产	足月
20160009	29	160	71.5	其他	中学	3	顺产	其他
20160010	23	162	70.0	工人	大学	7	剖宫产	足月

【实验 1-2】 学会用 SPSS 软件模拟一枚均匀硬币的投掷试验，计算 1 次、2 次、5 次、10 次、50 次、100 次和 500 次的频率。

笔记栏

小 结

中医统计学是运用概率论和数理统计的原理和方法，研究中医学和中西医结合医学领域中资料的搜集、整理、分析和推断的一门科学和艺术。通过中医统计学课程的学习，可以培养中医药学专业学生的严谨而缜密的统计学思维。掌握总体和样本、同质和变异、参数和统计量、抽样误差、频率和概率的几个基本概念是理解整个中医统计学理论的基础。中医统计学思维的培养有助于提高医学生分析问题和解决问题的能力，特别是有助于提高中医相关专业学生的科学素养和中医药研究能力。

思考与练习

一、最佳选择题

1. 来自两个不同总体中的个体之间的差异是（　　）。
    A. 变异　　　　　　　　B. 系统误差　　　　　　　C. 随机误差
    D. 同质　　　　　　　　E. 异质
2. 医药研究中从总体抽取样本的目的是（　　）。
    A. 研究样本统计量　　　B. 由样本统计量推断总体参数
    C. 研究典型案例　　　　D. 研究总体统计量　　　　E. 计算统计指标
3. 参数是（　　）。
    A. 参与个体数　　　　　B. 描述总体特征的统计指标
    C. 描述样本特征的统计指标　D. 样本的总和
    E. 参与变量数
4. 下列资料属定性变量的是（　　）。
    A. 红细胞计数　　　　　B. 住院天数　　　　　　　C. 家庭人口数
    D. 患者的病情分级　　　E. 职业
5. 关于随机误差下列不正确的是（　　）。
    A. 受测量精密度限制　　B. 无方向性
    C. 也称为偏倚　　　　　D. 不可避免
    E. 增加样本含量可降低其大小

二、简答题

1. 试简述同质、变异和异质三者的区别与联系。
2. 举例说明学习中医统计学的作用和意义。
3. 某年级甲班、乙班各有男生50人，分别从两个班中随机抽取10人，测量身高，如果甲班男生的平均身高大于乙班，能否推论甲班男生的平均身高也大于乙班？为什么？

参考文献

王德炳. 2006. 中国医学教育管理体制和学制学位改革研究. 北京：北京大学医学出版社：182-250.

Rao C R. 2004. 统计与真理——怎样运用偶然性. 北京：科学出版社：40-43.

Hinman R S，McCrory P，Pirotta M，et al. 2014. A cupuncture for chronic knee pain：a randomized clinical trial. JAMA，312（13）：1313-1322.

Wang C，Cao B，Liu Q Q, et al. 2011. Oseltamivir compared with the Chinese traditional therapy maxingshigan-yinqiaosan in the treatment of H1N1 influenza：a randomized trial. Ann Intern Med，155（4）：217-225.

（李国春）

笔记栏

第二章

中医研究设计基础

【案例1】 某研究者探讨银屑病发病与血型的关系，对80例银屑病患者的血型进行测量，结果O型患者40例，约占50%，居首位；A型和B型患者均为20例，各占25%；AB型患者0例，居末位。由此，研究者认为银屑病的发病与血型有明显关系，O型血的人最容易患银屑病。试分析：①研究者的结论对吗？②如果结论错误，要得到研究者的结论，应该如何设计？

【案例2】 某医生观察某新药治疗儿童流感的疗效，用公认有效的奥司他韦作为对照。患者入院时，病情轻者分入治疗组，病情重者分入对照组，结果表明新药疗效优于奥司他韦。试分析：①该医生的结论是否正确？②试验设计有何缺陷？③应该怎样正确设计？

第一节 研究设计概述

研究设计（research design）是根据研究目的，依据统计学原理，对研究的全过程进行周密而合理的统筹安排，力求用较少的人力、物力和时间，最大限度地获得真实可靠的资料和结论，明确回答研究项目所提出的科学问题。研究设计是统计工作的第一步，也是最关键的一步，关系到整个研究的成败。研究设计一般分为专业设计和统计设计。专业设计（specialty design）是从专业角度对研究的选题、建立假说、研究对象的选择、研究因素、效应指标和评价标准、质量控制等进行专业安排，目的是保证研究创新性、合理性和实用性；统计设计（statistical design）则是围绕科学问题和专业设计，从统计学角度确定统计设计类型、样本量大小、随机分组方法、CRF研制、数据管理、统计分析指标、统计分析方法、统计分析计划和统计分析报告等，从而达到以最小的投入获得尽可能多和可靠的信息，目的是保证研究的科学性、可行性和经济性。

统计学设计是科学研究的基石，如果统计学设计存在缺陷，任何高深的统计方法都于事无补，所进行的统计分析也只是数字游戏而已，得出的结论自然不可靠。但是许多研究人员忽视了研究设计的重要性，等到数据收集完成后再去咨询或求助于统计学专业人员，此时可能为时已晚。英国著名统计学家费希尔（R. A. Fisher，1890—1962）曾指出："做完试验后才找统计学家无异于请他做尸体解剖，他能做的全部事情就是告诉你实验'死'于什么原因"。因此，在研究之前一定要查阅大量文献，必要时咨询统计学专家，做好周密的研究设计。

一、医学研究的基本过程

一个完整的医学研究设计，必须包括以下内容：拟探索的医学问题及其明确而具体的目标，科学假说及其依据，设计方案和技术路线，必要的信息及条件保障。从统计学的角度看，研究设计的基本过程包括：确定设计类型，明确研究总体及样本，拟定观察指标及测量方法，偏倚和实施质量控制方法、数据管理及统计分析等。

1. 选题和立题 选题和立题过程就是建立科学假说的过程。凡是以客观事实为依据，以科学理论为指导，能够揭示问题内在特征和规律的未知奥秘的新认识，就可以形成一种科学假说。在实际工作中，研究者根据专业知识、经验，以及大量文献中得到的启示，对本领域某个问题提出理论假设，并据此立题。整个研究设计围绕着如何验证假说而展开。医学研究课题切忌过大或过于笼统。一个包罗万象、内容抽象和可行性差的研究方案往往不可取。科学选题一般应遵循先易后难，由小到大，由浅入深，不断积累，循序渐进的选题原则。通常一个重要的医学科学问题更容易引起关注和课题立项。

笔记栏

2. 制定研究方案　　一个周密的研究设计应该做到用较少的人力、物力、财力和时间，最大限度地获得真实可靠的资料。

研究者在设计时，应根据研究目的、现有资源(人力、物力、财力)和时间要求等选择合理的研究设计类型，制定周密的研究方案。一般来说，针对某一具体科学问题尽量选择科学论证强度较高且合适的研究设计类型。但值得注意的是，科学论证性较强的设计，操作起来往往相对困难，因此实际应用时还要考虑其可行性。

3. 收集资料　　研究方案设计完成后即进入实施阶段，也是收集原始数据的阶段。资料可以来自某项专题调查或实验研究，也可来自医疗日常工作记录，如医院的病例、健康体检的资料等。研究过程中所需的原始数据都应该认真记录。对研究中出现的异常值，要持审慎的态度，不应简单地剔除，应查明原因，核查纠正，尽可能地预防此类数据的产生，这也应是周密设计的目的之一。

4. 整理资料与分析资料　　整理资料包括数据的录入、核查和汇总，一般利用计算机和统计软件完成。通常情况下，运用数据管理软件录入和导出的数据资料，对于并不完全满足统计分析软件所要求的数据格式，研究者需要对数据进行整理、核实、汇总、纠错和产生新变量等，使整理的数据文件符合进一步的统计分析工作。分析资料是根据研究目的和分析指标特征，选择恰当的统计分析方法，对资料进行统计描述和统计推断，阐明事物的内在联系和规律的过程。统计描述是指运用统计指标如平均数、标准差、率以及统计表和统计图等，对资料的数量特征及其分布规律进行客观地描述和表达。统计推断是指在一定的把握度或概率保证下，选择恰当的统计方法由已知的样本信息来推断总体特征，包括参数估计和假设检验，参数估计又有两种形式：点估计和区间估计。

5. 撰写研究报告　　研究报告是从实践到理论的提炼，是科研成果的高度概括，一般以研究论文的形式表现出来。研究论文通过发表于学术期刊或在学术会议上交流，这有助于将研究成果推广、应用和转化，并接受实践的进一步检验。

论文撰写的基本要求：用词准确、表达清晰；逻辑严谨、层次分明、便于审读；图文并茂、排版美观。不同类型的研究论文通常都有相应的报告规范，例如，随机对照试验的报告规范 CONSORT (consolidated standards of reporting trials)声明、中药复方临床随机对照试验报告规范(CONSORT CHM formula)、动物实验的报告规范 ARRIVE(animal research：reporting of *in vivo* experiments)指南等。

二、研究设计的作用和研究类型

1. 研究设计的作用　　研究设计的目的是在尽可能短的时间内，通过最少的花费，获得尽可能多的信息资料，同时，尽可能排除或减小非处理因素对研究结果的干扰和影响，从而保证研究的科学、高效、经济和可行。因此研究设计的作用可归纳为三个方面：合理选择和安排研究因素，提高研究质量；控制研究中可能出现的各种误差，确保研究结果具有较好的稳定性；通过较少的观察例数，获得尽可能丰富的信息。

必须强调的是，没有良好的研究设计，就难以得到准确可靠的结果，此时再高级的统计学方法也无法弥补研究设计中的不足，即使做了统计学分析也不能说明任何问题，甚至会误导研究。

2. 研究设计类型　　研究类型有多种分类方法：根据研究目的的不同，可分为探索性研究和验证性研究；根据研究因素多少，可分为单因素研究和多因素研究；根据研究时限方向，可分为前瞻性研究(prospective study)、回顾性研究(retrospective study)和横断面研究(cross-sectional study)；根据干预措施有无，又可分为观察性研究(observational study)和实验研究(experiment study)，下面重点介绍此种分类方法。

(1)观察性研究：观察性研究是在自然状态下对研究对象的特征进行调查或观察，并对结果进行描述和对比分析，不需要对研究对象采取干预措施。常用的观察性研究有横断面研究(cross-sectional study)、病例-对照研究(case-control study)和队列研究(cohort study)。

(2)实验研究：实验研究是研究者根据研究目的对研究对象采取人为的干预和控制措施，观察研究对象在这种特定的实验条件下发生的各种变化，以考察处理因素对效应的影响，它是获取科学资料的

笔记栏

一种重要手段和方法。实验研究与观察性研究比较,它具有方法主动、资料较为准确可靠和效率更高等优点,能够更深入地揭示隐蔽在事物内部的现象和现象间的相互联系。

值得注意的是,无论是实验研究还是观察性研究,都存在要研究的因素。它们的区别是观察性研究的研究因素是在研究对象中自然形成的状态,而实验研究则是主动施加的因素。

第二节 实验研究的特点

一、实验研究的基本概念

实验研究(experimental study)是指研究者在根据研究目的人为地对受试对象(包括人或动物)施加处理因素和控制干扰因素的情况下,观察和分析处理因素效应的一种研究方法。实验研究设计是对实验研究所做的周密计划,也包括实验研究的资料收集、整理、分析全过程的设想和安排。

二、实验研究的特点

(1)研究者可人为设置处理因素:在实验研究中,研究者可根据研究目的人为设计处理因素,这些因素可以是物理、化学、生物和社会等方面。例如,在研究柴胡是否具有降血脂作用时,随机抽取足够样本含量的高血脂患者,随机分为试验组和对照组,试验组服用复方柴胡煎剂,对照组使用公认有效(国家食品药品监督管理局批准公开上市销售)的复方首乌片,治疗一段时间后,比较两组患者各项血脂指标变化是否有差别。

(2)受试对象接受何种处理因素或处理因素的何种水平是随机的。在实验研究中,受试对象被分到试验组或对照组,是否接受处理因素不是由研究者决定,而是通过随机的方法来确定,目的是控制或消除非研究因素对研究结果的影响。因此,实验研究的误差相对较小,统计效率也较高。

(3)实验研究设计能使多种处理因素包括在较少次数的实验中,更有效地控制误差,达到高效的目的。在实验研究中,可以通过选择统一的实验材料、标准化的操作流程、合理的实验设计和统计分析等方法,有效地控制误差。

第三节 实验研究的基本要素

医学实验设计(medical experimental design)包括处理因素、受试对象和实验效应三个基本要素。它们贯穿于整个实验研究过程,从不同侧面影响着实验研究的结果,在实验设计中必须予以足够重视。例如,用两种中药治疗糖尿病患者,观察比较两组患者餐后 2 小时血糖、尿糖的下降情况,这里所用的药物为处理因素,糖尿病患者为受试对象,餐后 2 小时血糖值和尿糖值为实验效应。再例如,观察某降压药的降压效果,某降压药为处理因素,高血压患者为受试对象,血压值的变化为实验效应,如图 2-1 所示。

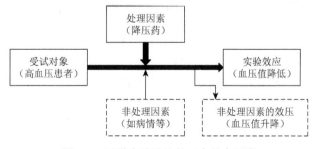

图 2-1 医学实验设计的三个基本要素

一、处理因素

1. 概念 处理因素(treatment factor)指研究者根据研究目的欲施加给受试对象的某些干预措施。

笔记栏

处理因素的不同状态或强度称为水平(level)，如药物、毒物为处理因素，其剂量就是水平。施加给研究对象的各个水平或不同因素的水平搭配称为处理。在实验研究中，与处理因素同时存在的所有影响实验结果的干扰性因素都称为非处理因素，如动物的窝别、年龄、体重、营养状况等。因此，应结合专业知识区分处理因素与非处理因素，并通过选用合适的实验设计方法预防和控制非处理因素对实验效应的影响。

2. 处理因素设计的目的

(1)明确处理因素，即在一次实验中要研究几个因素。

(2)控制混杂因素，明确处理因素的同时要进一步分析有哪些影响因素，以便进行控制，避免其成为混杂因素。一个非处理因素符合两个条件就是混杂因素：首先是参与实验过程，影响实验效应；其次为在不同处理组中的分布不同。

3. 选择处理因素应遵循的原则

(1)抓住实验中的主要因素：实验效应是多种因素作用的结果，由于研究目的的不同，以及人力、物力和时间所限，研究者不可能通过一次或几次实验就把已知的所有因素都进行处理与分析，只能抓主要因素。例如，要改进某种细胞的培养方法，与其有关的因素有很多，如温度、pH、培养液和培养时间等。其中每个因素又分若干水平(或等级)，如温度从34℃至38℃，每1℃为一个水平，则有5个水平；pH从6.5至7.4，每0.1为一个水平，则有10个水平；培养液有两个水平；培养时间有3个水平时，若这些因素都要考虑，须做多种条件的实验，再加上每种条件的实验重复10次的情况，就需要做3000次实验，不可能在一次或几次实验中完成。因此，可根据专业知识和研究目的在众多因素与水平中抓住主要因素，并且各因素的水平数不宜过多。

(2)分清处理因素和非处理因素：研究效应是多种因素综合作用的结果，分清了处理因素和非处理因素，才能有意识对干扰因素进行控制。例如，研究综合治疗糖尿病的效果，处理因素为药物治疗加饮食疗法；合理调配作息时间和其他辅助治疗措施也能缓解症状，有助于康复，但不是本次研究的处理因素，而是非处理因素。研究者应采取各种措施，尽可能使非处理因素在所比较的各组中基本相同，以便充分显示处理因素的作用。

(3)处理因素必须标准化：指保证处理因素在整个实验过程中始终如一，保持不变。例如，进行药物疗效的试验观察，在整个试验过程中，所使用药物的生产厂家、批号、药品标准等必须一致。所以，在研究设计时，必须制定处理因素标准化的具体措施和方法。

二、受试对象

1. 概念　受试对象(study subjects)即实验所用的动物、标本、患者和健康志愿者等。受试对象的选择应根据研究目的与内容进行严格规定。例如，评价临床疗效时，受试对象为确诊为某病的患者；探索某种诊断方法时的受试对象为确诊为某病的患者和未患本病的人。

2. 选择受试对象的纳入标准　受试对象选择应有一定的标准和数量，并且必须满足以下条件：①对处理因素有较强的敏感性和特异性；②对处理因素有比较稳定的反应性；③纳入研究对象的可行性。

3. 选择受试对象的排除标准　当研究对象符合诊断标准时也未必能成为受试对象，如患者年龄过小、体质过弱、合并其他并发症或患有另一种可能影响本实验结果的疾病、对药物有不良反应等。当研究对象具备以上特征时，从医学伦理学角度考虑不适合作为受试对象，则应予以排除。

三、实验效应

实验效应(experimental effect)是处理因素作用于受试对象后所出现的实验结果，往往通过观察指标来表达，故亦称为效应指标。

1. 效应指标的分类　根据不同的试验目的，效应指标分为以下几点。

(1)主要指标(primary variable)：是指一项研究中起关键作用的效应指标。主要指标一般只有一个，必要时可有多个。主要指标应选择易于量化和客观性强的指标，所选择的指标应在相关研究领域已有公认的准则和标准。

(2)次要指标(secondary variable)：是与主要目的有关的附加支持指标，或是与次要研究目的有关系的指标。

2. 选择效应指标的依据　应根据研究目的，结合专业知识，选择对说明实验结论最有意义的效应指标。同时应注意以下内容。

(1)关联性(correlation)：效应指标与研究目的有本质联系。

(2)客观性(objectivity)：尽量选用能被测量的客观性指标。

(3)灵敏性(sensitivity)：尽量选用灵敏度高的指标，即实验效应有变化时，指标值能充分反映这种变化。

(4)精确性(accuracy)：包括两个含义：①精密性(precision)指重复观察时观察值与其均值的接近程度，受随机误差的影响；②准确性(validity)指观察值与真值的接近程度，其受系统误差的影响。对一些半客观(如获取 pH 试纸的数值、病理切片或 X 线片结果)或主观指标(如定性指标的判断、人为打分或赋值)，一定要事先严格规定读取数值的标准，必要时进行统一培训，遵守统一的标准化操作规程。

第四节　实验设计的基本原则

实验设计(experimental design)是依据研究目的，从研究条件出发，规定处理因素、受试对象、实验效应的引入方式、方法和规模，对实施方法、方案及数据搜集、整理、管理、质量/误差控制、分析模式直至结果的解释进行科学系统地安排。为使实验能够更好地控制随机误差(随机抽样误差、随机测量误差)，避免系统误差，实验设计时必须遵循对照、随机和重复的统计学基本原则。

一、对照原则

1. 概念　对照(control)即在调查或实验过程中，确立可供相互比较的组别，其目的在于控制各种混杂因素，消除和减少实验误差，鉴别出处理因素的效应大小，从而提高研究结果的真实性和可靠性。对照的种类有很多，可根据研究目的和内容加以选择。

2. 对照的形式

(1)空白对照(blank control)：即对照组不施加任何处理因素。这种方法简单易行，但容易引入实验组与对照组主观上的差异，从而影响实验效应的测定。多用于动物实验中，较少用于临床疗效研究。因为根据医德要求，不给予对照组患者任何治疗措施一般不符合医学伦理，通常是不可行的。但对一些病情稳定、传统上无有效治疗的疾病，如聋哑、近视眼等，一旦发明了一种新的可能有效的疗法，可设置空白对照的实验研究。

(2)实验对照(experimental control)：指对照组不施加处理因素，但施加某种与处理因素相同的实验条件。例如，在维生素 D 强化牛奶对某城区青春前期女生骨量影响的研究中，实验组女生饮用维生素 D 强化牛奶，对照组饮用与实验组同等量的牛奶，其他条件一致，这样才能显示和分析维生素 D 对青春前期女生骨量的影响。由此可见，当处理因素的施加需伴随其他因素(如牛奶)，而这些因素可能影响实验结果时，应设立实验对照以排除其他因素对实验结果的干扰。

(3)安慰剂对照(placebo control)：安慰剂(placebo)是一种伪药物，其外观、剂型、大小、颜色、重量、气味和口味等都与研究药尽可能相同或相似，但不含有任何药理活性物质的制剂。设置安慰剂对照的目的在于最大限度地消除研究者、受试者和参与评价人员等由于心理因素等对药物疗效的影响，以及评价由研究药物所引起的真正的不良反应。

(4)标准对照(standard control)：即采用目前标准的、公认的、通用的方法作为对照。在评价某新

笔记栏

药的疗效时，为不延误患者的治疗，对于急性病、危重病和有特殊治疗办法的疾病，往往应用已知的、被公认的、疗效比较好且比较稳定的同类药物作标准对照。

(5)历史对照(historical control)：又称文献对照、潜在对照或回顾对照。是以过去疗法为对照组，以现在的新疗法为试验组。历史对照比较方便，但偏倚往往很大，对比结果不能作为推理的依据。有些试验研究事先无任何对照，例如，断手再植第一次成功的报告，公认是一项了不起的医学成就。

(6)自身对照(self-control)：自身对照是在同一受试对象的不同时间、对称部位、不同部位、不同器官采取不同处理措施的对照，对其效果进行观察和对比分析。自身对照的特点是既节省病例数，又易控制实验条件，因此很适合有些不便于另设对照组的中医临床研究。一般用于慢性疾病，如高血压、神经系统变性病等。

(7)相互对照(mutual control)：是不另设对照，将几种处理因素互为对照或几个试验组相互比较的方法。例如，中医各种不同证候的对照；中药组、西药组、中西医结合组治疗某病的对照。值得注意的是，这种对照是在已知几种治疗方案均有效和需要比较哪种疗效更好时应用。

3. 对照的盲法　在研究过程中，研究者或相关工作人员知道受试对象的分组及其治疗情况，有时可能因主观因素导致偏倚(bias)，影响试验结果。另外，受试对象知道自己的分组及治疗情况，会产生各种心理影响，导致一些非特异性反应而影响试验结果。因此观察实验效应应避免偏倚，设计时应采用盲法(blinding or masking)。盲法是指在有干预措施的实验研究中(如实验流行病学研究、临床试验等)，受研究对象、试验实施者和结果测量者主观因素的影响，在设计、资料收集或分析阶段容易出现信息偏倚，影响研究结果的正确评价。为避免或消除信息偏倚，在设计时运用盲法，使研究者或研究对象不知道干预措施的分配，研究结果更加真实、可靠。盲法可分为单盲(single blind)、双盲(double blind)。只对受试对象实施盲法，称为单盲；对评价方和被评价方都实施盲法，称为双盲。

4. 对照的意义　对照的意义在于减少非处理因素的干扰和影响，正确地鉴别出处理因素的效应差异，便于科学地评价实验因素的效应。

二、随机化原则

1. 概念　随机化(randomization)指在抽样或分组实验时，每一个研究对象都不受研究者或研究对象主观因素的影响，机会均等地被抽取或分配到某一组，或者研究对象实验顺序的随机化。随机化一般包含三层含义。

(1)随机抽样(random sampling)：即根据研究目的所确定的受试对象，只要符合规定的纳入标准，都应有同等机会被选入样本。

(2)随机分组(random allocation)：指通过随机化的方法，使总体中每一个受试对象都有同等概率被抽取分配到不同研究组别中，避免研究人员在分组时主观选择实验对象引起的组间非处理因素的不均衡。其目的是保证组间样本的可比性或均衡性。

(3)实验顺序随机(random order)：为保证每个受试对象先后接受处理的机会相等，应通过随机排列的方法，使实验顺序所致的影响在组间也达到均衡。

2. 随机化实现方法　随机化的方法有很多种，现将常用的随机分配方法简述如下：

(1)简单随机化(simple randomization)：简单随机化可通过抛掷硬币、抽签、摸球来实现。

(2)随机数字表随机：通过查随机数字表获取随机数字，从而实现实验分组。

(3)计算机随机：应用计算机软件产生的随机数字来实现随机化。

3. 随机的意义　随机化的意义是在大量非处理因素存在的情况下，保证实验组与对照组均衡性的统计学手段，只有通过随机化分组，才能避免各种混杂因素可能引起的偏倚，减小系统误差，并可使其产生的总效应归于随机误差中。

随机化的目的是保证实验的均衡性，如区组随机化(block randomization)，是为了更好地增加组间

笔记栏

均衡性，在临床研究中，根据受试者进入研究的时间先后顺序，将其分成含有相等例数的若干区组，然后将区组内的受试者分配到不同的处理组。

三、重复原则

重复(replication)包括个体内测量重复、个体间重复和整个实验的重复。统计学的重复主要指个体间的重复，即样本含量(sample size)，统计学符号是 n。重复的主要作用在于控制和估计试验中的随机误差，使样本的统计量更好地代表总体参数。但在实际应用时，重复数的多少主要取决于实验设计的类型、实验因素的效果大小、主要指标的性质(数值变量或分类变量)、临床上认为有意义的差值、个体变异的大小、第一类错误(α)和第二类错误(β)的大小等因素。

第五节　常见的实验研究设计类型

研究者根据研究目的，处理因素的多少，并结合专业要求选择适合的设计方案。若考察单个处理因素的效应，可选用完全随机设计、配对设计、配伍组设计；若考察多个处理因素的效应，则可选择析因设计等类型。

一、完全随机设计

1. **基本概念**　完全随机设计(completely randomized design，CRD)是将实验对象随机地分配到实验组与对照组或几个对比组中(图 2-2)。CRD 只能分析一个处理因素的作用，也称单因素设计。处理因素可有 2 个或 2 个以上水平，每个水平代表一个处理组。可用随机化方法将受试对象随机分配到各实验组及对照组中。该设计若用于临床试验，则称为随机对照试验(randomized control trial，RCT)；如果采用了盲法设计，则称为随机盲法对照试验(randomized blind control trial，RBCT)。

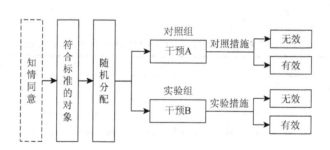

图 2-2　完全随机设计模式示意图

2. **随机化分组的方法**

【例 2-1】　某研究共纳入 12 名研究对象，试将其随机分配至 A、B 两组中。

先将 12 名研究对象编号为 1～12，然后在随机数字表(附表 14)中任意指定一行，如第 2 行，横向从左至右依次抄录 12 个随机数字标注于研究对象编号的下方。将随机数字从小到大进行排序编秩，秩次较小的 1～6 分配至 A 组，秩次较大的 7～12 分配至 B 组。结果见表 2-1。

表 2-1　12 名研究对象依据完全随机设计随机分为 A、B 两组

编号	1	2	3	4	5	6	7	8	9	10	11	12
随机数字	37	96	71	27	39	38	18	07	31	33	95	66
秩次	6	12	10	3	8	7	2	1	4	5	11	9
归组	A	B	B	A	B	B	A	A	A	A	B	B

笔记栏

这样两组研究对象的分配情况如下。

A 组编号：1 4 7 8 9 10

B 组编号：2 3 5 6 11 12

3. 优缺点

优点：该设计简单方便，应用广泛，容易进行统计分析。缺点：该设计只能分析一个因素的效应。

二、配对设计

1. 基本概念 配对设计(paired design)是将受试对象按照某些特征或条件配成对子，每对中的两个受试对象分别给予不同的处理。该设计的特点：可以降低、减弱或消除两个比较组中已知的非处理因素的作用，从而减小实验误差，提高实验效率。

设计类型配对设计主要有两种情况：

(1)同源配对(autosyndetic match)：同一受试对象分别接受两种不同的干预措施，目的是推断两种干预措施的效果有无差别。应用时常分为两种情况：即将同一受试对象处理前后或自身两个部分的结果进行比较，目的是推断某种处理有无作用。

(2)异源配对(heterogenetic match)：是将两个研究对象按某些重要特征配对，并分别接受两种干预措施。所谓重要特征通常是影响效应的主要非处理因素，例如，动物的种属、性别、年龄、体重、窝别等因素；人群的种族、性别、年龄、体重、文化教育背景、生活背景、居住条件、劳动条件等因素；患者的疾病类型、病情严重程度、诊断标准等因素，目的是消除混杂因素的影响。

2. 随机化分组的方法

【例 2-2】 某研究共纳入 20 名研究对象，已按照性别相同、年龄相差不超过 2 岁的要求配成 10 对，试将这 10 对研究对象随机分配至 A、B 两组中。

先将 20 名研究对象编号，第一对的第一名研究对象编为 1.1，第二名研究对象编为 1.2，余类推；再从随机排列表(附表 15)中任意指定一行，如第 4 行，横向从左至右依次抄录 10 个随机数字标注于研究对象编号的下方。将随机数字从小到大进行排序编秩，并规定随机数秩次，遇偶数取 AB 顺序，遇奇数则取 BA 顺序。结果见表 2-2。

表 2-2 10 对研究对象依据配对设计随机分为 A、B 两组

编号	1.1 1.2	2.1 2.2	3.1 3.2	4.1 4.2	5.1 5.2	6.1 6.2	7.1 7.2	8.1 8.2	9.1 9.2	10.1 10.2
随机数字	2	12	7	11	5	8	15	10	6	17
秩次	1	8	4	7	2	5	9	6	3	10
归组	BA	AB	AB	BA	AB	BA	BA	AB	BA	AB

这样两组研究对象的分配情况如下。

A 组：1.2 2.1 3.1 4.2 5.1 6.2 7.2 8.1 9.2 10.1

B 组：1.1 2.2 3.2 4.1 5.2 6.1 7.1 8.2 9.1 10.2

3. 优缺点

优点：该设计可提高组间均衡性，减小实验误差，提高统计效率。缺点：配对条件不宜太多，太多的条件易造成配对困难。

三、随机区组设计

1. 基本概念 随机区组设计(randomized block design)实际上是配对设计的扩展。是将几个受试对象按一定条件配成区组，再将每一区组的受试对象随机分配到各处理组中。每个区组的受试对象数目取决于处理的数目。如果一个实验安排了四种不同处理，那么每个区组就应有四个受试对象，当处理组数为 2 时，本设计就是配对设计。配伍成区组的条件同配对设计。

2. 随机化分组的方法

【例 2-3】 某研究拟研究甲、乙、丙三种中药的效果，共纳入 18 名研究对象，将性别与民族相同、

年龄相差不超过 2 岁作为匹配条件，匹配成 6 个区组。为保证民族、性别和年龄不影响实验结果，要求将每个区组中的三名研究对象随机分配到甲、乙、丙三个处理组中。

先将 18 名研究对象编号，第一区组内的三名研究对象编为 1 号、2 号、3 号，第二区组内的三名研究对象编为 4 号、5 号、6 号，余类推。再从随机数字表(附表 14)中任意指定一行，如第 5 行，横向从左至右依次抄录 18 个随机数字标注于研究对象编号的下方。将每个区组内的随机数字从小到大进行排序编秩，并规定随机数秩次从小到大依次归入甲组、乙组和丙组。结果见表 2-3。

表2-3　18名研究对象依据随机区组设计随机分配至甲、乙、丙三组

编号	1	2	3	4	5	6	7	8	9	10	11	12	13	14	15	16	17	18
区组	1	1	1	2	2	2	3	3	3	4	4	4	5	5	5	6	6	6
随机数字	35	52	42	71	12	02	94	23	59	81	19	41	24	83	74	92	34	41
秩次	1	3	2	3	2	1	3	1	2	3	1	2	1	3	2	3	1	2
归组	甲	丙	乙	丙	乙	甲	丙	甲	乙	丙	甲	乙	甲	丙	乙	丙	甲	乙

这样两组研究对象的分配情况如下：

甲组编号：1　　　　6　　　　8　　　　11　　　　13　　　　17
乙组编号：3　　　　5　　　　9　　　　12　　　　15　　　　18
丙组编号：2　　　　4　　　　7　　　　10　　　　14　　　　16

3. 优缺点

优点：各处理组的受试对象不仅数目相等，而且生物学特点也较均衡，缩小了组间差别，提高了实验效率。缺点：若实验动物发生偶然死亡，则实验结果需改用完全随机设计方法处理。

四、析因设计

1. **基本概念**　析因设计(factorial experimental design)是一种将两个或多个因素的各水平交叉分组，通过不同的组合，评价各因素的主效应、单独效应和交互作用，从而找出最佳组合的实验设计。在中医药研究中，常要评价联合用药效应(如中药和西药)，如果处理因素的个数 $k \geq 2$，各因素在试验中所处的地位基本平等，而且因素之间存在一阶(即 2 因素之间)、二阶(即 3 因素之间)乃至更复杂的交互作用，则析因设计是一种非常理想的实验设计。若因素间存在交互作用，表示各因素间不独立，而是一个因素的水平发生变化，会导致其他因素的实验效应受到影响；反之，若因素间不存在交互作用，表示各因素具有独立性，任一因素的水平发生变化，都不会影响其他因素的实验效应。

2. **析因设计的随机化分组方法**

(1)确定处理组数：设有 k 个因素，每个因素有 L_1、L_2、…、L_k 个水平，那么共有 $G = L_1 \times L_2 \times \cdots \times L_k$ 个处理组，即实验组数 = 各因素水平数的乘积。常用的设计模型为 2×2、$2 \times 2 \times 2$ 等。2×2(或 2^2)析因设计的意义为：试验中共有 A、B 两个因素，每个因素各有两个水平(表 2-4)。$2 \times 2 \times 2$(或 2^3)析因设计表示试验中有 A、B、C 三个因素，每个因素各有两个水平(表 2-5)。数字表达式中的指数表示因素个数，底数表示每个因素的水平数。析因设计的因素数和水平数不宜过多，一般因素数不超过 4，水平数不超过 3。

表2-4　2×2析因设计模型

A	B₁	B₂
A₁	A₁B₁	A₁B₂
A₂	A₂B₁	A₂B₂

表2-5　2×2×2析因设计模型

A	B₁		B₂	
	C₁	C₂	C₁	C₂
A₁	A₁B₁C₁	A₁B₁C₂	A₁B₂C₁	A₁B₂C₂
A₂	A₂B₁C₁	A₂B₁C₂	A₂B₂C₁	A₂B₂C₂

笔记栏

(2)随机分组：采用完全随机设计、随机区组设计将实验对象分配到各组中。

3. 优缺点

优点：①效率高，可用相对较小的样本检验各因素内部不同水平间有无差别，特别是分析中药与西药间的交互效应。②节约样本含量，与分别进行随机对照实验相比，析因设计可以节约样本含量的 1/2；若用两种药物相互对比的设计，可节约样本量的 1/3。缺点：当处理因素增加时，实验组数呈几何倍数增加。

第六节　常见的抽样方法

医学研究多采用抽样调查(sampling survey)，即从总体中抽取一定数量的观察单位组成样本，然后用样本资料的信息对总体进行推断。抽样调查的优点在于因观察的例数较少，可节省人力、物力和时间，并可获得较为详细准确的资料，极大地减小了系统误差产生的概率。常见的抽样调查方法有单纯随机抽样、系统抽样、整群抽样、分层抽样和多阶段抽样。

一、单纯随机抽样

1. 概念　　单纯随机抽样(simple random sampling)指将总体中的观察单位进行编号，再用随机数字表或(和)计算机随机程序等方法随机抽取部分观察单位组成样本。

2. 特点　　单纯随机抽样是最基本的抽样方法，也是其他抽样方法的基础。该方法的优点是计算样本量的方法比较简单。缺点是要对所有观察单位编号，费时费力，实际操作比较困难。在抽样设计时，还必须考虑样本含量。如果样本例数过少，那么所得指标不稳定，推断总体的精度差，检验的效能低；如果样本例数过多，不但造成浪费，而且也会给质量控制带来困难。

二、系统抽样

1. 概念　　系统抽样(systematic sampling)又称机械抽样或等距抽样。首先确定总体的范围和样本含量，然后把总体观察单位按一定顺序编号并等分为 n 个部分，从第一个部分随机抽取第 k 位次的观察单位，再从每一部分中抽取相同位次的观察单位，由这些观察单位组成样本。例如，根据学生学号顺序进行抽样，先确定一个起点，然后每隔 5 个抽一名。

2. 特点　　系统抽样的优点是简单易行，容易得到一个按比例分配的样本，抽样误差小于单纯随机抽样。缺点是抽取的各个观察单位彼此不独立，当总体观察单位有周期性趋势或单调增减趋势时，易出现明显的偏倚；只能对抽样误差作近似估计。

三、整群抽样

1. 概念　　整群抽样(cluster sampling)指总体 N 个观察单位分为 K 个"群"，每个群包含若干观察单位，随机抽取 k 个"群"，以这些群中的全部观察对象组成样本。

2. 特点　　整群抽样的优点是便于组织，节省经费，容易控制研究质量。缺点是当样本例数一定时，其抽样误差一般大于单纯随机抽样。为降低抽样误差，可采用增加抽取的"群"数，减少"群"内观察单位数的方法进行，即重新划分"群"组，使每个"群"更小。整群抽样的抽样误差大于单纯随机抽样，故需要增加50%左右的样本量。

四、分层抽样

1. 概念　　分层抽样(stratified sampling)指按总体人口学特征或影响观察值变异较大的某种特征(如年龄、病情和病程等)分成若干层，再从各层中随机抽取一定数量的观察单位组成样本。不同层可以采用不同的抽样方法独立进行分析。

2. 特点　　分层抽样的优点是增加了层内同质性，观察指标的变异减小，各层的抽样误差减小，样本含量相同时，抽样误差较小。缺点是事先要对总体进行分层，操作较麻烦。

笔记栏

五、多阶段抽样

1. 概念　　多阶段抽样(multistage sampling)指将抽样过程分阶段进行,每个阶段采用不同的抽样方法,即将各种抽样方法结合使用。其实施过程为先从总体中抽取范围较大的单元,称为一级抽样单元,再从每个抽得的一级单元中抽取范围更小的二级单元,依此类推,最后抽取其中范围更小的单元作为观测单位。进行多阶段抽样时,各阶段可以采用不同的抽样方法,也可采用同一种抽样方法,要视具体情况和要求而定。

2. 特点　　多阶段抽样的优点是便于组织抽样,可以使抽样方式更加灵活和多样化,同时可以节省人力物力。缺点是抽样时较为麻烦,并且从样本对总体进行估计比较复杂。

****

统计学内容表达

研究设计是开展各种科学研究的基础。本章的统计学内容表达主要涉及实验设计中采用的抽样方法,如 Robert C. Grant 等在研究胰腺癌的易感基因中,对其采用的抽样方法的描述如下:

Methods(Patient sampling procedure): We aimed to detect at least one mutation for any gene with mutations in at least one percent of pancreatic cancer. To achieve this goal with at least 95% power, a sample size of 290 patients was selected. The subset of 290 probands was randomly selected from the OPCS using a stratified random sampling strategy to maximize the precision for the population estimate of BRCA2 mutation prevalence, since BRCA2 was the only gene that we expected to be frequently mutated. Family history of pancreatic, breast, or ovarian cancer was expected to modulate the prevalence of BRCA2 mutations, so probands were stratified according to family history of cancer. The three strata were: PC in a first, second, or third degree relative; breast or ovarian cancer in a first, second or third degree relative without family history of PC; or no family history of pancreatic, breast, or ovarian cancer in a first, second or third degree relative. The sampling weight for each strata was defined such that it minimized the variance estimate of the BRCA1 and BRCA2 mutation prevalence estimates following the approach proposed by Choi and Briollais. Probands with known mutations were included in the randomization. A control subject without a history of cancer was sequenced along with the 290 PC probands to assist with variant filtering.

案 例 辨 析

某研究人员欲比较等剂量芬太尼、吗啡和哌替啶治疗肝癌、肺癌及胃癌的镇痛效果,抽取三种病患者180例,分入三个药物治疗组,分配情况见表 2-6。

表 2-6　180 例肝癌、肺癌及胃癌患者在等剂量芬太尼、吗啡和哌替啶治疗组中的分配情况

病种	芬太尼	吗啡	哌替啶
肝癌	15	30	15
肺癌	30	10	15
胃癌	15	20	30
合计	60	60	60

试分析：该实验采用的是什么设计方案？分组方法是否合理，为什么？如果不合理应怎样做到正确分组？

电 脑 实 验

【实验 2-1】　请用 SPSS 软件产生随机数字并进行完全随机分组：将符合研究的 160 例受试对象随机分为两组，每组 80 例。

【实验 2-2】　请用 SPSS 软件产生随机数字并进行配对(或配伍)设计分组：将 20 对受试对象(40 个受试对象)随机分入甲乙两个处理组。

小 结

医学研究设计可按照是否给予干预措施分为实验性研究和观察性研究。实验性研究的基本要素是处理因素、受试对象和实验效应。实验研究设计中，既要重视处理因素，也不能忽略非处理因素对实验效应的干扰。处理因素应根据研究目的合理选择受试对象，明确规定纳入与排除标准。应选用敏感、特异、客观的指标反映实验效应，并注意避免观察者偏倚。

研究者在实验设计时必须遵循实验设计的三个基本原则，即对照原则、随机化原则和重复原则。设置对照和贯彻随机化是实现各实验组均衡性的重要手段。

本章还介绍了常见的研究设计类型和抽样方法。同时，通过医学论文中的统计学表达和案例辨析，有助于将本章内容运用到实践中去，为进一步开展中医科学研究奠定统计学基础。

思考与练习

一、最佳选择题

1. 实验设计和调查设计的根本区别是(　　)。
   A. 实验设计较简单　　　　　B. 调查设计较简单
   C. 实验研究以动物为对象　　D. 调查研究以人为对象
   E. 实验过程中可人为设置处理因素
2. 实验设计的三大基本原则是(　　)。
   A. 随机、对照、样本大小　　B. 随机、均衡、重复
   C. 随机、对照、重复　　　　D. 对照、重复、均衡
   E. 随机、对照、盲法
3. 为避免医生和患者因主观因素导致偏倚影响实验结果，设计时应采用(　　)。
   A. 盲法　　　　　　　　B. 单盲　　　　　　　　C. 双盲
   D. 三盲　　　　　　　　E. 四盲
4. 某医生研究麝香酮治疗缺血性中风恢复期的临床疗效，对照组采用阳性药物溶栓胶囊，这属于(　　)。
   A. 空白对照　　　　　　B. 历史对照　　　　　　C. 实验对照
   D. 标准对照　　　　　　E. 安慰剂对照

二、简答题

1. 什么是配对设计？其主要特点是什么？
2. 在医药研究设计中为什么要进行随机化？

参 考 文 献

丁元林，高歌. 2008. 卫生统计学. 2 版. 北京：科学出版社.

申杰. 2012. 中医统计学. 2 版. 北京：科学出版社.

孙振球. 2007. 医学统计学. 2 版. 北京：人民卫生出版社.

Choi Y，Briollais L. 2011. An EM composite likelihood approach for multistage sampling of family data. Statistica Sinica，21：231-253.

Grant R C，Selander I，Connor A A，et al. 2015. Prevalence of germline mutations in cancer predisposition genes in patients with pancreatic cancer. Gastroenterology，148（3）：556-564.

(王劲松)

笔记栏

第三章　中医统计资料的收集与管理

【案例 1】　某课题组拟对某县 60 岁以上老年高血压患者的中医四诊信息进行调查。采用分阶段分层整群抽样的方法，先在某县随机抽取 4 个乡镇，每个乡镇再随机抽取 4 个行政村(居委会)，每个行政村(居委会)随机抽取 4 个村民小组，按照整群随机抽样的方法抽取 60 岁以上老年人进行调查。全县共随机抽取 2685 人(其中男性 1376 人，女性 1309 人)；确诊高血压患者 1338 人(其中男性 676 人，女性 662 人)，高血压患病率为 49.8%(其中男性 49.1%，女性 50.6%)。对确诊的高血压患者再进行中医四诊信息收集，试分析如何对以上的调查数据进行管理，才能保证数据的质量。

【案例 2】　据我国中药资源普查统计，我国中药资源种类 12807 种。药用植物 11146 种，占全部种类的 87%；药用动物 1581 种，占全部种类的 12%；药用矿物 80 种，不足 1%。药用植物中，藻类、菌类和地衣类低等植物 459 种，分属 91 科，188 属；苔藓类、蕨类、种子植物类等高等植物 10687 种，分属 292 科，2121 属；药用动物中，分属 11 门，33 纲，141 目，415 科，861 属，其中陆栖动物 330 科，720 属，1306 种，海洋动物 85 科，141 属，275 种；药用矿物 12 类，80 种。试分析以上工作如何开展？中医资源分类的意义有哪些？

第一节　中医统计资料的收集

中医统计作为卫生统计的重要组成部分，2010 年颁布的《全国卫生资源与医疗服务调查制度》14 类报表中，反映中医内容的指标有 29 个，分布于 8 大类报表中。2012 年修订的《全国卫生资源与医疗服务调查制度》，建立了 6 套 20 个统计调查表，涉及中医药统计调查指标 28 个，独立中医医疗机构分科情况调查大项和中医特色指标调查大项(11 个指标)，并将《中医住院病案首页》作为独立调查表采集。2013 年，国家中医药管理局编制《全国中医医疗管理统计报表制度》(国统制〔2013〕120 号)采用年报方式，全面检测所有二级以上公立中医医院中医药特色服务情况。

一、中医统计资料的来源

中医统计数据获取有两条渠道：一是间接来源，即数据是由别人通过调查或科学实验所获取，对使用者来说称为二手数据(second-hand data)；二是直接来源：包括常规保存记录、专题调查或观察、实验等，称为一手数据(first-hand data)。

(一)间接来源数据

使用二手数据时应注意统计数据的含义、计算口径和计算方法；引用二手数据时，一定要注明数据的来源，以尊重他人的劳动成果。

1. 统计公报及其公开出版物(statistical communiqué, publications)　全国中医统计年报资料、地方中医统计年报资料，以及由国家中医药管理局规划财务司自 1987 年起，每年发布的《全国中医药统计摘编》年度报告等，可用于各级卫生机构全面、系统、整体地掌握中医药发展的基本规律，制定政策、计划，检查计划执行情况，考核经济效益和工作评定等。

2. 文献资料(literature)　用于记录医学知识和信息的物质载体，如医学图书、期刊、会议论文集等。

3. 计算机网络信息(computer network information)　国内外均有许多基于电信运营商的公共网络系统和计算机网络信息中心，并且在医学领域有着广泛的应用，可以通过各种数据库和网络检索工

笔记栏

具搜集相关信息。目前，我国使用频率最高的医学光盘数据库是《中国生物医学文献数据库》(CBMdisc)、《中文生物医学期刊数据库》(Chinese Medical Current Contents，CMCC)和《国际性综合生物医学信息书目数据库》(MEDLINE)等，MEDLINE 由美国国立医学图书馆(The National Library of Medicine，NLM)编辑，其中 PubMed 是免费的网上 Medline 数据库，它还包含一些最新的尚未被索引的文献。

(二)直接来源数据

直接来源数据主要包括常规保存记录、调查或观察、实验等。

1. **常规保存记录**(routinely kept record)　是指医疗卫生机构作为历史档案保存的常规活动记录。常规保存记录提供居民健康状况、医疗卫生机构设施、人员、经费分布、医疗预防措施情况及其效果等医疗卫生机构的工作和医疗卫生事业发展的主要数据，对这些数据进行加工整理和统计分析得出的推论，可为制定卫生工作计划与对策，以及检查和考核卫生工作效果提供依据。

2. **现场调查记录**(surveyed record)　是指用现场调查的方法获取数据，主要用于当回答某一问题时所需要的数据资料不能从常规保存的记录中得到。例如，进行糖尿病中医证型标准的研究，由于许多糖尿病患者不必住院治疗，有的患者尚未发现，所以医院保存的住院病历不能满足解决问题的需要，必须进行现场的调查与观测。

3. **实验记录**(experimental record)　实验是取得自然科学数据的重要手段，包括实验室记录和临床试验记录。为了便于日后统计分析，应将实验结果按分组因素(categorical factor)和反应变量(response variable)分别记录。前者即研究者根据试验目的施加的干预(intervention)或研究者感兴趣的因素，如不同的治疗药物、疗程、剂型或不同的病情、证型、性别、年龄等；后者指研究对象被施加干预后的生物反应，如是否有效、治愈、死亡，相关医学参考值或理化指标的升降等。

二、收集资料的基本要求

数据收集是指通过各种方式获取所需要的数据。数据收集工作的好坏，直接关系到整个科学研究工作的质量。为了保证数据收集的质量，应坚持以下基本要求。

1. **真实性**(truth)　收集资料的灵魂。临床研究的结论必须建立在真实性数据的基础上，因此病例观察表的填写最好能在病床边进行，以保证记录真实地反映病情，提高原始数据的质量。

2. **时效性**(timeliness)　收集资料的前提。数据的利用价值取决于该信息能否及时、迅速地采集，即数据的时效性。临床为了能动态观察病情变化，强调及时记录患者的信息，根据需要及时调整治疗方案。在临床研究中，同样强调对患者当时情况的真实观察与及时记录，因此必须按照观察表格中规定的时点观察，并填写各项数据。

3. **完整性**(integrity)　收集资料的基础。要求所收集到的信息要全面地反映管理活动和观察对象的全貌，为决策的科学性提供保障。为了保证收集到的资料的完整性与准确性，必须收集全部研究对象的资料，并按病例报告表(case report form，CRF)的要求收集和填写所有项目的数据，形成完整的CRF，否则会影响整体统计分析工作的正确性。

4. **准确性**(accuracy)　收集资料的核心。数据收集工作最基本的要求应保证所收集到的信息要真实和可靠。数据收集者必须对收集到的数据反复核查，力求把误差降到最低限度。临床研究数据记录的准确性是反映病情的关键，CRF 的记录人员应认真学习研究方案各项目的定义，认真领会其含义，结合专业知识，掌握测量方法，准确地填写，无法把握的问题应及时征求方案设计者的意见。

三、收集资料的注意事项

(一)调查资料收集的注意事项

1. **访谈的注意事项**

(1)谈话要遵循共同的标准程序，事先要准备好谈话计划，包括关键问题的准确措辞以及对谈话对象所回答内容的分类方法。

笔记栏

(2)访谈前尽可能收集有关被访者的材料。了解被访者的社会经历、个性、地位、职业、专长和兴趣等，分析被访者能否提供有价值的材料，考虑如何取得被访者的信任和合作。

(3)访谈所提问题要简单，易于回答。提问的方式、用词的选择和问题的范围要适合被访者的知识水平和习惯；谈话内容要及时记录。

2. 设计问卷注意事项

(1)问卷一般不宜太长，控制在 20～30 分钟为宜。如果问题太多，会使被调查者付出的精力多，花费时间过长，最终不予配合。

(2)设计的提问项目需要注意以下几点：①提问的内容应尽可能短；②用词准确、通俗；③一项提问只包含一项内容；④避免诱导性提问；⑤避免否定形式的提问；⑥避免敏感性问题。

(3)问题顺序的设计：①问题安排应具有逻辑性；②问题的顺序应先易后难；③被调查对象感兴趣的问题放在前面；④开放性的问题放在后面；⑤问卷设计要注意版面格式的设计。

(二)实验数据收集的注意事项

实验资料是通过精心设计后在人为干预情况下而得到的资料，包括实验研究资料和临床试验研究资料。良好的实验设计是顺利进行科学研究和数据统计分析的前提，也是获得预期结果的重要保证。在实验设计前，明确实验设计的基本要素、基本原则和常用的设计类型有利于减小误差，从而提高实验效率。具体内容详见实验研究和临床试验章节。

第二节　中医统计资料的数据管理

数据管理是中医研究数据统计分析和专业结论推导的前提，也是衡量中医研究质量和水平的重要内容之一。中医研究要求设计方案、CRF 研制应该与数据管理在研究开始之前同步思考，这样才能确保研究中数据收集和管理的同步进行，以及后期统计分析计划和统计分析报告的科学性和可靠性。因此，数据管理的任何失误都可能导致研究紧密相扣的环节被切断，造成不可弥补的损失。

一、数据管理的定义和内容

(一)数据管理的定义

数据管理(data management,DM)是利用计算机硬件和软件技术等对医学研究中获取的及时、可靠、完整和准确的大量数据进行有效的编码、存储、查询、校验、修改、提取、分类、统计和应用的全过程。其目的在于确保中医研究数据的准确性、完整性、及时性、保密性和可溯源性，保证建立的数据库文件按预先制定的统计分析计划书进行统计分析，最终得到真实、可信的研究结论。参与数据管理的研究者和数据录入员必须本着严谨、认真的工匠精神去实施。

(二)分类

中医统计数据根据管理承载工具的不同分为纸质化数据管理和电子化数据管理。纸质化数据管理一般采用 CRF 收集临床数据资料，CRF 是临床研究中用于评价疗效的重要工具，也是研究者评价药物有效与安全的重要依据。电子化病例报告表(eCRF)是在传统的 CRF 基础上衍生出的一种新型的数据填报工具，用于减轻研究者的工作负担。

(三)内容

数据管理的核心内容包括数据管理流程设计和数据管理两部分。

1. 数据管理流程设计　　数据管理流程设计应与临床研究方案和 CRF 研制(即开始阶段)同步思考，数据管理过程贯穿于整个临床研究的各个环节，如图 3-1 所示。

笔记栏

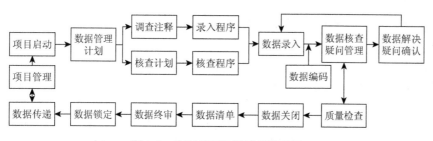

图 3-1　临床研究数据管理流程图

2. 数据管理计划　　在进行临床医学研究之前，需要制定数据管理计划(data management plan，DMP)。DMP 是临床研究数据管理工作的纲领性文件，也是数据管理工作的总体规划。DMP 内容包括：①研究的一般情况，如研究目的、研究设计等；②数据管理工作的时间表，时间表应与整个研究的时间表相互协调；③相关人员与职责；④数据库软件的选择与数据库的创建方式和主要框架等；⑤如何确认数据库；⑥定义监查员应提交的数据材料，以及如何进行这些材料的移交与管理；⑦如何进行数据录入与核查；⑧如何进行数据确认；⑨疑问表如何产生、解决与管理；⑩如何进行质量检查，包括质量检查标准；⑪数据审核；⑫数据锁定及移交；⑬定义需要存档的文件；⑭数据的安全保障措施；⑮其他需要特殊说明的问题，如电子数据的传递与管理、数据管理的阶段报告等。

3. 数据管理的实施　　DMP 的科学性和可执行性是实施数据管理的重要保证。实施数据管理需要 3 项必要条件：①科学的临床研究数据管理标准操作规程(clinical research data management standard operating procedures，SOP)的设计、实施及一系列与 DMP 各环节和阶段相对应的实施方法的记录性文档；②辅助和支持临床研究数据管理全程的数据管理系统的使用；③较高水平的临床研究数据管理的团队及参研人员的分工、协调与合作。

(1) 数据管理实施的主要环节：临床 CRF 设计的审核及修订；数据采集规范化的要素为：CRF 的内容、必备条目、数据格式与版面布局的设计等。从数据管理角度进行 CRF 设计的审核、修订的指导思想和原则：①符合研究方案和实现研究目的；②既借鉴临床数据交换标准协会(the Clinical Data Interchange Standards Consortium，CDISC)的有关标准，又符合中医药学科特点；③符合数据管理标准，保证数据质量。CRF 的设计最终包括三类：①与 CDISC 相关的临床试验研究数据表格模型(study data tabulation model，SDTM)，包括：封面、知情同意签署、访视日期、纳入排除标准、人口学资料和病史、治疗史、量表、研究药物计数和分发、合并用药、不良事件、试验总结；②具有中医药临床研究特点的"中医症状辨证量表"表格模型；③基于本研究的某些特殊研究目的和要求设计的模型，包括：血压记录表、疾病用药记录表。根据临床试验的流程把各模板排列组合即形成 CRF。总之，CRF 的定稿最终是在不同参研角色成员审阅、修订的基础上完成的，其设计周期是一个规范的、有文档记录的受控过程，每一个步骤都应该有相应的标准操作规程作为指导；它与前面的方案设计和其后的数据库设计密切相关，且科学合理的 CRF 设计是优质数据管理的基础。

(2) 数据字典的设计及实施：变量及其属性作为数据管理的最基本单位，其集合即数据字典；数据字典设计遵循的原则：①遵循国际 CDISC 标准的变量名域，②符合中医药学研究特点的变量名域，③基于本研究中较特殊，有个性化需求部分建设的独立的变量名域。后两者的变量命名规则是在研究国际 CDISC 标准的变量命名规则基础上的初步探索。

(3) 数据验证计划(data verification plan，DVP)的制定及实施：临床试验数据在收集、传递和处理过程中不可避免地会产生一些问题，这些问题会对数据的准确性、可信性、完整性造成影响，故数据核查是临床试验数据管理的关键所在；数据验证计划是数据审查和清理，发出数据质疑的指导标准和细则，主要包括缺失、逻辑和医学核查等三部分：缺失值核查，逻辑核查，医学核查清单。前两者一般通过系统设置和编写计算机程序的方式完成，后者为人工核查；之后的数据核查与清理、疑问数据的管理及数据更新、数据管理报告等流程和文档均基于数据验证计划，其制定和确定也通过了参研不同角色成员的审阅和修订。其靶点是数据的及时、有效、完整、逻辑、对方案的依从性，以及对发现的质疑进行内部和外部解决，目的是使数据真实、准确和便于统计分析。

(4)数据库建立：数据库建立包括 CRF 模块划分及 eCRF 设计、基于数据字典设计的 CRF 注释、数据验证计划三个方面。

(5)数据过程管理：数据过程管理中，重点是 CRF 及时独立双份录入校验且第三者修改无误后，根据数据验证计划(DVP)核查，向研究中心的研究者发出数据疑问澄清表(DCF)并据此更新数据库。

(四)中医研究纸质化数据管理

1. 中医研究资料收集　　中医研究资料收集包括纸质 CRF 和 eCRF。目前大多数的临床资料收集仍采用纸质 CRF。当患者知情同意加入某项课题，负责筛查工作的医生或研究者应将患者信息完整、准确、及时地采集并记录在纸质 CRF 上面，统一管理 CRF 并做好编码工作，然后由主要研究者和数据录入员进行双人双录到数据管理系统。在数据管理过程中，任何人为的影响因素都会对最后数据统计结果的真实性和可靠性产生严重的干扰。因此，在临床研究进入资料收集阶段时，应加强对数据采集人员的培训，使其尽快掌握数据采集方法，有助于排除临床资料收集时对其产生影响的外界因素。

导致临床数据记录不准确的原因：①不规则填写：没有按照研究者手册要求填写的，如小数点、单位等。②回忆填写：病例信息采集时未能及时记录，靠回忆填写，造成数据的错误和遗漏。③主观臆断：记录人员凭自己的主观判断修改观察过程中出现的不良事件，或有意将数据朝有利于研究结果的方向做出修改，忽视数据的真实性和准确性。④病例脱落：出现不良事件或者患者失访后，未严格遵照方案的要求，随意脱落病例，给研究结论带来影响。⑤资料管理不当：在盲法实施过程中资料管理人员的管理不当造成破盲而影响研究结果。

2. 纸张文字资料转为数字进入计算机数据管理

(1)数据库的选择：目前应用于临床科研的数据库管理系统主要有Excel、EpiData、EpiInfo、Microsoft Access 和 Oracle 等，其中 EpiData 最为常用。

(2)数据库的建立与变量：参照 CRF 里的项目，应用 EpiData 软件的建库工具，建立数据库的基本框架，外观尽量与原方案保持一致，并对其进行测试，经反复修改确定数据库的外观设计完成后，应参考国际标准中有关变量命名的规则，把相对应项目和变量名联系起来，连好变量后需建立该数据库的变量清单。通过测试人员进行相应的内部测试，并填写好内部测试的反馈意见表。

(3)数据库的外部测试：内部测试反馈的问题修改之后，应把建好的数据库发放到各个研究中心进行外部测试。通过各个研究中心 5～10 份的试录入情况观察数据库的设计是否合理，最终把相关问题汇总反馈给数据库的设计人员，并生成 1 份外测的报告。

(4)CRF 的核查及录入：在数据录入之前，应对采集的 CRF 进行完整性、逻辑性、准确性等核查及纠错；制定数据录入规则并编写成操作手册；系统培训数据录入员，培训内容主要针对课题的业务培训和计算机的操作培训。

(5)数据双人双录：临床 CRF 的数据录入方式主要有双人双录、校对录入和自动扫描录入，目前常用的是双人双录法。对数据双人双录后必须进行一致性校验，项目的中心管理员需要进行第三次的数据录入勘误，直至与原始资料的数据完全相同。

(6)数据校对：全部数据录入完成后，需对数据进行校对分析，抽查部分数据，检查是否出现逻辑错误和异常值，并把相应问题进行反馈。后期的数据管理实施是在所有数据均录入并核查清理完成后，进行医学编码(内容为：病史、不良事件与合并用药等)，并与数据管理报告一起提交各方审核，在数据终审会议上讨论并形成数据审核决议，确定各统计分析计划人群。

(7)数据库锁定：经过上述过程后，确定数据无误，可对数据库进行锁定，锁定后的数据库用于统计分析，不能擅自修改。

(8)统计分析：把数据库中的数据交给统计分析人员进行统计分析，撰写统计报告。

3. 数据库中数据的安全存储、分类管理和应用　　在数据管理中，为了提高临床研究质量，每个管理人员必须有其明确承担管理的内容，同时建立评价数据管理质量的方法。在数据管理过程中产生的所有文档均要分类专门存档，且所有撰写及修改均要有相关人员签名。

（五）中医研究电子化数据管理的实施

1. 电子化数据管理的步骤

（1）提出建设目标和需求：研究者根据法规要求、系统安全性要求和操作便捷性要求，与计算机技术部门或信息技术服务机构全面协商，系统建设要切合实际，设计时需考虑本单位的临床试验运作和管理程序以及人员的分工等具体过程和内容，并拟定具体的运行操作计划和程序。

（2）按计划实施数据管理方案：选择适合的数据库，由软件工程师按照要求编写计算机程序，录入界面与 CRF 尽量一致，根据 CRF 的具体项目设置变量名，并对变量值进行编码，在该研究设计者指导下对每一变量制定合理的有效性规则。并对系统的各项功能进行调试，包括数据管理、数据安全、备份、数据检索等。

（3）系统确认和验收：系统启用前先经过一定时间的试运行，录入完善的 CRF 5～10 份，观察变量的设置和有效性规则是否合理、界面的跳转是否正常等，发现现存及潜在问题并加以解决，不断完善系统环境。

（4）进行权限限定：在本课题中担任不同角色的工作人员进入网络平台进行多中心前瞻队列验证方案录入网络平台时，必须以授权用户的方式，采用密码登录，不同级别的用户分配不同级别的管理权力。

（5）系统的维护：网站及计算机信息系统都有一定的使用期限，到期后及时升级、更新，以保证系统的流畅运转，同时整个系统日常运作的维护也非常重要，需配备相应的专业人员分工负责各个部分的维护。

（6）对临床资料收集者的培训：在研究最初阶段，临床观察方案制定和临床数据采集的人员确定后，应对他们立即进行培训，使临床人员学习研究者手册，了解研究目的，掌握数据采集方法和要求，养成及时的病例数据采集习惯，在电子化数据管理系统建成后进行网络数据录入工作的培训，保证数据及时上传。

（7）研究中心管理员职责：定期、及时检查和监查数据的准确情况，出现问题及时向本研究负责人反映，如属网络或计算机等设施技术问题，向医学软件合作公司反映，以维护系统保证及时和正常的运作。在工作中不断地配合各组员单位，勤于沟通，出现问题及时解决，共同完善系统的功能。

2. 中医研究电子化数据管理的优势 　中医研究电子化数据管理探索作为一种客户服务器型的互联网数据管理系统，以经典的数据库技术与先进的网络技术为依托，建立了临床试验数据采集分析体系，在中医药临床试验信息管理的电子化方面处于先进水平。电子化数据管理可以对临床试验中各个环节的实施情况进行实时的信息交换、数据核查和监管，从而加快了信息分析处理能力，让研究负责人及时做出改进工作的决策，同时还可以加强试验中各类研究人员的相互协作，也可及时发现试验中出现的人为的偏差，这对有效控制偏倚，进一步提高研究质量也起到了积极的作用。

（1）同步信息，加强组织间的协作：临床小组可以在第一时间里掌握最新的有关研究基地及受试者的招募状况，临床研究报告及其相关问题和解答现状，以及临床数据的收集情况。数据的输入和数据的监督管理可以通过单一特定的网址同步进行。互联网数据管理系统拥有的图形用户界面设计，可以直接反映书面的临床观察数据，使试验数据录入的界面更为直观，由于数据有效性规则的限制，减少了误输入的发生，根据临床试验方案要求，可设置试验研究参数，包括数据库、研究方案、用户和用户组的存取权限等，还可以快速创建数据录入界面，及生成全部研究的海量数据报告，同时可以监查数据变化，及时做出适当的处理，录入的数据根据需要很容易导出，数据可被保存为 Excel 格式，便于进一步分析。

（2）随意的信息组合，便于有效信息的筛选：除了具有信息整合功能外，该系统还拥有检索和报告功能。

（3）安全性，使不同角色各尽其职：只有被授权的人士才可以进入这一同步临床试验数据中心。运用不同层次的特定安全性授权装置，不同方面的临床研究人员仅可以拥有这个临床研究数据管理系统中特定部分的使用权。

（4）经济实惠性，提高数据管理的时效性：节省了纸质 CRF 在反复传输过程中带来的运费，降低

笔记栏

了丢失的风险，同时在时效性方面，临床监督员对各基地进行实地监督所需的时间和费用也由于这一系统的应用而大大降低。

中医研究的数据管理相较于普通临床试验管理更加有难度，其数据量远大于普通软件，有其独有的一些数据采集项目，如中医证型、舌象、脉象、辨证论治及方药等，都使中医临床试验数据的采集及监查要求更高，统计也更有难度。

二、统计资料质量控制与评价

1. 统计资料的质量控制程序

(1)入组患者的审查：是否严格遵循研究方案中的纳入排除标准，对于已入组的患者进行抽查。

(2)资料内容一致性：在进行数据质量控制的过程中，应首先对已填写好的资料进行核对，检查资料是否一致。例如，检查 CRF 和患者日志卡的内容是否一致等。

(3)填写质量调查表：针对检查出来的问题和想要提出的意见，填写质量调查表，把存在的问题总结汇总，最后填写完毕的调查表一式两份，其中一份留给研究中心。调查表内容包括：数据的填写是否完整，是否符合逻辑，有没有简单的计算错误等。

(4)数据采集的进度：要通过目前数据采集的数量预估出整个项目数据采集的时间，并对其中每个环节的及时性做出评价，与整体科研项目的完成时间作对比，判断是否符合实验设计时对数据采集环节的时间要求，并做出相应调整。

(5)人员合理分配：应合理分配对研究资料的监察和稽查人员的工作内容，可由研究中心的内部人员或者聘请第三方机构承担。

2. 统计资料的质量审核方法

(1)逻辑性审查：根据指标本身或指标间的内在联系，利用逻辑关系检查指标之间或数据之间有无矛盾。例如，新生儿疾病死亡不应出现在 60 岁组等。对不合理或错误的项目必须复查、补正或舍弃。

(2)专业检查：利用专业知识，从专业的角度来发现和纠正错误。例如，在有些调查表中出现男性患者患子宫颈癌，6 岁的孩子患中风等明显错误的情况。

(3)统计检查：即按统计学要求发现和纠正错误。许多数据都有统计规律，例如，某些指标的数值必须大于或小于另一指标；某几个指标之和应小于或等于总和等。例如，一种疾病各证型的构成之和必须等于 100%；显效率必然小于有效率；符合正态分布的指标数值在均数加减 1.96 倍范围内的应占 95%。

(4)计算机检查：传统的资料检查方法是以人工方式逐份对调查表作检查。人工检查的优点是可以运用人的专业知识和各方面的知识对资料作全面的检查；其缺点是工作量较大，如果要检查的数量很多，难免出现遗漏、疏忽等粗差(gross error)。如果把规范的实验记录或 CRF 资料内容编成计算机程序，进行独立双份双机录入，计算机编写程序就会对数据库中的数据进行一致性检查，准确无误地判断出第一次和第二次录入的不吻合之处，并生成数据校正表(data correction form，DCF)，便于研究者校对、修改直至两个库完全相同。但计算机一般只能检查出逻辑性错误和录入错误，或者进行简单的专业检查，通常允许一定的错误率，如不超过 0.1%。同时，计算机编程录入资料后可以将各种类型的资料转化为 Excel 电子表格文档，为多种统计软件的分析应用提供方便。目前较流行的数据软件有 EpiData、EpiInfo、Microsoft Access、SPSS、SAS、Excel 等。

3. 质量控制的评价内容

(1)数据库的测试报告：其中应包括数据库自己测试、内部测试和外部测试的相应问题，归纳总结之后形成报告。

(2)变量清单：需经过测试反复修改后存档，在对数据进行统计分析时交给统计分析人员。

(3)录入人员手册和培训记录。

(4)数据校对后，需要抽查部分数据一一核对，检查数据的质量情况。

****

统计学内容表达

本书统计学内容表达涉及调查方式和数据管理两方面应用，一般在论文或报告中涉及资料与方法部分，介绍调查方式和数据管理软件名称。

某课题组对老年高血压患者四诊信息进行调查，将全市各县(区)按经济发展水平划分为区(县)、镇(乡)、农村，共 3 级行政单位。采用分层整群随机抽样，在全市 16 个县共抽取 33479 人(城市 16656 人、农村 16823 人)，其中男性 17348 人，女性 16131 人；确诊高血压患者 1998 人(男性 894 人，女性 1104 人)。数据管理采用 EpiData3.1 软件建立数据库，双人盲态二次录入。

在论文或报告中，资料与方法部分一般要交待资料的来源，如普查或抽样调查，对于抽样调查还要说明抽样调查种类。数据管理要说明数据管理软件名称以及数据录入方式。上述调查报告中，资料与方法部分说明了本次调查采用分层整群随机抽样的方法获取调查样本，先按区(县)、镇(乡)两级行政区分层抽样，然后在镇(乡)中采用整群随机抽样，共两个阶段。数据管理软件采用 EpiData3.1 软件管理数据；双人盲态二次录入是为了保证数据录入的质量。

案 例 辨 析

某研究者采用调查研究的方法，收集了某疾病的中西医相关的指标，目的是分析中医证候的分布规律。作者在数据管理和预处理部分作了如下陈述：数据采集的每一过程中都有指定人员负责，及时稽查、交叉复核，及时反馈填表信息，发现问题迅速响应并给出解决方案和建议，保证数据修改留痕和可溯源性。调查中期和调查结束后进行 5% 的样本抽检，对关键变量和原始病案进行比对复查，正确率为 95%。在 EpiData 3.1 中创建调查问卷并将产生的信息录入数据库，双人双机录入并比对和纠错，同时对主要变量进行人工核对，确保准确无误。然后导入 SPSS 22.0 软件进行数据二次核对和标准化，并将量表每一条目评分看成定量资料，作正态化处理。

试分析作者为何要这样交待这些内容，其意义何在？

电 脑 实 验

【实验 3-1】　试应用 SPSS 22.0 软件，从 1000 名大学生中随机抽取 100 名学生，用于大学生的膳食调查。

小　　结

中医统计资料的来源包括间接资料和直接资料两种，前者有统计公告及其公开出版物、文献资料和计算机网络信息，后者有常规保存记录、现场调查记录和实验记录。中医统计资料的管理过程可分为 3 个阶段：①资料收集过程中的数据管理；②纸张文字资料转化为数字进入计算机的数据管理；③数据库中数据的安全存储、分类管理和应用。中医数据管理的最终目的是提高研究数据的质量。

思考与练习

一、最佳选择题

1. 下列哪一项属于数据的直接来源(　　　)。
   A. 统计公报　　　　　　B. 网络信息　　　　　　C. 统计年鉴
   D. 医学期刊　　　　　　E. 传染病报告记录

笔记栏

2. 下列哪一项属于数据的间接来源（　　）。

    A. 医院病历   B. 统计年鉴   C. 传染病报告记录

    D. 实验记录   E. 调查记录

3. 收集资料的核心是（　　）。

    A. 真实性   B. 时效性   C. 完整性

    D. 准确性   E. 客观性

4. 下列随机抽样方法中，抽样误差最小的方法是（　　）。

    A. 简单随机抽样   B. 分层抽样   C. 整群抽样

    D. 系统抽样   E. 多阶段抽样

5. 下列随机抽样方法中，抽样误差最大的方法是（　　）。

    A. 简单随机抽样   B. 分层抽样   C. 整群抽样

    D. 系统抽样   E. 多阶段抽样

二、简答题

1. 中医统计资料的来源有哪些？

2. 数据管理包括哪些内容？

参 考 文 献

贾俊平. 2006. 统计学. 2版. 北京：清华大学出版社.

郑贞，徐芳，周燕红，等. 2012. 天津市某农村高血压病居民中医情志症状调查. 天津中医药，29(4)：392-394.

(赵铁牛　王泓午)

笔记栏

第四章 统计资料的描述

【案例1】 某地儿童研究所 2016 年随机抽样调查了 150 名 10 岁健康男童的身高(cm),数据如下,如何才能从这批杂乱无章的数据中找出规律?

135.7	137.8	137.6	127.3	136.8	131.4	128.7	137.1	137.1	135.1
136.5	130.5	125.2	139.3	133.4	125.5	148.6	127.2	134.1	133.7
129.2	144.0	137.8	142.5	136.2	134.9	134.3	151.0	133.7	132.4
135.6	138.2	135.1	125.3	134.0	135.8	137.3	132.2	142.2	138.1
138.0	129.3	138.5	144.5	141.1	142.9	129.6	134.7	129.7	137.5
133.4	135.3	141.3	143.8	139.6	128.2	146.5	136.2	120.1	138.2
144.4	145.6	141.5	132.4	130.1	127.8	140.9	137.5	136.5	135.0
143.5	135.4	143.7	141.2	141.8	138.4	132.8	127.2	133.8	137.5
139.6	123.4	138.8	132.8	126.5	133.8	135.3	133.0	144.2	136.8
137.7	136.6	133.2	135.8	136.4	136.3	142.0	124.5	142.6	128.3
143.2	145.7	128.4	133.4	139.1	134.1	136.2	131.8	139.6	129.2
134.1	133.3	138.5	141.2	133.5	147.4	129.9	127.6	147.9	130.6
138.7	145.9	130.0	135.1	140.2	140.9	147.3	136.4	143.7	142.6
138.7	138.5	135.4	132.5	131.4	140.6	134.5	136.5	134.8	141.4
133.8	141.4	133.8	123.1	120.5	139.6	151.2	123.5	140.8	138.2

【案例2】 某医院消化内科整理了就诊于该院 2016 年 3 月~2017 年 9 月的慢性胃炎患者 782 例,其中医证候分型如下:中虚夹湿型有 335 人(占 42.8%)、肝胃不和型有 168 人(占 21.5%)、中虚气滞型有 91 人(占 11.6%)、脾胃气虚型有 74 人(占 9.5%)、寒热错杂型有 49 人(占 6.3%)、脾胃湿热型有 44 人(占 5.6%)、胃阴不足型有 21 人(占 2.7%)。请思考怎样才能使这些数据更直观和形象地表达。

第一节 个 体 变 异

在丰富多彩的生物界,同质的个体之间,蕴含着形形色色的变异现象,比如某地某年 20 岁健康男性血红蛋白(Hb)数值有高有低。这种在同质基础上观察对象之间表现出的差异称为变异,变异现象是生物界的重要特征之一。个体变异是生物体内外环境中多种影响因素综合作用的结果,其中许多影响因素未知,也难于控制。对个体而言,变异表现为随机性;而对总体而言,个体变异表现出一定的规律性。根据描述个体变异的变量类型(也称随机变量)不同,变异可表现为定量、定性和等级三类。

在日常生活中,我们观察到相同地区、相同性别的儿童中,尽管有低年龄儿童身高出现高于高年龄儿童的现象,但就总体而言,儿童的身高随年龄的增加而呈增高趋势,这是儿童身高增长的客观规律。同理,同种属、同性别、同月龄的小白鼠,喂以同种饲料,其所增体重(g)虽不相同,但总体规律是饲料所含营养成分越多,所增体重越多。中医统计工作的研究对象是有变异的人体和其他生物体,其重要任务就是对获得的资料进行整理、分析和表达,了解研究对象的同质性与变异性,即在同质基础上对个体变异的研究,反映同质事物的本质特征和规律。

笔记栏

统计描述(statistical description)是指利用统计指标、统计表、统计图等方法对资料进行系统地整理，以期了解数据的数量特征及分布规律，从而把数据中蕴含的变异和同质的特征准确地展现出来。统计描述是进行进一步统计分析的基础。

第二节 频数分布

在进行某项中医研究时，通常不能立即在搜集的原始资料中发现数据的分布规律。为此，有必要对原始资料按照研究目的的某种类别或属性(如组别、证型、年龄别、观测值大小分段等)进行分类整理，然后清点各类别或属性的个数(频数)，揭示数据的频数分布特征。频数分布(frequency distribution)是整理数据最有效的形式，它是采用频数分布表(frequency table)或者频数分布图来展现数据的分布特征的。

一、定量资料频数分布

(一)频数分布表的编制

【例 4-1】 某地儿童研究所 2016 年随机抽样调查 150 名 10 岁健康男童身高(cm)，数据见案例 1，试编制身高的频数分布表。

编制频数分布表的步骤如下：

1. 计算极差 极差(简记为 R)也称全距，即一组资料最大值与最小值之差。

$$R = X_{max} - X_{min} = 151.2 - 120.1 = 31.1(cm)$$

2. 确定组数 根据样本量及数据变动的范围确定组数(简记为 k)，一般取 8~15 组。组段数过多则计算烦琐，组段数过少难以充分反映数据的分布特征。本例样本含量为 150，组数 k 定为 11。

3. 求组距 组距(简记为 i)即各组段之间的间隔。各组距一般取为相等的间隔。组距等于极差除以组段数，通常取整齐数或便于分组和计算的数字。公式为：$i = R / k$，本例 $i = R / k = 31.1/11 = 2.82 \approx 3$。

4. 列组段 每个组段的起点称为"下限"，终点称为"上限"；组段按照由小到大的顺序排列，第一个组段应包含所有观测值中的最小值，最后一个组段应包含所有观测值中的最大值。组段常用"左闭右开"区间表示，即包含下限值，而不包含上限值，但最后一个组段采用闭区间表示，见表 4-1 的(1)列。

5. 汇总各组段频数 各组段的频数见表 4-1 的(3)列，在此基础上可求各组段的频率、累积频数、累积频率等，见表 4-1 的(4)、(5)、(6)列。频数分布表简称频数表，是指将观测值按照大小或类别分为不同组段，清点各组段的观测值例数(即频数)所形成的表格。

表 4-1 2016 年某地 150 名 10 岁健康男童身高(cm)频数分布

组段(1)	组中值(2)	频数(3)	频率(%)(4)	累积频数(5)	累积频率(%)(6)
120~	121.5	2	1.3	2	1.3
123~	124.5	7	4.7	9	6.0
126~	127.5	10	6.7	19	12.7
129~	130.5	13	8.6	32	21.3
132~	133.5	28	18.7	60	40.0
135~	136.5	34	22.7	94	62.7
138~	139.5	23	15.3	117	78.0

笔记栏

续表

组段(1)	组中值(2)	频数(3)	频率(%)(4)	累积频数(5)	累积频率(%)(6)
141~	142.5	19	12.7	136	90.7
144~	145.5	8	5.3	144	96.0
147~	148.5	4	2.7	148	98.7
150~153	151.5	2	1.3	150	100.0
合计	—	150	100.0	—	—

（二）频数分布图的绘制

可将上述频数表的内容绘制成频数分布图、茎叶图等,可以直观地显示定量资料的频数分布特征。

1. 频数分布图　图4-1是表4-1对应的频数分布图(frequency distributions),又称直方图(histogram),其中,横轴表示组距,纵轴表示人数或频数。

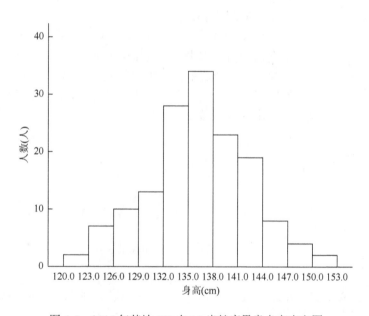

图 4-1　2016 年某地 150 名 10 岁健康男童身高直方图

2. 茎叶图　图 4-2 是表 4-1 对应的茎叶图(stem-and-leaf display),又称"枝叶图",由统计学家阿瑟·鲍利(Arthur Bowley)设计,其思路是将数据按位数进行比较,将数中大小基本不变或变化不大的位上的数作为一个主干(茎),将变化大的位上的数作为分枝(叶),列在主干的后面,这样就可以清楚地看到每个主干后面的数。茎叶图有三列数:最左边的一列表示频数;中间的一列表示茎,也就是变化不大的位上的数值;右边是数组中变化大的位上的数值,是按照一定的间隔将数组中的每个变化的数一一列出来,像一条枝上抽出的叶子一样,所以人们形象地叫它茎叶图。茎叶图比直方图更完整地保留了原始资料的信息。将茎叶图茎和叶逆时针方向旋转 90 度,实际上就是一个直方图,可以从中统计出频数,计算出各数据段的频率或百分比。

（三）频数分布表与频数分布图的作用

1. 揭示频数分布特征　频数分布有两个基本特征:一是集中趋势(central tendency),反映数据的平均水平或中心位置;二是离散趋势(tendency of dispersion),反映数据的分散程度。

身高茎叶图

频数	茎与叶
2.00	极端值　　　(≤121)
3.00	12.333
4.00	12.4555
6.00	12.677777
10.00	12.8888999999
7.00	13.0000111
19.00	13.2222223333333333333
21.00	13.444444444555555555555
22.00	13.6666666666677777777777
18.00	13.888888888888999999
13.00	14.0000011111111
11.00	14.22222233333
7.00	14.4444555
4.00	14.6777
1.00	14.8
2.00	15.11

茎宽: 10.0
每叶: 一个个体(s)

图 4-2　2016 年某地 150 名 10 岁
健康男童身高茎叶图

如例 4-1 所示，2016 年某地 150 名 10 岁健康男童身高(cm)组段"135～"的频数和频率最大，此即频数分布的集中趋势。由于同一总体中的个体观测值不可避免地存在各种差别，所以该群儿童的身高不会是同一个数值，而是向中心值左右两侧分散，此即频数分布的离散趋势。

2. 揭示频数分布的类型　频数分布类型有对称分布(symmetric distribution)和偏态分布(skew distribution)两种。

(1)对称分布：指集中位置居中、左右两侧的频数分布基本对称的频数分布，如图 4-1 所示。

(2)偏态分布：指集中位置偏离中心，左右两侧不对称的频数分布。偏态分布又可分为右偏态分布(skewed to the right distribution)和左偏态分布(skewed to the left distribution)。右偏态分布也称为正偏态(positive skewness)分布，特点是峰向左偏(偏向观察值小的一侧)，尾部向数轴右侧(观测值较大一端)延伸的频数分布，如图 4-3 所示；左偏态分布也称为负偏态(negative skewness)分布，特点为峰向右(偏向观察值大的一侧)，长尾数轴向左侧(即观测值较小一端)延伸的频数分布，如图 4-4 所示。

3. 识别异常值　频数表可以发现极大或极小的异常值(outlier)。异常值是指样本中的个别数值明显偏离它所属样本的其余观测值，也称异常数据或离群值。因此，如果在频数表中连续出现几个频数为 0 的组段后，又出现了一些频数，就需要对此类数据进行检查核对，分析其可能产生的原因，以确定下一步的分析策略。

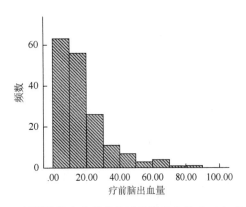

图 4-3　某医院脑出血患者治疗前脑出血量（mL）的分布

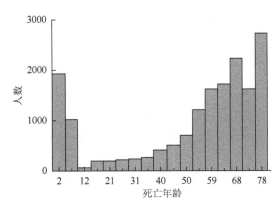

图 4-4　某地某年男性死亡年龄（岁）分布

4. 统计描述与分析的基础　频数分布反映出的数据分布特征，有助于我们进一步选择合适的指标进行统计描述与分析。

二、定性资料和等级资料频数分布

与定量变量资料一样，定性变量资料和等级资料也可以通过频数分布表和统计图描述其分布特征，二者编制频数分布表的方法类似。首先计算每一个观察值(等级或分类)的频数以及累积频数，然后计算频率以及累积频率，最后将它们列在一个表中，其统计图可用圆图(饼图)来描述。

（一）频数分布表

1. 定性资料的频数分布表

【例 4-2】　2016 年 3 月～2017 年 9 月就诊于某医院消化内科的慢性胃炎患者 782 例，其中医证候分型见表 4-2，分析其频数分布。

笔记栏

表 4-2　782 例慢性胃炎患者中医证候分型

证候分型	人数(频数)	频率［构成比(%)］	累积频数	累积频率(%)
中虚夹湿型	335	42.84	335	42.84
肝胃不和型	168	21.48	503	64.32
中虚气滞型	91	11.64	594	75.96
脾胃气虚型	74	9.46	668	85.42
寒热错杂型	49	6.27	717	91.69
脾胃湿热型	44	5.62	761	97.31
胃阴不足型	21	2.69	782	100.00
合计	782	100.00	—	—

从表 4-2 可见，中虚夹湿型在慢性胃炎中比重最大，肝胃不和型、中虚气滞型为其次。这种分析中医证型在所有证型中的比重，称为构成比(constituent ratio)，即事物内部某一部分的观察数与事物内部各部分观察单位数总和之比，以百分比(percent)表示，用于说明事物内部各部分所占的比重或分布。

2. 等级资料的频数分布表

【例 4-3】　中医药治疗胸腰椎骨折具有独特疗效和优势，某医生自 1995 年 1 月～2013 年 12 月，收治无神经损伤胸腰椎骨折患者 167 例，主要采用中药内服＋外敷药熨等疗法治疗，其疗效见表 4-3。

表 4-3　中医药治疗胸腰椎骨折的疗效

疗效	人数(频数)	频率［构成比(%)］	累积人数	累积频率(%)
治愈	81	48.50	81	48.50
好转	57	34.13	138	82.63
无效	22	13.18	160	95.81
恶化	7	4.19	167	100.00
合计	167	100.00	—	—

从表 4-3 看，疗效治愈、好转、无效、恶化为等级资料，计算各等级疗效的频率，其合计为 100%，其实质是构成比。计算治愈和好转的累积频率，即治疗有效率为 82.63%。

定性资料和等级资料均为分类型资料，统计频数(累积频数)，计算频率(累积频率)，可获得每一类型的数量及相对数量的相关信息。

(二)频数分布图

例 4-2、例 4-3 的数据可用圆图(饼图)来描述其频数分布的情况，见图 4-5、图 4-6。

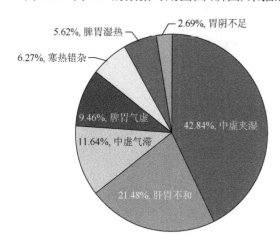 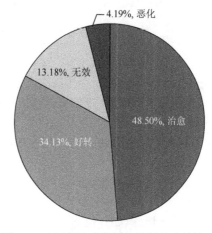

图 4-5　慢性胃炎患者中医证候分型构成　　图 4-6　中医药治疗胸腰椎骨折的疗效构成

第三节 定量资料的统计指标

数据的频数分布表与频数分布图可以提供资料的大致分布信息，但是无法得到数据特征的准确信息，因此需要计算相应的统计指标。定量资料的统计描述包括集中趋势和离散趋势两方面。

一、集中趋势的指标

统计指标平均数(average)用于描述一组数据的集中趋势或平均水平。常用的平均数有算术均数、几何均数和中位数。

(一)算术均数

算术均数(arithmetic mean)简称均数(mean)，总体均数的符号为μ，样本均数的符号为$\bar{X}$。

1. 计算方法

(1)直接法

$$\bar{X} = \frac{X_1 + X_2 + \cdots + X_n}{n} = \frac{\sum X}{n} \tag{4-1}$$

式中，$X_1, X_2, \cdots, X_n$为样本观测值；n为样本含量；$\sum$为希腊字母，读作"sigma"，是求和符号。

利用例 4-1 的数据，计算算术均数。

$$\bar{X} = \frac{135.7 + 137.8 + \cdots + 140.8 + 138.2}{150} = 136.11(\text{cm})$$

(2)加权法：加权法使用的两种情况为①当资料中相同观察值较多时，可将相同观察值的个数，即频数f乘以该观察值X，以代替相同观察值逐个相加。②对于频数表资料，可用各组段的频数f，以及相应的组中值X，代入公式计算均数。

$$\bar{X} = \frac{f_1 X_1 + f_2 X_2 + \cdots + f_n X_n}{f_1 + f_2 + \cdots + f_n} = \frac{\sum fX}{\sum f} = \frac{\sum fX}{n} \tag{4-2}$$

式中，$X_1, X_2, \cdots, X_n$为所有观察组段的组中值，计算方法为该组段下限和上限的均值，或该组段下限和下一个组段下限的均值；$f_1, f_2, \cdots, f_n$为对应组段的频数。

根据表 4-1 的资料，计算 150 名 10 岁健康男童平均身高。

$$\bar{X} = \frac{121.5 \times 2 + 124.5 \times 7 + \cdots + 151.5 \times 2}{150} = 136.28(\text{cm})$$

在统计学中，加权法与直接法求得的统计描述指标结果往往会略有不同，这是频数分布没有包含原始资料提供的全部信息所致，一般以直接法的结果为准。

2. 注意事项

(1)均数在计算时用到了每一个观察值，充分利用了原始资料的信息，并可利用均数进一步进行资料的运算处理。

(2)均数容易受到极端值的影响，适用于对称分布资料，特别是正态分布或近似正态分布资料集中趋势的描述，对于偏态分布以及一端或两端无确切值的开口资料均数无法真正地反映集中趋势，应选用其他统计描述指标(如几何均数、中位数等)。

笔记栏

(二)几何均数

几何均数(geometric mean)是 n 个变量值乘积的 n 次方根,记为 G。

1. 计算方法

(1)直接法

$$G = \sqrt[n]{X_1 X_2 \cdots X_n} \quad \text{或} \quad G = \lg^{-1}\left[\frac{\sum \lg X}{n}\right] \tag{4-3}$$

【例 4-4】 随机抽样测得 5 个人的血清滴度分别为 1∶3、1∶6、1∶9、1∶12、1∶15,求平均滴度。

$$G = \sqrt[5]{3 \times 6 \times 9 \times 12 \times 15} = 7.82$$

故 5 个人的血清平均滴度为 1∶8(几何均数宜取整数)。

(2)加权法:加权法使用的两种情况为①当资料中相同观测值较多时;②频数表资料。

$$G = \lg^{-1}\left(\frac{\sum f \lg X}{\sum f}\right) \tag{4-4}$$

【例 4-5】 某地 326 名农民接种某疫苗 1 个月后,测得血清抗体滴度见表 4-4,计算平均抗体滴度。

表 4-4　326 名农民接种某疫苗后血清抗体滴度频数表

抗体滴度	频数	抗体滴度倒数 X	$\lg X$	$f \lg X$
1∶20	16	20	1.301	20.816
1∶40	57	40	1.602	91.314
1∶80	76	80	1.903	144.628
1∶160	75	160	2.204	165.300
1∶320	54	320	2.505	135.270
1∶640	25	640	2.806	70.150
1∶1280	23	1280	3.107	71.461
合计	326	—	—	698.939

$$G = \lg^{-1}\left(\frac{\sum f \lg X}{\sum f}\right) = \lg^{-1}\left(\frac{698.939}{326}\right) = 139.35$$

故 326 个人的平均抗体滴度为 1∶140(几何均数宜取整数)。

2. 注意事项

(1)几何均数适用于各观测值之间呈倍数关系的偏态分布资料或对数正态分布(正偏态分布)的资料,如抗体滴度资料、某些传染病的潜伏期、细菌计数等。

(2)观测值有 0 或同时有正有负时不能计算几何均数;若观测值同为负数,可以先舍去负号计算,得到结果后再加上负号。

(三)中位数和百分位数

中位数(median)指将数据从小至大按顺序排列,位置居中的数值,记为 M。在全部数据中大于和小于 M 的数据的个数相等。

百分位数(percentile)是一个位置指标，用 P_x 表示，称作第 x 位百分位数，是指将 n 个数据从小到大依次排列，再分成 100 等份，对应于 $x\%$ 位次的数值。P_x 将全部观测值分为两部分，理论上有 $nX\%$ 的观测值比 P_x 小，有 $n(100-x)\%$ 的观测值比 P_x 大。中位数 M 即分位数 P_{50}，所以，可以通过求 P_{50} 求中位数。

1. 计算方法

(1)直接法：将 n 个数据按照从小到大排序，按照式(4-5)与式(4-6)计算，X^* 表示排序后的值。

$$n \text{ 为奇数时：} M = X^*_{\left(\frac{n+1}{2}\right)} \tag{4-5}$$

$$n \text{ 为偶数时：} M = \left[X^*_{\left(\frac{n}{2}\right)} + X^*_{\left(\frac{n}{2}+1\right)} \right] \Big/ 2 \tag{4-6}$$

【例 4-6】 临床测量 10 名男性肥胖患者体重(kg)分别为：156，138，135，152，160，160，181，195，160，202，求其中位数。

本例 n 为偶数，$M = \left[X^*_{\left(\frac{n}{2}\right)} + X^*_{\left(\frac{n}{2}+1\right)} \right] \Big/ 2 = \left[X^*_{\left(\frac{10}{2}\right)} + X^*_{\left(\frac{10}{2}+1\right)} \right] \Big/ 2 = [X^*_{(5)} + X^*_{(6)}] / 2$

$= (160 + 160) / 2 = 160\text{(kg)}$

(2)频数表法：适用于观测值较多的频数分布资料。

P_x 的计算步骤为：①编制频数分布表，计算各组段累积频数和累积频率；②确定 P_x 所在的组段：为累积频率略大于 $X\%$ 的组段；③按式(4-7)计算 M 及其他 P_x。

$$P_x = L + \frac{i}{f_x}(n \cdot X\% - \sum f_L) \tag{4-7}$$

式中，L 为 P_x 所在组段的下限；i 为该组段的组距；f_x 为该组段的频数；n 为总频数；$\sum f_L$ 为该组段上一组的累积频数。

【例 4-7】 某医院调查 120 名某传染病患者潜伏期(小时)资料，如表 4-5 所示，试求平均潜伏期及潜伏期的 P_{25} 和 P_{75}。

表 4-5 某医院 120 名传染病患者潜伏期(小时)中位数与百分位数计算用表

潜伏期(小时)	频数	累积频数	累积频率(%)
12～	2	2	1.7
24～	20	22	18.3
36～	36	58	48.3
48～	28	86	71.7
60～	10	96	80.0
72～	8	104	86.7
84～	8	112	93.3
96～	4	116	96.7
108～120	4	120	100.0
合计	120	—	—

笔记栏

M 的累积频率是 50%，由表 4-5 可知，第四组段累积频率为 71.7%大于 50%，所以，该组段即 P_{50} 所在组段，所以，$L = 48$，$i = 12$，$f_x = 28$，$n = 120$，$\sum f_L = 58$，按公式(4-7)求解。

$$M = 48 + \frac{12}{28}(120 \times 50\% - 58) = 48.9(\text{小时})$$

同理求得

$$P_{25} = 36 + \frac{12}{36}(120 \times 25\% - 22) = 38.7(\text{小时})$$

$$P_{75} = 60 + \frac{12}{10}(120 \times 75\% - 86) = 64.8(\text{小时})$$

2. 注意事项

(1)由于中位数的大小只与居中的观测值有关,对极端值不敏感,所以一端或两端无确定值的开口资料,或者数据呈偏态分布或分布类型未知时,均宜采用中位数描述集中趋势。

(2)中位数只关注位置处于中间的数值,不能充分反映所有观测值的信息,所以其敏感性与代表性较差,而且也不适合数据的二次处理。

(四)众数

众数(mode)是一组数据中出现次数最多的数值或类别,也就是一组数据中占比例最多的那个数,用 M_O 表示。

1. 计算方法 众数简单而言,是指一组数据中出现次数最多的数值。例如,3,4,5,5,8 的众数是 5。一组数据中的众数可以有多个。例如,7,9,9,16,16,59 的众数是 9 和 16。如果所有数据出现的次数都一样,那么这组数据没有众数。例如,21,25,36,68,73 没有众数。

2. 注意事项

(1)众数只有在数据量较大时才有意义,当数据量较小时,不宜使用众数。

(2)众数不受极端数据的影响,求法简单。但是,用众数代表一组数据,可靠性较差。

(3)众数可用于计数资料的描述。例如,一般人的体质按照"九类"分,以"平和质"居多,所以,体质的众数是"平和质"。

(五)均数、中位数与众数之间的关系

均数、中位数与众数之间的关系有以下三种情况:

(1)数据呈对称分布或接近对称分布时,三者相等或近似相等。

(2)数据呈右偏态分布时,$\bar{X} > M > M_O$。

(3)数据呈左偏态分布时,$\bar{X} < M < M_O$。

二、离散趋势的指标

离散趋势(dispersion)指标也称变异性指标,是描述定量资料观测值变异程度大小的综合指标。常用的离散趋势指标有极差(range)、四分位数间距(quartile range)、方差(variance)、标准差(standard deviation)及变异系数(coefficient of variation)。

(一)极差

极差(range)也称全距,即观测值中最大值与最小值之差,反映了全部数据的变化范围,记为 R。

1. 计算方法

$$R = X_{\max} - X_{\min} \tag{4-8}$$

2. 注意事项

(1)极差反映离散趋势的大小,简单明了。一般地,样本量相近的同类资料比较,极差越大,意味着数据间变异越大。反之,说明变异小。

(2)不足之处：① 代表性差，除最大值与最小值外，没有利用其他观测值的信息；② 不稳定，受样本量 n 大小的影响，一般来说，样本量 n 越大，抽到较大或较小的观测值的可能性越大，极差就有可能越大；即使样本量 n 不变，极差的抽样误差也较大。

(二)四分位数间距

四分位数(quartile)是指百分位数 P_{75} 与 P_{25}。对于 P_{75}，有 25%(即四分之一)的观测值比它大，故称为上四分位数；对于 P_{25}，有 25%(即四分之一)的观测值比它小，故称为下四分位数。四分位数间距指下四分位数 $Q_1(P_{25})$ 与上四分位数 $Q_3(P_{75})$ 之差，符号为 Q。

1. 计算方法

$$Q = P_{75} - P_{25} \tag{4-9}$$

【例 4-8】　利用例 4-7 数据计算四分位数间距。

例 4-7 已求 P_{75} 与 P_{25}，则有

$$Q = P_{75} - P_{25} = 64.8 - 38.7 = 26.1(小时)$$

2. 注意事项

(1)四分位间距的数值大，说明变异度大；反之，说明变异度小。

(2)四分位数间距将两端数据各去掉 25%，考虑中间一半观测值的分布范围，受极端值的影响相对小，所得结果比极差更稳定。但是仍没有充分利用数据信息，代表性较差。

(3)四分位数间距常用于描述偏态分布、开口资料及分布不明的资料的离散程度。实际工作中，常与中位数结合使用，描述偏态分布资料的分布特征。

(三)方差

方差(variance)反映一组数据的平均离散水平。对总体而言，即考察总体中每一观测值 X 与总体均数 μ 的离散程度，可用 $X - \mu$ 表示，称离均差。将 $X - \mu$ 平方后再相加，得 $\sum(X - \mu)^2$，即离均差平方和，以全面反映一组数据的离散程度。$\sum(X - \mu)^2$ 的大小除了与离散程度大小有关外，还受观测例数 N 大小的影响，N 越大，$\sum(X - \mu)^2$ 就会越大，为消除这一影响，进一步将 $\sum(X - \mu)^2$ 除以 N 得总体方差，用符号 σ^2 表示。式中，μ 为总体均数，通常是未知的，需用样本量为 n 的样本均数 $\bar{X}$ 代替，N 用样本含量 n 代替。由于用样本数据计算的样本方差总比实际的 σ^2 小，所以，英国统计学家 W. S. Gosset 提出用 $n-1$ 代替 n 来校正，算得的样本方差估计总体方差即无偏估计。因此，样本方差的分母是 $n-1$，$n-1$ 也称为自由度(degree of freedom，df)，其表示符号为 s^2。

1. 计算方法

$$总体方差:\sigma^2 = \frac{\sum(X - \mu)^2}{N} \tag{4-10}$$

$$样本方差:s^2 = \frac{\sum(X - \bar{X})^2}{n-1} \tag{4-11}$$

2. 注意事项

(1)方差越大，离散程度越大。

(2)方差克服了极差和四分位数间距没有充分利用所有观测值信息的弊端，利用了所有观测值的信息来考察数据的离散程度，但方差的度量单位是原度量单位的平方。

笔记栏

（四）标准差

方差的度量单位是原度量单位的平方，在统计分析中为了方便，将方差求算术平方根即得标准差（standard deviation，SD）。用 σ 表示总体标准差，用 s 表示样本标准差。

1. 计算方法

（1）直接法

$$\sigma = \sqrt{\frac{\sum (X - \mu)^2}{N}} \tag{4-12}$$

$$s = \sqrt{\frac{\sum (X - \bar{X})^2}{n-1}} = \sqrt{\frac{\sum X^2 - \frac{\left(\sum X\right)^2}{n}}{n-1}} \tag{4-13}$$

（2）加权法：适用于频数表资料。

$$s = \sqrt{\frac{\sum fX^2 - \frac{\left(\sum fX\right)^2}{\sum f}}{\sum f - 1}} \tag{4-14}$$

【例 4-9】 测得某中药厂生产的通宣理肺丸的重量(g)为：6.2，6.2，6.0，6.1，6.0，5.9，计算样本方差和样本标准差。

分别计算样本均数、样本方差，得到

$$\bar{X} = (6.2 \times 2 + 6.0 \times 2 + 6.1 + 5.9) / 6 = 6.067(g)$$

$$s^2 = [2 \times (6.2 - 6.067)^2 + 2 \times (6.0 - 6.067)^2 + (6.1 - 6.067)^2 + (5.9 - 6.067)^2] / 5 = 0.015$$

$$s = \sqrt{s^2} = \sqrt{0.015} = 0.122(g)$$

2. 注意事项

（1）标准差与方差一样，使用了数据的全部信息，代表性好。两者数值越大，说明变异程度越大；数值越小，说明变异程度越小。

（2）方差和标准差适用于对称分布资料，尤其是正态分布或近似正态分布资料。

（3）s 常与 $\bar{X}$ 结合使用，分别描述上述数据资料的离散趋势与集中趋势。

（五）变异系数

变异系数(coefficient of variation，CV)也称离散系数(coefficient of dispersion)，是一组数据的标准差与其均数之比。

1. 计算方法

$$CV = \frac{s}{\bar{X}} \times 100\% \tag{4-15}$$

【例 4-10】 某研究收集了 60 例 9 岁女孩的身高和体重的资料，身高均数为 133.50cm，标准差为 2.65cm；体重均数为 26.87kg，标准差为 1.53kg，比较这 60 例 9 岁女孩的身高和体重的变异度。

身高 $CV = \dfrac{2.65}{133.50} \times 100\% = 1.99\%$

体重 $CV = \dfrac{1.53}{26.87} \times 100\% = 5.69\%$

可见，这 60 例 9 岁女孩的身高的变异度小于体重的变异度。

2. 注意事项

（1）变异系数是没有单位的百分数。

笔记栏

(2)主要用于：①度量单位不同的资料之间的离散程度比较；②均数相差悬殊的资料之间的离散程度比较。变异系数值越大，说明变异程度越大。

(六)定量资料集中趋势和离散程度指标比较

定量资料集中趋势和离散程度描述的各指标计算方法和适用条件可以参考表 4-6 和表 4-7。

表 4-6　定量资料集中趋势描述指标

统计量	符号	计算公式	应用条件
算术均数	$\bar{X}$	$\bar{X}=\dfrac{\sum X}{n}$	对称分布，特别是正态分布资料
几何均数	G	$G=\sqrt[n]{X_1 X_2 \cdots X_n}$	取对数后对称分布的资料
中位数	M	$P_x=L+\dfrac{i}{f_x}\left(n\cdot 50\%-\sum f_L\right)$	非对称分布或分布类型不明的资料
众数	M_O	—	数值或被观察者没有明显次序

表 4-7　定量资料离散趋势描述指标

统计量	符号	计算公式	应用条件
极差	R	$R=X_{max}-X_{min}$	分布类型不明的资料或任意分布
四分位间距	Q	$Q=P_{75}-P_{25}$	非对称分布或分布类型不明的资料
方差	s^2	$s^2=\dfrac{\sum(X-\bar{X})^2}{n-1}$	对称分布，特别是正态分布资料
标准差	s	$s=\sqrt{\dfrac{\sum(X-\bar{X})^2}{n-1}}$	对称分布，特别是正态分布资料
变异系数	CV	$CV=\dfrac{s}{\bar{X}}\times 100\%$	量纲不同或量纲相同、均数相差悬殊的资料

第四节　定性资料与等级资料的统计指标

绝对数与相对数是定性资料与等级资料常采用的统计指标。

一、绝对数

绝对数(absolute number)是计数资料各类别的频数，反映了事物在某时某地出现的实际水平，是实际工作和研究客观事物或其本质的基本数据。但当基数不等的样本进行相互比较时，绝对数却不能提供进一步的信息，例如，某乡镇两个村的调查结果为：甲村某传染病感染有 150 人，乙村某传染病感染有 100 人。据此，我们只能说甲村某传染病感染较乙村多 50 人，但不能肯定甲村较乙村某传染病感染程度更为严重。因为甲、乙两村的人数不一定相等。

二、相对数

(一)相对数的概念与用途

相对数(relative number)是两个有联系的绝对数之比，也可以理解为两个统计指标之比。假设甲村总人数为 1500 人，乙村为 1000 人，计算相对数为：甲村某传染病感染率 = 150/1500×100% =

10.0%；乙村某传染病感染率 = 100/1000×100% = 10.0%。从计算结果来看，甲乙两村某传染病感染的严重程度一样。由此可见，相对数适用于资料的对比分析研究。常用的指标有：率、构成比和相对比等。

因此，根据研究目的对分类资料进行统计描述和分析时，常结合绝对数与相对数指标来一起描述分类指标。

(二)常用相对数分类

在日常医学研究中，定性资料一般采用率、构成比和相对比等这些常用相对数指标来进行统计描述。

1. 率(rate)　　是指某现象实际发生数与可能发生某现象总数之比，用以说明某现象发生的频率或强度，又称频率指标，也称强度相对数。常用百分率、千分率、万分率和十万分率等表示，计算公式为

$$率 = \frac{发生某事件的观察单位数}{可能发生某事件的单位总数} \times K \tag{4-16}$$

分子是分母的一部分，无量纲，在 0～1 范围内取值，式中的 K 为比例基数，可以是 100%，1000‰，10000/万等。比例基数的选择主要根据习惯用法或是计算结果能保留一位或两位整数，以便阅读。统计学上对一些率的习惯用法，例如，粗出生率、总生育率、某年龄别生育率、粗死亡率、某年龄别死亡率、婴儿死亡率、新生儿死亡率等常用千分率(‰)，死因别死亡率常用"十万分率"，孕产妇死亡率用"万分率"或"十万分率"等。

医学中常用的率指标有：

(1)发病率(incidence rate)：是指某一时期内(一般为一年)某人群中发生某病新病例的频率。其公式为

$$发病率 = \frac{某人群某时期病例数}{该人群同期暴露人口数} \times K \tag{4-17}$$

发病率是表示疾病发病风险的直接指标。可用于探讨疾病危险因素，评价疾病防治效果。在特殊情况下，特别要注意分母中"暴露人口"的含义，它指的是对某病有发病风险的人，不包括不可能发生某病的人。

(2)患病率(prevalence rate)：是指某一时点(或时期)某人群某病的(新旧)病例数与同期平均人口数之比。患病率可按观察时间的不同分为时点患病率和时期患病率两种，其公式为

$$时点患病率 = \frac{某一时点某病现患数}{该时点的人口数} \times K \tag{4-18}$$

$$时期患病率 = \frac{某观察时期内某病现病例数}{同期平均人口数} \times K \tag{4-19}$$

时点患病率较时期患病率常用，两者主要区别在于：时点患病率在理论上是无长度的，但实际上一般不超过一个月；而时期患病率是指特定的一段时间，通常超过一个月，但不超过一年。患病率常用于描述病程较长或发病时间不易明确的疾病患病情况，例如，慢性病在某一时间横断面的患病情况。

在一定的人群和时间内，发病率和患病率二者之间有着密切关系，两者与病程的关系是：患病率 = 发病率×病程。

(3)死亡率(death rate)：是指在一定时间内(一般为一年)某地某人群的总死亡人数与该同期平均人口数之比，是常用的死亡统计指标。其公式为

$$死亡率 = \frac{某年某人群总死亡人数}{同年该人群平均人口数} \times K \tag{4-20}$$

笔记栏

年平均人口数一般有两种计算方法：一是用年 6 月 30 日 24 时(或 7 月 1 日零时)人口数代替；或者采用年初人口数加年终人口数除以二，可反映当地居民总的死亡水平。

要特别注意的是，在分析比较不同时期或不同地区的死亡率时，要注意所比较资料的人口年龄和性别构成是否相同。

(4)病死率(fatality rate)：是指在一定时期内某病患者中因某病死亡的频率，其公式为

$$某病病死率 = \frac{某时期某病死亡人数}{同期该病患者总人数} \times K \tag{4-21}$$

病死率可反映该疾病的严重程度，也可反映一个医疗单位的医疗水平和质量。其病死率高低受疾病严重程度、早期诊断水平和医院治疗水平等影响。

2. 比　　任意两个有关联指标 A、B 的比值构成的指标统称为比(ratio)，比又可分为构成比和相对比。其公式为

$$比 = \frac{A}{B}(或 \times 100\%) \tag{4-22}$$

对性质相同的资料，它可说明两者间的差别或比例关系。例如，新生儿性别比 = 男性新生儿数/女性新生儿数；对于性质不同的资料，它表示一个量 A 对于另一个量 B 的相对数，即每单位 B 时 A 的情况。比的分子和分母可以是绝对数，也可以是相对数，如新生儿性别比、相对危险度、优势比等；可以是相同的量纲，也可以是不同的量纲，如变异系数、体质指数(BMI)等。还有类似的许多指标，在应用时要注意它们的定义，必要时应查看相关的专业书籍。

(1)构成比(proportion)：又称百分比(percentage)，是事物内部某一部分的观察单位数与事物内部各部分的观察单位总数之比，说明事物内部各部分所占的比重，常用百分数表示。计算公式为

$$构成比 = \frac{某一组成部分的观察单位数}{同一事物内部各观察单位总数} \times 100\% \tag{4-23}$$

构成比有两个特点：一是各部分构成比合计等于 1，但由于四舍五入造成合计不等于 1 时应再进行调整使其等于 1；二是事物内部某一部分的构成比发生变化时，其他部分的构成比也相应地发生变化，即事物内部各组成部分之间呈此消彼长的关系。因此，某一构成部分减少时，其他部分的构成比必然相应增大。

(2)相对比：在医学研究领域，常用的相对比主要有相对危险度和优势比。

1)相对危险度：在医学研究中常用，如用发病率、患病率、死亡率等指标来描述某人群中某疾病发生、罹患死亡的危险性，我们称为相对危险度(relative risk，RR)。

相对危险度是指暴露于某种危险因素的观察对象发病的危险度与非暴露的观察对象的发病危险度之间的相对比值。在队列研究中，相对危险度是用于反映暴露与疾病强度的指标。用 RR 表示相对危险度，它的计算公式为 P_e/P_0。式中 P_e 为暴露组的率(发病率、患病率、死亡率等)，P_0 为非暴露组的率，RR 表明暴露组的发病或死亡的危险性是非暴露组的多少倍。

在抽样研究中 RR 与实际关联的强弱需要结合统计学检验结果和研究的实际情况来判断。若 RR 的值经检验有统计学意义，则可以认为暴露(如吸烟)和疾病(如肺癌)有一定的关联，RR>1 说明研究因素是疾病的危害因素。RR<1 说明研究因素是疾病的保护因素。

2)优势比：在病例对照研究中，常用优势(odds)比来描述某事件发生的可能性与不发生的可能性之比。优势比(odds ratio，OR)是指病例组与对照组的优势之比，也称比值比，即病例组的暴露比值与对照组的暴露比值的比，用公式 OR = 疾病组的暴露比值(a/c)/对照组的暴露比值(b/d) = ad/bc 表示。用于反映疾病(如肺癌)与暴露(如吸烟)之间的关联强度。

在抽样研究中，样本的 OR 需要进行统计学检验，若 OR 经检验有统计学意义，则可以认为疾病(如肺癌)与暴露(如吸烟)有一定的关联，OR>1 说明暴露使疾病的危险度增加，OR<1 说明暴露使疾病的危险性减小。

笔记栏

（三）相对数的正确应用

应用相对数对定性资料进行统计描述时需要注意以下几个问题：

1. 计算时相对数的分母不宜过小　　如果样本例数较小会使相对数波动较大，计算的相对数不稳定，不能反映事物的客观规律性，偶然性也较大，可靠性差，然而当观察单位数足够多时，计算的相对数才比较稳定，能够正确反映实际情况。在临床试验和流行病学调查中，各种偶然因素都可能导致计算结果有较大变化。因此，若观察单位数较少，则不宜使用相对数，最好用绝对数直接表示。如果观察单位较少，又必须用率表示，则可列出其可信区间。

2. 分析时不能以构成比代替率　　应用相对数时，正确区分率与构成比很重要。两者作用不同，计算方法不同，性质不同，说明的问题也不同，不能互相混淆，否则将导致错误的结论。率说明事物发生的频率和强度，而构成比说明事物内部某种构成在总体中所占的比重或分布，若在分析时用构成比代替率说明问题，将导致结论错误。

3. 正确计算合计率　　对两组同质的资料，计算合计率或平均率时，由于计算各个率的分母和分子的绝对值大小不同，因而它们在总体中所占的比重不同。因此计算平均率时，应分别将各个率的分子和分母分别合计再相除，求出合计率或平均率。而不能简单地由各组率相加或平均来求合计率。例如，某传染病四个乡镇的病死率分别为 6.43%，2.03%，0.12%，3.79%，则这四个乡镇的平均率应为四个乡镇的患者总数除四个乡镇的患者死亡总人数。而不能按 (6.43% + 2.03% + 0.12% + 3.79%)/4 = 3.09%计算，这样会计算出错误的平均病死率。

4. 资料对比时应注意可比性　　可比性是指欲比较指标的同质范围，包括观察对象是否同质，研究方法是否相同，观察时间是否相同等。一般要求除了被研究的因素之外，其他可能影响指标的因素都应控制在齐同的条件下。影响相对数的因素很多，除了研究因素之外，其余因素应相同或相近，通常应注意以下三点：

(1)研究对象是否同质。研究方法、观察时间、地区、周围环境、风俗习惯和经济条件是否一致或相近等。

(2)其他影响因素在各组的内部组成是否相同。例如，比较两地恶性肿瘤总死亡率时，两地居民的性别、年龄构成比要相同或相近，否则，须按性别、年龄组分别进行率的比较，或进行率的标准化。

(3)同一地区不同时期资料的对比，应注意客观条件有无变化。例如，某地区疾病报告制度完善和资料完整，发病率可以"升高"；居民医疗普及，就诊机会增加，或诊断技术提高，也会引起发病率"升高"。因此在分析讨论时，应根据各方面情形全面考虑，具体问题具体分析。

5. 样本率或构成比比较应作假设检验　　由于样本率或构成比也存在抽样误差，在随机抽样的情况下，从样本统计量的差异推断总体参数是否相等时，必须考虑抽样误差，不能单凭数字表面相差的大小下结论，而应进行参数估计和假设检验。因此不能直接根据样本率或构成比的差别作结论，而须对样本率或构成比差别比较进行假设检验。

三、率的标准化

当对两组（或多组）资料的率进行比较时，如果两组（或多组）研究对象的性别、年龄、病情等因素之间存在差异，则率不能直接进行比较，通常采用率的标准化法消除这种影响，再作对比。例如，当我们对两地区死亡率进行比较时，若不考虑两地人口的年龄构成，直接比较两地的粗死亡率，就很可能得出 B 地区死亡率高于 A 地区的结论，但实际情况是 A 地区死亡率高于 B 地区，显然这一结论是不正确的。可见，直接比较粗死亡率是不合理的，究其原因主要是在人口的年龄构成上两个地区存在着明显的不均衡性。因此，当对比组的内部构成（如年龄、性别、病种等）存在差异又需要比率时，需要利用标准化法对总率进行调整，以便消除构成的差异对总率的影响。

（一）概念

率的标准化法是指在一个指定的标准构成条件下进行率的对比的方法，即采用统一标准计算各率

笔记栏

的标准化率，从而具有可比性。例如，比较两个人群的出生率、死亡率、患病率和病死率等时，常要考虑人群的性别、年龄构成的标准化。

（二）基本思想

标准化法的基本思想就是通过采用某影响因素的统一标准构成来消除对比组间内部构成因素差异对合计率的影响，即在一个指定的标准构成条件下计算得到理论的率，从而进行比较的方法。采用统一的标准调整后的率称为标准化率，亦称调整率。

（三）方法

常用率的标准化法有直接标准化法和间接标准化法，简称直接法和间接法。在解决问题时要选择哪种方法进行率的标准化，应取决于资料所具备的条件。

1. 适用条件

（1）直接法：适用于比较组内各小组组成部分的率均已知的情况，如 A、B 两县区各年龄组的死亡率均已知，此时应选用直接法进行率的标准化。

（2）间接法：适用于比较组内各小组的观察单位数和总数已知，但各小组的率未知的情况。例如，只有 A、B 两县区死亡数和年龄别人口数而缺乏年龄别死亡率时，或各年龄组人口数较小，年龄别死亡率不稳定时，则用间接法进行率的标准化。

2. 计算思路

（1）直接法：先选定一个"标准人口"，分别将比较的各自的一整组年龄别死亡率应用于这个标准人口，计算该标准人口年龄组的期望死亡人数，再用总期望死亡人数除以总标准人口数得到该组年龄别死亡率的综合结果，称为直接法标准化死亡率。

（2）间接法：选定一个"标准年龄别死亡率"，将其应用于各对比组实际人口的各年龄组，计算实际人口各年龄组的期望死亡数及其合计值；实际死亡总数与期望死亡总数之比称为标准化死亡比。

3. 标准的选择　　无论是直接法还是间接法，都需要选择一个统一标准构成，这是标准化法的关键。选择标准构成的方法通常有三种。

（1）选一个具有代表性的内部构成相对稳定的较大的人群作为标准，例如，采用全国全省和全地区的年龄别人口数作为标准。这种方法既适用于直接法也适用于间接法。

（2）将要比较的两种资料内部各小组的观察单位数相加，得到各部分观察单位数之和，以此作为两者的"共同标准"。例如，可以将 A 地区和 B 地区的各年龄别人口数之和作为标准构成，这种方法适用于直接法。

（3）将要比较的两组中任选一组的内部构成作为标准。例如，可以选 A 地区或 B 地区以年龄别人口数作为标准构成。这种方法适用于直接法。

【例 4-11】　表 4-8 是西医与中西医治疗肝炎的有效率，试比较两种疗法的疗效。

表 4-8　西医与中西医治疗肝炎的有效率比较

病型	西医疗法			中西医结合疗法		
	病例数	有效人数	有效率(%)	病例数	有效人数	有效率(%)
普通型	60	36	60	20	13	65
重型	20	8	40	60	27	45
暴发型	20	4	20	20	5	25
合计	100	48	48	100	45	45

笔记栏

由表 4-8 可知，病型不同，治疗有效率不同，由于内部构成不一样，不能直接比较，需要采用统一标准，调整内部构成，计算标准化率进行比较。本例各层的有效率已知，可采用直接法进行标准化。本例以西医与中西医各层病型的合计为标准，计算期望有效人数，具体见表4-9。

表4-9 西医与中西医治疗肝炎的期望有效人数直接法计算表

病型	标准人数	西医疗法		中西医结合疗法	
		实际有效率(%)	期望有效人数	实际有效率(%)	期望有效人数
普通型	80	60	48	65	52
重型	80	20	32	45	36
暴发型	40	20	8	25	10
合计	200		88		98

西医疗法组的标准化率为 $P' = \dfrac{88}{200} \times 100\% = 44\%$

中西医结合疗法组的标准化率为 $P' = \dfrac{98}{200} \times 100\% = 49\%$

【例4-12】 若表4-8中，已知条件改为：西医疗法和中西医疗法各自的有效率为48.0%和45.0%，西医疗法的普通型、重型和暴发型患者数分别为60、20、20；中西医结合组患者数分别为20、60、20，但不知道各层有效人数或有效率，则可采用间接法进行标准化率的计算。

通过阅读文献或者他人资料获得该病总的有效率为42.0%，不同病型治疗有效率分别为普通型62.0%，重型43.0%，暴发型21.0%，则据此计算期望标准化有效人数，再计算标准化率，过程见表4-10。

表4-10 西医与中西医治疗肝炎的期望有效人数间接法计算表

病型	标准有效率(%)	西医疗法		中西医结合疗法	
		实际治疗人数	期望有效人数	实际治疗人数	期望有效人数
普通型	62.0	60	37.2	20	12.4
重型	43.0	20	8.6	60	25.8
暴发型	21.0	20	4.2	20	4.2
合计	42.0	100	50.0	100	42.4

西医疗法组的标准化有效比为：SMR = 50.0%/48.0% = 1.04，标准化率为：42.0%×1.04 = 43.7%

中西医疗法的标准化有效比为：SMR = 42.4%/45.0% = 0.94，标准化率为：42.0%×0.94 = 39.5%

(四)应用标准化法的注意事项

(1)标准化法的实质是先找一个"标准"，使两组得以在一个共同的"平台"上进行比较。由于选择的共同标准不同，得到的标准化率也会不同，已经不再反映当时当地的实际水平，它只表示相互比较的几组资料间的相对水平。但资料间的相对水平是不变的，虽然计算出来的标准化率会有所不同，但不论采用何种标准，高者总高，低者总低。因此报告比较结果时必须说明所选用的"标准"和理由。例如，比较两县乳腺癌死亡率，标准化死亡率已不是两县当时实际乳腺癌死亡水平，它只说明在相同的标准下，两县乳腺癌死亡的相对水平。

(2)如果计算标准化率是样本指标值，则样本标准化率与总体标准化率间存在抽样误差。当对已知样本率与总体率比较时，必须考虑抽样误差，不能仅由样本标准化率的大小下结论，而应进行参数估计和假设检验。

(3)标准化法的应用范围很广，只要两组或多组研究对象的内部构成(如性别、年龄、职业、病情等因素)存在差异,则该因素就成为两组或多组比较的混杂因素,需要使用标准化法消除该因素的影响。率的标准化思想也可应用于均数的标准化,如试验组和对照组平均治愈天数的比较,也应考虑两组的病情、病型、病程等的标准化。但有时候对于因其他条件不同而产生的率(均数)的不可比问题,标准化法不能解决。

了解标准化法的基本思想以后,便可加强我们分析资料的可比性,特别注意是否由于某方面的构成不同而影响总率(或均数)的可比性,这在实际工作中是很有意义的。

第五节　统计表与统计图

医学科学研究资料经过整理和计算各种必要的统计指标后,所得结果除了用适当文字说明以外,常用统计表和统计图来表达分析结果。统计表和统计图是统计描述的重要工具。

一、统计表

在科研或临床工作中,将统计分析的事物及指标用表格的形式列出,此表格称为统计表(statistical table)。广义上的统计表包括原始资料调查表、整理资料表、统计资料计算用表及表达结果的统计表。狭义上的统计表特指表达统计结果的统计表。本节主要介绍的是统计结果表的结构和要求。

(一)概述

1. 意义　统计表用简明的表格形式,有条理地罗列数据和统计量,方便阅读、比较和计算。在统计描述过程中,统计表展示统计数据的结构、分布和主要特征,便于在进一步分析中选择和计算统计量。在学术报告和论文中常用统计表代替冗长的文字叙述,表达主要研究结果的数据、指标和统计量,方便读者作比较和掌握主要研究结果。

2. 统计表的基本格式和结构　统计表的基本格式为三条线(顶线、标目线、底线)、三部分(标题、标目、数字),具有如此基本格式的表格通常简称为"三线"表格。统计表的基本结构包括表号/标题、标目(横标目和纵标目)、线条、数字和备注五部分,见图4-7。

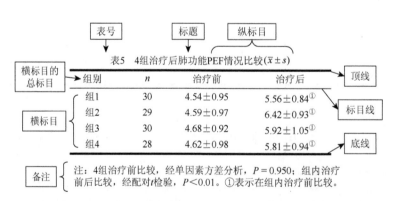

图4-7　统计表的基本格式和结构

(二)制表的原则与要求

1. 制表的原则
(1)简单明了:指文字、数字和线条都尽量从简,使人一目了然。每张表都要有自明性,即表格应有相对的独立性,单看表即可了解表格的内容与意义。
(2)层次清楚:指表的内容要按照逻辑顺序合理安排,主语、谓语划分清楚。主语是被说明的事物,一般置于表的左栏(横标目),谓语是说明主语的指标,应置于表的右方(纵标目),由左向右阅读表格时能构成一个完整的语句。

笔记栏

2. 制表的基本要求

(1)表号：亦称表序，位于顶线上方、标题的左侧，与标题之间空 2 个字符，以阿拉伯数字表示。

(2)标题：简明扼要地说明表的内容，必要时注明时间和地点，写在表的上端。不能因为上下文中有所述及而过于简略甚至把标题省略，也要避免标题过于烦琐及标题不确切。

(3)标目：分为纵标目与横标目。横标目表示相应的行的内容，纵标目表示相应一列(或数列)的内容。横标目是统计表的主语，指被观察的对象，通常列在表的左侧。纵标目是统计表的谓语，说明主语的各项指标，通常列在表的右侧。一般要求主语和谓语连贯起来能成为一句完整通顺的话。标目要求文字简明，层次清楚，一张表内不要安排过多的标目。有单位的标目应注明单位。

(4)线条：不宜过多，除顶线、底线及纵标目下面与合计行上面的横线外，其余线条一般均省去，表的左上角不应有斜线。顶线、底线应加粗(1.5 磅)，标目线采用默认粗细(0.5 磅)，组合表可在标目线上出现小标目线。

(5)数字：表内数字一律用阿拉伯数字，同一指标的小数位数应一致，位次对齐。表内不宜留有空格，暂缺或未记录可用"…"表示，无数字可用"—"表示，数字若是 0 则填写 0。

(6)备注：一般不列入表内，必要时可用"＊"号标出，写在表的下面。

(三)统计表举例

【例 4-13】 Zheng 等对中国农村成年人血压进行了横断面调查研究，应用线性回归和 logistic 回归模型分析不同性别的动脉僵硬度与臂肱动脉脉搏波传导速度的关系，并在控制其他协变量后，进一步分析二者的关系。在单变量模型中，观察到 BaPWV 对 BP(包括 SBP、DBP、MAP 和 PP)的剂量依赖性增加(P 为趋势均<0.001)，进一步调整后(性别、年龄、心率、体质指数、葡萄糖、总胆固醇、三酰甘油、高密度脂蛋白胆固醇、同型半胱氨酸、肌酐、酗酒和吸烟)，这些联系保持不变，见表 4-11、表 4-12。

表 4-11 参与者的特征

	血压正常者 Normotensive* ($n=1335$)	高血压者 Hypertensive# ($n=353$)	P 值 P-Value
性别，n(%) Male, n(%)	495(37.1%)	128(36.3%)	0.777
年龄(岁) Age(years)	61.9±7.2	63.5±7.5	<0.001
臂肱动脉脉搏波传导速度 BaPWV(cm/s)	1462±2264.3	1771.6±354.5	<0.001
收缩压 SBP(mmHg①)	116.3±11.7	146.4±14.0	<0.001
舒张压 DBP(mmHg)	75.4±7.5	88.4±9.7	<0.001
平均动脉压 MAP(mmHg)	89.0±7.8	107.7±8.2	<0.001
脉压差 PP(mmHg)	40.9±10.2	58.1±16.6	<0.001
心率(次/分钟) HR(beats/min)	76.9±10.4	78.7±11.5	0.005
体质指数 BMI(kg/m^2)	22.3±3.2	23.5±3.7	<0.001
葡萄糖 Glucose(mmol/L)	6.0±2.0	6.2±1.7	0.278

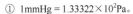

① 1mmHg = 1.33322×10²Pa。

笔记栏

续表

	血压正常者 Normotensive*（n=1335）	高血压者 Hypertensive#（n=353）	P 值 P-Value
总胆固醇 TC（mmol/L）	5.1±1.0	5.3±1.0	<0.001
三酰甘油 Triglycerides（mmol/L）	1.5±1.0	1.8±1.4	<0.001
高密度脂蛋白 HDL-C（mmol/L）	1.5±0.4	1.5±0.4	0.403
肌酐 Creatinine（mmol/L）	76.4±15.1	77.9±15.6	0.083
同型半胱氨酸 Homocysteine（mmol/L）	13.539	14.961	<0.001
吸烟 Smoking（ever），n（%）	393（29.5%）	96（27.2%）	0.395
酗酒 Alcohol consumption（ever），n（%）	387（29.0%）	120（34.9%）	0.069

*血压正常值为收缩压<140mmHg，舒张压<90mmHg（Normotensive is defined as systolic blood pressure<140mmHg and diastolic blood pressure<90mmHg）；

#高血压定义为收缩压 140mmHg 或舒张压 90mmHg（Hypertensive is defined as systolic blood pressure 140mmHg or diastolic blood pressure 90mmHg）。

表 4-12　BaPWV 与血压构成因素的线性回归分析

变量 Dependent Variables	男性 Male		女性 Female	
	调整前 Crude	调整后 Adjusted	调整前 Crude	调整后 Adjusted
收缩压 SBP（mmHg）				
臂肱动脉脉搏波传导速度 BaPWV	0	0	0	0
下四分位 Q_L	4.72（1.69）	5.10（1.64）	7.12（1.27）	7.37（1.31）
上四分位 Q_U	9.47（1.70）	11.08（1.73）	14.28（1.25）	14.43（1.34）
P 值 P-value for trend	<0.001	<0.001	<0.001	<0.001
舒张压 DBP（mmHg）				
臂肱动脉脉搏波传导速度 BaPWV	0	0	0	0
下四分位 Q_L	2.75（1.11）	2.96（1.04）	2.64（0.78）	3.37（0.76）
上四分位 Q_U	2.80（1.12）	4.15（1.09）	4.50（0.77）	5.53（0.78）
P-value for trend	<0.001	<0.001	<0.001	<0.001
平均动脉压 MAP（mmHg）				
臂肱动脉脉搏波传导速度 BaPWV	0	0	0	0
下四分位 Q_L	3.40（1.16）	3.67（1.09）	4.13（0.83）	4.71（0.83）
上四分位 Q_U	5.02（1.17）	6.46（1.15）	7.76（0.83）	8.50（0.85）
P-value for trend	<0.001	<0.001	<0.001	<0.001
脉压差 PP（mmHg）				
臂肱动脉脉搏波传导速度 BaPWV	0	0	0	0
下四分位 Q_L	1.97（1.38）	2.14（1.38）	4.48（1.04）	4.00（1.09）
上四分位 Q_U	6.67（1.39）	6.93（1.46）	9.77（1.03）	8.90（1.12）
P-value for trend	<0.001	<0.001	<0.001	<0.001

注：①下四分位数，位数 1302cm/s；上四分位数，1459cm/s（Q_L，1302cm/s；Q_U，1459cm/s）。②调整模型包括 BaPWV、年龄、心率、体重指数、葡萄糖、总胆固醇、三酰甘油、高密度脂蛋白胆固醇、同型半胱氨酸、肌酐、吸烟和饮酒（Adjusted model including BaPWV，age，heart rate，body mass index，glucose，total cholesterol，triglycerides，high-density lipoprotein cholesterol，homocysteine，creatinine，smoking and alcohol consumption）。

笔记栏

二、统计图

统计图是利用点、线、面等绘制成几何图形,以表示统计数字大小、各种数量间的关系及其变动情况的工具,它具有直观、形象、生动、具体等特点。在统计学中利用统计图形表示统计资料的方法叫做统计图示法,它可以使复杂的统计数字简单化、通俗化、形象化,使人一目了然,便于理解和比较。因此,统计图在统计资料整理与分析中占有重要地位,并得到广泛应用。常用的统计图有直条图、圆图、线图、散点图、直方图、茎叶图、箱图、误差线图、统计地图等,不同的资料,揭示的规律和表达的含义不同,采用的统计图亦不同。

(一)统计图的组成

统计图由标题、标目(横标目、纵标目)、图域、刻度、单位、图例组成,见图4-8。

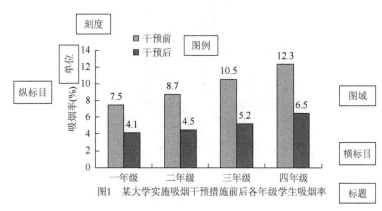

图1 某大学实施吸烟干预措施前后各年级学生吸烟率

图 4-8 统计图的基本组成

(二)常用的统计图

1. 条图(bar graph)

【例 4-14】 表 4-13 是 2010 年甲、乙和丙三大城市四种疫苗接种率,绘制合适的统计图,比较城市间"四苗"接种情况。

表 4-13 2010 年甲、乙和丙三大城市四种疫苗接种率 (单位:%)

城市	卡介苗	脊髓灰质炎苗	百白破苗	麻疹疫苗
甲城市	99.72	99.20	99.24	99.12
乙城市	93.50	98.20	98.70	98.20
丙城市	99.50	93.90	98.70	98.20

(1)定义:用一个单位长度表示一定的数量,根据数量的多少,画成长短相应成比例的直条,并按一定顺序排列起来,这样的统计图,称为直条图或条形图。

(2)用途:用于表达和比较各项目的指标数量的大小。

(3)适用条件:适用于各组相互独立的数量资料的比较。以纵式条形图为例,横轴为独立的项目,纵轴为指标的数值,对比指标数值的大小。

(4)分类:按照排列方式的不同,可分为纵式条形图和横式条形图;按直条分类标志的数量不同分为单式与复式条图(图 4-9)。

(5)绘制:①坐标轴。纵式条形图的纵轴坐标或者横式条形图的横轴标一定要从 0 开始。②直条的宽度。各直条应等宽,间距宽度和直条相等或为其一半。复式直条图在同一观察项目的各组之间无间距。③排列顺序。可以根据数值从大到小,从小到大,或按时间顺序排列。

笔记栏

(6)扩展：①分段条图(图4-10)，具有一个分组因素，两个统计指标，且两个统计指标必须有隶属关系。可获得两个隶属关系的指标的发生率和构成情况的信息。②误差条图(图4-11)，已知两组或多组正态分布资料的数据，计算各组的均数和标准差，在用条图表示均数的基础上，在图中附上标准差的范围。

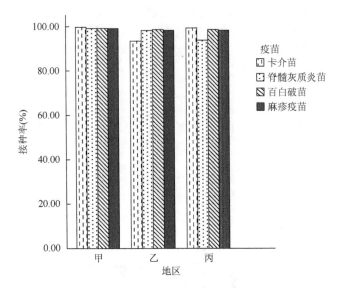

图4-9　2010年甲、乙和丙三大城市四种疫苗接种率

【例4-15】　表4-14是不同年龄段的人群某抗体阳性率和强阳性率的资料，请对上述资料绘制合适的统计图(图4-10)。

表4-14　某地不同年龄某抗体阳性率与强阳性率比较

年龄组	检查人数	人数		阳性或强阳性率(%)	
		阳性	强阳性	阳性	强阳性
老年	98	49	11	50.0	11.2
中年	231	98	18	42.4	7.8
青年	217	80	5	36.9	2.3
合计	546	227	34	41.6	6.2

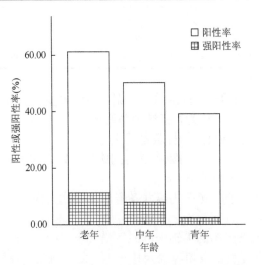

图4-10　某地不同年龄某抗体阳性率与强阳性率比较

笔记栏

【例 4-16】 表 4-15 是三种(A、B、C)抗癌中药注射液对小鼠肿瘤抑瘤效果的资料，表中的数据是小鼠瘤重(g)的变化情况，试绘制统计图(图 4-11)比较三种中药的抑瘤效果。

表 4-15 三种抗癌中药注射液对小鼠肿瘤模型的瘤重(g)的影响

A	B	C
3.0	0.4	3.3
2.3	1.8	1.2
2.4	2.1	1.3
1.1	4.5	2.3
4.0	3.6	3.1
3.7	1.3	3.2
2.8	3.2	0.6
1.9	2.1	1.4

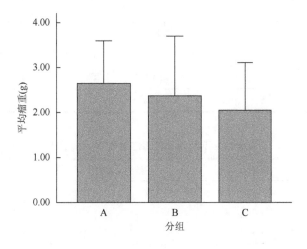

图 4-11 三种抑瘤中药对小鼠瘤重的影响

2. 圆图(pie graph)

【例 4-17】 表 4-16 是 2012 年某医院 1402 例孕妇分娩结果，绘制统计图(图 4-12)比较 2012 年某医院 1402 例孕妇分娩结果的构成情况。

表 4-16 2012 年某医院 1402 例孕妇分娩结果

分娩类型	例数	百分比(%)
过期产	14	1.0
死产	14	1.0
早产	210	15.0
足月	1164	83.0
合计	1402	100.0

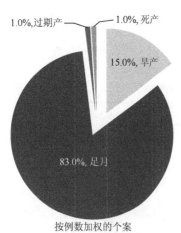

图 4-12　2012 年某医院 1402 例孕妇分娩情况构成比

（1）定义：用圆的面积代表事物总体为 100%，以扇形的面积和圆的面积的比值表示每个部分占总体的百分数比例的统计图。

（2）用途：表示事物各组成部分在总体中的比重。

（3）适用条件：适用于分类的百分构成比资料。

（4）绘制：①每 1%相当于 3.6 度的圆周角，将各部分百分比分别乘以 3.6 度即各构成部分应占的圆周角度数。②圆形图上各部分自圆的 12 点开始由大到小按顺时针方向依次绘制。③圆中各部分用线分开，注明简要文字及百分比或用图例说明。④如有两种或两种以上性质类似的资料相比较，应绘制直径相同的圆，并使各圆中各部分的排列次序一致，以利于比较。

3. 百分条图（percent bar）

【例 4-18】　将表 4-17 与表 4-18 的内容绘制成百分条图（图 4-13）。

表 4-17　不同性别某癌三种类型的构成比　　　　　　　　　　（单位：%）

病理类型	女	男
分化癌	30.2	52.3
低分化腺癌	18.1	27.8
未分化癌	51.7	19.9
合计	100.0	100.0

表 4-18　不同性别某癌三种类型的构成比

病理类型	治疗人数	分化癌		低分化腺癌		未分化癌		合计
		人数	百分比(%)	人数	百分比(%)	人数	百分比(%)	
女性	381	115	30.2	69	18.1	197	51.7	100
男性	543	284	52.3	151	27.8	108	19.9	100
合计	924	399	43.2	220	23.8	305	33.0	100

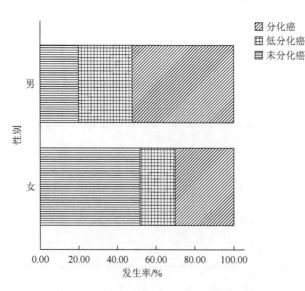

图 4-13　不同性别某癌三种类型的构成情况

笔记栏

（1）定义：又称构成条图，是以直条总长度作为 100%，直条中各段表示事物各组成部分的构成情况。

（2）用途：表示事物各组成部分在总体中的比重。

（3）适用条件：适用于分类的百分构成比资料。

（4）绘制：①先绘制一个标尺，总长度为 100%，尺度分成 5 格或 10 格，每格代表 20%或 10%，尺度可绘制在图的上方或下方。②绘一直条，全长等于标尺的 100%，直条宽度可任意选择，直条内相对面积的大小代表数量的百分比。直条各部分用线分开并注明简要文字及百分比或用图例表示。③各构成一般按由大到小，自左至右依次排列。④如有两种或两种以上性质类似的资料相比较，应绘制相同长度与宽度的直条，并使其中各部分的排列次序一致，以利比较。

4.普通线图（line chart）

【例 4-19】 表 4-19 是城市和农村居民 1991～2000 年脑血管病死亡率(1/10 万)，绘制统计图(图 4-14)比较该地城市和农村居民 1991～2000 年脑血管病死亡率(1/10 万)的变化趋势。

表 4-19 某地城市和农村居民 1991～2000 年脑血管病死亡率(1/10 万)的变化趋势

年份	城市	农村
1991	36.47	8.52
1992	39.63	9.16
1993	43.81	10.68
1994	48.39	12.53
1995	47.39	10.04
1996	52.68	11.74
1997	54.81	12.36
1998	57.16	12.68
1999	58.62	13.27
2000	63.65	14.49

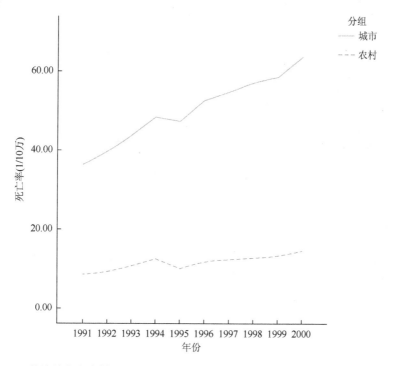

图 4-14 某地城市和农村居民 1991～2000 年脑血管病死亡率(1/10 万)的变化趋势图

笔记栏

（1）定义：以折线的上升或下降来表示统计数量的增减变化的统计图，称为线图。

（2）用途：线图不仅可以表示数量的多少，而且可以反映某事物在时间上的变化或某现象随另一现象变迁的趋势。

（3）适用情况：横轴上为连续间隔的指标（可以为时间、年龄、浓度等），纵轴为数值（平均数、发病数、死亡率等）。

（4）绘制：①纵横长度的比例一般以 5∶7 为宜。②纵坐标为算术尺度。③绘图时，各点应标在组段的中心，相邻两点用直线连接，不应将折线绘制成平滑的曲线。④同一图内不宜有太多曲线，以免混淆不清。若有几条线作对比，则用不同线形或颜色来区别，并有图例说明。

5. 半对数线图（semilogarithmic line chart）

【例 4-20】　表 4-20 是某地城市和农村居民 1991～2000 年脑血管病死亡率（1/10 万）随时间变化的情况，绘制统计图（图 4-15）试比较城市与农村的脑血管病死亡率的变化速度。

表 4-20　某地城市和农村居民 1991～2000 年脑血管病死亡率（1/10 万）的变化速度

年份	城市	取对数	农村	取对数
1991	36.47	1.56	8.52	0.93
1992	39.63	1.60	9.16	0.96
1993	43.81	1.64	10.68	1.03
1994	48.39	1.68	12.53	1.10
1995	47.39	1.68	10.04	1.00
1996	52.68	1.72	11.74	1.07
1997	54.81	1.74	12.36	1.09
1998	57.16	1.76	12.68	1.10
1999	58.62	1.77	13.27	1.12
2000	63.65	1.80	14.49	1.16

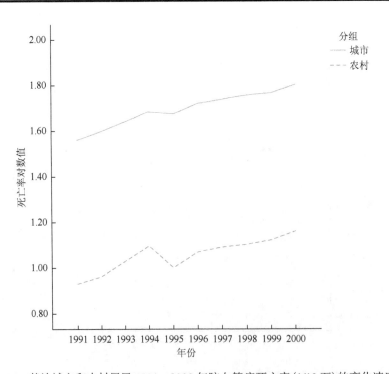

图 4-15　某地城市和农村居民 1991～2000 年脑血管病死亡率（1/10 万）的变化速度图

笔记栏

（1）定义：横坐标通常为时间，纵坐标的数值取对数，通过线段的上升或下降来表示一个指标随另一指标(常为时间)变化的斜率的统计图。

（2）用途：半对数线图是用来说明研究指标的变化速度的。

（3）适用情况：在比较几组数据的变化速度，特别是两组数据相差悬殊时，宜选用半对数线图。横轴上为连续间隔的指标(可以为时间、年龄、浓度等)，纵轴为数值(平均数、发病数、死亡率等)的对数值。

（4）绘制：①纵轴为取了对数的数值，横轴为时间、浓度、年龄等相连续的数值。②其他同普通线图。

6. 散点图（scatter diagram）

【例 4-21】　补体系统 C3 在脑损伤的炎症反应中起着重要作用。许多研究表明载脂蛋白 J 参与凋亡、补体调控、DNA 的修复等作用。表 4-21 是实验检测大鼠脑出血部位载脂蛋白 J(Apo J)mRNA 和 C3 mRNA 的表达水平，试分析载脂蛋白 Apo J mRNA 与补体 C3 mRNA 是否存在相关性，并绘制散点图(图 4-16)从而探索 Apo J 在脑出血中的病理机制，为找到更好的治疗方法打下基础。

表 4-21　不同时间点 Apo J mRNA 与 C3 mRNA 相关性

指标	3 小时	6 小时	12 小时	1 天	3 天	5 天	7 天
Apo J mRNA	0.19	0.24	0.36	0.52	0.71	0.52	0.34
C3 mRNA	0.50	0.54	0.65	0.72	0.97	0.82	0.66

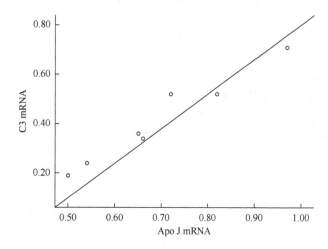

图 4-16　补体 C3 mRNA 与载体蛋白 Apo J mRNA 的散点图

（1）定义：用两组数据构成多个坐标点，考察坐标点的分布，判断两变量之间是否存在某种关联或总结坐标点的分布模式的统计图。

（2）用途：表示因变量随自变量而变化的大致趋势，据此可以选择合适的函数对数据点进行拟合。

（3）适用情况：横轴和纵轴均为连续性数值。

（4）绘制：①一般横轴代表自变量或可进行精确测量、严格控制的变量，纵轴则代表与自变量有依存关系的因变量。②纵轴和横轴的尺度起点可根据需要设置。

7. 直方图（histogram）

【例 4-22】　根据表 4-22 的数据绘制某地 130 名正常成年男子红细胞数的直方图(图 4-17)。

表 4-22　某地 130 名正常成年男子红细胞数（$\times 10^{12}$/L）的频数表

红细胞数	例数	红细胞数	例数
3.7～	2	4.1～	9
3.9～	4	4.3～	16

续表

红细胞数	例数	红细胞数	例数
4.5~	22	5.3~	9
4.7~	25	5.5~	4
4.9~	21	5.7~5.9	1
5.1~	17		

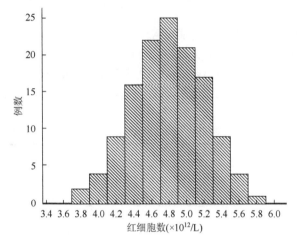

图4-17　某地130名正常成年男子红细胞数(×10¹²/L)的频数分布图

(1)定义：是以各矩形面积表示各组段的频数，各矩形面积的总和为总频数的统计图。

(2)用途：用矩形面积表示连续变量的频数(频率)分布。

(3)适用情况：横轴上为连续数值的分段组中值，纵轴为每个组段的频数。

(4)绘制：①一般纵轴表示被观察现象的频数(或频率)，横轴表示连续变量，以各矩形(宽为组距)的面积表示各组段频数；②直方图的各直条间不留空隙；③组距不等时，横轴仍表示连续变量，但纵轴是每个横轴单位的频数。

8. 箱图(boxplot)

【例4-23】　表4-23是抗癌新药与安慰剂组的淋巴细胞转化率(%)，请将该数据绘制成箱图(图4-18)，说明该数据的分布情况。

表4-23　两组淋巴细胞转化率比较

编号	淋巴细胞转化率(%)		编号	淋巴细胞转化率(%)	
	新药组	安慰剂组		新药组	安慰剂组
1	0.709	0.617	6	0.694	0.684
2	0.755	0.608	7	0.617	0.695
3	0.655	0.623	8	0.672	0.718
4	0.705	0.635	9	0.689	0.606
5	0.723	0.593	10	0.795	0.618

(1)定义：箱图的中间横线表示中位数，箱子的长度表示四分位数间距，两端分别是 P_{75} 和 P_{25}，箱图最外面两端连线表示最大值和最小值，异常值和极端值另作标记。

(2)用途：用于反映一组或多组连续型定量数据分布的中心位置、散布范围、异常值和极端值。箱子越长表示数据离散程度越大。中间横线若在箱子中心位置，表示数据分布对称，中间横线偏离箱子正中心越远，表示数据分布越偏离中位数。

笔记栏

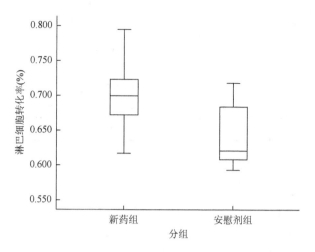

图 4-18　两组淋巴细胞转化率箱图

（3）适用情况：适用于连续性数值型资料，观察其数据分布情况。

（4）绘制：①将一组数据从大到小排列，分别计算出它的上边缘，上四分位数 Q_3，中位数，下四分位数 Q_1，下边缘，还有一个异常值。②画一个矩形盒，两端边的位置分别对应数据批的上下四分位数（Q_1 和 Q_3）。在矩形盒内部中位数（X_m）位置画一条线段为中位线。③在 $Q_3 + 1.5IQR$（四分位间距）和 $Q_1 - 1.5IQR$ 处画两条与中位线一样的线段，这两条线段为异常值截断点，称其为内限；在 $Q_3 + 3IQR$ 和 $Q_1 - 3IQR$ 处画两条线段，称其为外限。处于内限以外位置的点表示的数据都是异常值，其中在内限与外限之间的异常值为温和的异常值（mild outliers），在外限以外的为极端的异常值（extreme outliers），称为极端值。④从矩形盒两端的边向外各画一条线段直到不是异常值的最远点，表示该批数据正常值的分布区间。⑤用"○"标出温和的异常值，用"*"标出极端值。相同值的数据点并列标在同一数据线位置上，不同值的数据点标在不同数据线位置上。

****

统计学内容表达

统计资料描述的报告中通常涉及文字的表达以及统计图表的绘制。一般简单的统计内容用文字叙述，复杂的内容用统计表说明，有时需要进一步形象地表达研究指标的关系再应用统计图描述。描述的内容包括资料的性质、分布、指标，例如，对于正态分布的定量资料，常采用"$\bar{x} \pm s$"表达，若资料是非正态分布的定量资料，宜改用"$M(P_{25} \sim P_{75})$"的形式来描述，对于分类的资料，采用绝对数和相对数相结合的方式进行描述，需交待百分率或者百分比。下面用例 4-24 和例 4-25 说明本章涉及主要内容的报告形式。

【例 4-24】　下面一段摘自曹宇等发表在北京大学学报（医学版）上的论著《北京市颗粒物污染对慢性阻塞性肺疾病急性加重住院的影响》，部分结果表述如下：

2.1　描述性分析

2.1.1　患者基本特征　纳入 7884 例住院患者，来源于 15 家三甲医院。男性 5463 例（69.3%），女性 2421 例（30.7%）。65～79 岁患者最多（45.5%），80 岁（37.1%）次之，＜65 岁（17.4%）最少。住院人次呈现明显季节趋势（图 1）：冬季（31.3%）＞春季（25.7%）＞秋季（22.0%）＞夏季（21.0%），其中 1 月住院人次最多，日均住院 28.4 例，9 月最少，日均住院 17.2 例。

2.1.2　大气污染物～气象因素的基本特征　6 种大气污染物及气温、气湿的基本特征见表 1，根据我国颁布的《环境空气质量标准 GB3095-2012》，2014 年至 2015 年北京市共 358d（49%）空气质量达到二级标准，其中 $PM_{2.5}$ 达标率最低为 58%，SO_2 达标率最高为 100%。$PM_{2.5} \sim PM_{10}$

污染浓度的时间分布趋势见图 1，颗粒物污染呈现一定的季节趋势，冬、秋季严，春、夏季次之，与住院人次的季节趋势相近。

表 1　大气污染物、气象因素的基本特征
Table 1　Basic characteristics of ambient pollutants and meteorological variables

Variables	$\bar{x} \pm s$	Max	Min	Median	Interquartile range
$PM_{2.5}/(\mu g/m^3)$	77.1 ± 66.6	476.7	5.2	58.9	76.5
$PM_{10}/(\mu g/m^3)$	111.9 ± 75.8	480.8	8.9	93.9	91.1
$SO_2/(\mu g/m^3)$	16.7 ± 19.5	133.1	2.0	9.2	16.7
$NO_2/(mg/m^3)$	51.8 ± 24.3	140.2	8.1	46.1	27.6
$CO/(\mu g/m^3)$	1.3 ± 1.0	8.1	0.2	1.0	1.0
$O_3/(\mu g/m^3)$	111.4 ± 72.8	343	3	93	104
Temperature/℃	14.0 ± 10.8	32.6	−5.9	15.6	21.1
Relative hurnidity	0.53 ± 0.20	0.99	0.08	0.53	0.31

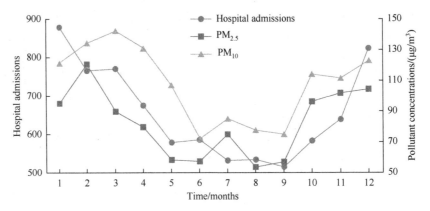

图 1　AECOPD 住院人次及污染物浓度的时间分布趋势

【例 4-25】　下面一段英文摘自 *Plos One* 中的文章 *Curcumins-Rich Curry Diet and Pulmonary Function in Asian Older Adults*。

Results

Table 2 shows in the base model the expected significant independent associations of gender，age，height，height-squared，housing status，smoking，occupational exposure，and asthma/COPD history with FEV1，FVC and FEV1/FVC%（$R^2 = 0.51$）. When added to the base model，curry intake（$B = 0.0496 \pm 0.018$，$p = 0.005$）showed an independent positive associations with FEV1（Model 1）. When other dietary and supplementary intakes were added and analyzed simultaneously in the model，curry intake remained independently associated with FEV1.

Table 2　Multiple regression analysis of relationships of dietary and supplemental micronutrient consumption with forced expiratory volume in one second（FEV1），forced vital capacity（FVC）and FEV1/FVC

	FEV1, litres				FVC, litres				FEV1/FVC, %			
	b	SE	t	p	b	SE	t	p	b	SE	t	p
Base model												
Intercept	10.627	2.273	4.676	<.001	13.451	3.214	4.186	<.001	37.323	67.088	.556	.58

续表

	FEV1，litres				FVC，litres				FEV1/FVC，%			
	b	SE	t	p	b	SE	t	p	b	SE	t	p
Male gender*	0.321	0.023	13.863	<.001	.371	.033	11.321	<.001	1.405	.684	2.054	.040
Age，single year	−.025	.001	−23.081	<.001	−.027	.002	−17.541	<.001	−.189	.032	−6.003	<.001
Helght，cm*	−11.57	2.850	−4.060	<.001	−15.02	4.030	−3.728	<.001	64.132	84.134	.762	.45
Height-squared	4.418	.896	4.930	<.001	5.769	1.267	4.552	<.001	−20.25	26.457	−.766	.44
Body mass index	.001	.002	−.215	.83	−.004	.003	−1.450	.147	.082	.063	1.299	.194
Low and public housing*	−.080	.020	−3.919	<.001	.000	.029	.013	.99	−3.112	.600	−5.185	<.0001
Mid-range public housing*	−.054	.018	−2.943	.003	−.010	.026	−.382	.70	−1.991	.543	−3.664	<.0001
Current smokes，≥20 cigarettes daily	−.153	.072	−2.131	.033	.024	.102	.236	.81	−7.054	2.120	−3.327	<.0001
Current smoker，<20 cigarettes daily	−.152	.036	−4.198	<.001	−.009	.051	−.179	.86	−5.120	1.066	−4.803	<.0001
Past smoker，≥20 cigarettes daily	−.053	.042	−1.264	.21	−.049	.059	−.827	.41	−1.105	1.234	−.896	.37
Past smoker，<20 cigarettes daily	−.033	.033	−1.014	.31	.006	.046	.125	.90	−1.107	.965	−1.147	.25
Past occupational exposure	−.027	.036	−.763	.45	.037	.051	.737	.46	−2.346	1.061	−2.210	.027
Rcported asthma or COPD	−.321	.044	−7.251	<.001	−.198	.063	−3.164	.002	−7.914	1.309	−6.047	<.0001
Curry at least once a month												
Adjusted for significant variables in base model	.049	.018	2.787	.005	.027	.025	1.097	.27	1.265	.522	2.424	.015
Adjusted further for diet and suppiements	.045	.018	2.536	.011	.025	.025	.99	.32	1.140	.521	2.187	.029

＊ Referenced to：female gender，higher end public or private housing，never smoker，no occupational exposure，and less frequent consumptions of fruits and vegetablcs，milk，fish and curry.

doi：10.1371/journal. pone. 0051753. t002.

The association of curry intake(at least once a month)with FEV1 was found to vary significantly by smoking status(current，past，and non-smokers). The test of interaction was significant($p = 0.028$). Curry consumption was associated with much greater differences in FEV1 among current smokers and past smokers than among non-smokers. Among current smokers，the adjusted mean FEV1 for non-curry intake was lowest at 1.53 litres；curry intake was associated with 9.2% higher adjusted mean FEV1. Among past smokers，the adjusted mean FEV1 for non-curry intake was 1.63 litres；curry intake more than once monthly was associated with 10.3% higher mean adjusted FEV1. Among non-smokers，the adjusted mean FEV1 for non-curry intake was highest at 1.71 litres，whereas the adjusted mean FEV1 for curry intake was only marginally 1.5% higher. Similar results were observed for FEV1/FVC%. See Figure 2.

笔记栏

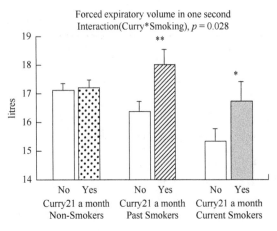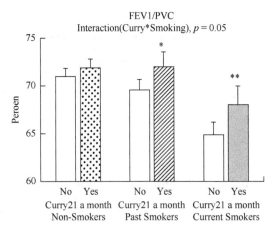

Figure 2　Adjusted mean forced expiratory volume in one second（FEV1）and FEV1/FVC by curry consumption status among non-smokers，past smoker and current smokers. Fooktnote：Bars denote standard errors. * p＜0.05，**p＜0.01，***p＜0.001 FEV1：Estimated marginal means adjusted for gender，age，heitht，height-squared，housing type，and asthma/COPD history. FEV1/FVC：Estimated marginal means adjusted for gender，age，housing type，asthma/COPD history and occupational exposure.

doi：10.1371/journal.pone.0051753.g002

案 例 辨 析

（1）某地抽样调查了 100 名正常成年女子的血清总胆固醇含量(mmol/L)情况，其结果见表 4-24，请对资料进行分析：编制频数分布表、直方图、茎叶图，描述其分布、集中趋势、离散趋势。

表 4-24　某地 100 名正常成年女子的血清总胆固醇含量　　　　（单位：mmol/L）

4.23	2.70	4.84	3.18	3.32	3.84	3.78	3.87	5.25	3.02
5.08	4.41	3.95	3.68	3.98	3.07	4.13	5.71	3.99	3.86
3.58	4.78	4.75	4.83	4.21	3.78	4.52	3.30	4.28	2.35
5.35	3.95	2.91	3.87	3.55	3.70	4.36	4.17	4.48	4.33
4.73	3.92	3.91	4.61	3.92	3.57	4.59	4.17	4.13	3.29
4.06	3.58	4.12	3.91	4.59	4.83	4.57	5.13	5.26	3.25
2.78	3.66	4.19	4.15	5.35	3.52	3.95	4.50	4.53	4.15
2.68	4.28	4.26	4.55	3.84	4.06	3.75	3.27	3.98	3.19
3.58	3.26	4.52	4.80	3.60	4.50	4.26	3.80	5.03	4.95
3.50	4.34	4.91	3.41	3.51	3.96	3.63	3.93	3.51	3.00

（2）某医生统计了本医院 1990 年到 2015 年住院病例情况，发现冠心病患者的出现频率呈现逐年上升的趋势。于是她认为，25 年来冠心病的总发病率逐年升高。请问此结论正确吗？为什么？

（3）从甲、乙两县全人口计算得到乳腺癌死亡率分别为 45/10 万和 58/10 万，则认为乙县的乳腺癌死亡率高于甲县，你认为这样的结论合适吗？为什么？

电 脑 实 验

一、SPSS 实现定量资料的统计描述过程

【实验 4-1】　用例 4-1 数据资料编制身高的频数分布表、直方图、茎叶图，并用直接法、加权法求其平均数。

笔记栏

【实验4-2】　计算例4-4的几何均数。

【实验4-3】　计算例4-5的几何均数。

【实验4-4】　计算例4-6的中位数。

【实验4-5】　试求例4-7平均潜伏期及潜伏期的P_{25}和P_{75}。

【实验4-6】　试求例4-8资料的方差和标准差。

【实验4-7】　用例4-9数据计算变异系数。

二、SPSS实现统计图绘制过程

【实验4-8】　应用例4-13数据绘制直条图。

【实验4-9】　应用例4-14数据绘制分段条图。

【实验4-10】　应用例4-15数据绘制直条图的误差线图。

【实验4-11】　应用例4-16数据绘制圆图。

【实验4-12】　应用例4-17数据绘制百分条图。

【实验4-13】　应用例4-18数据绘制普通线图。

【实验4-14】　应用例4-19数据绘制半对数线图。

【实验4-15】　应用例4-20数据绘制散点图。

【实验4-16】　应用例4-21数据绘制直方图。

【实验4-17】　应用例4-22数据绘制箱图。

小　结

1. 定量资料的统计描述包括集中趋势和离散趋势。常用的集中趋势指标有：算数均数、几何均数、中位数、众数；离散趋势指标有极差、四分位数间距、方差、标准差以及变异系数。表达分布的统计图有：直方图、箱图；比较各类别数量多少的统计图有：直条图、误差条图；分析两变量关系的统计图有：散点图、线图。

2. 定性资料的统计描述指标有绝对数和相对数(包括率、构成比、相对比等)。相对数的性质一般取决于其分子和分母的意义，不同类型的相对数有不同的性质。特别要注意相对数的应用，这在正确描述定性资料时很关键。定性资料可用直条图比较各类别指标的大小；用圆图、百分条图描述各部分构成情况。

3. 标准化法的目的是消除主要变量的不同分布对粗率比较的影响，选择统一的标准使得要比较的资料具有可比性，标准化的结果只表示相互比较资料间的相对水平，不能反映资料的实际水平。

思考与练习

一、最佳选择题

1. 当计量资料的一端无确切数据时，描述集中趋势应选择(　　)。
   A. 几何均数　　　　　　　B. 均数　　　　　　　　C. 中位数
   D. 极差　　　　　　　　E. 标准差

2. 用均数和标准差可以全面描述以下哪种资料的特征(　　)。
   A. 正偏态分布　　　　　　B. 负偏态分布　　　　　C. 正态分布
   D. 对称分布　　　　　　　E. 对数正态分布

3. 血清学滴度资料最常用来表示其平均水平的指标是(　　)。
   A. 算术均数　　　　　　　B. 中位数　　　　　　　C. 几何均数
   D. 变异系数　　　　　　　E. 标准差

4. 欲比较两地 20 年来冠心病和恶性肿瘤死亡率的上升速度，最好选用（　　）。

  A. 普通线图　　　　　　B. 半对数线图　　　　　　C. 条图

  D. 直方图　　　　　　　E. 圆图

5. 调查某地 6～16 岁学生近视情况，需描述近视学生的年龄分布，可用（　　）。

  A. 普通线图　　　　　　B. 复式条图　　　　　　　C. 圆图

  D. 直方图　　　　　　　E. 散点图

二、简答题

1. 频数分布表和频数分布的主要用途有哪些？

2. 常用的描述计量资料的指标有哪些？它们的应用条件是什么？

3. 常用的描述分类资料的指标有哪些？它们的应用条件是什么？

4. 请简述标准化法的基本思想。

5. 18 名黑热病贫血患者被随机分成两组，分别用葡萄糖锑钠(A)和复方葡萄糖锑钠(B)治疗，观察治疗前后血色素(%)的变化，测定结果见表 4-25。

表 4-25　A、B 两药治疗黑热病贫血患者治疗前后血色素(%)变化

	患者号	1	2	3	4	5	6	7	8	9
A	治疗前	36	45	55	55	65	60	42	45	25
	治疗后	45	65	66	85	70	55	70	45	50
	患者号	1	2	3	4	5	6	7	8	9
B	治疗前	55	50	65	60	70	40	45	35	30
	治疗后	80	80	70	60	85	75	60	50	60

  请问：(1)应用统计图分析贫血患者不同药物治疗前后血色素的分布情况。

  (2)可采用何种指标描述上述结果？并将上述结果用统计表和统计图表达。

参 考 文 献

曹宇，刘徽，张俊，等. 2017. 北京市颗粒物污染对慢性阻塞性肺疾病急性加重住院的影响. 北京大学学报(医学版)，49(3)：403-408.

马斌荣. 2008. 医学统计学. 5 版. 北京：人民卫生出版社.

史周华. 2016. 医学统计学. 2 版. 北京：人民卫生出版社.

魏高文. 2015. 卫生统计学. 北京：中国中医药出版社.

颜虹. 2010. 卫生统计学. 3 版. 北京：人民卫生出版社.

Ng T P，Niti M，Yap K B，et al. 2012. Curcumins-rich curry diet and pulmonary function in Asian older adults. PLoS One，7(12)：e51753.

Zheng M L，Xu X P，Xang X B，et al. 2014. Age，arterial stiffness，and components of blood pressure in Chinese adults. Medicine，93(29)：
  1-7.

(孔丽娅　陈婷婷　齐宝宁)

第五章　变量的概率分布

【案例】研究表明，韦克斯勒成人智力测验（Wechsler adult intelligence scale，WAIS）的成人智力等级呈现"钟形"分布规律，见表 5-1，表 5-2 为智力缺陷等级和百分位数。试问：正常成人的智商参考值范围如何制定？

表 5-1　成人智力等级分布表

智力等级	IQ 范围	人群分布（率，%）
极超常	≥130	2.2
超常	120～129	6.7
高于平常	110～119	16.1
平常	90～109	50.0
低于平常	80～89	16.1
边界	70～79	6.7
智力缺陷	≤69	2.2

表 5-2　智力缺陷等级和百分位数

智力缺陷等级	IQ 范围	人群分布（率，%）
轻度	50～69	85
中度	35～49	10
重度	20～34	3
极重度	0～19	2

其中，$IQ = 100 + 15(X-M)/s$。式中，X 为某一年龄组的被试测的原始分数，M 是该年龄团体的平均分数，s 是团体分数的标准差。$(X-M)/s$ 是标准分数，它是一种以标准差为单位的相对数。

第一节　变量的总体特征

分布理论是统计学的理论基础，也是选择统计学方法的基础。

频数分布表和频数分布图是用于描述某一随机变量的经验分布特征，由于抽样的随机性，样本的经验分布会随不同样本而不同。当样本量逐渐增大接近总体时，随机变量逼近总体分布即概率分布。

经验分布（empirical distribution function，EDF）是根据样本得到的分布函数，是样本以频率估计概率的方式得到的实际分布函数的一个逼近。经验分布函数依概率收敛于总体分布函数。

累积分布函数（cumulative distribution function，CDF），又称分布函数，是指随机变量 X 小于或等于 x 的概率，即 $F(X) = P(X \leq x)$，用于完整描述所有随机变量 X 的概率分布。累积分布函数是概率密度函数的积分。

概率密度函数（probability density function，PDF）是随机变量 X 的分布函数 $F(X)$ 的一阶导数，$F(x) = \int_{-\infty}^{x} f(t)\mathrm{d}t$，即变化率。概率密度函数是累积分布函数的导函数。直观理解，当试验次数无限增加，直方图趋近于光滑曲线时，曲线下包围的面积表示概率，该曲线即相应总体的概率密度函数。

医学研究中，变量的常见分布有正态分布、二项分布和 Poisson 分布。

第二节　正 态 分 布

正态分布(normal distribution)也称高斯分布(Gaussian distribution)，由德国数学家 Gauss 在描述误差分布时发现，是生物医学和统计学上极其重要的一种分布。统计学中很多分布都是由正态分布导出的，同时正态分布又是多种分布的极限分布。

一、正态分布的相关概念

1. **正态分布曲线**　　正态分布曲线是一种中间多、峰位于中部、两侧逐渐减少、完全对称的钟形曲线。正如第四章频数分布图所示，当样本量不断增大时，组距可以不断细分而缩小，整个图形将逐渐接近一条光滑的曲线，即接近于近似正态曲线(图 5-1)。可以想象，当样本量增加至总体时，其相应变量的分布即正态分布，对应的曲线即正态分布曲线。

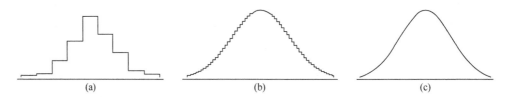

(a)　　　　　　　　(b)　　　　　　　　(c)

图 5-1　直方图随着样本量增加逐渐演变为正态曲线

2. **正态分布的概率密度函数**　　统计学家按照其变化的参数推导出正态分布曲线的函数表达式，即正态分布的概率密度函数。

$$f(x) = \frac{1}{\sigma\sqrt{2\pi}} e^{-\frac{(x-\mu)^2}{2\sigma^2}}, \quad -\infty < x < +\infty \tag{5-1}$$

式中，μ 为总体均数；σ 为总体标准差；π 为常数，约为 3.14159；e 为自然对数的底，约为 2.71828；x 为变量。μ 和 σ 是正态分布的两个参数(位置参数和变异度参数)，不同的 μ 和 σ 对应不同变量的正态分布曲线，通常正态分布表示为 $x \sim N(\mu, \sigma^2)$。

当 μ 等于 0，σ 等于 1 时，称其为标准正态分布，表示为 $x \sim N(0, 1)$。实际上，任何一个正态分布都可以通过下式变换为标准正态分布：

$$u = \frac{x - \mu}{\sigma} \tag{5-2}$$

标准正态分布的概率密度函数为

$$\varphi(u) = \frac{1}{\sqrt{2\pi}} e^{-u^2/2}, \quad -\infty < u < +\infty \tag{5-3}$$

3. **一般正态分布与标准正态分布的区别与联系**
(1)正态分布随着随机变量的平均数、标准差的不同而有不同的分布形态。标准正态分布是一种平均数固定为 0、标准差固定为 1 的正态分布。
(2)标准正态分布是正态分布的一种，具有正态分布的所有特征。所有正态分布都可以通过 u 变换转换成标准正态分布。为了便于描述和应用，常将正态变量作数据转换(u 变换)。

二、正态分布的特征

图 5-1 显示正态分布具有如下特征。
(1)正态分布是一条单峰分布，高峰位置在均数处，即 $x = \mu$ 处，峰值为

笔记栏

$$f(\mu) = \frac{1}{\sigma\sqrt{2\pi}} \tag{5-4}$$

(2)正态分布具有集中性(均数所在的位置最高)、对称性(正态曲线以均数为中心，左右对称，曲线两端永远不与横轴相交)和均匀变动性(正态曲线由均数所在处开始，分别向左右两侧逐渐均匀下降)。

(3)正态分布曲线取决于两个参数，即总体均数 μ 和总体标准差 σ：①μ 为位置参数，决定正态曲线的中心位置。μ 越大，则曲线沿横轴向右移动，反之，则相反，如图 5-2 所示；②σ 为变异度参数，决定正态曲线的陡峭或扁平程度。σ 越小，曲线越陡峭；σ 越大，曲线越扁平，参见图 5-3。

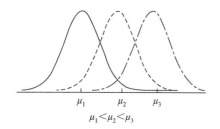

图 5-2　正态分布位置变换示意

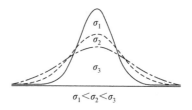

图 5-3　正态分布形状变换示意

正态曲线下的面积反映了总体中相应区间的个体观察值所占的概率。实际工作中常需要计算这种概率，即要了解正态曲线下横轴上一定区间的面积占总面积的比例。可以通过对正态分布的概率密度函数的定积分实现：

$$F(x) = \frac{1}{\sigma\sqrt{2\pi}} \int_{-\infty}^{x} e^{-\frac{(x-\mu)^2}{2\sigma^2}} \mathrm{d}x \tag{5-5}$$

式中，$F(x)$ 表示横轴自 $-\infty$ 至 x 间曲线下面积，即左侧累积面积(概率)，如图 5-4 所示，上式的函数 $F(x)$ 即正态分布 $N(\mu, \sigma^2)$ 的分布函数。

同理，对于标准正态分布的密度函数，其分布函数如下：

$$\Phi(u) = \frac{1}{\sqrt{2\pi}} \int_{-\infty}^{x} e^{-u^2/2} \mathrm{d}u \tag{5-6}$$

式中，$\Phi(u)$ 为标准正态变量 u 的累积分布函数，表示横纵 $-\infty$ 至 u 的正态曲线下面积，即下侧累积面积(概率)。由于式(5-6)数学上无显式表达式，需要用计算机迭代计算，因此，在计算机和统计软件没有普及的时代，为了方便查找，统计学已将不同 u 值的积分值 $\Phi(-u)$ 编制成了附表 1。几乎所有的统计软件都具有包括累积正态分布函数在内的各种累积分布函数(cumulative distribution function，CDF)，即便不查表，也能直接获得精确的积分值。

三、正态曲线下的面积分布规律

正态曲线下的面积即变量 (x) 在某个区间内的变量值占全部(总体)变量值的比例或概率(图 5-5)。正态曲线与横轴之间的总面积恒等于 1。正态分布和标准正态分布曲线下面积分布规律如表 5-3、图 5-6 所示，这是实际工作中经常用到的面积分布规律。

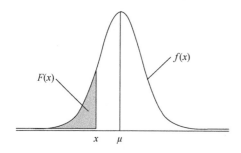

图 5-4　正态分布的概率密度函数及分布函数与概率计算示例

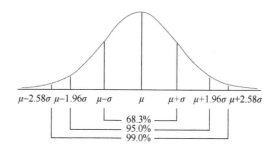

图 5-5　正态分布曲线下面积分布规律

笔记栏

表 5-3　正态分布和标准正态分布曲线下面积分布规律

正态分布	标准正态分布	面积或概率(%)
$\mu - \sigma \sim \mu + \sigma$	$-1 \sim 1$	68.27
$\mu - 1.44\sigma \sim \mu + 1.44\sigma$	$-1.44 \sim 1.44$	85.00
$\mu - 1.64\sigma \sim \mu + 1.64\sigma$	$-1.64 \sim 1.64$	90.00
$\mu - 1.96\sigma \sim \mu + 1.96\sigma$	$-1.96 \sim 1.96$	95.00
$\mu - 2.58\sigma \sim \mu + 2.58\sigma$	$-2.58 \sim 2.58$	99.00

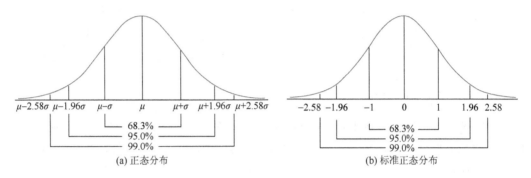

图 5-6　正态分布和标准正态分布曲线下面积分布规律

四、正态分布的应用

1. 估计正态分布资料的频数分布

【例 5-1】　某地 120 名正常成人血清铜含量，$\bar{x} = 14.46\mu mol/L$，$s = 2.26\mu mol/L$，已知正常成人的血清铜含量符合正态分布(表 5-4)。

(1)试估计该地 120 名正常成人血清铜含量在 15.60μmol/L 以下的人数。

(2)分别求 $\bar{x} \pm 1s$、$\bar{x} \pm 1.96s$、$\bar{x} \pm 2.58s$ 范围内的人数占该地正常成人总数的实际百分数，并与理论百分数比较。

表 5-4　某地 120 名正常成人血清铜含量　　　　　　　　　　　　(单位：μmol/L)

13.84	12.53	13.70	14.89	17.53	13.19	18.82	10.15	14.56	11.23
14.73	17.44	13.90	14.10	12.29	12.61	14.78	14.40	9.93	15.18
14.59	14.71	18.62	19.04	10.95	13.81	10.53	18.06	16.18	15.60
13.56	11.48	13.07	16.88	17.04	17.98	12.67	10.62	16.43	14.26
11.03	9.23	15.04	14.09	15.90	11.48	14.64	17.24	15.43	13.37
13.64	14.39	15.74	13.99	11.31	17.61	16.26	11.32	17.88	16.78
13.53	11.68	13.25	11.88	14.21	15.21	15.29	16.63	12.87	15.93
13.70	14.45	11.23	19.84	13.11	15.15	11.70	15.37	12.35	14.51
14.09	18.22	14.34	15.48	11.98	16.54	12.95	12.06	16.67	17.09
16.85	13.20	16.48	12.29	12.09	14.83	15.66	14.50	16.43	15.57
12.81	12.89	17.34	16.04	13.41	17.13	12.32	9.29	18.42	14.17
14.35	16.19	15.73	13.74	14.94	17.28	15.19	11.92	15.47	15.33

计算步骤：

(1)计算 u 值：本例 μ、σ 未知，但 $n=120$，属于大样本，可用样本均数 $\bar{x}$ 和标准差 s 分别代替 μ 和 σ，得

$$u=(15.60-14.46)/2.26=0.5044$$

(2)查表：先在"附表 1 标准正态分布曲线下的面积 $\Phi(-u)$ 值"的左侧找到 0.5，再从表的上方找到 0.00，两者相交处 $\Phi(0.50)=0.6915$，即正常成人血清铜含量在 15.60μmol/L 以下者占该地成人总数的 69.15%。

(3)120 名正常成人血清铜含量在 15.60μmol/L 以下的人数为 120×69.15%=83(人)。

120 名正常成人血清铜观测值的实际百分数与理论百分数结果如表 5-5 所示，可看出实际分布基本接近理论分布。

表 5-5　某地正常成人血清铜含量的实际分布与理论分布

$\bar{x}\pm s$	血清铜范围(μmol/L)	实际分布		理论分布(%)
		人数	百分比(%)	
$\bar{x}\pm s$	12.20～16.72	78	65.00	68.27
$\bar{x}\pm 1.44s$	11.21～17.71	103	85.83	85.00
$\bar{x}\pm 1.64s$	10.75～18.17	108	0.90	90.00
$\bar{x}\pm 1.96s$	10.03～18.89	115	95.83	95.00
$\bar{x}\pm 2.58s$	8.63～20.29	120	100.00	99.00

2. 质量控制　　质量控制领域常提到"3σ"原则，意指正常情况下检测误差服从正态分布。根据正态分布的曲线面积或概率分布理论可知，3σ 之外的观察值出现的概率不到 3‰，否则提示测量或产品质量有问题。故规定：以 $\bar{x}$ 为中心线，$\bar{x}\pm 2s$ 为警戒线，$\bar{x}\pm 3s$ 为控制线，根据以上的规定还可以绘制出质量控制图。

第三节　二项分布及 Poisson 分布

在医学领域中，有一些随机事件只具有两种互斥结果的离散型随机事件，称为二项分类变量(dichotomous variable)。例如，对患者治疗结果的有效与无效，某种化验结果的阳性与阴性，接触某传染源的感染与未感染等。二项分布(binomial distribution)就是对这类只具有两种互斥结果的离散型随机事件的规律性进行描述的一种概率分布。

一、二项分布

(一)二项分布的概念及特征

1. 二项分布的概念　　二项分布是描述随机现象的一种常用概率分布形式，因与二项式展开式相同而得名。下面以例 5-2 为例说明二项分布的基本概念。

【例 5-2】　用某种中药复方治疗某型头痛，总体有效率为 60%，现以该法治疗 3 例，其中两例有效的概率是多少？

该例中就每位患者而言，有效的概率是 0.6，无效的概率是 0.4，用甲、乙、丙代表 3 人，则 3 人接受治疗后的有效和无效的所有可能组合如表 5-6 所示。就排列方式而言有 8 种，但只计算有效或无效的数目，则只有 4 种组合。又由于结果是独立的，病例间互不影响，则根据概率的乘法法则可以计算各种排列的连乘概率，再根据加法法则，可以算出无效数或有效数分别为 0、1、2、3 时的概率，见表第(5)栏。其概率的计算结果正好满足二项展开式。

笔记栏

表 5-6　3 例头痛患者有效和无效所有排列组合方式及其概率计算

所有可能结果 甲　乙　丙			每种结果的概率	无效数 x	有效数 $n-x$	不同有效数概率 $C_n^x(1-\pi)^{n-x}\pi^x$
(1)			(2)	(3)	(4)	(5)
有效	有效	有效	$0.6\times0.6\times0.6=0.216$	0	3	0.216
有效	有效	无效	$0.6\times0.6\times0.4=0.144$			
有效	无效	有效	$0.6\times0.4\times0.6=0.144$	1	2	0.432
无效	有效	有效	$0.4\times0.6\times0.6=0.144$			
有效	无效	无效	$0.6\times0.4\times0.4=0.096$			
无效	有效	无效	$0.4\times0.6\times0.4=0.096$	2	1	0.288
无效	无效	有效	$0.4\times0.4\times0.6=0.096$			
无效	无效	无效	$0.4\times0.4\times0.4=0.064$	3	0	0.064

当样本例数扩大到 n 时，若阳性率用 π 表示，则恰有 x 例阳性的概率计算公式的一般形式为

$$P(x)=C_n^x(1-\pi)^{n-x}\pi^x,\quad x=0,1,2,3,\cdots,n \tag{5-7}$$

正是由于二项展开式中的各项恰好对应于各阳性数 (x) 的概率 $P(x)$，二项分布由此得名，最早由统计学家贝努利提出。二项分布可以记为：$X\sim B(n,\pi)$，表示 X 服从参数为 n 和 π 的二项分布，其中参数 n 由研究者确定，π 常是未知的。

本例 $n=3$，$\pi=0.6$，则两例有效的概率 $P(2)$ 计算为

$$P(2)=C_n^2(1-\pi)^{n-2}\pi^2=\frac{3!}{2!(3-2)!}(1-0.6)^{3-2}0.6^2=0.432$$

2. 二项分布的特征

(1)二项分布的均数与标准差

设 $X\sim B(n,\pi)$，则阳性数 X 的总体均数 μ 为

$$\mu=n\pi \tag{5-8}$$

总体方差为

$$\sigma^2=n\pi(1-\pi) \tag{5-9}$$

总体标准差为

$$\sigma=\sqrt{n\pi(1-\pi)} \tag{5-10}$$

(2)二项分布的累积概率计算

至多有 m 例阳性的概率：

$$P(X\leqslant m)=P(0)+P(1)+\cdots+P(m)=\sum_0^m P(X)=\sum_0^m C_n^m p^m(1-p)^{n-m}$$

至少有 m 例阳性的概率：

$$P(X\geqslant m)=1-P(X\leqslant m-1)=\sum_m^n C_n^m p^m(1-p)^{n-m}$$

【例 5-3】　大样本研究显示，某中医制剂不良反应发生率为 5%，现随机抽取 5 人服用此药，试求：① 其中 m 个人($m=0$、1、2、3、4、5)有反应的概率；② 至多有 2 人有反应的概率；③ 有人有反应的概率。

本例 $\pi=0.05$，$1-\pi=0.95$，$n=5$，根据题意分别计算如下：

1)其中 m 个人($m=0$、1、2、3、4、5)有反应的概率，结果如表 5-7 所示。

表 5-7　$\pi = 0.05$，$n = 5$ 时二项分布的分布列

$X = m$	0	1	2	3	4	5
$P(X = m)$	0.7737809	0.2036266	0.0214344	0.0011281	0.0000297	0.0000003

2) 至多有 2 人有反应的概率：

$$P(X \leqslant 2) = P(0) + P(1) + P(2) = \sum_{0}^{2} P(X = m) = 0.9988419$$

以上结果显示，服药的人中不多于 2 人有反应几乎是肯定的。

3) 有人有反应的概率：

$$P(X \geqslant 1) = 1 - P(X = 0) = 1 - 0.7737809 = 0.2262191$$

(3) 二项分布的图形和正态近似

1) 二项分布的图形：如果已知 n 和 π，则按二项分布概率公式可计算出不同的 X 取值时的概率，可以 X 为横轴，取值概率 P 为纵轴，绘制二项分布的图形(图 5-7、图 5-8)。不难发现，二项分布的图形是一个离散型分布，其形状决定于 n 和 π。当 π 为 0.5 时，图形对称；当 π 不等于 0.5 时，图形呈偏态，但当样本量增大时，图形逐渐趋于对称。

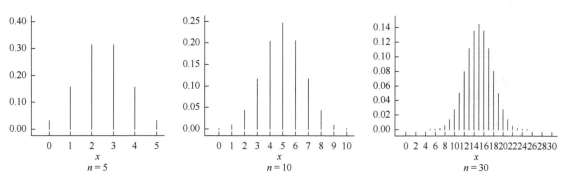

图 5-7　π 为 0.5，n 为 5、10、30 时二项分布的概率分布图

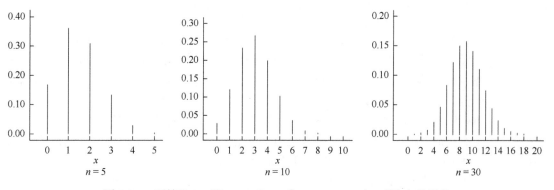

图 5-8　π 不等于 0.5(即 $\pi = 0.3$)，n 为 5、10、30 时二项分布的概率

2) 二项分布的正态近似：根据统计学上的中心极限定理，当 n 较大，且 $n\pi$ 与 $n(1-\pi)$ 较接近时，二项分布将接近于正态分布；通过上图观察，可以想象当 n 趋向无穷大时，二项分布 $B(n, \pi)$ 的极限分布就是正态分布 $N(n\pi, n\pi(1-\pi))$。一般地，当 $n\pi$ 与 $n(1-\pi)$ 大于 5 时，即可用正态分布近似原理处理二项分布问题，以简化计算。

(二) 二项分布的应用条件

(1) 二项分布中的观察单位数通常是事先确定的。

笔记栏

（2）各观察单位只有互相对立的两种结果，如成功与失败、生存和死亡等。

（3）若两种对立结果中的一种结果（阳性）的概率为 π，则其对立结果的概率则为 $1-\pi$。实际工作总体概率 π 往往是未知的，但可以将从大量观察中获得的比较稳定的样本频率作为总体概率的估计值。

（4）n 个观察单位的观察结果相互独立。即观察单位之间发现的结果不能互相影响，如要求疾病无传染性、无家族聚集性。

【例 5-4】　大样本调查显示，新生儿畸形发生率为 1%，现随机调查某地 500 名新生儿，其中只有 1 例发生畸形，问：该地新生儿畸形发生率是否低于一般。

假设该地新生儿畸形发生率仍然为 1%，即 $\pi=0.01$，则可以计算 500 名新生儿发生畸形 0、1、2、…、500 例的概率，根据题意，如果该地新生儿畸形发生率低于一般，则可计算 0、1 例情形的概率之和：

$$P(X\leqslant 1)=P(0)+P(1)=\sum_0^1 P(X=m)=0.00398$$

通过计算可知，该地至多有一例发生畸形的概率不到 5%，这样小概率的样本被抽中的概率是很低的，居然被一次抽样就抽中，因此，我们有理由认为该地新生儿畸形发生率为 1% 不合理，可能更低。

二、Poisson 分布

（一）Poisson 分布的概念及特征

1. Poisson 分布的概念　　Poisson 分布是一种与二项分布有密切联系的离散型随机变量分布，其特点是该分布的均值等于方差。二项分布的均数 $\mu=n\pi$，则 $\pi=\mu/n$，代入二项分布概率计算公式得

$$P(x)=C_n^x\left(1-\frac{\mu}{n}\right)^{n-x}\left(\frac{\mu}{n}\right)^x,\quad x=0,1,2,3,\cdots,n \tag{5-11}$$

可以证明，当 $n\to\infty$ 时，上式表达式即演变为下式：

$$P(x)=\frac{\mu^x}{x!}e^{-\mu},\quad x=0,1,2,3,\cdots \tag{5-12}$$

上式即 Poisson 分布的概率计算公式，式中 e 是自然对数的底（e≈2.7182）；μ 是大于 0 的常数，即等于 $n\pi$，称为事件的平均发生数，是 Poisson 分布的唯一参数，它既是 Poisson 分布的均值，也是 Poisson 分布的方差。X 服从以 μ 为参数的 Poisson 分布，可记为 $X\sim P(\mu)$。可以认为满足以下三个条件的随机变量服从 Poisson 分布：

（1）平稳性（harshness）：X 的取值与观察单位的位置无关，只与观察单位的大小有关。

（2）独立性（independence）：在某个观察单位上 X 的取值与前面各观察单位上 X 的取值独立（无关）。

（3）普通性（ordinary）：在充分小的观察单位上 X 的取值最多为 1。

Poisson 分布适合于描述单位时间内或单位空间上随机事件发生的次数。例如，每毫升水中大肠杆菌的发生数，新生儿出生缺陷、多胞胎、染色体变异发生数等，它与二项分布的区别在于发生数很低，而样本数又很大，这时用 Poisson 分布来计算概率能简化计算。

2. Poisson 分布的特征

（1）Poisson 分布是一种单参数的离散型分布，其参数为 μ，它表示单位时间或空间内某事件平均发生的次数，又称强度参数。

（2）Poisson 分布的方差 σ^2 与均数 μ 相等，即 $\sigma^2=\mu$。据此可以大致判断某一离散型随机变量是否服从 Poisson 分布。

（3）Poisson 分布是非对称性的，在 μ 不大时呈偏态分布，随着 μ 的增大，迅速接近正态分布。一般来说，当 $\mu>20$ 时，可以认为近似正态分布（图 5-9），Poisson 分布资料可按正态分布处理。

笔记栏

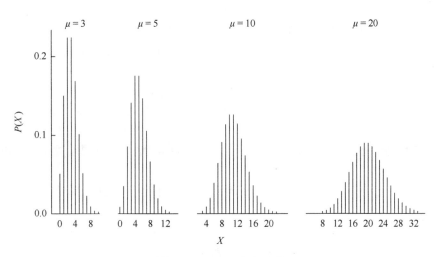

图 5-9　Poisson 分布示意

(4) Poisson 分布的累积概率常用的有左侧累积和右侧累积两种。单位时间或空间内事件发生的次数。

(5) Poisson 分布具有可加性：如果有 k 个相互独立的随机变量 X_1、X_2、…、X_k 分别服从参数为 μ_1、μ_2、…、μ_k 的 Poisson 分布，则其和 $T = X_1 + X_2 + \cdots + X_k$ 也服从参数为 $\mu_1 + \mu_2 + \cdots + \mu_k$ 的 Poisson 分布。该性质称为 Poisson 分布的可加性，可以利用 Poisson 分布的可加性原则使 Poisson 分布的 μ 值大于 20，然后采用正态近似法处理。

（二）Poisson 分布的应用

由于 Poisson 分布是二项分布的极限分布，因此二项分布的应用条件也是 Poisson 分布的应用条件。值得注意的是，Poisson 分布的适用场合还要求观察单位数 n 很大，且事件发生的概率很小，特别是罕见事件，如某些发病率极低的疾病。

【例 5-5】　利用 Poisson 分布计算例 5-4 的概率，并与二项分布进行比较。

本例：$n = 500$，$\pi = 0.01$，$\mu = n\pi = 500 \times 0.01 = 5$，则

$$P(X \leq 1) = P(0) + P(1) = \sum_0^1 P(X = m) = \sum_0^1 \frac{\mu^x}{x!} e^{-\mu} = 0.0404$$

通过计算其结果和例 5-4 二项分布概率计算结果相差无几，基本一致。有理由认为该地新生儿畸形发生率为 1% 不合理，可能更低。

第四节　医学参考值范围的确定

一、医学参考值范围定义

参考值范围(reference range)是为了减小变异的影响所确定的测定值的正常波动范围。医学参考值(medical reference value)是指包括绝大多数正常人的人体形态、功能和代谢产物等各种解剖、生理、生化、免疫、组织或排泄物中各种成分等生物医学数据。医学参考值范围(medical reference range)是为了减小变异的影响，提高参考值作为判定正常或异常的可靠性所确定的绝大多数正常人医学参考值的波动范围，常简称为参考值范围，传统上称正常值范围(normal range)。

二、医学参考值范围确定原则

(1) 确定一批样本含量足够大的"正常人"，一般要求大于 100 例，可以通过随机抽样的方法获得，随机抽取样本人群之前，须制定纳入标准和排除标准，以保证研究对象的同质性。

笔记栏

(2)测量样本人群相应指标的值，测量的过程中要严格控制各种误差。

(3)根据指标特点决定单双侧，通常根据专业知识和实际用途决定，若某指标过高或过低均为异常，则相应的参考值范围既有上限又有下限，即取双侧界值，如血糖值；若某指标仅过高属异常，则应采用单侧参考值范围制定上侧界值，即上限，如尿铅、发汞等指标。反之，若某指标仅过低为异常，则应对此指标制定单侧下限，作为参考值范围，如肺活量。因此单双侧的选取，取决于专业知识和专业需要。

(4)选择适宜的百分界值，一般以 95%参考值范围最为常用，也可根据需要确定 90%或 99%为百分范围。

(5)选择适当的制定方法，一般的正态分布资料使用正态分布法；偏态分布资料使用百分位数法(表 5-8)。

表 5-8　参考值范围的制定

参考值范围(%)	正态分布法			百分位数法		
	双侧	单侧		双侧	单侧	
		下限	上限		下限	上限
90	$\bar{x}\pm1.64s$	$\bar{x}-1.28s$	$\bar{x}+1.28s$	$P_5\sim P_{95}$	P_{10}	P_{90}
95	$\bar{x}\pm1.96s$	$\bar{x}-1.64s$	$\bar{x}+1.64s$	$P_{2.5}\sim P_{97.5}$	P_5	P_{95}
99	$\bar{x}\pm2.58s$	$\bar{x}-2.33s$	$\bar{x}+2.33s$	$P_{0.5}\sim P_{99.5}$	P_1	P_{99}

三、医学参考值范围的估计方法

1. 正态分布法　　用于正态分布资料。

双侧 $1-\alpha$ 参考值范围：$\bar{x}-u_{\alpha/2}s\sim\bar{x}+u_{\alpha/2}s$。

单侧 $1-\alpha$ 参考值范围：$>\bar{x}-u_{\alpha}s$ 或 $<\bar{x}+u_{\alpha}s$。

2. 百分位数法　　用于偏态分布以及资料中一端或两端无确切数值的资料。

双侧 $1-\alpha$ 参考值范围：$P_{\alpha/2}\sim P_{(100-\alpha/2)}$。

单侧 $1-\alpha$ 参考值范围：P_{α} 或 $P_{(100-\alpha)}$。

对于服从正态分布的指标适宜采用正态分布法计算，若指标不服从正态分布，首先考虑进行数据变换，如对数变换。变换后的资料如果服从正态分布，按变换后的新数据计算参考值范围，然后再用反函数求解原变量值；若经变换后也不成正态分布，可以采用百分位数法，要注意，百分位数法利用样本信息是不充分的。

【例 5-6】　某地调查了 120 名发育正常的 7 岁男童身高，得均数为 120cm，标准差为 4.5cm，试估计该地 7 岁男童身高的 95%参考值范围。

一般来说，7 岁男童身高过矮和过高都认为异常，故此参考值范围取双侧范围。又因为该指标近似服从正态，可采用正态分布法求其 95%参考值范围。

$$下限：\bar{x}-1.96s=120-1.96\times4.5=111.18(cm)$$

$$上限：\bar{x}+1.96s=120+1.96\times4.5=128.82(cm)$$

即该地 7 岁男童身高的 95%参考值范围为 111.18～128.82(cm)。

正态分布是许多统计方法的理论基础：如 t 分布、F 分布、χ^2 分布都是在正态分布的基础上推导出来的，u 检验也是以正态分布为基础的。此外，根据中心极限定理，很多统计量的分布(如 t 分布、二项分布、Poisson 分布)的极限为正态分布，在样本含量足够大时，可以按正态分布原理进行统计推断。

笔记栏

****

统计学内容表达

某医院研究者采用正常参考值制定方法，建立了本医院妊娠期"正常孕妇"不同妊娠期特异性甲状腺功能的正常参考值范围，文章英文摘要如下：

Abstract：【Objective】To establish the reference ranges of thyroid tests during pregnancy of Sun Yat-sen Memorial Hospital，Sun Yat-sen University. 【Methods】A total of 2120 pregnancy women who have took prenatal care in our hospital were recruited from Mar.2010～Dec.2012. All women were individually screened and excluded according to the NACB recommendations and other including or excluding criteria regarding thyroidal and pregnancy outcomes. Finally，seven hundred and fifty-one women at different stages of gestation were selected for setting reference intervals. There are 133 women for the first trimester，388 for the second and 230 for the third. The thyroid tests include TT4，FT4，TSH and TPOAb. 【Results】(1)Based on normal distribution，the mean for TT4 was 132.56 nmol/L for the first trimester，137.38 nmol/L for the second and 128.70 nmol/L for the third，two-sided 95%reference ranges of TT4 were estimated as 74.53～190.59，87.03～187.73，and 78.46～179.04 nmol/L separately.(2)After log-transformation，the distribution of FT4 was conformed to normal distribution. The mean of FT4 for the first，second and the third trimester were 16.14，13.60 and 12.03 pmol/L separately，two-sided 95%reference values of FT4 were 11.22～21.06，9.92～17.28 and 9.03～15.03 pmol/L separately.(3)After log-transformation，the distribution of TSH was conformed to non-normal distribution. The median for TSH is 1.030 mU/L for the first trimester，1.415 for the second and 1.550 for the third trimester. Based on non-normal distribution，the percentile of the 2.5 to the 97.5 reference ranges of TSH was on behalf of two-sided 95%reference values of TSH. There were 0.037～3.181，0.146～3.830，0.355～3.623mU/L，separately. 【Conclusion】Combined with the pregnancy outcomes and using a more rigorous screening criteria for establishing the reference rages is more credible in theory. And there are significant differences between pregnant women and the non-pregnant women.

正常参考值范围的制定，需要根据资料的分布类型选择恰当的统计计算方法。本研究中，TT4、FT4 两个指标服从对数正态分布，TSH 属于偏态分布，因此，本书采用了不同的统计计算方法。

案 例 辨 析

大样本调查显示某省 2012 年血吸虫平均感染率为 0.36%,试计算 1000 人中至少 10 人感染的概率。某同学采用二项分布方法计算了至少 10 人感染的概率，另一同学采用了 Poisson 分布计算了至少 10 人感染的概率，试分析两个同学的分析计算思路是否正确。

电 脑 实 验

一、SPSS 提供的概率计算函数

SPSS 软件中提供了各种随机变量的累积分布函数(CDF)和概率密度函数(PDF)，可以通过这两种函数计算精确的累积概率和概率密度。表 5-9 给出了 SPSS 软件中常用的随机变量函数的累积分布函数和概率密度函数。

笔记栏

表 5-9　SPSS 软件中常见的累积分布函数和概率密度函数

函数形式	函数说明
累积分布函数(CDF)	
CDFNORM(zvalue)	返回标准正态分布的累积概率值
CDF.NORMAL(quant, mean, stddev)	返回任意给定的正态分布的累积概率值
CDF.BINOM(quant, n, prob)	返回任意给定的二项分布的累积概率值
CDF.POISSON(quant, mean)	返回任意给定 Poisson 分布的累积概率值
CDF.UNIFORM(quant, min, max)	返回任意给定参数的均匀分布的累积概率值
概率密度函数(PDF)	
PDF.NORMAL(quant, mean, stddev)	返回任意给定的正态分布的概率密度值
PDF.BINOM(quant, n, prob)	返回任意给定的二项分布的概率密度值
PDF.POISSON(quant, mean)	返回任意给定 Poisson 分布的概率密度值

二、随机变量累积概率和概率密度的计算过程

Transform→Compute Variable，在 Compute Variable 对话框中作适当的设置：Target Variable 框中打入 p，在 Numeric Expression 框中构筑函数表达式，如例 5-3 计算 m 个人有反应的概率，可采用二项分布累积函数 CDF.BINOM$(m, 5, 0.05)$-CDF.BINOM$(m-1, 5, 0.05)$ 得到，其中 CDF.BINOM(quant, n, prob) 为二项分布的累积分布函数，quant 表示阳性数，n 为样本量，prob 为总体阳性率，然后点 OK 即得结果。

小　　结

本章着重介绍了变量的概率分布和医学参考值的制定两部分内容。其中，变量的概率分布中着重介绍了变量常见的三种概率分布(正态分布、二项分布和 Poisson 分布)的概念、特征及应用。医学参考值范围的制定分别介绍了适用于正态分布资料的正态法和适用于偏态分布资料的百分位法。变量的概率分布是随机抽样与抽样分布、参数估计和假设检验的理论基础。

思考与练习

一、最佳选择题

1. 某项指标 95% 医学参考值范围表示的是(　　)。
   A. 检验指标在此范围，判断"异常"正确的概率大于或等于 95%
   B. 检验指标在此范围，判断"正常"正确的概率大于或等于 95%
   C. 在"异常"总体中有 95% 的人在此范围之外
   D. 在"正常"总体中有 95% 的人在此范围
   E. 落在范围外的一定是不正常的
2. 应用百分位数法估计参考值范围的条件是(　　)。
   A. 数据服从正态分布　　　B. 数据服从偏态分布　　　C. 有大样本数据
   D. 数据服从对称分布　　　E. 二项分布
3. 标准正态分布曲线下，中间 95% 的面积所对应的横轴的范围是(　　)。
   A. $-\infty$ 到 $+1.96$　　　B. -1.96 到 $+1.96$　　　C. $-\infty$ 到 $+2.58$
   D. -2.58 到 $+2.58$　　　E. $-\infty$ 到 -1.96

笔记栏

4. 正态曲线下，横轴上，从均数到 $+\infty$ 的面积为(　　)。

    A. 97.5%　　　　　　　　B. 95%　　　　　　　　C. 50%

    D. 5%　　　　　　　　　　E. 不能确定

二、简答题

  1. 什么是医学参考值范围？

  2. 某地区 20 岁男学生 200 人的脉博数(次/分钟)，经检验服从正态分布。求得均数 $\bar{x}=76.10$ ，标准差 $s=9.32$ 。试估计脉博数的 95% 的参考值范围。

参 考 文 献

王蕴慧，张培，赵会丹，等.2013. 妊娠期特异性甲状腺功能正常参考值范围. 中山大学学报(医学科学版)，34(6)：996-1000.

(韩曦英)

笔记栏

第六章　参数估计

【案例】　1900年，爱尔兰的一名化学家 William Gosset 怀疑标准正态分布并不总是用来寻找概率的唯一的正确分布，他利用3000名犯人的身高和左手中指长度来进行他的探索。他对每一个变量值选择4个观察值作为一个样本，共得到750个不同的样本。对于每一个样本他都计算了一个 $\bar{x}$ 值，然后计算了两个变量的直方图。Gosset 发现他的两个直方图的形状非常接近，但与标准正态分布有很大不同。他将这个新分布起名叫做 t 分布，样本均数离均差的转换值称为 t 值。随后他以 student 别名发表了 t 分布的文章，因此 t 分布有时也叫学生化 t 分布（student's distribution）。

抽样误差是统计学的一个重要的基本概念，抽样误差的分布以及由它导出的 t 分布是连续型随机变量的重要理论分布，通过 t 分布可以进一步进行总体均数的可信区间估计。为了让学生理解抽样误差和 t 分布的相关概念，我们可以在电脑上模拟进行统计实验，学生通过抽样实验掌握样本均数的分布规律，从而了解抽样误差的分布规律，进一步计算 t 值，了解 t 分布的规律，以及 t 分布与标准正态分布的关系，并掌握95%可信区间的含义。

第一节　抽样误差与抽样分布

在医学研究中，经常遇到要探索的总体是无限总体，或总体中的个体数量较多，不可能对其逐一进行研究，这就需要采用抽样研究（sampling study）的方法，这种用样本信息推论总体特征的方法称为统计推断。统计推断包括参数估计（parameter estimation）和假设检验（hypothesis testing）。参数估计就是以样本指标值（统计量）推断总体指标值（参数），假设检验的内容与之有差别，将在第七章讲解。

由于生物个体变异的存在，在同一个总体中随机抽取若干个样本含量相同的样本，由样本计算的观察指标（如样本均数 $\bar{x}$、样本标准差 s、样本率 p、样本相关系数 r、样本回归系数 b 等）很难恰好等于总体指标（如总体均数 μ、总体标准差 σ、总体率 π、总体相关系数 ρ、总体回归系数 β 等），各样本的观察指标一般也不会完全相同，这种由个体差异和抽样造成的样本与总体、样本与样本相应统计指标之间的差异称为抽样误差（sampling error）。这些样本观察指标的分布就称为抽样分布（sampling distribution）。因而，当用样本指标作为相应总体指标的估计值时，不可避免地存在抽样误差。抽样误差虽然不可避免，但抽样误差存在规律性，本节通过计算机模拟实验分别从正态总体和非正态总体中大量随机抽样，再现样本统计量的分布规律。

一、样本均数的抽样分布与标准误

1. 样本均数的抽样分布　　从正态分布总体 $N(5.00, 0.49^2)$ 中，利用计算机在该总体中作随机抽样，每次随机抽取样本含量 $n = 5$ 的样本，计算其均数与标准差，重复抽取1000次，获得1000份样本，计算1000份样本的均数与标准差，并对1000份样本的均数作直方图。按上述方法分别做样本含量 $n = 10$、$n = 30$ 的抽样实验；比较计算结果。表6-1为1000份样本抽样结果，图6-1为从正态总体中随机抽样样本均数的分布。

笔记栏

表 6-1　1000 份样本抽样结果

n	总体均数	总体标准差	样本均数的均数	样本均数的标准差
5	5.00	0.49	4.90	0.2161
10	5.00	0.49	4.90	0.1707
30	5.00	0.49	4.90	0.1100

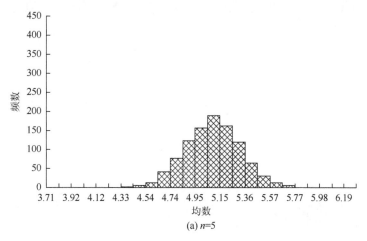

(a) n=5

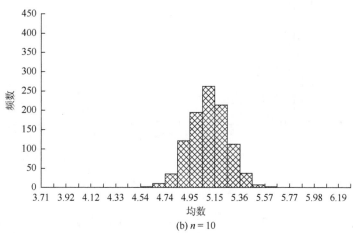

(b) n = 10

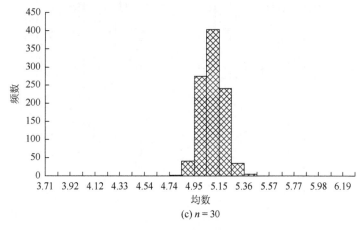

(c) n = 30

图 6-1　从正态总体中随机抽样样本均数的分布

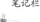

笔记栏

由此可见，从满足正态分布的总体中进行随机抽样，可以发现样本均数的抽样分布具有以下特点：

①各样本均数未必等于总体均数，各样本均数间也存在差异。②样本均数的变异范围较原变量的变异范围小。③随着 n 增加，样本均数的变异程度减小。④样本均数围绕总体均数分布，中间多、两边少，近似正态分布。

同样，从非正态的总体中，利用计算机从该总体中模拟随机抽样，每次随机抽取样本含量 $n=5$，并计算其均数与标准差；重复抽取 15000 次，获得 15000 份样本；计算 15000 份样本的均数与标准差，并对 15000 份样本的均数作直方图。按上述方法再做样本含量 $n=1$、2、5、10、30 的抽样实验(注：$n=1$ 时，就是原始变量观察值的经验分布，左边分布为贝塔分布，呈正偏态，右边为均匀分布)；样本均数的分布如图 6-2 所示。

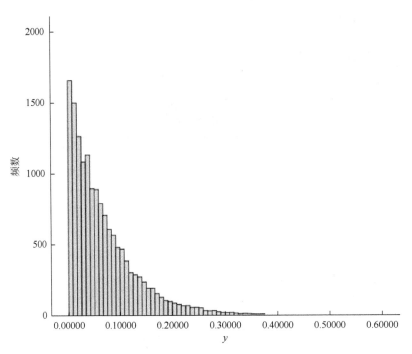

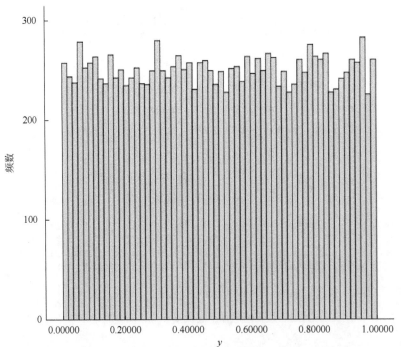

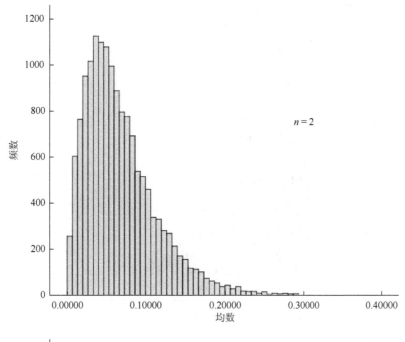

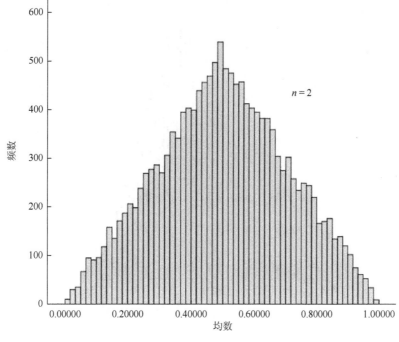

笔记栏

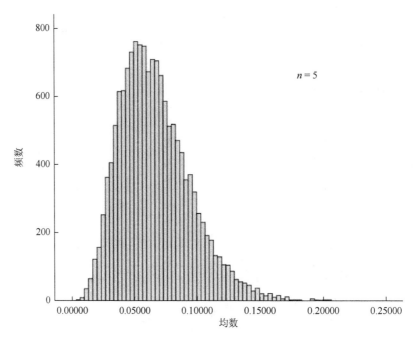

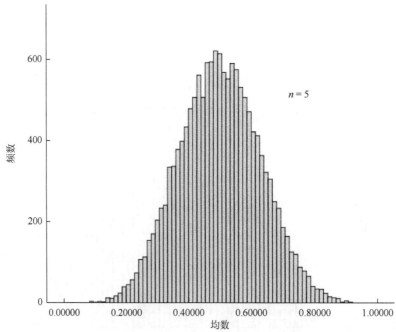

笔记栏

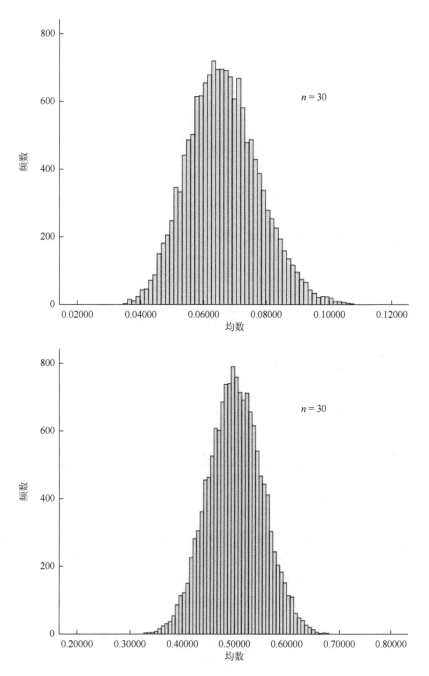

图 6-2 从非正态总体随机抽样样本均数的分布

可见，当样本含量 n 较小时，样本均数的分布呈非正态分布，当样本量 $n \geq 30$ 时，样本均数的分布近似服从正态分布。

中心极限定理(central limit theorem)：从总体中抽取样本量为 n 的简单随机样本，无论抽样的总体分布如何，当抽样的样本含量 n 足够大时，所抽样本均数的分布近似于正态分布。

2. 样本均数的标准误(standard error of mean，SEM) 在样本均数的抽样分布中，由个体差异和随机抽样造成的样本均数与总体均数、样本均数与样本均数之间的差异称为均数的抽样误差，也就是样本均数的标准差，称为均数的标准误。它不但反映样本均数间的离散程度，而且反映样本均数与相应总体均数间的差异，因而说明均数抽样误差的大小。其统计符号是 $\sigma_{\bar{x}}$，计算方法见式(6-1)。

$$\sigma_{\bar{x}} = \sigma / \sqrt{n} \tag{6-1}$$

笔记栏

由式（6-1）可知，SEM 与总体标准差 σ 成正比，与样本含量 n 的平方根成反比。在实际工作中难以取得 σ，故常用 s 来代替 σ，用式（6-2）求得标准误的估计值 $s_{\bar{x}}$。

$$s_{\bar{x}} = s/\sqrt{n} \tag{6-2}$$

由此可知，降低抽样误差的方法有两种：一是增加样本含量；二是降低标准差，即改进观察单位之间的同质性。标准误越小，说明抽样误差越小，用统计量来估计参数时的可靠程度越大；反之，标准误越大，说明抽样误差越大，用统计量来估计参数时越不可靠。

【例 6-1】 某研究者在某地随机抽取了 30 名 13 岁女生，测量其身高，计算出 $\bar{x}=156.70$cm，$s=4.98$cm，试估计样本均数的标准误大小。

已求得 $s=4.98$，$n=30$，代入式（6-2），得

$$s_{\bar{x}} = 4.98/\sqrt{30} = 0.909(\text{cm})$$

3. 标准差与均数标准误的区别和联系（表 6-2）

表 6-2 标准差与均数标准误的区别和联系

	标准差	均数标准误
意义	描述个体观察值之间的离散程度（变异程度）	描述同一总体中随机抽取样本含量相同的多个样本均数间的离散程度
公式	$s=\sqrt{\left\{\sum(x-\bar{x})^2\right\}/(n-1)}$	$s_{\bar{x}}=s/\sqrt{n}$
与 n 关系	随着 n 的增大逐渐趋于稳定	随着 n 的增大而逐渐减小，与 n 的平方根成反比
用途	表示个体观察值的变异大小；结合样本均数描述正态分布的特征；在正态分布时用于参考值范围的估计；结合样本均数计算变异系数；结合样本含量计算均数的标准误	表示样本均数抽样误差的大小；描述样本均数的可靠性；结合样本均数计总体均数的 CI；进行均数间差别的假设检验
联系	两者均为变异指标，如果把样本均数看作一个变量值，则样本均数的标准误可称为样本均数的标准差；当样本含量不变时，标准误与标准差成正比，两者均可与均数结合运用，但描述的内容各不相同	

二、t 分布及其应用

1. t 分布 在前述 t 分布由来的故事中，William Gosset 所做的样本均数离均差的转换值是将所有 $n=4$ 的样本均数 $\bar{x}$ 按公式 $u=(\bar{x}-\mu)/\sigma_{\bar{x}}$ 进行数学变换，由于 σ 往往未知，通常以 $s_{\bar{x}}$ 作为 $\sigma_{\bar{x}}$ 的估计值，因样本含量小，其数学变换公式为 $t=(\bar{x}-\mu)/s_{\bar{x}}$，得到若干 t 值。若有无限多个样本，则这些 t 值可绘成一条光滑的曲线——t 分布曲线，这种所得的 t 值围绕以 0 为中心的分布，就是 t 分布（t-distribution），参见图 6-3。

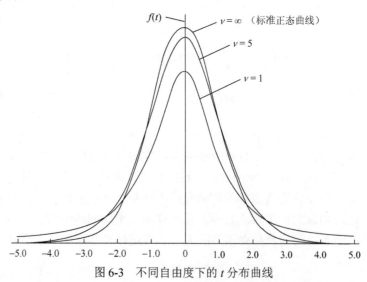

图 6-3 不同自由度下的 t 分布曲线

2. **t 分布的特征**　　　t 分布是一种重要的抽样分布,其分布特征如下。

(1)t 分布为一簇单峰分布曲线,以 0 为中心,左右对称。

(2)自由度 ν 是 t 分布的唯一参数。ν 越小,t 值越分散,t 分布的峰越低、两侧尾部翘得越高;当 ν 逐渐增大时,t 分布逼近标准正态分布;当 ν 为无穷大时,t 分布即标准正态分布 $N(0,1)$,故标准正态分布是 t 分布的特例(表 6-3)。

表 6-3 　 t 分布与标准正态分布的区别与联系

	t 分布	标准正态分布
变量	样本均数	随机变量、样本均数
本质	抽样分布	个体分布或抽样分布
n	小	作为抽样分布时,样本量大
公式	$t=(\bar{x}-\mu)/s_{\bar{x}}$	$u=(x-\mu)/\sigma,\ \ u=(\bar{x}-\mu)/\sigma_{\bar{x}}$
曲线	t 分布是随自由度变化而变化的一簇曲线,t 分布较标准正态分布顶部略低而尾部稍高	标准正态分布是与自由度无关的唯一一条曲线
联系	都是概率密度分布的形式,随着自由度增大,t 分布趋近于标准正态分布;当 $n>30$ 时,二者相差很小;当 $n\to\infty$ 时,二者重合,即标准正态分布是 t 分布的特例	

自由度(degree of freedom)是某一统计量中取值不受限制的变量的个数,用 ν 表示。设某统计量中共有 n 个可变的量,$\nu=n$;若它们受到 $k(k<n)$ 个条件制约,则 $\nu=n-k$。

附表 2 给出了 t 分布双侧 $P(2)$ 或单侧 $P(1)$ 尾部常见概率的 t 界值,表中横标目为自由度 ν,纵标目为概率 P,表中数字为相应的 t 界值,单侧 t 界值用符号 $t_{\alpha,\nu}$ 表示,双侧 t 界值用符号 $t_{\alpha/2,\nu}$ 表示。

显然,当 t 值相等时,$P(2)$ 是 $P(1)$ 的 2 倍,反之当小概率定为 0.05 时,单侧的 $|t|$ 界值小于双侧的 $|t|$ 界值。例如,$t_{0.05/2,24}=2.064$,表示从总体 $N(\mu,\sigma^2)$ 中随机抽样,其样本含量为 25,计算相应的 t 值,这个 t 值在 $(-2.064,2.064)$ 之外的概率为 5%。

3. **t 分布的用途**　　主要用于总体均数的区间估计和 t 检验等。

三、样本率的抽样分布与标准误

1. **样本率的抽样分布**

(1)概念:假设在一个暗箱内装有形状、重量完全相同的红球和黑球,若红球比例为 30%,即在所有球中摸到红球的总体率 $\pi=30\%$。每次从暗箱中摸一个球看清颜色后放回去,搅匀后再摸,重复摸球 40 次($n=40$),计算摸到红球的百分比(即样本率 p_i)。重复这样的实验 100 次,每次摸到红球的比例分别为 12.5%,20.0%,35.5%,…,将其频率分布列于表 6-4。

表 6-4 　总体率 π 为 30% 时的随机抽样结果($n=40$)

红球比例(%)	样本频数	频率(%)
10.0~	1	1.0
15.0~	2	2.0
20.0~	15	15.0
25.0~	23	23.0
30.0~	31	31.0
35.0~	20	20.0
40.0~	5	5.0
45.0~50.0	3	3.0
合计	100	100.0

笔记栏

表 6-4 中的 100 个样本，红球比例为"30%～"组段频数最多，其次是"25%～"和"35%～"两个组段。由此可知，样本率围绕总体率($\pi = 30\%$)分布，即多数样本率离 30%较近，少数样本率距 30%较远。这些大小不等的样本率都是从红球比例为 30%的总体中随机抽样得到的，其分布构成了样本率的抽样分布。

(2)二项分布：样本率的抽样分布为二项分布，当样本含量较大($n>50$)，且样本率 p 与 $1-p$ 不接近 0 也不接近 1，np 与 $n(1-p)$ 均大于 5 时，样本率的抽样分布接近正态分布，详见第五章。

2. 率的标准误(standard error of rate)　由抽样造成的样本率与样本率之间、样本率与总体率之间的差异称为率的抽样误差，即样本率的标准差，称为率的标准误，统计符号为 σ_p。它不但反映样本率间的离散程度，而且反映样本率与相应总体率间的差异，因而说明了率的抽样误差大小，计算方法见式(6-3)。

$$\sigma_p = \sqrt{\pi(1-\pi)/n} \tag{6-3}$$

式中，σ_p 为率的标准误；π 为总体中某现象的发生率(总体率)；n 为样本含量。

当总体率 π 未知时，可用样本率 p 来代替，从而计算出率的标准误的估计值(s_p)，计算方法见式(6-4)。

$$s_p = \sqrt{p(1-p)/n} = \sqrt{pq/n} \tag{6-4}$$

式中，s_p 为样本率的标准误；p 为样本的阳性率；$q = 1-p$ 为样本的阴性率。

由式(6-4)可见，样本率的标准误与样本含量 n 和 p 有关，当 p 不变时，它与平方根成反比，如果增加样本含量 n，可以减小样本率的抽样误差。

【例 6-2】　某医院用黄芪注射液治疗慢性支气管炎 120 例，有效 94 例，有效率为 78.3%，求率的标准误。

本例：$p = 0.783$，$q = 1-p = 1-0.783 = 0.217$，$n = 120$，代入式(6-4)得

$$s_p = \sqrt{0.783 \times 0.217/120} = 0.0376$$

某医院用黄芪注射液治疗慢性支气管炎的有效率为 78.3%，标准误为 0.0376。

第二节　总体均数的估计

在抽样研究中，得到一个或多个样本均数(统计量)，如何以此估计总体均数(参数)的大小？可以采取点估计和区间估计两种方法。

一、总体均数的点估计

点估计(point estimation)是用样本统计量来直接估计总体参数的数值。方法是以样本统计量作为被估计参数的点估计值。点估计方法简单，但没有考虑抽样误差，无法评价估计值与真值之间的差距。

【例 6-3】　测得某地 200 例正常成年男性血清胆固醇的均数为 3.55mmol/L，标准差为 1.14mmol/L，试估计该地正常成年男性血清胆固醇总体均数的点估计值。

本例：$n = 200$，$\bar{x} = 3.55$mmol/L，$s = 1.14$mmol/L，$s_{\bar{x}} = s/\sqrt{n} = 1.14/\sqrt{200} = 0.08$mmol/L。故该地成年男性血清胆固醇总体均数点估计值为 3.55mmol/L。

二、总体均数的区间估计

区间估计(interval estimation)即结合样本统计量和标准误确定一个具有较大可信度的覆盖总体参数的区间，该区间称为总体参数的 $1-\alpha$ 可信区间(confidence interval，CI)。α 值一般取 0.05 或 0.01，故 $1-\alpha$ 为可信度，一般取为 0.95 或 0.99。按此可信度确定的 CI 为 95%CI 或 99%CI。CI 由两个可信限(confidence limit，CL)构成，其中较小的值称可信下限(lower limit)，较大的值称可信上限(upper limit)。

笔记栏

CI 的涵义可理解为若从被估计的总体中随机抽取一个样本，并给出其 95%CI 或 99%CI，那么，这个区间覆盖这个参数的可能性为 95% 或 99%；不包含参数的可能性是 5% 或 1%。因此，95%CI 的估计方法存在 5% 的判断错误风险或可能性，将这个仅有 5% 可能性的事件称为小概率事件。根据统计学的判断原则，小概率事件在仅仅一次试验结果中不会发生，在实际工作中就认为这个区间覆盖总体参数。

(一)总体均数的可信区间

总体均数的可信区间是根据样本均数的抽样分布规律估计的，计算方法根据总体标准差 σ 是否已知和样本含量 n 的不同而不同。

1. 标准正态分布法

(1)当总体标准差 σ 已知时，按标准正态分布规律，得

$$P(-u_{\alpha/2} < \bar{x} - \mu / \sigma_{\bar{x}} < u_{\alpha/2}) = 1-\alpha，即 P(\bar{x} - u_{\alpha/2}\sigma_{\bar{x}} < \mu < \bar{x} + u_{\alpha/2}\sigma_{\bar{x}}) = 1-\alpha$$

故总体均数可信度为 $1-\alpha$ 的 CI 可用式(6-5)求得，

$$(\bar{x} - u_{\alpha/2}\sigma_{\bar{x}}, \bar{x} + u_{\alpha/2}\sigma_{\bar{x}}) \tag{6-5}$$

式中，$u_{\alpha/2}$ 为双侧尾部面积为 α 时 u 的界值。

(2)当总体标准差 σ 未知但 n 足够大时，t 分布近似服从标准正态分布，可用 $u_{\alpha/2}$ 代替式(6-7)的 $t_{\alpha/2}$，则总体均数的双侧 $1-\alpha$ 的 CI 为

$$(\bar{x} - u_{\alpha/2}s_{\bar{x}}, \bar{x} + u_{\alpha/2}s_{\bar{x}}) \tag{6-6}$$

2. t 分布法　　当 σ 未知且 n 较小时(如 $n \leq 50$)，t 统计量为

$$t = \frac{\bar{x} - \mu}{s_{\bar{x}}}$$

按 t 分布规律，可得

$$P(-t_{\alpha/2,\nu} < \bar{x} - \mu / s_{\bar{x}} < t_{\alpha/2,\nu}) = 1-\alpha，即 P(\bar{x} - t_{\alpha/2,\nu}s_{\bar{x}} < \mu < \bar{x} + t_{\alpha/2,\nu}s_{\bar{x}}) = 1-\alpha$$

故总体均数可信度为 $1-\alpha$ 的 CI 可用式(6-7)求得，

$$(\bar{x} - t_{\alpha/2,\nu}s_{\bar{x}}, \bar{x} + t_{\alpha/2,\nu}s_{\bar{x}}) \tag{6-7}$$

【例 6-4】　测得某地 15 例男性肝郁气滞型痤疮患者体内睾酮的均数为 18.09nmol/L，标准差为 3.20nmol/L。试估计该地男性肝郁气滞型痤疮患者体内睾酮总体均数的 95%CI 和 99%CI。

本例：$n = 15$，$\bar{x} = 18.09$nmol/L，$s = 3.20$nmol/L，$s_{\bar{x}} = s/\sqrt{n} = 3.20/\sqrt{15} = 0.83$nmol/L

$$\nu = n-1 = 15-1 = 14$$

查 t 界值表得 $t_{0.05/2, 14} = 2.145$，$t_{0.01/2, 14} = 2.977$，代入式(6-6)，得

$$95\%CI = (18.09-2.145\times0.83, 18.09 + 2.145\times0.83) = (16.31, 19.87)\text{nmol/L}$$
$$99\%CI = (18.09-2.977\times0.83, 18.09 + 2.977\times0.83) = (15.62, 20.56)\text{nmol/L}$$

故该地男性肝郁气滞型痤疮患者体内睾酮总体均数 95%CI 为(16.31, 19.87)nmol/L，99%CI 为(15.62, 20.56)nmol/L。

(二)可信区间的几点说明

1. 可信区间的两个要素　　准确度和精密度是 CI 的两个要素，统称为精确度。

(1)准确度(accuracy)：是 CI 包含参数的概率大小，用可信度 $1-\alpha$ 表示。可信度越接近 1，准确度越高，如可信度 99% 比 95% 的准确度高。

(2)精密度(precision)：是对参数估计的范围或长度的度量。CI 的长度越小，其估计的精密度越高。

在样本例数一定的情况下，准确度越高则精密度越低。例如，99%CI 比 95%CI 的准确度高，但精密度则降低。如果为提高准确度而减小 α，CI 势必变得更宽，导致精密度下降。此时虽提高了准确度，却损失了精密度。所以需要兼顾准确度和精密度，不能笼统地认为 99%CI 一定比 95%CI 好。解决两者矛盾的方法是，在可信度确定的情况下，通过增加 n 来减小标准误，使得 CI 的长度减小，从而提高精密度。

2. 可信区间的特点　　是由其两个要素决定的，现结合例 6-4 资料予以说明。

(1)当 n 确定后，CI 范围的大小与 $1-\alpha$ 的高低成正比，与估计结果的精密度成反比，参见图 6-4。

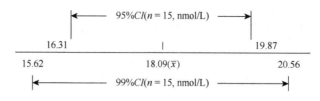

图 6-4　n 相等时区间范围与可信度及精密度的关系

(2)当 $1-\alpha$ 确定后，n 的大小与 CI 范围的大小成反比；与估计结果的精密度成正比。因为增加 n 会减小标准误，使 CI 的范围缩小，真实值靠近点估计值的可能性越大，估计的精密度提高，参见图 6-5。

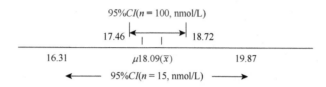

图 6-5　可信度确定后 n 大小与区间范围及估计精密度比较

3. 可信区间与可信限的关系　　CI 为某一整体内的一个分段，是以上、下可信限为界的开区间(不包含界值在内)。CL 的可信限是 CI 的上下两个界值。如例 6-4，95%CI 为(16.31，19.87)nmol/L。16.31nmol/L 是 CI 的下限(L)，19.87nmol/L 为 CI 的上限(U)。

4. 总体均数 CI 与参考值范围的区别(表 6-5)

表 6-5　总体均数的可信区间与参考值范围的区别

区别	总体均数的可信区间	参考值范围
涵义	根据抽样分布原理，按预先给定的概率 $1-\alpha$ 所确定总体未知参数 μ 的可能范围。事实上一次随机抽样算得的可信区间可能包含了总体均数，也可能没有包含。但可以说，当给定 $\alpha = 0.05$ 时，μ 的 95%CI 估计正确的概率是 0.95，估计错误的概率是 0.05	表示某项解剖、生理、生化等指标绝大多数个体观察值可能出现的范围
计算	σ 已知：$(\bar{x} - u_{\alpha/2}\,\sigma_{\bar{x}}$，$\bar{x} + u_{\alpha/2}\,\sigma_{\bar{x}})$ σ 未知：$(\bar{x} - t_{\alpha/2,\nu}s_{\bar{x}}$，$\bar{x} + t_{\alpha/2,\nu}s_{\bar{x}})$	正态分布：$\bar{x} \pm u_{\alpha/2}s$（双侧） 非正态分布：$P_{x/2} \sim P_{100-x/2}$（双侧）
与 n 的关系	n 越大，CI 越小 n 无穷大，CI 趋近 0	n 越大，参考值范围越稳定
用途	估计总体均数	估计某项指标绝大多数观察单位的波动范围

第三节　总体率的估计

在抽样研究中，得到一个或多个样本率，如何以此估计总体率(参数)的大小？与总体均数的估计一样，也可以采取点估计和区间估计两种方法。

一、总体率的点估计

总体率的点估计的方法是以样本率作为总体率的点估计值。例如，某医院辨证治疗功能性消化不良 100 例，临床治愈 45 例，治愈率为 45.0%，由此认为，总体治愈率为 45.0%。

二、总体率的区间估计

常用样本率及其标准误估计总体率的 CI。根据样本含量 n 和样本率 p 的大小，可采用正态近似法和查表法计算总体概率的 CI。

1. 正态近似法　　当样本含量较大 $(n>50)$，且样本率 p 与 $1-p$ 不接近 0 也不接近 1，np 与 $n(1-p)$ 均大于 5 时，样本率的抽样分布接近正态分布，此时可用正态近似法，按式(6-8)确定总体概率 $1-\alpha$ 的 CI。

$$p \pm u_{\alpha} s_p \tag{6-8}$$

求总体率 95% 的 CI 时，$u_{\alpha}=1.96$；若求 99% 的 CI，$u_{\alpha}=2.58$。

【例 6-5】　某医师用中药辨证施膳对症治疗痛风患者 60 例，治愈 50 例，治愈率为 83.33%。试估计该治疗方法总体治愈率 95%CI。

本例：$n=60>50$，$\pi=0.8330$，$u_{\alpha}=1.96$，$s_p=\sqrt{0.8333(1-0.8333)/60}=0.0482$，代入式(6-8)得 $95\%CI=0.8333\pm1.96\times0.0482=(0.7385, 0.9274)$。故中药辨证施膳对症治疗痛风治愈率的 95%$CI$ 为 (73.85%，92.74%)。

2. 查表法　　当样本含量较小 $(n\leqslant50)$，或样本率接近 0 或 1 时，率的抽样分布服从二项分布，可用查表法。根据"附表 3 百分率的 95% 可信区间"直接用样本含量 n 及阳性数 x 查表，即得总体率 95% 或 99% 的 CI。

注意：附表 3 的 x 值仅列出 $x\leqslant n/2$ 的数列，若 $x>n/2$，则可用反推法，以 $n-x$ 的值(阴性数)查表，然后用 100 减去查得的数值即所求的 CI。

【例 6-6】　某医院采用中医方法治疗类风湿性关节炎 40 例，其中 27 例有效，有效率为 67.5%。试估计其总体率 95% 的 CI。

本例：$n=40$，$x=27>40/2$，故以 $n-x=40-27=13$，查附表 3 得：总体无效率的 95%$CI=(19, 49)$。将其上、下限分别用 100 相减，得：$100-19=81$，$100-49=51$，反推结果为：总体有效率的 95%$CI=(51, 81)$。故该医院用中医方法治疗类风湿性关节炎总体有效率的 95%CI 为 (51%，81%)。

****

统计学内容表达

统计推断包括参数估计和假设检验。报告论文时如果涉及总体的参数估计，应同时报告点估计和区间估计。例如，某研究者抽样调查了某高校大学生的身高，发现 198 名男生的平均身高为 169.4cm，95% 可信区间为 (168.6，170.2)；311 名女生的平均身高为 158.6cm，95% 可信区间为 (157.9，159.2)。

A researcher sampled the height of the college students by sampling survey found that the mean height of 198 boys was 169.4cm，the 95% confidence interval (CI) was (168.6，170.2)；The mean height of 311 girls was 158.6cm，the 95% confidence interval (CI) was (157.9，159.2).

案 例 辨 析

某研究者抽样调查了学生对教师上课的满意度(表 6-6)，求不同班级满意度的 95% 可信区间时采用的计算公式是下面的那种？

1. $\bar{x}\pm1.96s$，　2. $\bar{x}\pm1.96s_{\bar{x}}$，　3. $\bar{x}\pm t_{0.05,v}s_{\bar{x}}$

请问这三组公式有什么区别，分别在什么情况下运用？

笔记栏

表6-6　两个不同班级对教师上课满意度调查结果

班级	人数	满意度平均值	标准差
甲班	85	8.95	1.25
乙班	28	9.26	2.58

电 脑 实 验

【实验6-1】　学会用 SPSS 软件求资料(表6-7)的95%的可信区间。

表6-7　某高校抽样调查女大学生的身高(cm)数据

编号	身高	编号	身高	编号	身高	编号	身高
1	155	18	160	35	170	52	168
2	155	19	164	36	166	53	165
3	163	20	155	37	169	54	168
4	163	21	156	38	164	55	173
5	157	22	159	39	169	56	165
6	165	23	163	40	169	57	155
7	163	24	153	41	171	58	163
8	172	25	153	42	172	59	153
9	155	26	170	43	160	60	162
10	164	27	163	44	160	61	162
11	166	28	167	45	160	62	169
12	169	29	164	46	165	63	165
13	158	30	155	47	169	64	162
14	165	31	163	48	164	65	170
15	159	32	162	49	170	66	165
16	171	33	165	50	163	67	166
17	170	34	161	51	166	68	167

【实验6-2】　利用计算机和统计软件模拟样本均数的抽样分布及参数的可信区间的估计。

小　结

　　本章参数估计是统计推断的内容之一，对总体参数进行估计的信息来自样本统计量。由于生物个体变异的存在，从总体中随机抽样所获得的样本统计量之间有差异，这种差异由抽样误差引起。本章通过电脑实验演示了抽样误差的分布规律。其中包括了从正态分布的总体中进行随机抽样，样本量 n 即使较小，样本均数的分布也极有规律；若为小样本含量资料，则对样本均数进行均数离差的 t 转换，即 t 值；大量重复抽样便可获得若干 t 值，若干 t 值可形成一条光滑的曲线——t 分布曲线，标准正态分布是 t 分布的特例。t 分布及其极限分布(u 分布)是总体参数估计的基础：①当总体标准差 σ 未知且样本含量 n 较小时，样本均数离差的 u 转换不服从标准正态分布，但服从 t 分布，可用 t 分布的规律计算总体参数 $1-\alpha$ 可信区间；②当总体标准差 σ 未知但样本含量 n 足够大时，t 分布近似服从标准正态分布，样本均数的离差为标准正态离差，服从标准正态分布，按照标准正态分布规律计算总体参数 $1-\alpha$ 可信区间；③总体标准差 σ 已知，按照标准正态分布规律计算总体参数 $1-\alpha$ 可信区间。

笔记栏

思考与练习

一、最佳选择题

1. 标准误是指(　　)。
 A. 所有个体值对均数的离散程度
 B. 某一样本均数对总体均数的离散程度
 C. 所有样本均数对总体均数的离散程度
 D. 某些样本对总体均数的离散程度
 E. 某个观察值对总体均数的离散程度

2. 在同一正态总体中随机抽样，有99%的样本均数在下述范围内(　　)。
 A. $\bar{x}\pm2.58s_{\bar{x}}$ 　　　B. $\bar{x}\pm1.96s_{\bar{x}}$ 　　　C. $\mu\pm1.96\sigma_{\bar{x}}$
 D. $\mu\pm2.58\sigma_{\bar{x}}$ 　　　E. $\bar{x}\pm2.58\sigma_{\bar{x}}$

3. 下列中错误的是(　　)。
 A. 标准误大，说明用样本均数代表总体均数可靠性大
 B. 标准误小，说明用样本均数代表总体均数可靠性大
 C. 标准差大，标准误也大
 D. 样本含量大，标准误则小
 E. 标准误常用来估计总体均数的可信区间

4. 由样本均数估计总体均数95%的可信区间为(　　)。
 A. $\bar{x}\pm1.96s$ 　　　B. $\bar{x}\pm2.58s$ 　　　C. $\bar{x}\pm t_{0.05,\nu}s_{\bar{x}}$
 D. $\bar{x}\pm t_{0.05,\nu}s$ 　　　E. $\bar{x}\pm t_{0.01,\nu}s_{\bar{x}}$

5. 由样本均数估计总体均数99%的可信区间为(　　)。
 A. $\bar{x}\pm1.96s$ 　　　B. $\bar{x}\pm1.96s_{\bar{x}}$ 　　　C. $\bar{x}\pm t_{0.05,\nu}s_{\bar{x}}$
 D. $\bar{x}\pm t_{0.01,\nu}s_{\bar{x}}$ 　　　E. $\bar{x}\pm2.58s$

二、简答题

1. 样本均数的抽样误差有什么分布规律？
2. 样本均数的分布与原总体分布有什么关系？样本量起何作用？
3. 标准差与标准误有何区别与联系？
4. t分布的图形有什么特征，它与标准正态分布有什么联系与区别？

参 考 文 献

林爱华，骆福添，朱淑明，等. 2004. 样本均数的抽样误差与置信区间估计的电脑实验. 卫生软科学，18(3)：109-111.
Gosset W S. 1908. 平均数的概率误差. 生物计量学：1-50.

(徐　谦)

第七章 假设检验基础及 *t* 检验

【案例 1】 某研究者采用动物实验研究维生素 E 治疗脑血管痉挛的效果，将体重 10kg 左右的蛛网膜下腔出血(subarachnoid hemorrhage，SAH)模型成犬 20 只配成 10 对，各对随机分配入实验组和对照组，实验组给予维生素 E 治疗，对照组不给维生素 E。经脑血管造影求得基底动脉管径的相对变化率(%)，见表 7-1。从此数据能否得出维生素 E 对 SAH 脑血管痉挛的治疗效果。

表 7-1 SAH 后 24 小时脑血管痉挛相对变化率(%)

对子号	1	2	3	4	5	6	7	8	9	10
实验组	105.43	99.00	98.62	101.29	100.26	99.27	100.73	102.78	98.23	103.86
对照组	106.99	103.35	102.67	100.26	101.47	102.67	100.00	103.00	102.43	105.65

【案例 2】 某研究者观察某病患者外周血 T 淋巴细胞及其辅助性 T 淋巴细胞(Th)，设立正常对照组，两组各观察 15 人。观察指标为每 100 个淋巴细胞中 Th 阳性细胞数。数据如下，病例组(%)：35，32，38，37，40，39，45，41，49，35，46，43，47，38，37；对照组(%)：51，52，53，58，51，49，52，53，56，49，50，53，55，51，52。试分析某病患者外周血中 Th 阳性细胞数与正常人之间有没有差异。

第一节 假 设 检 验

一、假设检验的意义

假设检验(hypothesis testing)亦称显著性检验(significance test)，是利用样本信息，根据一定概率水准，辨别样本与样本、样本与总体之间的差异是由抽样误差还是本质差别造成的统计推断方法。在一般研究工作中，研究者能够直接获取数据的只有样本，没有总体，只能通过对样本的分析来推断总体。比如某研究抽取了 25 例糖尿病患者，随机分成两组，一组服用拜糖平，一组服用二甲双胍，4 周后两组血糖值均数分别为 8.6mmol/L 和 10.9mmol/L，那么拜糖平的降血糖效果是否优于二甲双胍？要回答这个问题，只要分析两组血糖值均数 8.6mmol/L 和 10.9mmol/L 之间的差别是抽样误差还是本质差值。如果样本均数之间的差别是抽样误差，那么拜糖平和二甲双胍属于同一个总体；如果样本均数之间的差别是本质差别，那么拜糖平和二甲双胍属于不同的总体，这就是假设检验的意义，即根据两个样本之间的差别是抽样误差还是本质差别来推断它们总体是否相同，并对总体做出适当的结论。两个样本的概念也可扩展到三个及以上的样本。

二、假设检验的基本思想

1. **假设检验的基本思想** 可概括为反证法思想，推断的依据是小概率原理。小概率原理是指小概率事件($P \leq 0.01$ 或 $P \leq 0.05$)在一次试验中基本上不会发生。反证法思想即先提出原假设 H_0，并假定其成立，在这种假设下，获得手头样本(含与总体参数偏离更大的样本)的概率，若概率小($P \leq 0.01$ 或 $P \leq 0.05$)，则拒绝原假设，认为原假设不成立；若概率大($P > 0.01$ 或 $P > 0.05$)，则没有理由拒

笔记栏

绝原假设。因此，假设检验即对总体参数做出假设，然后根据获得的手头样本概率对假设做出拒绝或不拒绝判断的方法，其基本思想可以用例 7-1 说明。

2. **假设检验的论证方法**　论证（demonstration）是指用论据证明论题的真实性，用已知为真的判断，通过推理，以确定某一判断的真实性或虚假性的思维过程。论证由论题、论据、论证方式三部分组成。假设检验的论证方法是形式逻辑中的反证法，即通过证明反论题之假来证明论题。其论证步骤为：①论题：A；②反论题：非 A；③论证：非 A 假；④结论：根据排中律，非 A 假，所以 A 真。

研究者往往期待处理因素能够被证明有作用，但是，抽样研究必然产生抽样误差。为了排除抽样误差对研究结果的影响，反证法可作为论证方式，设论题为 H_1 成立，反论题为 H_0 成立，并根据该样本统计量值出现的概率大小（论据）判断 H_0 是否成立，而不是直接去证明 H_1 是否成立。若 H_0 不成立，则 H_1 成立，由此做出统计推断结论。

【例 7-1】　已知某地区健康成年男性脉搏均数 μ_0 为 72 次/分，某医师随机检查了 20 名成年脾虚男性患者，其脉搏均数为73.8次/分，标准差为5.8次/分，问成年脾虚男性患者的脉搏均数与健康成年男性患者的脉搏均数有无差别？"某地健康成年男性脉搏均数 μ_0 为 72 次/分"的说法是否可以接受？

这种根据样本观测值来判断一个有关总体假设是否成立的问题，就是假设检验应该解决的问题。我们把任一关于抽样分布的假设，统称为统计假设，简称假设。上例中，可以提出一个假设：这个假设称为原假设或零假设，记为 H_0：脾虚男性患者脉搏均数与健康成年男性患者的脉搏均数无差别。所谓假设检验问题就是要判断原假设 H_0 是否正确，决定拒绝还是不拒绝原假设。

应该如何做出判断呢？如果样本测定的结果是 92 次/分，甚至更高（或很低），我们从直观上能感到原假设可疑而否定它，因为原假设是真实时，在一次试验中出现了与 72 次/分相距甚远的小概率事件几乎不可能发生，而现在竟然出现了，当然要拒绝原假设 H_0。现在的问题是样本平均为 73.8 次/分，结果虽然与 72 次/分有差异，但样本具有随机性，72 次/分与 73.8 次/分之间的差异很可能是样本的随机性造成的。在这种情况下，要对原假设做出拒绝还是不拒绝的抉择，就必须根据研究的问题和决策条件，对样本值与已知总体参数的差异进行分析。若有充分理由认为这种差异并非是由偶然的随机因素造成的，即认为差异是本质差异，才能拒绝原假设，否则就不能拒绝原假设。假设检验实质上是对原假设是否成立进行检验，因此，检验过程中要维护原假设，使之不被轻易否定，也即否定原假设必须要有充分的理由；同时，当原假设不被拒绝时，也只能认为否定它的根据不充分，而不是认为它绝对正确。

三、假设检验的步骤

假设检验是先对总体参数提出某种假设，然后利用样本信息判断假设是否成立的过程。其检验步骤如下。

1. **建立检验假设，确定检验水准**　从抽样误差的概念中不难理解，如果观察到两种方药治疗某病的疗效有差别，统计学将该差别的成因归纳为两种：①单纯由抽样误差所致，即两个样本来自同一总体，没有本质差别；②除抽样误差之外，两种方药（处理因素）的效果确有不同，即两个样本来自两个疗效不相同的总体，存在本质差别（处理因素的作用）。建立检验假设即通过建立两个相互对立的假设，为判断差别的来源提供依据。

（1）无效假设（null hypothesis）：也称原假设或零假设，记为 H_0，表示差别是由抽样误差引起的，无统计学意义。

（2）备择假设（alternative hypothesis）：也称对立假设，记为 H_1，表示差别为处理因素所致，有统计学意义。与无效假设相对立的备择假设是在拒绝 H_0 的情况下应该接受的假设。若结论为拒绝 H_0，接受 H_1，表示单纯的抽样误差不会造成这样大的差别，可认为它们之间的差别主要是本质差别（处理因素）的作用。

笔记栏

备择假设分为双侧检验(two-side test)和单侧检验(one-side test)两种形式。例如，①对两个样本均数 $\bar{x}_1$ 与 $\bar{x}_2$ 作比较，分析目的是推断其两个总体均数 μ_1 与 μ_2 有无差别；H_1 包括 $\mu_1>\mu_2$ 和 $\mu_1<\mu_2$ 两种情况，这时就选用双侧检验。建立的假设为：H_0：$\mu_1=\mu_2$（两总体均数相等）；H_1：$\mu_1\neq\mu_2$（两总体均数不等）。若根据专业知识已知不会出现 $\mu_1<\mu_2$（或 $\mu_1>\mu_2$），仅要求推断是否 $\mu_1>\mu_2$（或 $\mu_1<\mu_2$），就应选用单侧检验。建立的假设为：H_0：$\mu_1=\mu_2$；H_1：$\mu_1>\mu_2$ 或 $\mu_1<\mu_2$。②对样本均数 $\bar{x}$ 与总体均数 μ_0 作比较，分析目的是推断样本均数 $\bar{x}$ 所来自的总体均数 μ 与已知的总体均数 μ_0 有无差别；H_1 包括 $\mu>\mu_0$ 和 $\mu<\mu_0$ 两种情况，这时就选用双侧检验。建立的假设为：H_0：$\mu=\mu_0$；H_1：$\mu\neq\mu_0$。若根据专业知识已知不会出现 $\mu<\mu_0$（或 $\mu>\mu_0$），仅要求推断是否 $\mu>\mu_0$（或 $\mu<\mu_0$），就应选用单侧检验。建立的假设为：H_0：$\mu=\mu_0$；H_1：$\mu>\mu_0$ 或 $\mu<\mu_0$。

检验水准(level of test)亦称显著性水准(significance level)，符号为 α。是事先规定的对假设成立与否做出决断的概率根据，在实际工作中，α 常取 0.05 或 0.01。

例如，例 7-1 建立的原假设和备择假设为：

H_0：$\mu=\mu_0$（已知某地区健康成年男性脉搏均数与成年脾虚男性患者脉搏均数相等）

H_1：$\mu\neq\mu_0$（已知某地区健康成年男性脉搏均数与成年脾虚男性患者脉搏均数不相等）

因为根据专业知识无法判断均数是否相等，故选择双侧检验，取检验水准 $\alpha=0.05$。

2. 选择检验方法，计算统计量　即根据研究目的、资料类型、设计方案、统计方法的应用条件及样本含量等情况，选择适宜的统计方法，计算出相应统计量的具体数值。

根据实验设计选择统计方法：例如，配对设计可以选择配对 t 检验、配对 χ^2 检验和配对比较的符号秩和检验；配伍组设计可以选择配伍组设计的方差分析、配伍组设计的多个样本的秩和检验；完全随机设计可以选择两样本均数比较的 t 检验、两样本比较的秩和检验、单因素的方差分析、多样本比较的秩和检验、四格表资料的 χ^2 检验、行列表资料的 χ^2 检验等；变量相互关系分析可选择直线回归、直线相关、多元线性回归、多元线性相关等。

根据资料类型选择统计方法：根据理论与应用的不同，假设检验有着不同的分类与分析方法（表 7-2）。

表 7-2　假设检验的类型与应用

分类方法	类型	应用
理论分布	参数检验	是依赖总体分布的具体形式的统计方法。常用的参数法有 u 检验、t 检验、F 检验等。其应用条件是假定抽样总体的分布为已知，如体温参考值的分布呈正态分布，用药后的疗效判断（有效、无效）呈二项分布等。其优点是信息利用充分，检验效能高
	非参数检验	是一类不依赖总体分布的具体形式的统计方法，检验的是分布或分布位置。常用的非参法有 χ^2 检验、Ridit 分析、秩和检验、符号检验、中位数检验、序贯试验、趋势检验和等级相关分析等。其优点是不拘于总体分布，应用范围广、简便、易掌握；可用于不能精确测量的资料
处理因素	单因素分析	常用的 t 检验、u 检验、F 检验和 χ^2 检验、秩和检验等
	多因素分析	是研究多因素和多指标之间的关系以及其具有这些因素的个体之间关系的一种统计方法。常用的有多元线性回归、逻辑斯谛回归、Cox 比例风险模型等
比较类型	差异性检验	本假设检验的目的是确认 H_1 是否成立，因此，P 值越小越好，根据小概率反证法原理，表示手头样本从 H_0 总体中随机获取的概率越小，越有理由拒绝 H_0，从而表示差异存在
	优度检验	优度检验的目的是确认 H_0 是否成立，因此，希望所得的 P 值越大越好，出现较大的 P 值，可以认为手头样本是 H_0 总体的一个随机样本，其衡量了某样本来自所拟合总体的优度，如正态性检验和方差齐性检验等，此时 α 值至少设置为 0.2

3. 确定 P 值，做出推断结论　P 值(P-value)是在检验假设所规定的总体中作随机抽样，获得等于及大于/小于现有样本统计量的概率，是判断 H_0 成立与否的依据。确定 P 值的方法主要有两种：①查表法，即根据检验水准、样本自由度直接查相应的界值表求出 P 值。②计算法，是用特定的公式直接求出 P 值。

笔记栏

　　做出推论就是在假定无效假设真实的前提下，考查样本统计量的值在相应抽样分布上出现的概率大小。若 $P \leqslant \alpha$，结论为按所取检验水准 α，拒绝 H_0，接受 H_1。因为在 H_0 成立的条件下，检验统计量值大于或等于界值的概率小于或等于 α，是小概率事件。若在一次抽样中小概率事件发生了，根据"小概率事件在一次试验中一般不会发生"的原理，就怀疑 H_0 的真实性。因而拒绝 H_0，接受 H_1。若 $P > \alpha$，就没有理由怀疑 H_0 的真实性，则结论为不拒绝 H_0。

第二节　t 检　验

一、样本均数与总体均数比较

　　1. 概念　　从正态总体 $N(\mu, \sigma^2)$ 中获得一份含量为 n 的样本，算得均数和标准差，如判断其总体均数 μ 是否与某个已知总体均数 μ_0 相同，可作单样本均数的假设检验——单样本 t 检验。

　　2. 计算公式

　　(1)已知总体均数 μ_0 和总体方差 σ^2：总体均数一般为标准值、理论值或经大量观察得到的较稳定的指标值。其应用条件是资料服从正态分布或近似正态分布，参见公式(7-1)。

$$u = (\overline{x} - \mu_0) / (\sigma / \sqrt{n}) \tag{7-1}$$

　　(2)总体方差 σ^2 未知，用样本方差 s^2 代替总体方差 σ^2，此时样本均数的抽样分布服从 t 分布，可采用 t 检验，利用公式(7-2)计算检验统计量 t。

$$t = \frac{\overline{x} - \mu_0}{s / \sqrt{n}}, \quad \nu = n - 1 \tag{7-2}$$

　　【例 7-2】　某中药厂用旧设备生产的六味地黄丸，药丸重的均数是 8.9g，更新设备后，从所生产的产品中随机抽取 9 丸，其重量为：9.2g，10.0g，9.6g，9.8g，8.6g，10.3g，9.9g，9.1g，8.9g。问：设备更新后生产的丸药的平均重量有无变化？

　　本例目的是判断新设备生产的药丸(未知总体)重量与旧设备生产的药丸重量有无差别，随机从未知总体中抽取一个小样本($n = 9$)，欲判断其总体均数与已知总体均数是否相同，药丸重量为计量资料，若样本数据来自正态分布总体，则其样本均数分布符合 t 分布，可以采用单样本 t 检验。

　　3. 单样本 t 检验的分析步骤

　　(1)单样本正态性检验

　　建立检验假设，确定检验水准：

　　H_0：药丸重量数据服从正态分布

　　H_1：药丸重量数据不服从正态分布

　　$\alpha = 0.05$

　　选择检验方法，计算检验统计量：因为 $n = 9(8 < n < 50)$，所以采用 Shapiro-Wilk 检验，通过 SPSS 软件计算得统计量 $W = 0.963$。

　　确定 P 值，做出推论：因为 $P = 0.832 > 0.05$，故不拒绝 H_0，可以认为药丸重量的数据服从正态分布。

　　(2)单样本 t 检验

　　建立检验假设，确定检验水准：

　　H_0：　$\mu = \mu_0 (\mu_0 = 8.9g)$，即新设备丸重总体平均重量与旧设备相同，即未知总体与已知总体的均数相同

　　H_1：　$\mu \neq \mu_0 (\mu_0 = 8.9g)$，即新设备丸重总体平均重量与旧设备不相同，即未知总体与已知总体的均数不同

笔记栏

$\alpha = 0.05$

选择检验方法，计算统计量：因为总体方差 σ^2 未知，故采用 t 检验，用样本方差 s^2 代替总体方差 σ^2，计算样本均数 $\bar{x} = 9.49g$，标准差 $s = 0.57g$，代入公式(7-2)，得

$$t = \frac{\bar{x} - \mu_0}{s/\sqrt{n}} = \frac{9.49 - 8.9}{0.57/\sqrt{9}} = 3.105, \quad \nu = n - 1 = 8$$

确定 P 值，做出统计推断：查 t 分布界值表(附表2)，得检验统计量 $t = 3.105 > t_{0.05/2,8} = 2.306$，所以 $P < 0.05$，按 $\alpha = 0.05$ 水准拒绝 H_0，接受 H_1，差异有统计学意义，说明新设备生产的丸药平均重量与旧设备生产的药丸重量不同。

4. 进行单样本 t 检验时的注意事项

(1)当样本量 n 较小时，未经正态性检验就采用单样本 t 检验，当数据中有极端数据时，往往会导致得出错误的检验结论。

(2)当样本量 n 较大时，根据中心极限定理，可以不必考虑样本所来自总体是否服从正态分布，可以直接进行单样本 t 检验，但是需要考虑均数是否能代表相应数据的集中趋势。

二、配对设计样本均数比较

1. 概念 配对 t 检验(paired sample t test)又称配对样本均数的 t 检验，适用于配对设计数值资料均数的比较。配对设计数据的特点是一一对应，研究者关注的是各对子的效应差值，而非各对子的效应值。

2. 配对 t 检验的应用条件 研究变量的差值 d 服从正态分布。

3. 配对 t 检验的基本原理 是假设两种处理的效应相同，$\mu_1 - \mu_2 = 0$，即配对对子的差值的总体均数 $\mu_d = 0$。这就将配对设计资料的 t 检验变成了单样本 t 检验。其计算公式为

$$t = (\bar{d} - \mu_d)/s_{\bar{d}} = (\bar{d} - 0)/(s_d/\sqrt{n}), \quad \nu = n - 1 \tag{7-3}$$

式中，n 为对子数；d 为每对数据的差值；$\bar{d}$ 为差值的均数；s_d 为差值的标准差；$s_{\bar{d}}$ 为差值的标准误。

【例7-3】 对12份血清分别用原方法(检测时间20分钟)和新方法(检测时间10分钟)测谷丙转氨酶，结果见表7-3。问两法所得结果有无差别？

表7-3 两种方法测得12份血清的谷丙转氨酶含量 （单位：nmol/s）

编号	1	2	3	4	5	6	7	8	9	10	11	12
原法	60	142	195	80	242	220	190	25	212	38	236	95
新法	80	152	243	82	240	220	205	38	243	44	200	100
差值 d	20	10	48	2	-2	0	15	13	31	6	-36	5

本例目的是判断两种方法检测血清中谷丙转氨酶含量是否相同，因同一份血清采用两种方法检测，属于配对设计，若差值所在的总体服从正态分布，则可以采用配对 t 检验；若不服从正态分布，则需采用 Wilcoxon 符号秩和检验。

4. 配对设计资料的分析步骤

(1)配对设计数值变量的正态性检验

建立检验假设，确定检验水准：

H_0：差值数据服从正态分布

H_1：差值数据不服从正态分布

$\alpha = 0.05$

选择检验方法，计算检验统计量：因为 $n = 12 (8 < n < 50)$，所以采用 Shapiro-Wilk 检验，通过 SPSS 软件计算得到统计量 $W = 0.931$。

确定 P 值，做出推论：因为 $P = 0.392 > 0.05$，按 $\alpha = 0.05$ 检验水准，不拒绝 H_0，可认为该数据服从正态分布。

（2）配对设计数值变量 *t* 检验

建立检验假设，确定检验水准：

H_0：新法与原法谷丙转氨酶测量结果相同，即差值的总体均数为零（$\mu_d = 0$）

H_1：新法与原法谷丙转氨酶测量结果不相同，即差值的总体均数不为零（$\mu_d \neq 0$）

$\alpha = 0.05$

选择检验方法，计算检验统计量：根据差值数据计算样本差值均数 $\mu_d = 9.33 \text{ nmol/s}$，标准差 $s_d = 20.18 \text{ nmol/s}$，代入公式（7-3），得

$$t = \frac{\overline{d} - 0}{s / \sqrt{n}} = \frac{9.33 - 0}{20.18 / \sqrt{12}} = 1.602, \quad \nu = 11$$

确定 P 值，做出统计推论：查附表 2，得检验统计量 $t < t_{0.05/2, 11} = 2.201$，所以 $P > 0.05$，按 $\alpha = 0.05$ 检验水准，不拒绝 H_0，差异无统计学意义，尚不能认为两种测量方法结果有差别。

5. 进行配对设计资料的 *t* 检验时的注意事项　　将配对设计资料错当成两组完全随机设计资料进行统计分析，即将相关的两组数据当成独立的数据。数据分析需谨慎辨别设计类型，然后选择合适的分析方法。同单样本 *t* 检验一样，需要先对差值数据进行正态性检验。

三、两个独立样本均数比较

1. 概念　　独立样本 *t* 检验（independent sample t test）亦称两样本 *t* 检验或成组 *t* 检验，适用于完全随机化设计两独立样本的比较，目的是检验两独立样本均数所代表的未知总体均数是否有差别。

2. 独立样本 *t* 检验的应用条件

（1）样本个体测量值相互独立，即独立性。

（2）两个样本所代表的总体服从正态分布 $N(\mu_1, \sigma_1^2)$ 和 $N(\mu_2, \sigma_2^2)$，即正态性（normality）。

（3）两总体方差相等（$\sigma_1^2 = \sigma_2^2$），即方差齐性（homogeneity of variance）。

3. 独立样本的方差齐性检验　　独立两样本均数比较的假设检验，首先要进行两样本的正态性检验，在满足两样本资料都来自正态分布总体后，再进行两个样本的总体方差齐性检验。用两样本方差之比构造的检验统计量 F，通常是用较大的方差 s_1^2 比较小的方差 s_2^2，见式（7-4）。

$$F = \frac{s_1^2}{s_2^2}, \quad \nu_1 = n_1 - 1, \quad \nu_2 = n_2 - 1 \tag{7-4}$$

方差齐时采用独立样本 *t* 检验，独立样本 *t* 检验的计算公式如下：

$$t = \frac{\overline{x}_1 - \overline{x}_2}{s_{\overline{x}_1 - \overline{x}_2}}, \quad \nu = (n_1 - 1) + (n_2 - 1) = n_1 + n_2 - 2 \tag{7-5}$$

$$s_{\overline{x}_1 - \overline{x}_2} = \sqrt{s_c^2 \left(\frac{1}{n_1} + \frac{1}{n_2} \right)} \tag{7-6}$$

$$s_c^2 = \frac{(n_1 - 1)s_1^2 + (n_2 - 1)s_2^2}{n_1 + n_2 - 2} \tag{7-7}$$

式中，$s_{\overline{x}_1 - \overline{x}_2}$ 为两样本均数之差标准误；s_c^2 为两样本的合并方差，其为两样本方差的加权平均，权重为各自的自由度。

【例 7-4】　　测定功能性子宫出血症中实热组与虚寒组的免疫功能，其淋巴细胞转化率如表 7-4 所示。试比较实热组与虚寒组的淋巴细胞转化率均数是否不同。

笔记栏

表 7-4 实热组与虚寒组的免疫功能淋巴细胞转化率

组别	序号									
	1	2	3	4	5	6	7	8	9	10
实热组	70.9	75.5	65.5	70.5	72.3	69.4	61.7	67.2	68.9	79.5
虚寒组	61.7	60.8	62.3	63.5	59.3	68.4	69.5	71.8	60.6	61.8

本例的目的是比较实热和虚寒两种证候的功能性子宫出血患者淋巴细胞转化率的总体均数有无差别,这是从不同的特征总体中随机抽取了部分个体组成样本,属于完全随机抽样,且均为小样本,数据类型为计量资料。若满足正态分布且方差齐,则可以采用独立样本的 t 检验;若满足正态分布但方差不齐,可以采用独立样本的 t' 检验;若不满足正态分布或方差不齐,可以采用完全随机设计两样本比较的秩和检验。

独立样本的方差齐性检验

建立检验假设,确定检验水准:

H_0:两样本总体方差相等($\sigma_1^2 = \sigma_2^2$)

H_1:两样本总体方差不相等($\sigma_1^2 \neq \sigma_2^2$)

$\alpha = 0.20$

选择检验方法,计算检验统计量:计算两样本的方差,实热组 $s_1^2 = 0.03$,虚寒组 $s_2^2 = 0.02$。

$$F = \frac{s_1^2}{s_2^2} = \frac{0.03}{0.02} = 1.5, \quad v_1 = n_1 - 1 = 10 - 1 = 9, \quad v_2 = n_2 - 1 = 10 - 1 = 9$$

确定 P 值,做出推论:查附表 4 的 F 界值表(方差齐性检验用,双侧检验),得 $F = 1.5 < F_{0.20(9,9)} = 2.44$,所以 $P > 0.20$,按 $\alpha = 0.20$ 水准,不拒绝 H_0,无统计学差异,可以认为实热组与虚寒组的淋巴细胞转化率总体方差齐。

4. 独立样本的 t 检验 资料服从正态分布且方差齐,故可以进行独立样本 t 检验。

建立检验假设,确定检验水准:

H_0:实热组与虚寒组淋巴细胞转化率的总体均数相等($\mu_1 = \mu_2$)

H_1:实热组与虚寒组淋巴细胞转化率的总体均数不相等($\mu_1 \neq \mu_2$)

$\alpha = 0.05$

选择检验方法,计算检验统计量:$n_1 = 10$,$\bar{x}_1 = 0.701$,$s_1 = 0.050$,$n_2 = 10$,$\bar{x}_2 = 0.640$,$s_2 = 0.043$,根据公式(7-5)计算得,$t = 2.953$,$v = 10 + 10 - 2 = 18$。

确定 P 值,做出推论:查 t 界值表,得 $t = 2.953 > t_{0.05,18} = 2.101$,所以 $P < 0.05$,按照 $\alpha = 0.05$ 检验水准,拒绝 H_0,接受 H_1,差异有统计学意义,提示两组的淋巴细胞转化率不同,实热组淋巴细胞转化率高于虚寒组。

四、t 检验的正确应用

对应于 t 检验的三种方法,当总体方差已知或样本量较大时,样本均数的分布服从正态分布或近似正态分布,计算的统计量为 u,假设检验方法称为 u 检验。目前几乎所有的统计软件均不区分 t 检验和 u 检验,因为 u 分布是 t 分布的极限形式,通过软件可以非常容易计算出任何自由度所对应的 t 界值。本节只将不同情况下采用 u 检验时的公式列出,方便手工计算时使用。

1. 单样本 u 检验 若已知样本的总体方差 σ^2 或样本量 n 较大,则样本均数的抽样分布服从正态分布或近似正态分布,在 $\mu = \mu_0$ 成立的前提条件下应使用 u 检验,利用公式(7-8)计算检验统计量 u。

$$u = \frac{\bar{x} - \mu_0}{\sigma / \sqrt{n}} \tag{7-8}$$

2. 配对设计数值变量 u 检验　　若配对设计的对子数较大或差值的总体方差已知，则差值均数的抽样分布服从正态分布或近似正态分布，在 $\mu_d = 0$ 成立的前提下应使用配对设计数值变量 u 检验，利用公式(7-9)计算检验统计量 u。

$$u = \frac{\overline{d} - 0}{\sigma_d / \sqrt{n}} \tag{7-9}$$

3. 独立样本 u 检验及 t' 检验　　若已知两样本的总体方差(但是通常情况下得不到)或者样本量 n 较大，则选择独立样本 u 检验，u 统计量计算公式为：

总体方差已知时，

$$u = \frac{\overline{x}_1 - \overline{x}_2}{\sqrt{\sigma_1^2 / n_1 + \sigma_2^2 / n_2}} \tag{7-10}$$

或总体方差未知但 n 较大时，

$$u = \frac{\overline{x}_1 - \overline{x}_2}{\sqrt{s_1^2 / n_1 + s_2^2 / n_2}} \tag{7-11}$$

当 n 较小时，对于独立样本均数的比较，若方差不齐，则可以采取 3 种方式处理：①采用近似 t 检验(separate variance estimation t-test)——t' 检验；②经过数据变换使方差齐，然后进行 t 检验；③基于秩次的非参数检验方法——Wilcoxon 秩和检验。

t' 检验有 3 种方法可以选择，这里介绍 Cochran & Cox 法(1950 年)。该法是对临界值进行校正。其检验统计量为

$$t' = \frac{\overline{x}_1 - \overline{x}_2}{\sqrt{s_1^2 / n_1 + s_2^2 / n_2}}, \quad \nu_1 = n_1 - 1, \quad \nu_2 = n_2 - 1 \tag{7-12}$$

校正临界值 t'_α 为

$$t'_\alpha = \frac{s_{\overline{x}_1}^2 \times t_{\alpha, \nu_1} + s_{\overline{x}_2}^2 \times t_{\alpha, \nu_2}}{s_{\overline{x}_1}^2 + s_{\overline{x}_2}^2} \tag{7-13}$$

式中，$s_{\overline{x}_1}^2$ 和 $s_{\overline{x}_2}^2$ 为两样本均数的方差(标准误的平方)。

【例 7-5】　两组小白鼠分别饲以高蛋白和低蛋白饲料，4 周后记录小白鼠体重增加量(g)，见表 7-5。问两组动物体重增加量的均数是否相等？

表 7-5　两种饲料喂养小白鼠 4 周体重增加量　　　　　　　　　　　(单位：g)

组别	序号												
	1	2	3	4	5	6	7	8	9	10	11	12	13
高蛋白	50	47	42	43	39	51	43	48	51	42	50	43	
低蛋白	36	38	37	38	36	39	37	35	33	37	39	34	36

本例的目的是比较高蛋白和低蛋白饲料喂养的两组小白鼠体重增加的总体均数有无差别，采用的是完全随机的方法将 25 只小白鼠随机分成两组，分别喂养高蛋白、低蛋白饲料，比较的指标是体重增加量，为计量资料，两组若满足正态分布且方差齐，则采用独立样本的 t 检验；若满足正态分布但方差不齐，则可以采用独立样本的 t' 检验；若不满足正态分布或方差不齐，则采用完全随机设计两样本比较的秩和检验。

两组资料的正态性检验

(1)建立检验假设，确定检验水准

H_0：体重增加量服从正态分布

笔记栏

H_1：体重增加量不服从正态分布

$\alpha = 0.05$

(2)采用 Shapiro-Wilk 检验，通过 SPSS 软件计算得到两组的统计量（表 7-6, $W_1 = 0.888, W_2 = 0.951$）

表 7-6 两组小白鼠体重增加量(g)正态性检验

变量	组别	Kolmogorov-Smirnov			Shapiro-Wilk		
		统计量	自由度	P 值	统计量	自由度	P 值
x	1	0.244	12	0.048	0.888	12	0.111
	2	0.152	13	0.200	0.951	13	0.606

(3)确定 P 值，做出推论：由表 7-6 得两组 P 值分别是 0.111 和 0.606，均大于 0.05，故不拒绝 H_0，可以认为两组小白鼠体重增加量均服从正态分布。

方差齐性检验

(1)建立检验假设，确定检验水准

H_0： $\sigma_1^2 = \sigma_2^2$

H_1： $\sigma_1^2 \neq \sigma_2^2$

$\alpha = 0.05$

(2)选择检验方法，计算检验统计量：计算两样本的有关统计量。

高蛋白组： $n_1 = 12$， $\overline{x}_1 = 45.750$， $s_1^2 = 17.659$， $s_{\overline{x}_1}^2 = 1.472$

低蛋白组： $n_2 = 13$， $\overline{x}_2 = 36.538$， $s_2^2 = 3.269$， $s_{\overline{x}_2}^2 = 0.251$

计算 F 统计量： $F = \dfrac{s_1^2}{s_2^2} = \dfrac{17.659}{3.269} = 5.402$， $v_1 = n_1 - 1 = 12 - 1 = 11$， $v_2 = n_2 - 1 = 13 - 1 = 12$

(3)确定 P 值，做出推论：采用 SPSS 软件 Transform 菜单中的 Compute Variable 子菜单，调用 F 分布的反分布函数（Inverse distribution functions），得 $F = 5.402 > F_{0.05/2(11,12)} = 3.32$，所以 $P < 0.05$，按 $\alpha = 0.05$ 水准，拒绝 H_0，差别有统计学意义，可以认为高蛋白组与低蛋白组体重增加量的总体方差不齐。

因为两组方差不齐，所以两组之间的均数比较可以采用 t' 检验。

t'检验

(1)建立检验假设，确定检验水准

H_0： 两组体重增加量的总体均数相等（$\mu_1 = \mu_2$）

H_1： 两组体重增加量的总体均数不相等（$\mu_1 \neq \mu_2$）

$\alpha = 0.05$

(2)计算检验统计量 t'：根据公式(7-12)，计算得

$$t' = \frac{\overline{x}_1 - \overline{x}_2}{\sqrt{s_1^2 / n_1 + s_2^2 / n_2}} = \frac{45.75 - 36.538}{\sqrt{17.659 / 12 + 3.629 / 13}} = 3.103$$

(3)确定 P 值，做出推论：查 t 界值表得： $t_{0.05,11} = 2.201$， $t_{0.05,12} = 2.179$。

按公式(7-13)，算得校正的临界值：

$$t'_\alpha = \frac{s_{\overline{x}_1}^2 \times t_{\alpha, v_1} + s_{\overline{x}_2}^2 \times t_{\alpha, v_2}}{s_{\overline{x}_1}^2 + s_{\overline{x}_2}^2} = \frac{1.472 \times 2.201 + 0.251 \times 2.179}{1.472 + 0.251} = 2.198$$

笔记栏

$t' > t'_\alpha$，所以 $P < 0.05$，按照 $\alpha = 0.05$ 的检验水准，拒绝 H_0，接受 H_1，差异有统计学意义，可认为两组小白鼠体重增加量的均数不同，高蛋白组小白鼠体重增加量高于低蛋白组。

第三节　假设检验的两类错误

假设检验是在假定 H_0 正确的前提下计算检验统计量,并以 α 作为小概率水准,对 H_0 进行取舍。无论是否拒绝原假设都会发生推断错误。

一、Ⅰ型错误和Ⅱ型错误

1. **Ⅰ型错误(type Ⅰ error)**　即统计推断结果拒绝了实际上成立的 H_0,犯了"弃真"的错误。是指组间差异实际上不存在,统计推断的结果却错误地认为存在组间差异,是以假(差异)为真(差异)的错误,亦称假阳性错误,其概率用 α 表示。例如,实际情况是原有方药(A)效果与某新方药(B)同样好,若假设检验得出 B 效果比 A 更好的结论,即发生了Ⅰ型错误。若规定 $\alpha=0.05$,当拒绝 H_0 时,则理论上 100 次检验中平均发生 5 次这样的错误。

统计推断时,研究者可根据不同的研究目的,在设计时预先对容许犯Ⅰ型错误 α 的大小做出规定,通常为 $\alpha=0.05$。因为在这一范围内,若做出拒绝 H_0 的推断,其犯Ⅰ型错误的概率已很小,故承认这一推断的正确性。

2. **Ⅱ型错误(type Ⅱ error)**　即统计推断的结果不拒绝实际上是不成立的 H_0,犯了"存伪"的错误。即组间确实存在差异,而统计推断结果却未检出该差异,称这种以真(差异)为假(差异)的错误为假阴性错误,其概率用 β 表示。例如,实际情况是 B 比 A 效果更好,若假设检验得出 A、B 效果相同的结论,即发生了Ⅱ型错误。由于 β 值的大小一般未知,须在知道两总体差值 δ(如 $\mu_1-\mu_2$ 等)、α 及 n 时才能算出,因而在假设检验步骤前没有设定。如果假设检验 $P>\alpha$,不能盲目接受 H_0,作"没有差别"的结论,只能说"未发现差别"或"尚不能认为两总体指标值不相同"。

假设检验有两个决策方案:不拒绝(接受)H_0、拒绝 H_0。而实际情况则有两种可能性:H_0 正确、H_0 错误。由于假设检验是采用小概率事件原理和反证法的思想,根据 P 值做出的具有概率性的推断结论,因此该推论必然为表 7-7 所示的四种可能之一。图 7-1 从样本均数与总体均数比较的 t 检验来说明两类错误的概率。图 7-1 显示 α 越小,β 越大;α 越大,β 越小。若要同时减小Ⅰ型错误及Ⅱ型错误,唯一的办法就是增加样本含量 n。若重点减少 α(如差别的假设检验),一般取 $\alpha=0.05$;若重点减少 β(如方差齐性检验,正态性检验等),一般取 $\alpha=0.10$ 或 0.20 甚至更高。

表 7-7　检验决策与两类错误的关系

实际情况	检验决策	
	不拒绝 H_0	拒绝 H_0
H_0 为真	结论正确$(1-\alpha)$	Ⅰ型错误(α)
H_0 为假	Ⅱ型错误(β)	结论正确$(1-\beta)$

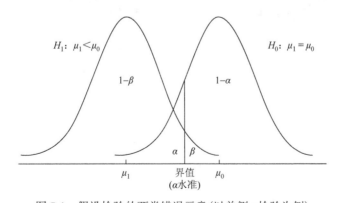

图 7-1　假设检验的两类错误示意(以单侧 t 检验为例)

3. **检验效能**(power of test) 亦称检验功效或把握度，统计符号为 $1-\beta$，即当组间确实存在差异时，按所规定的 α 水平能发现组间差异的能力，或者说是当 H_0 不成立时拒绝 H_0 的概率。$1-\beta$ 只取单尾，且两者的概率之和为 1。若 $\beta=0.10$，则 $1-\beta=1-0.10=0.90$，意为若两总体确有差别，则理论上在 100 次抽样研究中，按所规定的 α 水平至少有 90 次能得出总体间有差别的结论。理论上，一个好的假设检验，应把一切不真的 H_0 全部舍弃。所以 $1-\beta$ 越接近于 1，说明检验效能越好；反之，$1-\beta$ 越接近于 0，说明检验效能越差。当显著性水准 α 增大时，β 就会缩小，检验效能 $1-\beta$ 亦随之增强，但 α 是主要应避免的错误，应考虑取较小的值，增强检验效能唯一的办法就是增大样本含量。故把握度越高，所需样本含量越大。一般规定 $1-\beta$ 大于 0.75，否则可因假阴性错误的增加而出现非真实的阴性结果。影响 $1-\beta$ 的因素为：

样本含量：$1-\beta$ 与样本含量成正比，n 越大，标准误越小，β 减小，发现组间差异的能力越强。

参数的差值：$1-\beta$ 与参数的差值成正比，参数间的差值越大，样本指标之间的差值就越大，越容易获得拒绝 H_0 的结论。

个体差异：$1-\beta$ 与个体差异成反比，标准差越小，标准误就越小，统计量就越大，$1-\beta$ 就越高。

设计类型：$1-\beta$ 与设计类型有关，例如，配对设计和配伍组设计比完全随机设计的 $1-\beta$ 高。

检验方法：$1-\beta$ 与检验方法有关。参数检验所含的信息比非参数检验多，检验方法要求的条件多，比非参数检验的 $1-\beta$ 高。

检验水准：$1-\beta$ 与检验水准 α 的大小成正比：α 与 β 成反比，α 增大，β 减小，$1-\beta$ 增大。

第四节　假设检验的注意事项

应用假设检验的注意事项：

1. **事先进行严密的统计学设计** 也就是除对比的主要因素(如临床试验用新药和对照药)外，其他可能影响结果的因素(如年龄、性别、病程、病情轻重等)在对比的组间相同或相近。目的在于保持组间均衡、可比。

2. **单侧检验与双侧检验的选择** 二者是研究者根据分析目的和专业知识等信息采用的两种不同检验形式。例如，要了解新研制的某中药对肝炎的治疗效果，以市场常用传统中药作对照，事先无法确定是否新研制中药优于市场常用传统中药，要用双侧检验。其无效假设为两药疗效相同($H_0: \mu_1=\mu_2 / \pi_1=\pi_2$)，备择假设是两药疗效不同($H_1: \mu_1 \neq \mu_2 / \pi_1 \neq \pi_2$)。如果能够明确试验组新研制的中药的疗效不会低于市场常用传统中药对照组，就可以用单侧检验。备则假设为新研制中药组的疗效优于市场常用传统中药组($H_1: \mu_1 > \mu_2 / \pi_1 > \pi_2$ 或者 $H_1: \mu_1 < \mu_2 / \pi_1 < \pi_2$)。

双侧检验的特点是思路比单侧检验宽，且无限制条件，故较为常用，特别适用于对预试验结果进行分析。但是，双侧检验的接受域位于某一特定分布的中部，拒绝域分布在两侧；而单侧检验的接受域和拒绝域各占某一特定分布的一侧，在同一检验水准下，单侧检验比双侧检验的界值小，其拒绝域比双侧的拒绝域大，故比双侧检验更易得出接受 H_1，差别有统计学意义的结论，参见图 7-2。

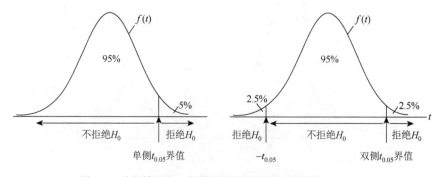

图 7-2　单侧检验与双侧检验的显著性界值比较($\alpha=0.05$)

3. 灵活确定 α 水准　尽管 α 的大小是根据研究目的与分析要求，在研究设计时就确定的，不宜在统计分析时随意变动。但是，根据实际工作中针对不同分析目的和要求，所选用 α 的大小往往有一定的灵活性。例如，新老疗法的疗效比较，研究者期望得到阳性的结果，此时的目的在于控制假阳性(α)，取 $\alpha = 0.05$ 水准比较合适；而对于组间方差齐性检验或资料的正态性检验，研究者期望得到阴性结果，此时为了减少假阴性结果的概率(β)，由于 α 与 β 呈反比关系，α 取 0.10、0.20 或更大的值较为适宜。

4. 选择正确的统计方法　每一种统计方法都有其特定的应用条件，应根据分析目的、不同的资料类型以及分布、设计方案的种类、样本含量大小等选用适当的检验方法。

5. 正确理解统计推断的意义　统计推断的结论是依据现有的设计，现有的研究方法与条件，现有的资料及其分析目的和要求，所取的检验水准，所采用的统计分析方法等所做出的具有相应概率意义的解释。以两组比较的 *t* 检验为例，当 $|t| \geq t_{0.05/2, v}$，$P \leq 0.05$ 时，正确的理解应为：如果 H_0(两总体均数相同)是正确的，那么根据 H_0 从同一总体中抽取的样本计算的 $|t|$ 值等于或大于 $t_{0.05/2, v}$ 的可能性应小于或等于 0.05。根据"小概率事件在一次试验中是不可能发生的"这一著名的小概率事件原理，如果该小概率事件发生了，可怀疑 H_0 的正确性，因此拒绝 H_0。但是，不能理解为两总体均数相同的可能性小于 0.05，这是不能反推的，正如乳腺癌患者有 50%在 50 岁以上，而不能推论 50 岁以上者有 50%为乳腺癌患者一样。因此，P 越小，越有理由认为被比较的总体参数之间有差异(定性的推断)，但不能认为总体参数之间的差别越大(定量的推断)。即不应将假设检验结论中的"拒绝 H_0，接受 H_1"误解为相差很大，或在医学专业上有显著的实用价值；反之，不拒绝 H_0，不应误解为相差不大、一定相等或肯定无差别。例如，$P < 0.01$ 比 $P < 0.05$ 更有理由拒绝 H_0(假阳性率较小)，但并不表示 $P < 0.01$ 比 $P < 0.05$ 揭示被比较的总体参数之间差别更大。

6. 假设检验的结论不能绝对化　统计结论是具有概率性质的推论，不能使用"证明""肯定""一定""说明"等词语表述。此外，有统计学意义不一定有实际意义。若样本足够大或标准差特别小，即使两均数间相差很小，也可能得出 $P \leq 0.05$ 的结果。例如，用某种降血压药物后舒张压平均下降 6mmHg，经 *t* 检验得 $P \leq 0.05$，这并不意味着此药在临床上有应用价值。因为假设检验是否具有统计学意义，不仅取决于被研究事物有无本质差异，还与抽样误差的大小(决定于个体差异的大小和样本含量的多少)、所选用的 α 高低以及是单侧还是双侧检验等有关。

7. 结合专业知识做出推论　假设检验能够帮助研究者做出较合理的推断，但不能代替研究者做出专业结论。因为统计结论仅表明了某事件发生的机会大小，并不宜说明专业意义或生物学价值的大小(表 7-8)。

表 7-8　专业意义与统计学意义的评价判断

类别	专业意义(生物学价值)	统计学意义(机会大小)	应用价值
1	+	+	样本量足够时真实；小样本时可能为机遇的影响
2	+	-	计算 β 错误水平，若 β 过大，应扩大样本再试
3	-	+	无论样本量大小，均无应用价值
4	-	-	样本量足够时，可否定其应用价值

****

统计学内容表达

本章的统计学内容表达主要涉及假设检验(hypothesis test)，亦称显著性检验(significance test)，基本原理是先对总体的特征做出某种假设，然后通过抽样研究的统计推理，对此假设应该被拒绝还是不拒绝，做出推断。下面是常用的英文表述。

笔记栏

Statistical hypothesis is an assumption about a population parameter. This assumption may or may not be true. Hypothesis testing refers to the formal procedures used by statisticians to accept or reject statistical hypotheses. The best way to determine whether a statistical hypothesis is true would be to examine the entire population. Since that is often impractical，researchers typically examine a random sample from the population. If sample data are not consistent with the statistical hypothesis，the hypothesis is rejected.

There are two types of statistical hypotheses.

Null hypothesis. The null hypothesis，denoted by H_0，is usually the hypothesis that sample observations result purely from chance.

Alternative hypothesis. The alternative hypothesis，denoted by H_1 or H_a，is the hypothesis that sample observations are influenced by some non-random cause.

Statisticians follow a formal process to determine whether to reject a null hypothesis，based on sample data. This process，called hypothesis testing，consists of four steps.

1. State the hypotheses. This involves stating the null and alternative hypotheses. The hypotheses are stated in such a way that they are mutually exclusive. That is，if one is true，the other must be false.

2. Formulate an analysis plan. The analysis plan describes how to use sample data to evaluate the null hypothesis. The evaluation often focuses around a single test statistic.

3. Analyze sample data. Find the value of the test statistic（mean score，proportion，t statistic，z-score，etc.）described in the analysis plan.

4. Interpret results. Apply the decision rule described in the analysis plan. If the value of the test statistic is unlikely，based on the null hypothesis，reject the null hypothesis.

案 例 辨 析

(1)研究者对该资料(表 7-1)采用两独立样本 t 检验进行分析，结果显示，资料的正态性(实验组 $P = 0.395$，对照组 $P = 0.418$)和方差齐性($P = 0.531$)均满足，$t = -1.859$，$P = 0.079$，差异无统计学意义，尚不能认为维生素 E 有抑制脑血管痉挛的作用。

分析：本研究是一个典型的配对设计，即首先按照成犬的体重相近配成对子，再随机将每对子中的两只犬分配入实验组和对照组，用两独立样本 t 检验进行分析是不恰当的，不符合设计类型。配对资料是不能拆散的，它不是比较两组的均数是否有差别，而是检验每一对子差值的均数是否为零。本研究应采用配对 t 检验：先求出每对成犬 SAH 后 24 小时脑血管痉挛相对变化率(%)的差值 d，对差值进行正态性检验，满足正态性($P = 0.276$)，然后进行配对 t 检验，$t = -2.963$，$P = 0.016$，按照 $\alpha = 0.05$ 的检验水准，提示差别有统计学意义。该结论与两独立样本 t 检验分析的结果完全相反。

(2)研究者对该资料(表 7.2)采用 t 检验进行统计学处理，结果显示两组的 Th 阳性细胞数差异有统计学意义，病例组 Th 阳性细胞数低于对照组。

分析：该研究者在处理此资料时，没有考虑资料的分布类型。一般情况下，以百分率为单位计数后，再计算平均数得到的资料，很可能不符合正态分布。因此，若不确定资料是否符合正态或近似正态分布，则需要对资料进行正态性检验，判明资料的分布类型后，再选择合适的假设检验方法。应用 t 检验的另一个重要条件是比较的两组变异大小相差不过分悬殊，在统计学上称为方差齐或满足方差齐性。对于本例，正确的分析应对资料先进行正态性和方差齐性检验，结果显示，病例组和对照组两组资料均服从正态分布(病例组 $P = 0.727$，对照组 $P = 0.286$)。然而方差齐性检验结果显示两

笔记栏

组方差不齐（$P = 0.011$），因此不宜用 t 检验。解决方法有 3 种：①采用近似 t 检验，即 t' 检验；②经过数据变换使方差齐，然后进行 t 检验；③基于秩次的非参数检验。对于本例，可以采用 t' 检验，在使用 SPSS 进行 t 检验时，同时给出了 t' 检验的结果，当方差不齐时，$t' = -8.535$，$P < 0.001$，与原结果比较，同样有统计学意义。虽然两种方法的结果和结论是一致的，但仍应注意选择结果时不能违背 t 检验的适用条件。

电 脑 实 验

一、SPSS 实现 t 检验的过程

SPSS 中用三个不同的软件包来实现三种 t 检验方法，分别是 Compare Means 下的 One-sample T Test、Paired-samples T Test、Independent-Samples T Test，分别对应单样本 t 检验、配对设计数值变量 t 检验、独立样本 t 检验。Independent-Samples T Test 同时给出 t' 检验的结果。

二、t 检验的 SPSS 操作步骤与分析结果

【实验 7-1】　对例 7-2 资料进行单样本 t 检验。

【实验 7-2】　对例 7-3 资料进行配对设计数值变量 t 检验。

【实验 7-3】　对例 7-4 资料进行正态性检验。

【实验 7-4】　对例 7-4 资料进行方差齐性检验。

【实验 7-5】　对例 7-4 资料进行独立样本 t 检验。

小 结

1. 假设检验的基本思想。
2. 假设检验的一般步骤。
3. t 分布和 u 分布的关系。
4. 不同的设计采用不同的 t 检验方法及 t 检验的适用条件。
5. Ⅰ型错误与Ⅱ型错误。
6. 假设检验的注意事项。

思考与练习

一、是非判断

1. 假设检验的目的是要判断两个样本均数的差别有多大。

2. 两次 t 检验都是对两样本均数的差别做统计检验，一次 $P < 0.01$，另一次 $0.01 < P < 0.05$，就表明前者两样本均数差别大，后者两样本均数差别小。

3. t 检验可用于同一批对象的身高与体重均数差别的统计检验。

二、最佳选择题

1. 按 $\alpha = 0.10$ 水准做 t 检验，$P > 0.10$，不能认为两总体均数不相等，此时若推断有错，则其错误的概率为（　　）。

A. 大于 0.10　　　　　　　B. β，而 β 未知　　　　　　C. 小于 0.10

D. $1-\beta$，而 β 未知　　　E. 无法确定

笔记栏

2. 两个样本均数比较，经 t 检验，差异有统计学意义，P 越小，说明（　　）。
   A. 两样本均数差别越大
   B. 两总体差别越大
   C. 越有理由认为两总体均数不同
   D. 越有理由认为两样本均数不同
   E. 越有理由认为两样本均数差别大

3. 甲乙两人分别从随机数字表抽得 30 个（各取两位数字）随机数字作为两个样本，求得 $\bar{x}_1$ 和 s_1^2，$\bar{x}_2$ 和 s_2^2，则理论上（　　）。
   A. $\bar{x}_1 = \bar{x}_2$　　　　　　　　B. $s_1^2 = s_2^2$
   C. 作两样本均数的 t 检验，必然得出无差别的结论
   D. 作两方差齐性的 F 检验，必然方差齐
   E. 由甲、乙两样本均数之差求出的总体均数的 95% 可信区间，很可能包括 0

三、计算分析题

1. 某市正常成年男子红细胞均数为 $5.00(\times 10^{12}/\text{L})$，现在该市某区随机抽取 12 名男子，测得红细胞数分别为 5.59，5.11，4.26，5.12，4.76，4.61，5.35，5.39，5.55，4.68，4.89，3.75，问该区成年男子红细胞数是否不等于正常成年男子的红细胞均数？

2. 有 12 例志愿者接受降胆固醇试验，受试者在试验前后各测量一次血清胆固醇（mmol/L），如表 7-9 所示。请判断试验前后血清胆固醇有无差别？

表 7-9　试验前后血清胆固醇测量值　　　　　　　　（单位：mmol/L）

例数	1	2	3	4	5	6	7	8	9	10	11	12
试验前	6.2	6.8	6.6	7.6	6.3	6.5	9.2	7.5	6.8	7.7	8.2	6.6
试验后	6.0	6.5	6.4	7.3	6.2	6.3	8.6	7.0	6.6	7.2	7.5	6.2

3. 某研究者欲研究两种细菌对小鼠巨噬细胞吞噬的激活作用，将 20 只小鼠随机分成两组，试验后记录吞噬率，试比较两组的吞噬率有无差异？
   A 菌组：53.0　56.0　58.0　61.0　63.0　62.0　92.0　93.0　95.0　80.0
   B 菌组：51.0　52.0　49.0　56.0　63.0　62.0　86.0　52.0　91.0　60.0

参 考 文 献

顾刘金，陈钢. 2018. 假设检验的两类错误及检验水准的调整. 预防医学，30(4)：432.
金丕焕，陈峰. 2009. 医学统计方法. 3 版. 上海：复旦大学出版社.
孙振球，徐勇勇. 2016. 医学统计学. 4 版. 北京：人民卫生出版社.
汪培山. 2014. 医学统计学（英文版）. 北京：清华大学出版社：42-50.
赵清波，刘烁，吴克坚，等. 2017. 应用假设检验需特别注意的几个问题. 中华医学图书情报杂志，26(5)：53-55.

（戎　芬　关红阳）

笔记栏

第八章 方差分析

【案例1】 为观察天麻钩藤饮与卡托普利联合应用对原发性高血压患者生存质量的影响。将180例原发性高血压病患者随机分为中西药组(服天麻钩藤饮与卡托普利片)、中药组(服天麻钩藤饮)和西药组(服卡托普利片)各60例,治疗4周后随访1个月,进行生存质量评估。统计结果表明:中西药组和中药组在生理功能、躯体疼痛不适及总体健康3个维度均优于西药组($P<0.05$)。此项研究的设计方法与前面哪种设计方法有相同之处?三组均数之间的比较能否采用t检验?

【案例2】 为研究中西医结合治疗老年高血压病的降压效果及高血压病分级治疗的价值。选择老年高血压病1~3级患者共270例,将各级患者配成区组后随机分配到中西医结合组、中药组与西药组中,每组各90例,治疗1周后比较三组临床疗效。统计结果表明:高血压1级三组患者疗效相近;老年高血压病2级及3级中西医结合组疗效均优于其余两组。问:该研究设计类型和统计分析方法与案例1有何异同之处?

第一节 方差分析概述

一、方差分析提出的背景

第七章介绍了计量资料两样本均数比较的t检验和u检验,对于多样本均数比较,若仍用两均数比较的t检验对其两两进行检验,将会产生以下两个问题:①烦琐:多个均数比较组合次数$m=k(k-1)/2$次t检验;②增加Ⅰ类错误α:例如,对4组均数($k=4$)进行所有组合2个均数间差异的t检验,检验次数为$m=C_4^2=6$次,若在$\alpha=0.05$的显著性水平上进行检验,则实际犯Ⅰ类错误的概率α不是0.05,而是$\alpha=1-(1-0.05)^6=0.2649$。由此可见,应用$t$检验或$u$检验对$k(k>2)$个均数间的比较不但增加了犯Ⅰ类错误$\alpha$的概率,而且破坏了最初研究设计的完整性,导致结果的可靠性下降。本章介绍适合于多个均数比较的方差分析(analysis of variance,ANOVA)方法。该方法是由英国统计学家R.A.Fisher首先提出的,亦称F检验(F-test)或变异数分析。它是计量资料的重要统计推断方法,主要应用于两个及两个以上样本均数之间的差别比较,目的是推断两个及两个以上总体均数之间差别是否有统计学意义。

根据设计类型不同,方差分析也相应的有多种类型,常用的有:完全随机设计资料的方差分析、随机区组设计资料的方差分析、交叉设计资料的方差分析、拉丁方设计资料的方差分析、析因设计资料的方差分析、正交设计资料的方差分析、重复测量资料的方差分析。此外,还有嵌套设计、裂区设计的方差分析以及包含协变量的协方差分析等。研究者在具体的资料分析时,应结合研究设计类型和资料特征来选择合适的方差分析方法。本章节主要介绍完全随机设计资料的方差分析、随机区组设计资料的方差分析和重复测量设计资料的方差分析。

二、方差分析的基本思想

方差分析的基本思想是:根据资料的设计类型,将总变异中的离均差平方和(sum of square of deviations from mean,$SS_{总}$)和自由度($\nu_{总}$)分别分解为两个或多个部分,然后求得各相应部分的均方(MS);其中组内变异主要反映抽样误差,其他各部分的变异与之比较得出统计量F值,以推断各处理组间的差异有无统计学意义,从而了解处理因素对观察指标有无影响。

笔记栏

数据 x_{ij} 变异的原因可用下列模型表示：$(x_{ij}-\bar{x})=(\bar{x}_i-\bar{x})+(x_{ij}-\bar{x}_i)$。其中 $\bar{x}_i-\bar{x}$ 表示处理因素作用 + 随机误差；$x_{ij}-\bar{x}_i$ 表示随机误差。因此，全部变量值变异的数学模型表达为 $\sum(x_{ij}-\bar{x})^2=\sum n_i(\bar{x}_i-\bar{x})^2+\sum(x_{ij}-\bar{x}_i)^2$，可以证明，$SS_{总}=SS_{组间}+SS_{组内}$，即总变异分解为处理因素作用 + 随机误差作用；同样 $\nu_{总}=\nu_{组间}+\nu_{组内}$。然后求得各部分均方：$MS_{组间}=SS_{组间}/\nu_{组间}$ 和 $MS_{组内}=SS_{组内}/\nu_{组内}$，得出统计量 F 值。下面用例 8-1 予以说明。

【例 8-1】　将 40 只接种肿瘤的小白鼠随机分成 4 组，给予不同剂量的三菱莪术注射液，半月后称量瘤重，其数据见表 8-1 上部分。表中，1 组为接种后不加任何处理，2 组、3 组、4 组分别为接种后注射 0.5mL、1.0mL、1.5mL 三菱莪术液。试比较各组瘤重间差别有无意义？

表 8-1　三菱莪术液抑癌实验的小鼠瘤重(g)

观测值	序号	处理因素(k 个水平)				合计	
		1 组	2 组	3 组	4 组		
	1	3.6	3.0	0.4	3.3		
	2	4.5	2.3	1.7	1.2		
	3	4.2	2.4	2.3	0.0		
	4	4.4	1.1	4.5	2.7		
x_{ij}	5	3.7	4.0	3.6	3.0		
	6	5.6	3.7	1.3	3.2		
	7	7.0	2.7	3.2	0.6		
	8	4.1	1.9	3.0	1.4		
	9	5.0	2.6	2.1	1.2		
	10	4.5	1.3	2.5	2.1		
$\sum x_i$		46.6	25	24.6	18.7	114.9	$(\sum x)$
$\sum x_i^2$		226.32	70.3	73.14	47.03	416.79	$(\sum x^2)$
n_i		10	10	10	10	40	(N)
$\bar{x}_i$		4.66	2.5	2.46	1.87	2.87	$(\bar{x})$
s_i		1.01	0.93	1.18	1.16	—	—

注：观测值 x_{ij} 的下标 i 代表组，下标 j 代表各组观测值的序号；其他符号意义同前。

(一)变异的分解

从表 8-1 的资料可以看出数据中包括了三种性质不同的变异，分别是总变异、组间变异和组内变异。

1. 总变异　　从表 8-1 数据看，这 40 只小鼠作用半个月后的瘤重各不相同，这种变异称为总变异。总变异的大小可以用离均差平方和表示，计算见式(8-1)。

$$SS_{总}=\sum_{i=1}^{k}\sum_{j=1}^{n_i}(x_{ij}-\bar{x})^2 \tag{8-1}$$

2. 组间变异　　表 8-1 显示，4 组小鼠瘤重的均数均有差别，称为组间变异，用离均差平方和($SS_{组间}$)表示。造成组间变异的原因是：①处理差异，即药物及其不同剂量对瘤重的影响造成了各组均数不同。②个体差异，即由小鼠的个体因素造成各组均数不同。个体间差异肯定存在，处理间差异是否存在尚属未知。组间变异的计算见式(8-2)。

笔记栏

$$SS_{组间} = \sum_{i=1}^{k} n_i(\overline{x}_i - \overline{x})^2 \qquad (8\text{-}2)$$

3. 组内变异　从各组内部看，虽然是同一种处理，但 10 只小鼠的瘤重仍有差异，称为组内变异，用离均差平方和($SS_{组内}$)表示。显然组内变异的原因是随机误差，即个体变异和测量误差。组内变异的计算见式(8-3)。

$$SS_{组内} = \sum_{i=1}^{k} \sum_{j=1}^{n_i} (x_{ij} - \overline{x}_i)^2 \qquad (8\text{-}3)$$

可以证明，$SS_{总} = SS_{组间} + SS_{组内}$。

(二)自由度分解

自由度存在可加性。设共有 k 个处理组，总例数为 n，则三种自由度的计算公式分别为

$$\nu_{总} = n-1, \quad \nu_{组间} = k-1, \quad \nu_{组内} = n-k \qquad (8\text{-}4)$$

(三)F 统计量的计算

离均差平方和(SS)并不能真正体现变异度，还应考虑其自由度(ν)，故可用 SS 与 ν 之比值计算方差估计量，即均方(mean squares，MS)来度量资料的组间变异和组内变异。当检验各组均数是否存在处理差异时，可用 $MS_{组间}$ 与 $MS_{组内}$ 的比值——F 值的大小来判断，见式(8-5)。若处理因素无作用，则组间变异和组内变异的原因均为个体差异，故理论上 $F \approx 1$ 或波动在 1 左右；若样本计算得到的 F 值远大于 1，当 F 值大于 F 的理论分布界值，即 $F = F_{\alpha, \nu_1, \nu_2}$ 时，提示处理因素有作用。

$$F = \frac{MS_{组间}}{MS_{组内}} = \frac{SS_{组间} / \nu_{组间}}{SS_{组内} / \nu_{组内}}, \quad \nu_1 = \nu_{组间}, \quad \nu_2 = \nu_{组内} \qquad (8\text{-}5)$$

统计量 F 有两个自由度 $\nu_{组间}$ 和 $\nu_{组内}$，即两个均方 $MS_{组间}$ 和 $MS_{组内}$ 相应的自由度。借助统计量 F 的分布，确定样本情况是否是小概率事件，从而做出统计推断结论。此外，不同的研究设计类型其总变异的分解有所不同，形成的统计量 F 也不同。

三、多个样本方差的齐性检验

对于方差分析的应用条件，其随机样本的同质性和独立性可通过研究设计来解决；正态性则需要进行正态性检验。而方差齐性则需要采用 Bartlett 和 Levene 检验等多样本方差齐性检验方法进行验证。

1. Bartlett 检验　该法的应用前提是各样本服从正态分布。其检验统计量服从 χ^2 分布，计算公式为

$$\chi^2 = \frac{\sum_{i=1}^{k} (n_i - 1)\ln(s_c^2 / s_i^2)}{1 + \frac{1}{3(k-1)}\left[\left(\sum_{i=1}^{k} \frac{1}{n_i - 1}\right) - \frac{1}{n-k}\right]} \qquad (8\text{-}6)$$

$$s_c^2 = \sum_{i=1}^{k} s_i^2 (n_i - 1) / (n-k), \quad \nu = k-1 \qquad (8\text{-}7)$$

式中，k 为样本组数；s_i^2 $(i = 1, 2, \cdots, k)$为样本方差；n_i 为各组样本例数；n 为总例数；s_c^2 为合并方差。

笔记栏

Bartlett 检验的 H_0 是各总体方差相等(方差齐)。当各总体方差相等，均等于合并方差时，各样本方差与合并方差也不会相差很大，由样本数据计算得到的检验统计量 χ^2 值也不会很大。如果得到 $\chi^2 < \chi^2_{a,v}$ 界值(可通过 χ^2 界值表查到)，$P > \alpha$，则不拒绝 H_0，可认为各总体方差齐。反之，则各总体方差不相等(总体方差不齐)。

2. Levene 检验 可用于两个或多个总体方差的齐性检验，该法不要求样本资料服从正态分布。其检验统计量的计算公式为

$$F = \frac{(n-k)\sum_{i=1}^{k} n_i (\overline{Z}_i - \overline{Z})^2}{(k-1)\sum_{i=1}^{k}\sum_{j=1}^{n_i}(Z_{ij} - \overline{Z}_i)^2}, \quad v_1 = k-1, \quad v_2 = n-k \tag{8-8}$$

Z_{ij} 可根据资料选择下列三种计算方法：

(1) $Z_{ij} = |x_{ij} - \overline{x}_i|\ (i = 1, 2, \cdots, k;\ j = 1, 2, \cdots, n_i)$。

(2) $Z_{ij} = |x_{ij} - M_{d_i}|$，其中 M_{d_i} 为第 i 个样本的中位数 $(i = 1, 2, \cdots, k;\ j = 1, 2, \cdots, n_i)$。

(3) $Z_{ij} = \left|x_{ij} - \overline{x'}_i\right|$。

其中，$\overline{x'}_i$ 为第 i 个样本截除样本含量10%后的均数 $(i = 1, 2, \cdots, k;\ j = 1, 2, \cdots, n_i)$。

按 α 水准，当得到 $F < F_{\alpha,\ (k-1,\ n-k)}$(可通过 F 界值表查到)时，$P > \alpha$，可推断各总体方差相等(方差齐)。反之，则总体方差不相等(方差不齐)。Levene 检验的计算较为繁杂，通常需要借助统计分析软件来实现。

第二节　完全随机设计资料的方差分析

一、完全随机设计资料方差分析的概念

完全随机设计(completely random design)是将全体观测对象按随机化方法分配到各个处理组中，每个观测对象接受每种处理的机会均等。本设计是一种单因素两水平或多水平的设计类型，因素可视为分组，因素的水平数可视为组数。在中医药研究中，常需要比较几种不同方剂对某病症的疗效、比较几种不同药物对人群健康的影响、比较某药剂不同浓度的杀菌作用、比较不同煎煮时间或煎煮方法药液中某种物质的含量等。这些问题均可采用完全随机设计资料的 F 检验进行分析。

进行统计分析时，研究者需要根据数据的分布特征选择方法，对于满足正态分布且方差齐的资料，应采用单向方差分析(one-way ANOVA)或两独立样本 t 检验$(k = 2)$；而对于非正态分布或方差不齐的数据，可考虑进行变量变换后采用方差分析或采用非参数的检验方法(第十章)。

二、完全随机设计资料方差分析的分析思路

上述例8-1即一因素四水平的完全随机设计，目的是分析比较各组瘤重间的差别有无统计学意义，若所得资料为计量资料，符合正态分布且各自总体方差齐，则可应用完全随机设计资料的方差分析法进行分析。分析思路详见本章第一节。

三、完全随机设计资料方差分析的分析步骤

1. 建立假设，确定检验水准

H_0：4组小鼠瘤重的总体均数相等

H_1：4组小鼠瘤重的总体均数不等或不全相等

$\alpha = 0.05$(多组比较无单、双侧检验之分)

2. 选择检验方法，计算统计量

(1)计算基础数据：参见表 8-1 下部分。

(2)计算离均差平方和：按式(8-1)～式(8-3)计算 $SS_\text{总}$、$SS_\text{组间}$、$SS_\text{组内}$。

$$SS_\text{总} = \sum (x - \bar{x})^2 = \sum x^2 - (\sum x)^2 / N = 416.79 - 114.9^2 / 40 = 86.740$$

$$SS_\text{组间} = \sum n_i (\bar{x}_i - \bar{x})^2 = \sum (\sum x_i)^2 / n_i - (\sum x)^2 / N$$

$$= (46.6^2 + 25.0^2 + 24.6^2 + 18.7^2) / 10 - 114.9^2 / 40 = 45.091$$

$$SS_\text{组内} = \sum\sum (x_i - \bar{x}_i)^2 = \sum x^2 - \sum (\sum x_i)^2 / n_i = SS_\text{总} - SS_\text{组间} = 86.740 - 45.091 = 41.649$$

(3)计算自由度 $\nu_\text{总}$、$\nu_\text{组间}$、$\nu_\text{组内}$：$\nu_\text{总} = N - 1 = 40 - 1 = 39$，$\nu_\text{组间} = k - 1 = 4 - 1 = 3$，$\nu_\text{组内} = N - k = 40 - 4 = 36$。

(4)计算均方 $MS_\text{组间}$、$MS_\text{组内}$：$MS_\text{组间} = SS_\text{组间} / \nu_\text{组间} = 45.091 / 3 = 15.030$；$MS_\text{组内} = SS_\text{组内} / \nu_\text{组内} = 41.649 / 36 = 1.157$。

(5)计算 F 值：F 值 $= MS_\text{组间} / MS_\text{组内} = 15.030 / 1.157 = 12.99$。

3. 确定 P 值，做出推论　　根据 $\nu_\text{组间} = 3$ 和 $\nu_\text{组内} = 36$，查附表 5 F 界值表(方差分析用)，得 $F_{0.01(3, 36)} = 4.38$，$12.99 > 4.38$，$P < 0.01$。按 $\alpha = 0.05$ 检验水准，拒绝 H_0，接受 H_1，4 个剂量组小鼠的瘤重差别有统计学意义，可认为 4 组总体均数不等或不全相等。

若要分析每两组均数间差别有无意义，应采用多重比较方法。(详见本章第四节)

另外，方差分析在表达分析结果时，通常可用简明扼要的方差分析表来汇总分析结果，既可表达方差分析的基本思想，又可呈现统计设计类型、各变异来源及其之间的关系。本例方差分析结果见表 8-2。

表 8-2　例 8-1 资料的方差分析表

变异来源	SS	ν	MS	F	P
组间变异	45.091	3	15.030	12.99	< 0.01
组内变异	41.649	36	1.157	—	—
总变异	86.740	39	—	—	—

第三节　随机区组设计资料的方差分析

一、随机区组设计资料的方差分析的概念

随机区组设计(randomized block design)在医学科研中较为常见。例如，在实验研究中，将动物按窝别配伍，再随机分配到各个处理组。一般来说，区组内的个体数应等于实验的处理组数或其倍数。由于此种设计可使各处理组间在配伍条件上完全一致，可消除配伍因素对实验结果的影响，缩小组间的差别，实验效率高于完全随机设计的实验。其设计思想是通过分层(stratification)，将全部受试对象按某种或某些特征分为若干个区组(block)，每个区组内研究对象的特征尽可能相近，每个区组内的观测对象与处理因素的水平数相等，分别使每个区组内的观测对象随机地接受处理因素某一水平的处理。此外，这里的两个因素是指处理因素和区组因素。处理因素有 k 个水平，共有 n 个区组，则测量数据总数 $N = nk$，如表 8-3 所示。

随机区组设计所获得的多组资料如果满足正态性且方差齐性，采用双因素方差分析(two-way ANOVA)或配对 t 检验($k = 2$)；如果不满足正态性或方差齐性，可考虑进行变量变换后采用方差分析或采用非参数的检验方法(第十章)。

二、随机区组设计资料的方差分析的分析思路

【例 8-2】　在药物敏感实验中比较 3 种弥散法(纸片法、挖洞法、钢圈法)的效果，各法均用 3 种药物，以包含金黄色葡萄球菌液的平板上的抑菌环直径为指标，数据如表 8-3 所示，试作方差分析。

表 8-3   3 种弥散法的药物敏感实验结果

药物	纸片法	挖洞法	钢圈法	$\sum x_j$	$\bar{x}_j$
黄芩	27.5	24.3	20.0	71.8	23.93
大黄	20.9	24.5	19.1	64.5	21.5
青霉素	27.4	22.0	29.6	70.9	26.33
$\sum x_i$	75.8	70.8	68.7	215.3	$(\sum x)$
$\sum x_i^2$	1943.82	1674.74	1640.97	5259.53	$(\sum x^2)$
$\bar{x}_i$	25.3	23.6	22.9	23.92	$(\bar{x})$
n_i	3	3	3	9	(n)
s_i	3.78	1.39	5.82	—	—

注:表中 i 表示方法组别,k 表示其组数,j 表示药物组别。

本例目的是分析比较三种弥散法(纸片法、挖洞法和钢圈法)对金黄色葡萄球菌的抑菌效果差别有无统计学意义,实验采用了随机区组设计,所得资料为计量资料,各组样本数据符合正态分布且各自总体方差齐,因此采用两因素方差分析的方法。

在随机区组设计资料的方差分析中,总变异不但受不同组间的处理因素、个体变异的随机误差的影响,还受配伍因素的影响。因此,将总变异分解为三部分,即处理组间变异、区组间(配伍因素)变异和随机误差,即 $SS_总 = SS_{处理} + SS_{区组} + SS_{误差}$,总自由度也分解为相应的三部分。

三、随机区组设计资料的方差分析的分析步骤

1. 建立假设,确定检验水准

处理组间:H_0:3 种方法抑菌环直径的总体均数相等

　　　　　　H_1:3 种方法抑菌环直径的总体均数不等或不全相等

　　　　　　$\alpha = 0.05$

区组组间:H_0:3 种药物抑菌环直径的总体均数相等

　　　　　　H_1:3 种药物抑菌环直径的总体均数不等或不全相等

　　　　　　$\alpha = 0.05$

2. 选择检验方法,计算统计量

(1)计算基础数据:表 8-3 下半部分计算与表 8-1 相同,另还需求区组间的 $\sum x_j$ 和 $\bar{x}_j$。

(2)计算 SS、ν、MS 及 F 值。

$$SS_总 = \sum x^2 - \left(\sum x\right)^2 / n = 5259.3 - (215.3)^2/9 = 109.076$$

$$SS_{处理} = \sum \left(\sum x_i\right)^2 / n_i - \left(\sum x\right)^2 / n = (75.8^2 + 70.8^2 + 68.7^2)/3 - (215.3)^2/9 = 8.869$$

$$SS_{区组} = \sum \left(\sum x_j\right)^2 / n_j - \left(\sum x\right)^2 / n = (71.8^2 + 64.5^2 + 79.0^2)/3 - (215.3)^2/9 = 35.042$$

$$SS_{误差} = SS_总 - SS_{处理} - SS_{区组} = 109.076 - 8.869 - 35.042 = 65.165$$

$\nu_总 = n-1 = 9-1 = 8$, $\nu_{处理} = k-1 = 3-1 = 2$, $\nu_{区组} = b-1 = 3-1 = 2$, $\nu_{误差} = \nu_总 - \nu_{处理} - \nu_{区组} = 8-2-2 = 4$

$MS_{处理} = SS_{处理} / \nu_{处理} = 8.869/2 = 4.435$, $MS_{区组} = SS_{区组} / \nu_{区组} = 35.042/2 = 17.521$

$MS_{误差} = SS_{误差} / \nu_{误差} = 65.165/4 = 16.291$

$F_{处理} = MS_{处理} / MS_{误差} = 4.434/16.291 = 0.272$, $F_{区组} = MS_{区组} / MS_{误差} = 17.521/16.291 = 1.076$

3. 确定 P 值,做出推论　　　以组间自由度 2 和误差自由度 4,查附表 5 F 界值表得

$$F_{0.05(2,\ 4)} = 6.94$$

笔记栏

由于处理组间 F 和区组组间 F 值均小于 6.94，故 $P>0.05$。按 $\alpha=0.05$ 检验水准，不拒绝 H_0，提示 3 种处理因素组间和 3 种药物(区组)间抑菌环直径均数的差别无统计学意义，故还不能认为 3 种处理因素组间和 3 种药物(区组)间抑菌环直径均数不同。本例方差分析结果见表 8-4。

表 8-4　例 8-2 资料的方差分析表

变异来源	SS	ν	MS	F	P
组间变异	8.869	2	4.434	0.272	>0.05
区组(组内)变异	35.042	2	17.521	1.076	>0.05
误差	65.164	4	16.291	—	—
总变异	86.740	39	—	—	—

第四节　多个样本均数的多重比较

由方差分析的基本思想可知，在进行多个样本均数差别比较的方差分析时，如果检验结果是拒绝 H_0，接受 H_1，只能得到多个总体均数不等或不全相等的结论。但究竟哪两组总体均数之间有差别，需要进一步对多个样本均数两两比较，即多重比较(multiple comparisons)。多重比较方法有多种，此处仅介绍其中最常用的 3 种方法。

一、Student-Newman-Keuls q 检验(SNK-q 检验)

1. 检验统计量的计算公式　　本法的检验统计量为 q 值，其计算公式为

$$q=\frac{|\overline{x}_A-\overline{x}_B|}{s_{\overline{x}_A-\overline{x}_B}}, \quad \nu=\nu_{误差} \tag{8-9}$$

$$s_{\overline{x}_A-\overline{x}_B}=\sqrt{\frac{MS_{误差}}{2}\left(\frac{1}{n_A}+\frac{1}{n_B}\right)} \tag{8-10}$$

2. 适用范围　　适用于多个样本均数间任意两组的比较，如对于 k 个样本均数，则需要进行 $C_k^2=\frac{k(k-1)}{2}$ 次比较。

3. 分析步骤

【例 8-3】　为研究不同植物单体的抑瘤效果，将 30 只同一批小白鼠致瘤后，按完全随机设计的方法随机分为 3 组，每组 10 只，按照实验要求，每组分别注射规定剂量的姜黄素、白藜芦醇和苦参碱。经 15 天以后，测定 3 组小白鼠的肿瘤重量(g)，测量结果见表 8-5。问不同植物单体的抑瘤效果有无差别？

表 8-5　不同植物单体对小白鼠抑瘤作用的试验结果(肿瘤重量，g)

序号	姜黄素	白藜芦醇	苦参碱
1	5.68	3.21	3.35
2	4.52	3.36	2.16
3	4.68	2.46	1.31

笔记栏

序号	姜黄素	白藜芦醇	苦参碱
4	4.46	2.65	2.12
5	4.69	4.12	2.36
6	5.61	3.74	2.25
7	6.23	2.84	1.06
8	4.16	2.98	1.41
9	5.32	3.65	1.32
10	4.56	3.26	2.13

(1)建立假设，确定检验水准：用 A 与 B 表示任意两组，则有

H_0： $\mu_A = \mu_B$，A 与 B 两个比较组的总体均数相等

H_1： $\mu_A \neq \mu_B$，A 与 B 两个比较组的总体均数不相等

$\alpha = 0.05$

(2)计算检验统计量 q 值

1)将所有样本均数按从大到小或从小到大排序，并编上秩次，见表8-6。

表8-6 各样本均数秩次表

组别	均数	秩次(R)
姜黄素	4.991	1
白藜芦醇	3.227	2
苦参碱	1.947	3

2)分别计算 q 值：本例共 3 组，进行两两比较需比较 $3 \times (3-1)/2 = 3$ 次，计算 3 个 q 值。由前述方差分析可知， $MS_{误差} = MS_{组内} = 0.395$ ， $v = v_{误差} = 27$ 。

$$s_{\bar{x}_A - \bar{x}_B} = \sqrt{\frac{MS_{误差}}{2}\left(\frac{1}{n_A} + \frac{1}{n_B}\right)} = \sqrt{\frac{0.393}{2}\left(\frac{1}{10} + \frac{1}{10}\right)} = 0.1987$$

由于 3 组的样本例数相同，即 $n_1 = n_2 = n_3 = 10$ ，所以各两两比较差值的标准误均为 0.1987。

$$q_{12} = \frac{|\bar{x}_1 - \bar{x}_2|}{s_{\bar{x}_1 - \bar{x}_2}} = \frac{4.991 - 3.227}{0.1987} = 8.88$$

$$q_{13} = \frac{|\bar{x}_1 - \bar{x}_2|}{s_{\bar{x}_1 - \bar{x}_2}} = \frac{4.991 - 1.947}{0.1987} = 15.32$$

$$q_{23} = \frac{|\bar{x}_1 - \bar{x}_2|}{s_{\bar{x}_1 - \bar{x}_2}} = \frac{3.227 - 1.947}{0.1987} = 6.44$$

笔记栏

3)列出两两比较的 q 检验表，见表8-7。

表 8-7　3 个样本均数两两比较的 q 检验表

对比组(A 与 B)	均数差值($\bar{x}_A - \bar{x}_B$)	组数(a)	q 值	q 界值 $v = 20$	P 值
1 与 2	1.76	2	8.88	2.95	<0.05
1 与 3	3.04	3	15.32	3.58	<0.05
2 与 3	1.28	2	6.44	2.95	<0.05

(3)确定 P 值,做出统计推断:计算出 q 检验统计量后,要与 q 界值比较,才能确定 P 值并做出统计推断。q 检验界值不但与自由度有关,还与比较组均数的秩次差别有关。均数秩次差用组数 a 表示,且 $a = |R_A - R_B| + 1$。本例自由度 $v = v_{误差} = 27$,由 q 界值表可查 $q_{0.05, (2, 20)} = 2.95$,$q_{0.05, (3, 20)} = 3.58$,又因为 $q_{0.05, (2, 27)} < q_{0.05, (2, 20)}$,$q_{0.05, (3, 27)} < q_{0.05, (3, 20)}$。由此可推断,3 组 $P < 0.05$。按 $\alpha = 0.05$ 检验水准,拒绝 H_0,接受 H_1,3 组之间的任意两组总体均数均不等。

二、Dunnett-t 检验

1. 检验统计量的计算公式　　本法的检验统计量为 t_D,计算公式为

$$t_D = \frac{|\bar{x}_T - \bar{x}_C|}{s_{\bar{x}_T - \bar{x}_C}}, \quad v = v_{误差} \tag{8-11}$$

$$s_{\bar{x}_T - \bar{x}_C} = \sqrt{MS_{误差}\left(\frac{1}{n_T} + \frac{1}{n_C}\right)} \tag{8-12}$$

式中,T 代表各处理组(实验组);C 为对照组;分子为任意处理组与对照组样本均数之差;分母是两个比较组样本均数差值的标准误;n_T 和 n_C 分别为处理组和对照组的例数;$MS_{误差}$ 意义同 SNK-q 检验。

2. 适用范围　　Dunnett-t 检验适用于多个实验组均数与一个对照组均数的两两比较。

3. 注意事项　　应用 Dunnett-t 检验进行推断时,应将计算所得的 t_D 值与 Dunnett-t 检验界值比较。而 Dunnett-t 界值与 t 检验的 t 界值不同,其值大小除与误差自由度($v_{误差}$)大小有关外,还与处理组的组数多少有关。两者不能误用。

三、LSD-t 检验

1. 检验统计量的计算公式　　LSD-t 检验又称最小显著差异(least significant different)t 检验,其检验统计量为 LSD-t 值,计算公式为

$$\text{LSD-t} = \frac{|\bar{x}_A - \bar{x}_B|}{s_{\bar{x}_A - \bar{x}_B}}, \quad v = v_{误差} \tag{8-13}$$

$$s_{\bar{x}_A - \bar{x}_B} = \sqrt{MS_{误差}\left(\frac{1}{n_A} + \frac{1}{n_B}\right)} \tag{8-14}$$

2. 适用范围　　适用于多组中某一对或几对在专业上有特殊意义的均数进行比较,一般在设计阶段就应确定哪些均数需要进行多重比较。

3. 注意事项　　LSD-t 检验在进行统计推断时,其依据的界值表与两样本均数比较的 t 检验界值表相同,而且 LSD-t 检验的检验统计量 LSD-t 值的计算公式也与 t 检验相同。但两者所依据的自由度不同,t 检验的自由度 $v = n_1 + n_2 - 2$,而 LSD-t 检验的自由度 $v = v_{误差}$。另外,两者均数差的标准误计算方法各异,t 检验是通过计算两个样本的合并方差来估计样本均数之差的标准误,而 LSD-t 检验则是通过方差分析所得的误差均方来估计均数差的标准误,在应用时要注意区别。

四、多个样本均数的多重比较常见问题

(1)将多个两样本均数比较的 t 检验代替多个样本均数的多重比较,增大了犯第一类错误的概率。

(2)在进行多个样本均数的多重比较时,滥用 LSD-t 检验。

笔记栏

第五节　重复测量资料的方差分析

一、重复测量资料的相关概念

1. 概念　　重复测量(repeated measurement)指对同一实验对象(如人、动物、标本)的某项观测指标在不同时点上进行多次测量与观察,所获得的数据称为重复测量资料(repeated measurement data)。即对受试对象在给予一种或多种处理后,在多个不同的时点上从同一个受试对象重复获得某相同指标的不同观测值,或从同一个体的不同部位(或组织)上重复获得的观测值。在医学实验中,重复测量包括三种情况:①在试验条件相同的情况下,对同一总体中抽取 n 个受试对象进行 k 次观测;②将一个受试对象分成 k 份,在试验条件相同的情况下,观察 k 次;③在部分试验条件变动时,从同一个受试对象身上重复测量 k 个数据。重复测量设计可对观察指标进行动态观察或监测,更加符合临床试验、药理学及毒理学的特点,故颇为常见。重复测量设计的方差分析是在研究中减少个体差异带来的误差的一种有效方法,而且由于对相同个体进行重复测量,在一定程度上降低了人力、物力、财力的消耗。如果重复测量是在一段时间内或一个温度间隔内进行的,还可以研究因变量对时间、温度等自变量的变化趋势,这种重复测量研究称为趋势研究。

2. 重复测量资料的特征　　相比于其他类型的实验设计,重复测量设计的资料有如下特征:

(1)重复测量数据属于非独立数据范畴,数据不独立或不完全独立,即重复测量值在不同实验受试者间是独立的,但就同一受试者而言,不同时点的测量值之间可能不独立。

(2)重复测量数据的分析通常要考虑处理分组与重复测量的时间点两个因素。

(3)不同的观察单位按随机原则分配到各处理组,同一观察单位测量结果按时间顺序排列,不同于随机区组设计。

(4)测量值之间通常有随重复测量时间变化的趋势。

二、重复测量资料方差分析的基本思想

重复测量资料一般需要考虑两个因素,一个是处理因素,另一个是时间因素。总变异也包括两部分,一部分是横向分组的受试对象间的变异,另一部分是纵向分组的受试对象内的变异。根据方差分析变异度分解的原则,受试对象间的变异可分解为处理因素和个体间误差两部分;受试对象内的变异可分解为时间因素、处理因素和时间交互作用以及个体内误差三部分。各种变异的关系如下:

$$SS_{总} = SS_{受试对象间} + SS_{受试对象内} \tag{8-15}$$

$$SS_{受试对象间} = SS_{处理} + SS_{个体间误差} \tag{8-16}$$

$$SS_{受试对象内} = SS_{时间} + SS_{处理×时间} + SS_{个体内误差} \tag{8-17}$$

$$\nu_{总} = \nu_{受试对象间} + \nu_{受试对象内} \tag{8-18}$$

$$\nu_{受试对象间} = \nu_{处理} + \nu_{个体间误差} \tag{8-19}$$

$$\nu_{受试对象内} = \nu_{时间} + \nu_{处理×时间} + \nu_{个体内误差} \tag{8-20}$$

重复测量资料方差分析的数据格式,见表 8-8。

表 8-8　重复测量资料数据格式

处理组(i)	受试对象(j)	重复测量时间(t)				受试对象小计(B)	处理因素小计(H)
		1	2	...	G		
	1	x_{111}	x_{112}		x_{11g}	B_{11}	
	2	x_{121}	x_{122}		x_{12g}	B_{12}	
处理组 1	...	...	...	...	...	...	H_1
	n	x_{1n1}	x_{1n2}		x_{1ng}	B_{1n}	
	时间小计	T_{11}	T_{12}		T_{1g}		

笔记栏

处理组(i)	受试对象(j)	重复测量时间(t)				受试对象小计(B)	处理因素小计(H)
		1	2	···	G		
···	···	···	···	···	···		
	1	x_{k11}	x_{k12}		x_{k1g}	B_{k1}	
	2	x_{k21}	x_{k22}		x_{k2g}	B_{k2}	
处理组 k	···	···	···	···	···	···	H_k
	n	x_{kn1}	x_{kn2}		x_{kng}	B_{kn}	
	时间小计	T_{k1}	T_{k2}		T_{kg}		
时间点合计(M)		M_1	M_2	···	M_g		

其中，处理组 $i=1, 2, \cdots, k$；受试对象 $j=1, 2, \cdots, n$；重复测量时间 $t=1, 2, \cdots, g$；

时间点合计：

$$M_t = \sum_{i=1}^{k} \sum_{j=1}^{n} x_{ijt} \tag{8-21}$$

受试对象合计：

$$B_{ij} = \sum_{t=1}^{g} x_{ijt} \tag{8-22}$$

不同处理组时间点小计：

$$T_{it} = \sum_{j=1}^{n} x_{ijt} \tag{8-23}$$

处理因素合计：

$$H_i = \sum_{t=1}^{g} \sum_{j=1}^{n} x_{ijt} \tag{8-24}$$

$$\sum x = \sum_{t=1}^{g} M_t = \sum_{i=1}^{k} \sum_{j=1}^{n} B_{ij} = \sum_{i=1}^{k} H_i \tag{8-25}$$

$$SS_{\text{总}} = \sum_{i=1}^{k} \sum_{j=1}^{n} \sum_{t=1}^{g} x_{ijt}^2 - \left(\sum_{i=1}^{k} \sum_{j=1}^{n} \sum_{t=1}^{g} x_{ijt} \right)^2 / N = \sum x^2 - \left(\sum x \right)^2 / N \tag{8-26}$$

$$\nu_{\text{总}} = N - 1 = kng - 1$$

其中，令 $C = \left(\sum_{i=1}^{k} \sum_{j=1}^{n} \sum_{t=1}^{g} x_{ijt} \right) / N = \left(\sum x \right)^2 / N$

$$SS_{\text{受试对象间}} = \sum_{i=1}^{k} \sum_{j=1}^{n} \frac{B_{ij}^2}{g} - C, \quad \nu_{\text{受试对象间}} = kn - 1 \tag{8-27}$$

$$SS_{\text{处理}} = \sum_{i=1}^{k} \frac{H_i^2}{ng} - C, \quad \nu_{\text{处理}} = k - 1 \tag{8-28}$$

$$SS_{\text{个体间误差}} = SS_{\text{受试对象间}} - SS_{\text{处理}}, \quad \nu_{\text{个体间误差}} = kn - k \tag{8-29}$$

$$SS_{\text{受试对象内}} = SS_{\text{总}} - SS_{\text{受试对象间}}, \quad \nu_{\text{受试对象内}} = kng - kn \tag{8-30}$$

$$SS_{\text{时间}} = \sum_{t=1}^{g} \frac{M_t^2}{kn} - C, \quad \nu_{\text{时间}} = g - 1 \tag{8-31}$$

$$SS_{\text{处理×时间}} = \sum_{i=1}^{k} \sum_{t=1}^{g} \frac{T_{it}^2}{n} - C - SS_{\text{处理}} - SS_{\text{时间}}, \quad \nu_{\text{处理×时间}} = (k-1)(g-1) \tag{8-32}$$

$$SS_{\text{个体内误差}} = SS_{\text{受试对象内}} - SS_{\text{时间}} - SS_{\text{处理×时间}} \tag{8-33}$$

$$\nu_{\text{个体内误差}} = \nu_{\text{受试对象内}} - \nu_{\text{时间}} - \nu_{\text{处理×时间}} \tag{8-34}$$

笔记栏

三、重复测量资料方差分析的分析思路

【例 8-4】　某研究者将 20 名患者随机分为两组，每组各 10 名，采用某中药治疗，一组服用胶囊、另一组服用片剂。分别于服药后 1 小时、2 小时、3 小时、4 小时测定血药浓度，结果见表 8-9。试比较两种剂型服用后血药浓度有无差别。

表 8-9　同一药物不同剂型不同时间的血药浓度测定值　　　　　(单位：μmol/L)

分组	受试对象	测量时间(小时)			
		1	2	3	4
片剂组	1	22.5	26.2	23.9	24.5
	2	22.3	23.4	23.4	24.5
	3	21.6	24.1	22.4	23.8
	4	18.3	18.6	18.9	19.4
	5	19.2	20.8	21.5	22.3
	6	23.6	24.3	24.6	25.2
	7	17.6	19.2	18.1	18.5
	8	19.5	19.4	19.2	19.6
	9	16.4	18.5	18.7	19.5
	10	21.6	21.2	21.2	21.6
胶囊组	1	19.5	22.6	26.3	29.5
	2	23.8	27.6	32.5	36.8
	3	21.3	22.5	26.5	28.6
	4	18.5	19.4	23.4	25.6
	5	19.6	24.1	24.8	27
	6	22.5	25.1	27.1	35.9
	7	17.4	23.1	21.6	24.8
	8	19.6	23.3	24.6	26.8
	9	22.4	25.6	28.9	30.7
	10	15.3	16.8	19.4	24.6

本研究目的是分析比较两种剂型服用后血药浓度有无差别。实验采用了完全随机化设计，重复测了 4 个不同时间点的血药浓度，资料为计量资料。若各单元(某研究组的一个时间点数据)样本数据符合正态分布且各自总体方差齐，可应用重复测量资料的方差分析法；若资料还满足球对称性，则可选用单变量重复测量资料的方差分析法；若资料不满足球对称性，则需要选多变量重复测量资料的方差分析法，或者采用校正系数进行校正。

四、重复测量资料方差分析的基本步骤

1. 条件检验

(1)正态性和方差齐性：检验方法同前例，本例经正态性检验和方差齐性检验均满足方差分析的要求。

(2)球对称性：重复测量资料方差分析的"球对称"检验计算较为复杂，一般需要借助统计分析软件。本例经 SPSS 软件分析可得 $\chi^2 = 8.102$，$P = 0.151$，说明资料满足球对称性。

笔记栏

2. 方差分析

(1)建立检验假设，确定检验水准

处理因素：H_0：$\mu_1 = \mu_2$(两组患者血药浓度总体均数相等)

$\qquad\qquad$ H_1：$\mu_1 \neq \mu_2$(两组患者血药浓度总体均数不相等)

时间因素：H_0：$T_1 = T_2 = T_3 = T_4$(各时间点患者的血药浓度总体均数相等)

$\qquad\qquad$ H_1：各时间点患者的血药浓度总体均数不等或不全相等

交互作用：H_0：处理因素与时间因素间存在交互作用

$\qquad\qquad$ H_1：处理因素与时间因素间不存在交互作用

(2)计算检验统计量

1)计算基本数据：如表 8-10 所示。

表 8-10 基本数据

分组(i)	受试对象(j)	测量时间(小时，t)			
		1	2	3	4
片剂组	1	22.5	26.2	23.9	24.5
	2	22.3	23.4	23.4	24.5
	3	21.6	24.1	22.4	23.8
	4	18.3	18.6	18.9	19.4
	5	19.2	20.8	21.5	22.3
	6	23.6	24.3	24.6	25.2
	7	17.6	19.2	18.1	18.5
	8	19.5	19.4	19.2	19.6
	9	16.4	18.5	18.7	19.5
	10	21.6	21.2	21.2	21.6
胶囊组	1	19.5	22.6	26.3	29.5
	2	23.8	27.6	32.5	36.8
	3	21.3	22.5	26.5	28.6
	4	18.5	19.4	23.4	25.6
	5	19.6	24.1	24.8	27
	6	22.5	25.1	27.1	35.9
	7	17.4	23.1	21.6	24.8
	8	19.6	23.3	24.6	26.8
	9	22.4	25.6	28.9	30.7
	10	15.3	16.8	19.4	24.6

2)计算各类变异度及自由度

$$SS_{总} = \sum x^2 - \left(\sum x\right)^2 / N = 42928.99 - (1824.5)^2 / 80 = 1318.987$$
$$\nu_{总} = N - 1 = kng - 1 = 80 - 1 = 79$$

其中，$C = \left(\sum x\right)^2 / N = (1824.5)^2 / 80 = 41610.003$

笔记栏

$$SS_{受试对象间} = \sum_{i=1}^{k}\sum_{j=1}^{n}\frac{B_{ij}^2}{g} - C = \frac{(97.1)^2+(93.6)^2+\cdots+(76.1)^2}{4} - 41610.003$$

$$= \frac{169604.97}{4} - 41610.003 = 791.24$$

$$\nu_{受试对象间} = kn - 1 = 2\times10 - 1 = 19$$

$$SS_{处理} = \sum_{i=1}^{k}\frac{H_i^2}{ng} - C = \frac{(849.1)^2+(975.4)^2}{10\times4} - 41610.003$$

$$= 199.396$$

$$\nu_{处理} = k - 1 = 2 - 1 = 1$$

$$SS_{个体间误差} = SS_{受试对象间} - SS_{处理} = 791.24 - 199.396 = 591.844$$

$$\nu_{个体间误差} = kn - k = 18$$

$$SS_{受试对象内} = SS_{总} - SS_{受试对象间} = 1318.987 - 791.24 = 527.747$$

$$\nu_{受试对象内} = kng - kn = 80 - 20 = 60$$

$$SS_{时间} = \sum_{t=1}^{g}\frac{M_t^2}{kn} - C = \frac{(402.5)^2+(445.8)^2+(467)^2+(509.2)^2}{2\times10} - 41610.003$$

$$= 295.873$$

$$\nu_{时间} = g - 1 = 3$$

$$SS_{处理\times时间} = \sum_{i=1}^{k}\sum_{t=1}^{g}\frac{T_{it}^2}{n} - C - SS_{处理} - SS_{时间}$$

$$= \frac{(202.6)^2+(215.7)^2+\cdots+(290.3)^2}{10} - 41610.003 - 199.396 - 295.873$$

$$= 159.546$$

$$\nu_{处理\times时间} = (k-1)(g-1) = 3$$

$$SS_{个体内误差} = SS_{受试对象内} - SS_{时间} - SS_{处理\times时间} = 527.747 - 295.873 - 159.546 = 72.328$$

$$\nu_{个体内误差} = \nu_{受试对象内} - \nu_{时间} - \nu_{处理\times时间} = 60 - 3 - 3 = 54$$

3)计算各类变异的均方

$$MS_{处理} = SS_{处理}/\nu_{处理} = 199.396/1 = 199.396$$

$$MS_{个体间误差} = SS_{个体间误差}/\nu_{个体间误差} = 591.843/18 = 32.88$$

$$MS_{误差} = SS_{时间}/\nu_{时间} = 295.873/3 = 98.624$$

$$MS_{处理\times时间} = SS_{处理\times时间}/\nu_{处理\times时间} = 159.546/3 = 53.182$$

$$MS_{个体内误差} = SS_{个体内误差}/\nu_{个体内误差} = 72.328/54 = 1.339$$

4)计算 F 值

$$F_{处理} = \frac{MS_{处理}}{MS_{个体间误差}} = 199.396/32.88 = 6.064$$

$$F_{时间} = \frac{MS_{时间}}{MS_{个体内误差}} = 98.624/1.339 = 73.633$$

$$F_{处理\times时间} = \frac{MS_{处理\times时间}}{MS_{个体间误差}} = 53.182/1.339 = 39.706$$

(3)确定 P 值,进行统计推断:由 F 界值表可查得: $F_{0.05,(1,18)} = 4.41$, $F_{0.01,(1,18)} = 8.29$, $F_{0.05,(3,50)} = 2.79$,

$F_{0.01,(3,50)} = 4.20$。由此可知，$P_{处理} < 0.01$，$P_{时间} < 0.01$，$P_{处理 \times 时间} < 0.01$。按 $\alpha = 0.05$ 检验水准，均拒绝 H_0，接受 H_1，可认为两组患者血药浓度总体均数不等；各组患者不同时间点血药浓度总体均数不等或不全相等；剂型与时间存在交互作用。

五、重复测量资料方差分析的注意事项及常见问题

1. 重复测量资料方差分析的注意事项

(1)各处理组例数不相等时，本节介绍的重复测量数据方差分析计算方法不适用，可直接采用 Hotelling T^2 检验。

(2)"球对称"性是重复测量数据方差分析的应用条件之一，当数据不满足"球对称"性时，可用"球对称"系数 ε 对 F 值的自由度进行精确校正。校正的常用方法主要有三种：Greenhouse-Geisser 法、Huynh-Feldt 法和 Lower-bound 法，也可直接采用 Hotelling T^2 法进行假设检验。

(3)对于单组重复测量数据，只有当数据满足"球对称"时，其重复测量数据的方差分析与随机区组设计方差分析等价，应注意不可误用。

(4)对于重复测量的数据，如果采用 t 检验进行重复各时点组间比较，会增加犯第一类错误的概率。

2. 重复测量资料方差分析时的常见问题

(1)忽视了重复测量数据的特点，按不同时间分别应用完全随机设计资料的方差分析法。

(2)不进行球对称检验，直接应用单变量重复测量资料方差分析法。

(3)误将单组重复测量数据当作随机区组设计而直接应用随机区组设计资料的方差分析法。

(4)误将具有时间因素的析因设计方差分析当做重复测量数据方差分析进行分析。

第六节　方差分析的应用条件

方差分析是 t 检验的进一步扩大，方差分析的应用条件也和 t 检验有一些共性的条件，独立性、正态性和方差齐性。

(1)独立性：各样本或组间数据是相互独立的随机样本。

(2)正态性：各处理组满足正态性，即其总体服从正态分布。

(3)方差齐性：需要相互比较的各处理水平的总体方差相等。

(4)球对称性：对于重复测量数据，需要符合球对称性，球对称性是指各时间点组成的协方差阵(covariance maxtrix)具有球形性(sphericity)特征，即所有两两时点变量间差值对应的方差相等。

****

统计学内容表达

方差分析是一种在课题报告或学术论文中非常常用的计量资料差异性比较方法。采用方差分析时应该注意如下方面：①方差分析处理的计量资料应该符合正态分布；在"材料与方法"的统计分析方法表述中，应该注明计量资料采用均数±标准差表示($\bar{x} \pm s$)。②方差分析结果应该报告方差齐性检验的结果。③方差分析有 11 种之多，因此，在材料与方法，应该具体指明所采用的方差分析的类型。④在论文结果中，除了给出方差分析对应的 P 值，还应该给出相应的 F 值。⑤采用何种统计分析软件在文中应该注明。⑥方差分析得到 $P < 0.05$ 时，如要得到具体组间差异，需要进行两两比较，所采用的方法应在文中指出。⑦一些特殊类型的方差分析应该报告其是否符合条件，如协方差是否符合平行性检验，重复测量是否符合球对称性。

现以例 8-1 为例，阐述统计学内容的表达。

(1)材料与方法部分：采用 SPSS 23.0 统计软件进行数据统计分析，各组计量数据正态性检验采用

笔记栏

W 检验，符合正态分布的计量资料采用 $\bar{x}\pm s$ 表示，不符合采用 $M(Q)$ 表示；采用 Levene 法进行方差齐性检验；多组间计量资料比较，方差齐性时采用单因素设计方差分析，事后检验采用 SNK 法。方差不齐采用非参数秩和检验。

(2)结果部分：正态性 W 检验，各组 P 均大于 0.05，数据符合正态分布；Levene 方差齐性检验 $F=0.517$，$P=0.673>0.05$，各组方差齐。采用单因素设计方差分析，统计分析结果见表 8-11，可见 $F=12.99$，$P=0.001<0.05$，各组间瘤重差异有统计学意义；SNK 法事后比较，发现 0.0mL 组与 0.5mL、1.0mL 和 1.5mL 组均有统计学差异，0.5mL、1.0mL 和 1.5mL 三组间差异无统计学意义。

表 8-11 三菱莪术液抑癌实验的小鼠瘤重($\bar{x}\pm s$)

组别	n	瘤重(g)	F	P
0.0mL	10	4.66 ± 1.01^a		
0.5mL	10	2.50 ± 0.93^b		
1.0mL	10	2.46 ± 1.18^b	12.99	0.001
1.5mL	10	1.87 ± 1.16^b		

a、b 为 SNK 法比较的亚组，a 和 b 之间有统计学差异($P<0.05$)。

案 例 辨 析

(1)有研究者探讨中药溃疡油治疗下肢静脉性溃疡的作用。选择下肢静脉性溃疡患者 100 例，随机分为观察组和对照组各 50 例。观察组采用自制中药溃疡油局部外敷，对照组采用乳酸依沙吖啶湿敷。在 0 天、14 天、28 天、60 天对两组患者分别进行溃疡症状评分，结果见表 8-12。

表 8-12 两组下肢静脉性溃疡患者症状评分($\bar{x}\pm s$)

组别	n	0 天	14 天	28 天	60 天
溃疡油	50	10.18 ± 4.1	23.1 ± 6.1	28.8 ± 7.2	31.5 ± 4.5
乳酸依沙吖啶	50	9.87 ± 3.4	12.8 ± 5.3	16.3 ± 5.8	19.3 ± 6.1

(2)有研究者研究健脾补肺化痰方对哮喘大鼠肺组织中 c-fos 表达的影响，将 120 只雄性 SD 幼龄大鼠，随机分为正常组 4 周(Z4)、8 周(Z8)、12 周(Z12)，模型组 4 周(M4)、8 周(M8)、12 周(M12)，健脾补肺化痰方组 4 周(J4)、8 周(J8)、12 周(J12)，地塞米松组 4 周(D4)、8 周(D8)、12 周(D12)，每组 30 只，采用卵白蛋白(OVA)雾化激发建立哮喘大鼠模型，进行不同处理后，检测大鼠肺组织中 c-fos mRNA 的含量。检测安排为造模干预后 4 周、8 周和 12 周。肺组织采集方法为各组大鼠分别于雾化吸入的第 4、8、12 周时间节点，用 2%戊巴比妥(0.3mL/100g)腹腔注射麻醉后处死大鼠，打开胸腔，常规留取右肺中叶，镊子夹取右肺中叶置于冻存管后密封，置于液氮罐中冷冻保存，数据见表 8-13。

表 8-13 各组大鼠 c-fos mRNA 的表达($\bar{x}\pm s$)

组别	n	c-fos mRNA		
		4 周	8 周	12 周
正常组	30	1.08 ± 0.13	1.09 ± 0.05	1.09 ± 0.14
模型组	30	3.08 ± 0.08	3.27 ± 0.76	4.01 ± 0.12
健脾补肺化痰方组	30	2.02 ± 0.10	1.89 ± 0.16	1.96 ± 0.11
地塞米松组	30	1.78 ± 0.05	1.91 ± 0.09	1.91 ± 0.16

笔记栏

问题：案例辨析(1)和案例辨析(2)所采用的实验设计是否相同，均为两因素其中一个因素为重复测量的方差分析吗？

辨析：(a)两个案例试验设计看似都是不同时间点进行重复测量的，其实是不同的实验设计。

(b)案例辨析(1)研究两个因素，一为干预因素药物，分为中药溃疡油和乳酸依沙吖啶两个水平；另一因素为时间因素，100名受试对象随机分为两组，分别接受不同的处理，每一名受试对象于0天、14天、28天和60天进行症状评分检测，时间共4个水平。效应指标为症状评分，属于计量资料。因此，本研究设计为两因素其中一个因素为重复测量的方差分析设计。

(c)案例辨析(2)也是研究两个因素，一为干预因素，分为四个水平(对照组、模型组、健脾补肺化痰方组和地塞米松组)，另一因素为时间因素，分为三个水平(4周、8周和12周)。然而此处需要注意的是，在每一个时间点，大鼠均是被处死后才能取样检测，因此三个不同时间获取的数据并不是来自同一只大鼠，或者说每一只大鼠仅被检测一次就被处死。因此，本例并不是重复测量设计，而是4×3析因设计。研究效应指标为c-fos mRNA含量，为计量指标，因此本例为4×3析因设计方差分析。

电 脑 实 验

【实验8-1】　对例8-1资料进行方差分析。
【实验8-2】　对例8-3资料进行方差分析。
【实验8-3】　对例8-4资料进行方差分析。

小　　结

方差分析是处理多组计量资料服从正态分布样本均数间差异的主要分析方法，根据试验设计类型的不同，有11种方差分析的设计类型，本章主要介绍常用的单因素设计方差分析、随机区组设计方差分析和重复测量设计方差分析。方差分析的检验条件应满足独立性、正态性和方差齐性，对于重复测量设计资料的方差分析还要满足球对称性。学习本章应掌握方差分析的基本思想，以及SPSS统计软件进行案例实战，掌握统计分析结果的合理解读与专业结论的规范表达。

思 考 与 练 习

一、最佳选择题

1. 对于两组资料的比较，方差分析与t检验的关系是(　　)。
   A. t检验结果更准确
   B. 方差分析结果更准确
   C. t检验对数据的要求更为严格
   D. 近似等价
   E. 完全等价

2. 下面说法中不正确的是(　　)。
   A. 方差分析可以用于两个样本均数的比较
   B. 完全随机设计更适合实验对象变异不太大的资料
   C. 在随机区组设计中，每一个区组内的例数都等于处理数
   D. 在随机区组设计中，区组内及区组间的差异都是越小越好

3. 完全随机设计方差分析的检验假设是(　　)。
   A. 各处理组样本均数相等　　　B. 各处理组总体均数相等
   C. 各处理组样本均数不相等　　D. 各处理组总体均数不相等

笔记栏

4. 完全随机设计、随机区组设计的离均差平方和(SS)及自由度各分解为几部分(　　)。

　　A. 2, 2　　　　　　　　　　B. 2, 3

　　C. 2, 4　　　　　　　　　　D. 3, 3

5. 方差分析的应用条件之一是方差齐性，它是(　　)。

　　A. 各比较组相应的样本方差相等

　　B. 各比较组相应的总体方差相等

　　C. 组内方差 = 组间方差

　　D. 总方差 = 各组方差之和

　　E. 总方差 = 组内方差 + 组间方差

二、简答题

1. 简述方差分析的基本思想?

2. 方差分析的应用条件?

三、计算分析题

1. 某研究者从某单位随机抽取了 11 名正常人，9 名心脏病患者和 10 名高血压患者进行血压测定，其中收缩压数据如表 8-14 所示，试问三种人群的收缩压有无差别?

表8-14　某社区三类抽样人群收缩压测定值　　　　　　　　(单位：mmHg)

正常人	心脏病	高血压
107.7	136.0	184.0
125.2	152.5	157.0
112.5	167.1	190.0
96.0	177.4	169.0
115.2	153.3	191.0
95.3	150.0	173.0
113.0	168.2	151.0
125.6	164.0	181.0
111.0	150.0	172.0
106.5		195.0
120.0		

2. 为研究 A、B、C 三种饲料对大鼠体重的影响，取 10 窝大鼠，按照体重进行配伍，选择 3 只大鼠随机喂养一种饲料，4 周后，逐个称量大鼠的体重(g)，结果如表 8-15 所示。请分析本研究的实验设计的三要素，并选择正确的统计分析方法，并借助 SPSS 软件实现相应的分析。

表8-15　A、B、C 三种饲料大鼠体重　　　　　　　　(单位：g)

窝别	A 饲料	B 饲料	C 饲料
1	280	347	248
2	270	275	280
3	251	278	347
4	308	345	392
5	380	347	348
6	370	375	380

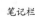

笔记栏

续表

窝别	A 饲料	B 饲料	C 饲料
7	351	378	347
8	298	245	352
9	351	378	347
10	301	328	307

3. 某研究机构欲比较 A、B 两种锻炼方式对人体的减肥效果,在一个学校选择年龄相同、体重相近的中学生 12 人,并随机分成 2 组,分别采用 A、B 两种锻炼方案进行锻炼;于试验开始后的第 1、2、3 个月末分别测量两组学生体重的减少情况,数据如表 8-16 所示。试问两种锻炼方案的减肥效果是否有差别?

表 8-16 12 名中学生的减肥效果比较 (单位:kg)

受试对象	组别	测试时间		
		第 1 个月	第 2 个月	第 3 个月
1	1	1.5	1.5	2.5
2	1	1.5	2.0	2.5
3	1	1.5	1.5	3.0
4	1	1.0	2.0	3.5
5	1	0.5	1.5	3.0
6	1	0.5	1.5	3.5
7	2	1.0	2.0	5.5
8	2	1.5	1.0	3.0
9	2	1.5	2.5	5.0
10	2	2.0	3.0	5.5
11	2	2.0	3.0	4.5
12	2	2.0	2.5	5.0

参 考 文 献

孙振球. 2016. 医学统计学. 北京:人民卫生出版社.
张文彤. 2014. SPSS 统计分析高级教程. 北京:高等教育出版社.
朱继民. 2016. 医学统计分析方法. 合肥:中国科学技术大学出版社.

(武 松 陈 书)

第九章 定性资料的假设检验

【案例1】 观察200名单纯性肥胖患者应用穴位埋线法和耳穴疗法的疗效,其中穴位埋线法治疗105人,有效82人,无效23人,有效率为78.1%;耳穴疗法治疗95人,有效70人,无效25人,有效率为73.7%,若研究两种疗法的疗效是否有差别,应对这个资料做何种分析?

【案例2】 有粪便标本120份,每份都用盐水漂浮法及涂片法进行钩虫卵检查,发现有钩虫卵为"+",未发现为"-",比较两法优劣,试问这是何种研究设计类型?采用何种统计方法可以比较两种检测方法的检出率有无差别?

第一节 样本率与总体率的比较

抽样研究算得一个样本率,要比较样本所来自的总体率与已知的总体率是否相等,可以考虑用 u 检验的方法解决。

一、适用条件

n 较大,π 和 $1-\pi$ 均不接近0和1,且 $n\pi$ 和 $n(1-\pi)$ 均大于5。

二、检验方法

假设样本率 p 来自总体率为 π 的正态分布总体,则样本率 p 将围绕总体率 π 会呈正态分布,则有公式(9-1)。在原假设 $H_0:\pi=\pi_0$ 成立的前提下,由公式(9-1)计算的统计量 u 值就不太大,不会超出 u 界值范围,也就没有理由拒绝原假设;否则,就有理由拒绝原假设,认为两总体率不相等。

$$u = \frac{p - \pi_0}{\sqrt{\pi_0(1-\pi_0)/n}} \tag{9-1}$$

三、案例分析

【例9-1】 大样本研究显示,西药治疗非酒精性脂肪肝患者的有效率为77.0%。现用埋线法治疗120例非酒精性脂肪肝患者,其中102例有效。问埋线法与西药治疗非酒精性脂肪肝患者的有效率是否相同?

1. 分析思路 已知西药治疗非酒精性脂肪肝患者的有效率为77.0%,因为是大样本研究,可以看作是总体率 π_0;埋线法治疗的120例非酒精性脂肪肝患者是一个样本,算出其样本率 p。本题 $n=120$,π 和 $1-\pi$ 均不接近0和1,$n(1-\pi)=120\times(1-0.770)=27.6$,$n\pi=120\times0.770=92.4$,满足做样本率与总体率比较 u 检验的条件。

2. 分析步骤

(1)建立检验假设,确定检验水准

$H_0:\pi=\pi_0$,即埋线法与西药治疗非酒精性脂肪肝患者的有效率相同

笔记栏

$H_1: \pi \neq \pi_0$，即埋线法与西药治疗非酒精性脂肪肝患者的有效率不相同

$\alpha = 0.05$

(2)选择检验方法，计算检验统计量：本例为双侧检验，记埋线法治疗非酒精性脂肪肝患者的有效率为 π，已知 $\pi_0 = 0.770$，$n = 120$，$p = 102/120 = 0.850$，代入公式(9-1)，得

$$u = \frac{p - \pi_0}{\sqrt{\pi_0(1 - \pi_0)/n}} = \frac{0.850 - 0.770}{\sqrt{0.770 \times (1 - 0.770)/120}} = 2.082$$

(3)确定 P 值，做出推断结论：查 t 界值表 $(\nu = \infty)$，得 $u_{0.05/2} = 1.96$，$u = 2.082 > 1.96$，$P < 0.05$，按 $\alpha = 0.05$ 水准拒绝 H_0，接受 H_1，差异有统计学意义，认为埋线法与西药治疗非酒精性脂肪肝患者的有效率不相同。

注意事项：若 n 较小，π 或 $1 - \pi$ 接近 0 或 1，如 $n\pi \leqslant 5$ 或 $n(1-\pi) \leqslant 5$ 时，p 的抽样分布不满足正态分布，可按照二项分布的概率计算公式，算得相应情况出现的概率 P，与检验水准 α 比较，做出统计推断。

第二节　两样本率的比较

完全随机设计两个样本率比较，目的是比较两样本所来自的两总体率是否相等。根据不同的适用条件，可以考虑用相应的 u 检验、χ^2 检验或 Fisher 确切概率法解决。

一、两样本率比较的 u 检验

(一)适用条件

(1) p_1 和 p_2 均不接近 0 和 1。

(2) np 和 $n(1-p)$ 均大于 5。

(二)检验方法

假设两样本率 p_1 和 p_2 分别来自总体率为 π_1 和 π_2 的正态分布总体，则两样本率的差值 $p_1 - p_2$ 将围绕总体率 $\pi_1 - \pi_2$ 呈正态分布，则有公式(9-2)。在原假设 $H_0: \pi_1 = \pi_2$ 成立的前提下，由公式(9-2)计算的统计量 u 值就不会太大，不会超出 u 界值范围，也就没有理由拒绝原假设。否则，就有理由拒绝原假设，认为两总体率不相等。

$$u = \frac{p_1 - p_2}{\sigma_{p_1 - p_2}} \tag{9-2}$$

式中，$\sigma_{p_1 - p_2}$ 为两样本率差的标准误，可用下式计算

$$\sigma_{p_1 - p_2} = \sqrt{\sigma_{p_1}^2 + \sigma_{p_2}^2} = \sqrt{\frac{\pi_1(1 - \pi_1)}{n_1} + \frac{\pi_2(1 - \pi_2)}{n_2}}$$

当总体率未知时，也可用其估计值 $S_{p_1 - p_2}$ 代替，则有

$$u = \frac{p_1 - p_2}{S_{p_1 - p_2}} = \frac{p_1 - p_2}{\sqrt{p_c(1 - p_c)\left(\frac{1}{n_1} + \frac{1}{n_2}\right)}} = \frac{p_1 - p_2}{\sqrt{\frac{x_1 + x_2}{n_1 + n_2}\left(1 - \frac{x_1 + x_2}{n_1 + n_2}\right)\left(\frac{1}{n_1} + \frac{1}{n_2}\right)}}$$

式中，p_c 为两样本合并的率；x_1 和 x_2 分别表示两样本的阳性例数；n_1 和 n_2 分别表示两样本的样本含量。

笔记栏

（三）案例分析

【例9-2】 为比较某中药与某西药治疗流感的效果，将400名流感患者随机分为两组，服药5天时观察治疗结果。中药组治疗200人，有效160人，5天有效率为80.0%；西药组治疗198人，有效115人，2例脱落病例，5天有效率为58.1%，如表9-1所示。问两种药物治疗流感的5天有效率有无差别？

表9-1 两种药物治疗流感的5天有效率(%)比较

组别	治疗人数	有效人数	5天有效率(%)
中药组	200	160	80.0
西药组	198	115	58.1
合计	398	275	69.1

1. 分析思路   中药治疗流感的有效率80.0%和西药治疗流感的有效率58.1%是两个样本率。本题 p_1 和 p_2 均不接近0和1，np 和 $n(1-p)$ 均大于5，满足做两样本率比较 u 检验的条件。

2. 分析步骤

（1）建立检验假设，确定检验水准

H_0： $\pi_1 = \pi_2$ 两种药物治疗流感的5天有效率相同

H_1： $\pi_1 \neq \pi_2$ 两种药物治疗流感的5天有效率不同

$\alpha = 0.05$

（2）选择检验方法，依据公式(9-2)计算统计量：

$$u = \frac{p_1 - p_2}{S_{p_1-p_2}} = \frac{p_1 - p_2}{\sqrt{p_c(1-p_c)\left(\frac{1}{n_1} + \frac{1}{n_2}\right)}} = \frac{0.800 - 0.581}{\sqrt{0.691 \times (1-0.691) \times \left(\frac{1}{200} + \frac{1}{198}\right)}} = 4.728$$

（3）确定 P 值，做出统计推断：$u_{0.05/2} = 1.96$，$u = 4.728 > 1.96$，$P < 0.05$，按 $\alpha = 0.05$ 水准，拒绝 H_0，接受 H_1，差异有统计学意义，可认为两种药物治疗流感的5天有效率不同，中药组治疗流感的5天有效率高于西药组。

二、两样本率比较的 χ^2 检验

完全随机设计两个样本率的比较，除了采用 u 检验外，在满足适用条件的情况下，也可以考虑使用完全随机设计四格表资料的 χ^2 检验。

（一）适用条件

（1）样本量 $n \geq 40$，并且所有格子的理论数 $T \geq 5$，用 Pearson χ^2 检验。

（2）样本量 $n \geq 40$，但有格子的理论数 $1 \leq T < 5$，用连续性校正 χ^2 检验。

（二）检验方法

（1）χ^2 检验(Chi-square test)是英国统计学家 Karl·Pearson(1857—1936)于1900年提出的一种应用范围很广的假设检验方法。它属于非参数检验的范畴，用于检验两个或多个率(或构成比)之间的差异；判断两种属性或现象间是否存在关联性；了解实际分布与某种理论分布是否吻合；判断两个数列间是否存在差异等。

笔记栏

(2)χ^2分布是一种常用的概率分布:χ^2分布是由标准正态分布演变而来的,k个独立的标准正态分布变量的平方和服从自由度为k的χ^2分布,即标准正态分布u值的平方,$u = \dfrac{x - \mu}{\sigma}$则$u^2 = \dfrac{(x - \mu)^2}{\sigma^2}$,假设从正态分布中取出$\nu$个随机变量以$x_i$表示,则$\nu$个标准化$u$值平方的总和为:$\sum\limits_{i=1}^{\nu} u_i^2 = \sum\limits_{i=1}^{\nu} \dfrac{(x_i - \mu)^2}{\sigma^2} = \chi^2_{(\nu)}$,此式服从自由度为$\nu$的$\chi^2$分布。因此,$\chi^2$检验的自由度$\nu$取决于自由取值的格子数目,而不是样本量$n$,即$\chi^2$分布的形状依赖于自由度的大小。例如,四格表资料只有两行两列,$\nu = (R{-}1)(C{-}1) = (2{-}1)(2{-}1) = 1$,即在周边合计数固定的情况下,4个基本数据当中只有一个可以自由取值。

(3)χ^2分布的特点:①χ^2分布的形状依赖于ν的大小:当$\nu \leqslant 2$时,曲线呈 L 形;随着ν的增加,曲线逐渐趋于对称;当$\nu \to \infty$时,χ^2分布趋近于正态分布(图 9-1)。②χ^2分布具有可加性:如果两个独立的随机变量X_1和X_2分别服从ν_1和ν_2的χ^2分布,那么它们的和$(X_1 + X_2)$也服从$\nu_1 + \nu_2$的χ^2分布。③χ^2分布曲线下的面积:χ^2分布的曲线在第一象限内,当ν确定后,如果χ^2分布曲线下右侧尾部的面积为α,则横轴上相应的χ^2值就记作$\chi^2_{\alpha,\nu}$,即χ^2界值。其右侧部分的面积α表示自由度为ν时,χ^2值大于$\chi^2_{\alpha,\nu}$界值的概率大小。在进行χ^2检验时,先计算检验统计量χ^2值,然后按ν查χ^2界值表,确定P值。χ^2值与P值的对应关系见χ^2分布界值表(附表6),当ν固定时,χ^2值越大,尾部面积越小,反之亦然。$\chi^2_{0.05,1} = 3.84$是指在H_0成立的条件下,当$\nu = 1$时,得到的$\chi^2 \geqslant 3.84$的概率为 0.05,相对而言,在此条件下理论上95%的抽样样本其χ^2值都会落在 0~3.84 这个区域。如果实际样本所计算的χ^2值大于 3.84,则按$\alpha = 0.05$水准拒绝H_0,接受H_1。

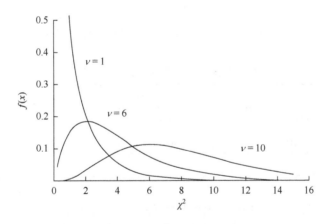

图 9-1　不同自由度χ^2分布的概率密度曲线

(4)χ^2检验的基本公式

$$\chi^2 = \sum \frac{(A - T)^2}{T}, \quad \nu = (R{-}1)(C{-}1) \tag{9-3}$$

式中,A(actual frequency,A)为实际频数;T(theoretical frequency,T)为理论频数,T是H_0成立时,计算的每个格子理论上应该出现的频数。

$$T_{RC} = (n_R n_C / n) \tag{9-4}$$

式中,R为行数;C为列数;T_{RC}为第R行、C列格子的理论数;n_R为第R行的合计数;n_C为第C列的合计数;n为总例数。

(5)χ^2检验的基本思想:以完全随机设计两个样本率的资料为例,可用符号表示整理成表 9-2 的形

笔记栏

式，a、b、c、d四个数据是整个表的基本数据(2行、2列)，称为实际频数A，其余数据是从这四个基本数据推算出来的，故称为四格表(fourfold table)资料或2×2表资料。

表9-2 完全随机设计两样本率资料的2×2表模式

组别	阳性	阴性	合计
对照	$a(T_{11})$	$b(T_{12})$	$a+b$
观察	$c(T_{21})$	$d(T_{22})$	$c+d$
合计	$a+c$	$b+d$	$a+b+c+d$

先假设两组的总体率无差别，两样本率的差别是由随机抽样引起的，也就是H_0：$\pi_1 = \pi_2$，如果不考虑抽样误差的影响，理论上两组的有效率均等于合计有效率即$(a+c)/(a+b+c+d) \times 100\%$，用之乘以各组合计数，可以确定理论上应出现的频数$T$，即理论频数，也可根据公式(9-4)计算两组阳性人数和阴性人数的频数T。从公式(9-3)可知，当实际频数A和理论频数T完全一致时，χ^2值为0；若A与T越接近，则两者间的差异越小，χ^2值越小，如果$\chi^2 < \chi^2_{\alpha,\nu}$，则$P > \alpha$，没有理由拒绝原假设$H_0$，认为现有样本中所出现的差别是由抽样误差引起的，两总体率无差别；反之，若A与T差别越大，χ^2值越大，如果$\chi^2 \geqslant \chi^2_{\alpha,\nu}$，则$P \leqslant \alpha$，从而怀疑原假设$H_0$的正确性，继而拒绝$H_0$，接受$H_1$，认为两总体率有差别。

(三)案例分析

【例9-3】 仍以例9-2为例，将数据整理成表9-3，问两种药物治疗流感的5天有效率是否有差别？

表9-3 两种药物治疗流感的5天有效率

方法	有效人数	无效人数	合计	有效率(%)
中药组	160(138.19)	40(61.81)	200	80.0
西药组	115(136.81)	83(61.19)	198	58.1
合计	275	123	398	69.1

1. 分析思路 本例研究目的是判断两组流感的有效率是否有差别。相当于问：这两个样本所来自的总体分布是否相等？每个研究对象治疗的结果为"有效"和"无效"，属于二分类资料。$n = 400 > 40$，最小的$T = 61.19 > 5$，本题两样本率的比较可以采用完全随机设计四格表资料的Pearson χ^2检验，来推断两样本所来自的两总体率是否有差别。

2. 分析步骤
(1)建立假设，确定检验水准
H_0：$\pi_1 = \pi_2$ 两种药物治疗流感的5天有效率相同
H_1：$\pi_1 \neq \pi_2$ 两种药物治疗流感的5天有效率不同
$\alpha = 0.05$
(2)选择检验方法，计算统计量：按公式(9-4)计算理论频数。
$T_{11} = (200 \times 275)/398 = 138.19$
$T_{12} = (200 \times 123)/398 = 61.81$
$T_{21} = (198 \times 275)/398 = 136.81$
$T_{22} = (198 \times 123)/398 = 61.19$
将A与T的值代入基本计算公式(9-3)，得

$$\chi^2 = \sum \frac{(A-T)^2}{T} = \frac{(160-138.19)^2}{138.19} + \frac{(40-61.81)^2}{61.81} + \frac{(115-136.81)^2}{136.81} + \frac{(83-61.19)^2}{61.19}$$
$$= 22.387$$

$$\nu = (2-1)(2-1) = 1$$

(3)确定 P 值，做出推论：由 χ^2 分布界值表(附表 6)得 $\chi^2_{0.05,1} = 3.84$。本例 $\chi^2 = 22.387 > 3.84$，$P < 0.05$，按 $\alpha = 0.05$ 水准拒绝 H_0，接受 H_1，提示两种药物有效率不同，中药组治疗流感的 5 天有效率高于西药组。此结论与两样本率比较的 u 检验相同。

(四)注意事项

(1)为了省去计算理论频数 T 的过程，将计算理论数的公式(9-4)代入公式(9-3)，可推导出完全随机设计四格表资料 χ^2 检验的专用公式，见公式(9-5)。当总例数 $n \geq 40$ 且所有格子 $T \geq 5$ 时，可用 χ^2 检验的基本公式(9-3)或者四格表资料 χ^2 检验的专用公式(9-5)计算 χ^2 值，两者的计算结果完全相同。

$$\chi^2 = \frac{(ad-bc)^2 n}{(a+b)(c+d)(a+c)(b+d)} \tag{9-5}$$

式中，a、b、c、d 为四格表资料的实际频数；$a+b$、$c+d$、$a+c$、$b+d$ 是行列合计数；n 为总例数，$n = a+b+c+d$。

(2) χ^2 分布是一种连续性的分布，而实际频数 A 是不连续的变量，由公式(9-3)计算的 χ^2 值是离散分布，只能近似于 χ^2 分布。在 ν 大于 1，T 均大于 5 时这种近似性较好；当 ν 为 1，尤其当有 T 小于 5 时，这种近似性就差一些，所得的概率偏小，这时应对 χ^2 值进行连续性校正。当 $n \geq 40$，且有 $1 \leq T < 5$ 时，用连续性校正公式计算 χ^2 值，见公式(9-6)或公式(9-7)。

$$\chi^2 = \sum \frac{(|A-T|-0.5)^2}{T} \tag{9-6}$$

$$\chi^2 = \frac{(|ad-bc|-n/2)^2 n}{(a+b)(c+d)(a+c)(b+d)} \tag{9-7}$$

三、两样本率比较的确切概率法

(一)适用条件

对于完全随机设计的四格表资料，如属于下列条件之一，可采用四格表资料的确切概率法，又称 Fisher 精确检验(Fisher's exact test)，直接计算 P 值。

(1)总例数 $n < 40$。

(2)有理论数 $T < 1$。

(3) χ^2 检验的概率 $P \approx \alpha$。

(二)检验方法

(1)在四格表行列合计值不变的情况下，变动表中的实际频数 a、b、c、d，写出各种组合的四格表(组合数等于行列最小合计数加 1)。

(2)求出 4 个频数所有组合四格表的概率。概率计算公式

$$P_i = \frac{(a+b)!(c+d)!(a+c)!(b+d)!}{a!b!c!d!n!} \tag{9-8}$$

式中，"!"为阶乘，$n! = 1 \times 2 \times \cdots \times n$，数学上规定 $0! = 1$。

(3)根据研究目的计算单侧或双侧累积概率，所有小于等于原样本概率的概率值相加为双侧检验的 P 值。原样本四格表以左(包括原样本)为左侧概率，原样本四格表以右(包括原样本)为右侧概率，左侧概率与右侧概率中概率较小者为单侧检验 P 值。

(4)将算得的 P 值与检验水准比较，做出是否拒绝原假设的推断。

笔记栏

(三)案例分析

【例9-4】　某医生用西药和西药＋针灸两种方法治疗某病患者，观察不良反应皮疹的发生情况，结果见表9-4，问两种疗法的皮疹发生率有无差别？

表9-4　两种方法治疗某病皮疹发生情况

组别	发生皮疹	未发生皮疹	合计	发生率(%)
西药组	2	30	32	6.25
西药＋针灸组	0	28	28	0.00
合计	2	58	60	3.33

1. 分析思路　　本例研究目的是判断两种疗法的皮疹发生率是否有差别。相当于问：这两个样本所来自的总体分布是否相等？每个研究对象观察的结果为"发生皮疹"和"未发生皮疹"，属于二分类资料。$n=60>40$，最小的$T=2\times28/60=0.93<1$，本题两样本率的比较可以采用完全随机设计四格表资料的确切概率法，来推断两样本所来自的两总体率是否有差别。

2. 分析步骤

(1)建立检验假设，确定检验水准

H_0：$\pi_1=\pi_2$　　即两种疗法的皮疹发生率相同

H_1：$\pi_1\neq\pi_2$　　即两种疗法的皮疹发生率不同

$\alpha=0.05$

(2)选择检验方法，计算统计量：在四格表周边合计值不变的情况下，变动表中的实际频数a、b、c、d，写出各种组合的四格表，本例四周边最小合计值为2，所以可以得到$2+1=3$个四格表，见表9-5。

表9-5　各种组合四格表的确切概率

四格表序号	组别	发生皮疹	未发生皮疹	概率
1	西药组	0	32	0.2136
	西药＋针灸组	2	26	
2	西药组	1	31	0.5062
	西药＋针灸组	1	27	
3	西药组	2	30	0.2802
	西药＋针灸组	0	28	

原样本对应的概率$P_3=0.2802$，概率小于或等于P_3的四格表为$i=1$、3，故双侧检验的$P=P_1+P_3=0.2136+0.2802=0.4938$。

(3)确定P值，做出统计推断：本例$P=0.4938$，按$\alpha=0.05$水准，不拒绝H_0，两组间差别不具有统计学意义，尚不能认为两种疗法的皮疹发生率有差别。

第三节　配对设计两样本率的比较

配对设计在医学科研中应用很广泛。现况研究、病例对照研究或者实验研究中经常采用1：1匹配

 笔记栏

(match)设计来提高研究效率,控制混杂因素;或者在相同条件下同一受试者接受两种不同的处理,以评价两种处理是否有差异。当配对设计的分析指标为二分类变量时,需要将数据整理成配对设计的2×2列联表,然后进行相应的McNemar χ^2 检验方法,检验两组比率是否相等。

一、适用条件

(1)设计类型是配对设计。
(2)观察结果是二分类资料。

二、检验方法

配对设计的原理与计量资料配对设计原理相同,只是观察结果为二分类的资料。配对分类数据的结果仅有4种情况:①甲法阳性、乙法阳性(a);②甲法阳性、乙法阴性(b);③甲法阴性、乙法阳性(c);④甲法阴性、乙法阴性(d),如表9-6所示。在比较两种检测方法有无差别时,因 b、c 为检测结果不一致的部分,可以推知,当两种检测方法没有差别时,则总体 $B=C$,但由于抽样误差的存在,样本通常表现为 $b \neq c$。因此,可通过比较 b、c 频数之间有无差别来进行统计推断。可用以下公式(McNemar)计算检验统计量 χ^2 值。

当 $b+c \geq 40$ 时,用公式(9-9)计算 χ^2 值。

$$\chi^2 = (b-c)^2 / (b+c), \quad v=(R-1)(C-1) \tag{9-9}$$

当 $b+c < 40$ 时,需求连续性校正 χ^2 值,见公式(9-10)。

$$\chi^2 = \frac{(|b-c|-1)^2}{(b+c)}, \quad v=(R-1)(C-1) \tag{9-10}$$

表9-6　配对分类资料2×2表模式

甲法	乙法 +	乙法 −	合计
+	a	b	$a+b$
−	c	d	$c+d$
合计	$a+c$	$b+d$	n

三、案例分析

【例9-5】　某医院用酶联免疫吸附法(ELISA)和免疫荧光法检测80份人风疹病毒IgG抗体,得到的结果如表9-7所示,问两种检验方法的检验结果有无差别?

表9-7　两种检验方法的检验结果

ELISA	免疫荧光法 +	免疫荧光法 −	合计
+	38	10	48
−	7	25	32
合计	45	35	80

(一)分析思路

本例目的是比较两种方法的检验结果有无差别。把每份标本一分为二,分别用两种检验方法检验,属于同源配对设计。观察结果阳性和阴性两种情况,是二分类资料,对配对设计 a、b、c、d 四种组合的计数资料,可通过比较 b、c 对子数之间有无差别来进行统计推断。本例 $b+c=17<40$,需要校正,可用公式(9-10)计算 χ^2 值。

(二)分析步骤

1. 建立检验假设,确定检验水准

H_0:两种检测方法总体检出的阳性率相同,即 B = C

H_1:两种检测方法总体检出的阳性率不同,即 B≠C

$\alpha = 0.05$

2. 选择检验方法,计算统计量   将表中数据代入公式(9-10),得

$$\chi^2 = \frac{(|b-c|-1)^2}{b+c} = \frac{(|10-7|-1)^2}{10+7} = 0.235, \quad v = (2-1)(2-1) = 1$$

3. 确定 P 值,做出推论   由 χ^2 分布界值表(附表 6)得 $\chi^2_{0.05,1} = 3.84$。本例 $\chi^2 = 0.235 < 3.84$,$P >$ 0.05,按 $\alpha = 0.05$ 的水准,不拒绝 H_0,提示两种检测方法阳性率的差异无统计学意义,故尚不能认为两种检测方法阳性率不同。

四、注意事项

(1)表 9-6 为配对设计的四格表,其形式上与完全随机设计的四格表(表 9-2)相同,但内容及设计方法各异,要注意区别。

(2)该法适用于样本量不是很大的资料。因为本法仅考虑了两种处理结果不一致的情况(b,c),而未考虑样本量 n 和两种处理结果一致的情况(a,d)。所以,当 n 很大且 a 和 d 的数值也很大(即两种处理方法的一致率较高),b 和 c 的数值相对较小时,即使是检验结果有统计学意义,其实际意义往往也不大。

第四节   多组样本率和构成比的比较

多组样本率和构成比资料的比较属于 $R×C$ 表资料,①多个样本率比较时,有 R 行 2 列,称为 $R×2$ 表;②两个样本构成比的比较,有 2 行 C 列,称为 $2×C$ 表;③多个样本构成比的比较时,有 R 行 C 列,称为 $R×C$ 表。$R×C$ 表资料的检验方法可考虑用 Pearson χ^2 检验。

一、适用条件

所有理论数 $T \geq 1$,并且 $1 \leq T < 5$ 的格子数不宜超过格子数总数的 1/5。

若不符合 $R×C$ 表资料 χ^2 检验的应用条件,可以①增大样本量,以达到增大理论频数的目的;②根据专业知识,考虑删去理论频数太小的行或列,或者与邻近的行或列合并,但这样会损失信息,损害样本的随机性;③改用双向无序 $R×C$ 表资料的 Fisher 确切概率法。

二、检验方法

其检验方法仍可用 χ^2 检验基本公式计算 χ^2 值。但因该公式需先计算各格子的理论频数 T_{RC},手工计算时较为烦琐,一般用其专用公式(9-11)计算 χ^2 值,不仅计算简便,且与基本公式等价。

$$\chi^2 = n\left\{\sum (A^2 / n_R n_C) - 1\right\}, \quad v = (R-1)(C-1) \tag{9-11}$$

笔记栏

式中,A 为各格子的实际频数;n_R、n_C 分别为 A 相对应的行合计数和列合计数。

三、案例分析

(一)多组样本率比较的 χ^2 检验

【例9-6】　某医师研究西药疗法、针灸疗法和中药疗法治疗周围性面神经炎的疗效,资料见表9-8。问3种疗法的有效率有无差别?

表9-8　三种疗法治疗周围性面神经炎的疗效

组别	有效	无效	合计	有效率(%)
西药组	63	16	79	79.7
针灸组	47	7	54	87.0
中药组	65	3	68	95.6
合计	175	26	201	87.1

1. 分析思路　　本例目的是判断3种疗法有效率有无差异,资料采用完全随机设计,且为二分类变量,为3个样本率比较的3×2表资料,各格子理论频数 $T>5$,故采用3个样本率比较的 $R×2$ 表 χ^2 检验。

2. 分析步骤

(1)建立检验假设,确定检验水准

H_0 :3种疗法有效率相等

H_1 :3种疗法有效率不相等或不全相等

$\alpha = 0.05$

(2)选择检验方法,计算统计量:按公式(9-11)计算 χ^2 值。

$$\chi^2 = n\left(\sum \frac{A^2}{n_R n_C} - 1\right) = 201 \times \left(\frac{63^2}{175 \times 79} + \frac{16^2}{26 \times 79} + \cdots + \frac{3^2}{26 \times 68} - 1\right) = 8.143$$

$$\nu = (R-1)(C-1) = (3-1) \times (2-1) = 2$$

(3)确定 P 值,做出推论:查(附表6) χ^2 分布界值表,得 $\chi^2_{0.05,2} = 5.99$ 。本例 $\chi^2 = 8.143 > 5.99$,所以 $P < 0.05$ 。按 $\alpha = 0.05$ 水准,拒绝 H_0 ,接受 H_1 ,差异有统计学意义,提示3种疗法治疗周围性面神经炎的有效率不同或不全相同。

(二)构成比比较的 χ^2 检验

【例9-7】　某研究者随机调查了241例胃、十二指肠疾病患者和230例健康人,血型分布见表9-9。试问两组人群血型的构成比有无差别?

表9-9　两组人群血型样本的频数分布

组别	A	B	O	AB	合计
患者	58	47	80	56	241
健康人	64	53	67	46	230
合计	122	100	147	102	471

1. 分析思路　　本例目的是判断两组人群血型的构成比有无差异,资料采用完全随机设计,且为四分类无序变量,为2个样本构成比比较的2×4表资料,各格子理论频数 $T>5$,故采用2个样本构成比比较的 $2×C$ 表 χ^2 检验。

笔记栏

2. 分析步骤

(1)建立检验假设，确定检验水准

H_0：两人群血型的总体构成比相同

H_1：两人群血型的总体构成比不相同

$\alpha = 0.05$

(2)选择检验方法，计算统计量：按公式(9-11)计算 χ^2 值。

$$\chi^2 = n\left(\sum \frac{A^2}{n_R n_C} - 1\right) = 471 \times \left(\frac{58^2}{241 \times 122} + \frac{47^2}{241 \times 100} + \cdots + \frac{46^2}{230 \times 102} - 1\right) = 2.53$$

$$\nu = (R-1)(C-1) = (2-1) \times (4-1) = 3$$

(3)确定 P 值，做出推论：查 χ^2 分布界值表(附表6)得 $\chi^2_{0.05,3} = 7.81$。本例 $\chi^2 = 2.53 < 7.81$，所以 $P > 0.05$。按 $\alpha = 0.05$ 水准，不拒绝 H_0，差异无统计学意义，结论：尚不能认为两组人群血型的总体构成比不相同。

四、注意事项

(1)多个样本率(构成比)比较，若所得的结论为拒绝 H_0，接受 H_1，只能认为各总体率(或构成比)之间总的来说有差别(即不等或不全相等)，但不能说明它们彼此之间都有差别，或某两者之间有差别。要进一步推断哪些总体率(或构成比)之间有差别，需进一步做多个样本率(构成比)的多重比较(参见本章第五节)。

(2)不管资料中的两个分类变量是有序还是无序，均用 χ^2 检验存在不妥之处。对于有序的 $R \times C$ 表资料不宜用 χ^2 检验，因为 $R \times C$ 表资料的 χ^2 检验与分类变量的顺序无关，当有序变量的 $R \times C$ 表资料中的任何两行(或两列)频数互换，所得 χ^2 值皆不变，其结论相同，这显然不妥。

(3)对于单向有序 $R \times C$ 表资料的统计分析，当效应按强弱(或优劣)分为若干等级，如分为–、±、+、+ +、+ + +或治愈、显效、有效、无效、恶化、死亡几个等级时，因为效应等级是按照顺序排列的，属于单向有序 $R \times C$ 表。若比较各处理组的效应有无差异，宜选用秩和检验。

(4)对于双向有序且属性不同的 $R \times C$ 表资料的统计分析，由于两个变量均有序，但属性不同，分析时可用等级相关分析或线性趋势性检验。而对于"疗程与疗效"的问题，两变量均有序。若想知道不同疗程患者疗效之间是否有差别，则可按单向有序 $R \times C$ 表资料处理。类似的情况还有年龄与疗效、病程与疗效等。

(5)对于双向有序且属性相同的 $R \times C$ 表资料的统计分析，例如，用两种方法检测同一批糖尿病患者的尿糖，结果均用–、±、+、+ +、+ + +表示。要了解两种方法的检测结果是否一致，由于两种方法的检验结果均有序，且属性相同，故分析时要用 Kappa 检验。

第五节　多个样本率或构成比间的多重比较

对 $R \times C$ 表资料的 χ^2 检验，若 $P < \alpha$，则多个率(或构成比)之间存在差异，要进一步推断任两总体率(或构成比)之间是否有差别，如果直接用四格表资料的 χ^2 检验进行多重比较，将会增大犯 I 型错误的概率。要解决此问题，需作多个率(或构成比)的多重比较。本章介绍 χ^2 分割法及基于 χ^2 分割原理的多重比较。

一、χ^2 分割法

χ^2 分割法是利用 χ^2 值的可加性原理，把原 $R \times C$ 表分为若干个分割表，这些分割表的 ν 之和等于原 $R \times C$ 表的 ν，其 χ^2 值之和十分接近原 $R \times C$ 表的 χ^2 值。分割的方法是将率(或构成比)最接近的两组数据分割出来，计算其 χ^2 值。若得 $P < 0.05$，认为多个率(或构成比)不相等；若得 $P > 0.05$，则将其两组数据合并成一个样本，再把它与另一个较接近的样本比较，如此进行下去直至结束。

笔记栏

【例 9-8】 对例 9-6 中的资料进行两两比较，以推断是否任意两种疗法治疗面神经炎的有效率均有差别？

由原 $R \times C$ 表 χ^2 检验，得 $\chi^2 = 8.143$，结果为拒绝 H_0，接受 H_1，差异有统计学意义，提示三种疗法的有效率总的来说有差别。现在推断是否任意两种疗法的有效率均有差别？

(一)分析思路

(1)分析的目的：比较三种疗法中任意两种疗法的效果是否存在差异。

(2)资料类型：三组二分类资料，即三个样本率比较的 $R \times 2$ 表资料。

(二)分析步骤

1. 建立检验假设，确定检验水准

H_0：任意两种疗法的总体有效率相同，即 $\pi_A = \pi_B$

H_1：任意两种疗法的总体有效率不同，即 $\pi_A \neq \pi_B$

$\alpha = 0.05$

2. 选择检验方法，计算统计量　　由表 9-8 中可知，西药组和针灸组有效率相差最小，可以先将它们从原表中分割出来，形成新的四格表，见表 9-10。将数据代入基本计算公式(9-3)，得 $\chi_1^2 = 1.192$，$\nu_1 = 1$。

3. 确定 P 值，做出推论　　查 χ^2 分布界值表(附表 6)，得 $P > 0.05$。按 $\alpha = 0.05$ 水准，不拒绝 H_0，不能认为两种疗法有效率存在差别。可将这两组的人数合并为一个样本，再与中药组进行比较。

$$\chi_2^2 = \frac{(ad-bc)^2 n}{(a+b)(c+d)(a+c)(b+d)} = \frac{(110 \times 3 - 23 \times 65)^2 \times 201}{133 \times 68 \times 175 \times 26} = 6.629$$

$$\nu_2 = 1$$

查 χ^2 分布界值表(附表 6)，得 $P < 0.05$。按 $\alpha = 0.05$ 水准，拒绝 H_0，接受 H_1，差异有统计学意义，说明中药组疗效比西药、针灸组的疗效高，见表 9-10。

表 9-10　三种疗法治疗周围性面神经炎疗效的两两比较

对比组	有效	无效	合计	有效率(%)	χ^2	P
西药组	63	16	79	79.7		
针灸组	47	7	54	87.0	1.192	>0.05
合计	110	23	133	82.7		
西药+针灸组	110	23	133	82.7		
中药组	65	3	68	95.6	6.629	<0.05
合计	175	26	201	87.1		

本例原表 $\chi^2 = 8.143$，$\nu = 2$，经分割后合计的 $\chi^2 = 1.192 + 6.629 = 7.821$，与原表 χ^2 值接近，误差是由计算时的四舍五入造成的。总自由度也等于分割后两自由度之和，说明分割方法无误。

二、基于 χ^2 分割原理的多重比较

当多个样本率(构成比)比较的检验结果为拒绝 H_0，接受 H_1 假设时，若把原表分成多个独立的四格表进行两两比较，会增加犯 I 型错误的概率。为了保证假设检验中 I 型错误的概率不变，必须重新规定检验水准。因分析的目的不同，需要进行两两比较的次数也不同，重新规定检验水准的方法也有差别。通常有下述两种情况。

笔记栏

(一)多个处理组间两两比较

当分析 k 个处理组任意两组间有无差别时,根据排列组合的规律,须进行 C_k^2 次独立的四格表 χ^2 检验。如果需要在整个检验过程中保证犯 I 型错误 α 的概率不变,则在每次假设检验时需参照新的检验水准 α',两者的关系为

$$\alpha' = \frac{\alpha}{C_k^2} = \frac{\alpha}{\dfrac{k!}{2!(k-2)!}} = \frac{2\alpha}{k(k-1)} \tag{9-12}$$

式中,k 为处理组的个数。

【例 9-9】 对例 9-6 中的资料进行两两比较,以推断是否任意两种疗法治疗面神经炎的有效率均有差别?

1. 分析思路

分析目的:比较 3 种疗法中任意 2 种疗法的效果是否存在差异。

资料类型:3 组二分类资料,即 3 个样本率比较的 $R \times 2$ 表资料。

2. 分析步骤

(1)建立检验假设,确定检验水准

H_0:任意两种疗法的总体有效率相同,即 $\pi_A = \pi_B$

H_1:任意两种疗法的总体有效率不同,即 $\pi_A \neq \pi_B$

$\alpha = 0.05$

本例为 3 个处理组间的任意两组进行比较,应参照的检验水准 α' 用公式(9-12)计算,得

$$\alpha' = \frac{\alpha}{C_k^2} = \frac{\alpha}{\dfrac{k!}{2!(k-2)!}} = \frac{2\alpha}{k(k-1)} = \frac{2 \times 0.05}{3(3-1)} = 0.0167$$

(2)选择检验方法,计算统计量:根据 χ^2 分割法可将原表分割为 3 个独立的四格表,分别用 χ^2 检验基本公式计算 χ^2 值,结果见表 9-11。

表 9-11 三种疗法有效率的两两比较

对比组	有效	无效	合计	χ^2	P
西药组	63	16	79		
针灸组	47	7	54	1.192	0.275
合计	110	23	133		
西药组	63	16	79		
中药组	65	3	68	8.148	0.004
合计	128	19	147		
针灸组	47	7	54		
中药组	65	3	68	1.899	0.168
合计	112	10	122		

(3)确定 P 值,做出推论:按 $\alpha' = 0.0167$ 检验水准,西药组与中药组比较拒绝 H_0,接受 H_1,差异有统计学意义,提示两种治疗方法的有效率有差别;而西药组与针灸组、针灸组与中药组比较均不拒绝 H_0,差异无统计学意义,尚不能认为它们的有效率有差别。

(二)各处理组与同一个对照组的比较

分析的目的是各试验组与同一个对照组进行比较，而各试验间不进行两两比较，检验的总次数相比于前者有所减少。其检验水准 α' 为

$$\alpha' = \frac{\alpha}{k} \tag{9-13}$$

式中，k 为试验组的个数。

【例 9-10】 仍以例 9-6 的资料为例，如果以西药组为对照组，针灸组和中药组为试验组，试分析两试验组与对照组相比有效率是否有差别？

1. 分析思路

分析目的：以西药组为对照组，针灸组和中药组为试验组，比较两试验组的疗效与对照组是否存在差异。

资料类型：3 组二分类资料，即 3 个样本率比较的 $R \times 2$ 表资料。

2. 分析步骤

(1)建立检验假设，确定检验水准

H_0：各试验组与对照组的总体有效率相同，即 $\pi_T = \pi_C$

H_1：各试验组与对照组的总体有效率不同，即 $\pi_T \neq \pi_C$

$\alpha = 0.05$

本例为各试验组与同一对照组相比，其检验水准 α' 的大小可用公式(9-13)计算。

$$\alpha' = 0.05 / 2 = 0.025$$

(2)选择检验方法，计算统计量：根据题意可将表 9-7 分割为两个四格表，分别用 χ^2 检验基本公式计算 χ^2 值，结果见表 9-12。

(3)确定 P 值，做出推论：按 $\alpha' = 0.025$ 检验水准，西药组与中药组比较拒绝 H_0，接受 H_1，差异有统计学意义，提示中药与西药两种治疗方法的有效率有差别；而针灸组与西药组不拒绝 H_0，差异无统计学意义，提示尚不能认为两组的有效率有差别。

表 9-12 针灸疗法、中药疗法分别与西药疗法有效率的比较

对比组	有效	无效	合计	χ^2	P
西药组	63	16	79		
针灸组	47	7	54	1.192	0.275
合计	110	23	133		
西药组	63	16	79		
中药组	65	3	68	8.148	0.004
合计	128	19	147		

****

统计学内容表达

本章涉及统计学内容的表达主要是 χ^2 检验结果的描述，下面是一段论文报告中涉及 χ^2 检验结果的

笔记栏

信息。论文题目：*The prevalence of risk factors for cardiovascular diseases among Polish surgical patients over 65 years*。

Analysis of the study material showed that on the examination day，28% of patients had BP ≥140/90 mmHg. It occurred more often in patients over 65 years of age(38.8%)than in those belonging to the age group below 35 years(13.3%)($P<0.001$)and between 35 and 49 years(24.3%)($P = 0.046$). Also，HTN was diagnosed significantly more often in those of age group 65 years and above (65.1%)than in persons under 50 years of age($P<0.001$)(Table 2).

Table 2　Prevalence of individual CVD risk factors in patients from different age groups

Variable	Age group，years				Test result
	1)Up to 35 n(%)	2)From 35 to 49 n(%)	3)From 50 to 64 n(%)	4)65 and above n(%)	
	$n = 83$	$n = 70$	$n = 164$	$n = 103$	
BP>140/90mmhg*	11(13.2%)	17(24.3%)	51(31.1%)	40(38.8%)	$P = 0.001$
Hypertension	3(3.6%)	15(21.4%)	92(56.1%)	67(65.1%)	$P<0.001$
GL>100ng/dL*	4(4.8%)	6(8%)	43(26.2%)	29(28.2%)	$P<0.001$
Diabetes	1(1.2%)	3(4.3%)	30(18.3%)	15(14.6%)	$P<0.001$
TC>190mg/dL*	5(6.0%)	29(41.4%)	66(40.2%)	26(25.2%)	$P<0.001$
Hypercholesterolemia	0(0.0%)	7(10%)	46(28.0%)	34(33%)	$P<0.001$
Excessive weight	30(36.1%)	36(51.4%)	126(76.8%)	70(68%)	$P<0.001$
Overweight	20(24.1%)	21(30%)	80(48.8%)	39(37.9%)	$P = 0.001$
Obesity	10(12%)	15(21.4%)	46(28.1%)	31(30%)	$P = 0.001$
Abdominal obesity	29(36.2%)	43(63.2%)	121(79.6%)	75(83.3%)	$P<0.001$
Current smoking	25(30.1%)	16(22.9%)	35(21.3%)	8(7.8%)	$P = 0.001$
Abuse alcohol	5(7.6%)	6(16.7%)	14(15%)	5(11.4%)	$P = 0.808$
Improper diet	77(92.8%)	68(97.1%)	154(93.9%)	98(95.1%)	$P = 0.482$
Low levesl of activity	14(16.9%)	19(27.1%)	36(22%)	30(29.1%)	$P = 0.206$
Depression	5(6%)	4(5.7%)	13(7.9%)	16(15.5%)	$P = 0.192$

Notes：*Blood test results on the examination day. Significant differences($P<0.05$)are shown in bold.

Abbreviations：BP，blood pressure；CVD，cardiovascular disease；GL，glucose；TC，total cholesterol.

案 例 辨 析

某医院研究三种患者肺切除术的针麻效果，疼痛分级标准参照 WHO 标准，级别越高镇痛效果越差，结果见表9-13。

表9-13　三种患者肺切除术的针麻效果比较

病种	0	I	II	III	合计
肺脓肿	15	20	16	6	57
肺癌	22	42	40	7	111
肺结核	50	68	31	10	159
合计	87	130	87	23	327

对此资料采用 χ^2 检验，应用 SPSS 22.0 进行计算，得 $\chi^2 =12.075$，$P = 0.060$，可以认为三种患者肺切除术针麻效果的差异无统计学意义。以上检验方法是否正确？如不正确，请说明原因。

电 脑 实 验

【实验9-1】　对例9-3资料进行χ^2检验。

【实验9-2】　对例9-5资料进行χ^2检验。

【实验9-3】　对例9-6资料进行χ^2检验。

小　　结

1. 一个样本率与已知的总体率比较

(1)若n较大，π和$1-\pi$均不接近0和1，样本率的抽样分布满足正态分布，具体地说，$n\pi>5$，且$n(1-\pi)>5$，可以考虑用单样本u检验的方法。

(2)若n较小，π或$1-\pi$接近0或1，如$n\pi\leqslant5$或$n(1-\pi)\leqslant5$时，样本率的抽样分布不满足正态分布，可按照二项分布的概率计算公式，算得相应情况出现的概率P，与检验水准α比较，做出统计推断。

2. 两个样本率的比较　　完全随机设计分两组，结果是二分类的资料，可以整理四格表资料的形式。

(1)若p_1和p_2均不接近0和1，np和$n(1-p)$均大于5，两个样本的抽样分布满足正态分布，可以考虑用两样本率比较u检验的方法。

(2)若总样本量$n\geqslant40$，并且所有格子的理论数$T\geqslant5$，用Pearson χ^2检验，可以使用χ^2检验的基本公式和专用公式计算χ^2值。

(3)若总样本量$n\geqslant40$，但有理论数$1\leqslant T<5$，用连续性校正的χ^2检验，可使用χ^2检验校正公式计算χ^2值。

(4)若总例数$n<40$或$T<1$或χ^2检验的概率$P\approx\alpha$，则用Fisher确切概率法计算P。

3. 配对设计四格表资料的χ^2检验

(1)当$b+c\geqslant40$时，用配对设计四格表专用公式计算χ^2值。

(2)当$b+c<40$时，用配对设计四格表校正公式计算χ^2值。

4. $R\times C$表资料的χ^2检验的应用

(1)多个样本率比较。

(2)两个或多个样本的构成比的比较。

(3)双向无序分类资料关联性检验。

5. $R\times C$表资料的χ^2检验的适用条件　　所有理论数$T>1$，若有理论数$1<T\leqslant5$，则其格子数不能超过总格子数的1/5。

若不符合$R\times C$表资料χ^2检验的应用条件，可以：①增大样本量，以达到增大理论频数的目的；②根据专业知识，考虑删去理论频数太小的行或列，或者与邻近的行或列合并，但这样会损失信息，损害样本的随机性；③改用双向无序$R\times C$表资料的Fisher确切概率法。

思 考 与 练 习

一、最佳选择题

1. χ^2检验的自由度为(　　)。

A. $R-1$　　　　　　　　B. $C-1$　　　　　　　　C. $(R-1)\times(C-1)$

D. $R+C-1$　　　　　　E. $R\times C-1$

笔记栏

2. 以下哪项不能用 χ^2 检验(　　)。

 A. 两个样本率的比较   B. 两个样本均数的比较   C. 两个样本构成比的比较

 D. 多个样本率的比较   E. 多个样本构成比的比较

3. 在四格表 χ^2 检验中，若 $\chi^2 > \chi^2_{0.05(v)}$，则可认为(　　)。

 A. 两个样本率不等   B. 两个样本率相等   C. 两个总体率不等

 D. 两个总体率相等   E. 两个总体率相差很大

4. 对 4 个样本率做比较，有一个理论数是 4.2，其他理论数都大于 5，则(　　)。

 A. 做 χ^2 检验不必校正   B. 不能做 χ^2 检验   C. 只能做校正 χ^2 检验

 D. 必须先作合理的合并   E. 用 Fisher 精确概率法

5. 四格表 χ^2 检验使用基本公式计算 χ^2 值的条件为(　　)。

 A. $A_{RC} > 5$ B. $T_{RC} > 5$ C. $A_{RC} > 5$ 和 $n > 40$

 D. $T_{RC} \geq 5$ 和 $n \geq 40$ E. $T_{RC} > 1$

二、简答题

1. 对于两个样本率的比较，如何正确地选择假设检验方法？

2. 简述 $R \times C$ 表资料的分类及检验方法的选择。

3. 回答案例 1 提出的问题并进行计算。

4. 回答案例 2 提出的问题。

5. 如何使用 SPSS 软件创建列联表资料的数据文件，如何解释 SPSS 软件中的统计结果？

参 考 文 献

金丕焕. 2003. 医用统计方法. 2 版. 上海：复旦大学出版社.

李晓松. 2008. 医学统计学. 2 版. 北京：高等教育出版社.

马斌荣. 2006. 医学统计学. 4 版. 北京：人民卫生出版社.

申杰. 2012. 中医统计学. 2 版. 北京：科学出版社.

史周华，张雪飞. 2009. 中医药统计学. 北京：科学出版社.

孙振球. 2014. 医学统计学. 2 版. 北京：人民卫生出版社.

Kołtuniuk A，Rosińczuk J. 2016. The prevalence of risk factors for cardiovascular diseases among Polish surgical patients over 65 years. Clinical Interventions in Aging，11：631-639.

(石　晶　张　婧)

笔记栏

第十章 秩 和 检 验

【案例】 某课题组进行"中药复方 A 联合西药治疗难治性胃食管反流病"临床研究,将 248 例研究对象随机分为治疗组和对照组,每组分别 124 例,治疗前采集患者的病程(月),数据资料见表 10-1 数据文件。试问两组患者的病程有无差别?

表 10-1 两组患者病程(月)比较

组别	治疗人数	M	Q_1	Q_3	min	max
治疗组	124	36	12.0	60.0	5	240
对照组	124	30	12.0	60.0	3	240
合计	248	36	12.0	60.0	3	240

t 检验、u 检验和方差分析都是在总体满足一定分布的前提下对参数进行假设检验的方法,统称为参数检验(parametric test)。但在医学研究中,常常遇到一些资料的总体分布类型未知,或分布类型已知但不符合正态分布,或某些变量可能无法精确测量等,如患者和正常人的血铁蛋白、不同药物的溶解时间、实验鼠癌症发生后的生存日数、证型评分等。对于此类资料的统计分析,除了进行变量变换或 t' 检验外,可采用不依赖于总体分布类型、不对总体参数进行统计推断,而是对总体的分布形状或分布位置进行假设检验的非参数检验(nonparametric test),亦称任意分布检验(distribution-free test)。非参数检验的方法有很多,如 χ^2 检验、游程检验、符号检验、秩和检验等,本章主要介绍秩和检验的方法。

第一节 秩和检验概述

一、参数检验与非参数检验

按照是否依赖于特定的总体分布类型,假设检验可分为参数检验和非参数检验。

参数检验(parametric test)是依赖总体分布具体形式的统计推断方法,常用的方法如 t 检验、u 检验和方差分析等。要求已知总体分布类型,对未知参数(如 μ、π)进行统计推断。特点:依赖于特定分布类型,比较的是参数。

非参数检验(nonparametric test)是一类不依赖总体分布具体形式的统计方法,常用的方法如秩和检验、符号检验、中位数检验、趋势检验、等级相关分析、Ridit 分析等。在使用时对总体的分布类型不作任何要求。特点:不受总体参数的影响,比较的是分布或分布位置,故适用范围广,可用于任何类型资料。

二、秩和检验的概念与基本思想

秩和检验是英国化学家、统计学家 Wilcoxon 在 1945 年首先提出的比较两个总体分布函数的秩和检验法。秩和检验以及其他的秩检验法,都是建立在秩及秩统计量基础上的非参数方法。

1. 概念 秩即秩次(rank),指全部观测值按某种顺序排列的次序。秩和(rank sum)指同组秩次

笔记栏

之和。秩和检验（rank sum test）是将资料数据从小到大依次排队并统一编秩，分组求出秩和，然后用秩和作为统计量进行假设检验的方法。

2．**基本思想**　　先将原始资料在不分组别的情况下按大小顺序编秩，然后分组将秩次相加。若各比较组的总体分布相同，则各组的秩和应该接近；若各比较组之间的秩和相差悬殊，则有理由认为各组的总体分布不同。

三、秩和检验的应用范围及优缺点

1．**应用范围**　　秩和检验的应用范围非常广，尤其适用于以下几种情况：
(1)总体分布类型未知，或资料分布类型已知，但不符合正态分布的资料。
(2)某些可能无法精确测量，只能以严重程度、优劣等级、次序先后等表示的等级资料。
(3)个别数据偏大或数据的某一端或两端为不确定值的资料，如"＞50"或"＜0.1"等。
(4)各总体方差不齐的资料。
2．**秩和检验的优点**
(1)不受总体分布限制，适用面广。
(2)适用于等级资料及两端无确定值的资料。
(3)易于理解，易于计算。
3．**秩和检验的缺点**　　秩和检验没有充分利用资料提供的信息，如果是满足参数检验条件的变量，并且已知服从或者经变量转换后服从某个特定分布（如正态分布），这时人为地把精确测量值变成顺序的秩，将丢失部分信息，造成检验效能$(1-\beta)$下降，导致组间有差异时不能检出。
4．**注意事项**　　①注意应用条件；②编秩时相同值要取平均秩次；③相同秩次较多时，统计量要校正。

四、秩和检验方法的选择及检验效能

1．**秩和检验方法的选择要求**
(1)单样本资料：样本来自非正态总体或总体分布无法确定时，可采用 Wilcoxon 符号秩和检验方法。
(2)配对设计资料：二分类变量，可用 McNemar 检验；有序多分类变量，可用 Wilcoxon 符号秩和检验；连续型变量，若来自偏态总体，用 Wilcoxon 符号秩和检验。
(3)两组独立样本：有序多分类变量，用 Wilcoxon 两样本秩和检验；连续型变量，若来自非正态总体，用 Wilcoxon 两样本秩和检验。
(4)多组独立样本：有序多分类变量宜用 Kruskal-Wallis 秩和检验。连续型变量值，来自正态总体且方差相等，可用单因素方差分析，否则，进行数据变换使其满足正态性或方差齐的要求后，采用单因素方差分析；数据变换仍不能满足条件时，可用 Kruskal-Wallis 秩和检验。
(5)随机区组设计：数据变换仍不能满足随机区组设计的方差分析条件时，可用 Friedman 秩和检验。
2．**秩和检验的检验效能**　　当数据资料满足参数检验方法时，用非参数检验方法会增加犯Ⅱ类错误的概率 β，即检验效能降低，有差异却不能检出；当数据资料不满足参数检验方法时，用非参数检验方法，其检验效能会高于参数检验方法。例如，若满足 t 检验的前提条件，在样本含量较小时（如 $n=10$），t 检验、秩和检验的效能均很低，但 t 检验的效能略高一些；而当样本含量增加时，两种检验的功效随之增加，且差别不大。若样本来自非正态分布，在样本含量小时，t 检验的效能很低，Wilcoxon 符号秩和检验的效能较高；随着样本含量的增大，Wilcoxon 符号秩和检验的效能高于 t 检验，有时甚至高出很多。如果不清楚资料是否符合参数检验的检验条件，不要贸然应用参数检验方法。

第二节 单样本资料及配对设计资料的符号秩和检验

一、基本思想

符号秩和检验是在 20 世纪 40 年代由英国化学家、统计学家 Frank Wilcoxon 首次提出的，故又称 Wilcoxon 符号秩和检验(Wilcoxon signed-rank test)，主要用于不满足参数检验条件的单样本资料及配对设计资料，其基本思想是：若检验假设成立，则差值的总体分布应是对称的，故正负秩和相差不应悬殊。例如，按例 10-1 的方法步骤建立假设并求出 T_+、T_-。重复所有可能组合的样本，得秩和 T_+(或 T_-)的分布。随着 n 增大，T 的分布逐渐逼近均数为 $n(n+1)/4$、方差为 $n(n+1)(2n+1)/24$ 的正态分布，当 $n>25$ 时，T 的分布近似正态分布。如果 H_0 成立，即差值总体中位数为 0，则理论上样本的正负秩和应相等，即 T 应为总秩和的一半，即 $T=n(n+1)/4$。由于存在抽样误差，T 应接近 $n(n+1)/4$，即超出按 α 水准所列界值范围的可能性不会很大。T 越小，与 $n(n+1)/4$ 的差距越大，则相应的 P 值就越小。当 $P\leqslant\alpha$ 时，则拒绝 H_0，接受 H_1。

二、检验步骤

(一)单样本资料的符号秩和检验

【例 10-1】 已知某地正常人血铅含量的中位数是 89.1μg/L，今在该地某油漆厂随机抽取 15 名工人，测得血铅含量见表 10-2 第(1)列。问该厂工人的血铅含量是否高于当地正常人？

表 10-2 某厂工人血铅含量(μg/L)

血铅含量 (1)	差值 d_i (2)	秩次 (3)	血铅含量 (1)	差值 d_i (2)	秩次 (3)
93.7	4.60	1	129.4	40.30	8
67.3	−21.80	−3	273.6	184.50	15
115.4	26.30	5	138.9	49.80	11
238.7	149.60	14	126.4	37.30	7
133.4	44.30	9	157.8	68.70	12
168.1	79.00	13	111.9	22.80	4
134.9	45.80	10	123.3	34.20	6
101.3	12.20	2			
			$T_+=117$	$T_-=3$	

1. 分析思路 本研究欲比较工人血铅含量是否高于当地正常人，研究指标为血铅含量，属单样本数值变量资料，一个处理因素；且 $n=15$，为小样本。表 10-2 第(2)列为样本各观测值与已知总体中位数的差值，对其作正态性检验得 $W=0.854$，$P=0.020<0.05$，不满足正态分布，故不宜选用单样本 t 检验。现用 Wilcoxon 符号秩和检验对其进行检验。

2. 分析步骤
(1)建立假设，确定检验水准
H_0：差值的总体中位数等于 0，即该厂工人的血铅含量与该地正常人相同
H_1：差值的总体中位数大于 0，即该厂工人的血铅含量高于该地正常人
$\alpha=0.05$

笔记栏

(2)选择检验方法，计算统计量

1)编秩：求各对数据差值，见表 10-3 中的第(2)列；按差值的绝对值大小编秩，如第(3)列。编秩时需注意：①遇到差值 = 0 的对子，舍去不计。即总对子数相应减少。②差值的绝对值相等时，若符号相同，则按顺序编秩；若符号不同，则取其平均秩次。

2)求秩和：分别求正负秩和 T_+ 与 T_-，若为双侧检验，以二者绝对值较小者为检验统计量 T 值；若为单侧检验，任取 T_+(或 T_-)作为检验统计量 T。本例正秩和 $T_+ = 117$，负秩和 $T_- = 3$。取单侧检验，故 $T = T_+ = 117$ 或 $T = T_- = 3$。

由于 $T_+ + T_- = n(n+1)/2$(n 为差值不等于 0 的对子数)，故可通过对此式的计算来检验 T_+ 和 T_- 的计算是否有误。

本例中，$T_+ = 117$，$T_- = 3$，$T_+ + T_- = (15×15+1)/2 = 120$，表明秩和计算无误。

(3)确定 P 值，做出推论：当 $n \leq 50$ 时，可查"附表 7 T 界值表(配对比较的符号秩和检验用)"。若检验统计量 T 值在所查 T_α 界值范围内，则 $P > \alpha$；若 T 值在 T_α 界值范围外(包含界点)，则 $P \leq \alpha$。

本例 $n = 15$，$T = 117$ 或 3，查"附表 7 T 界值表(配对比较的符号秩和检验用)"，得 $T_{0.05, 15}$ 界值范围为 30~90，T 超出此界值范围，故 $P < 0.05$，按 $\alpha = 0.05$ 的水准，拒绝 H_0，差异有统计学意义，故认为该厂工人的血铅含量高于该地正常人。

当 $n > 50$ 时，无法查附表 7，可用正态近似法计算 u 值进行 u 检验，其公式为

$$u = \frac{|T - n(n+1)/4| - 0.5}{\sqrt{n(n+1)(2n+1)/24}} \tag{10-1}$$

当相同秩次较多时(超过 25%)，u 值需进行校正。

$$u_c = \frac{|T - n(n+1)/4| - 0.5}{\sqrt{\dfrac{n(n+1)(2n+1)}{24} - \dfrac{\sum(t_j^3 - t_j)}{48}}} \tag{10-2}$$

(二)配对设计资料的符号秩和检验

【例 10-2】　某医院用中药结肠透析疗法治疗慢性重型肝炎，治疗前后测量患者血清中谷丙转氨酶的含量结果见表 10-3。问患者治疗前后血清中的谷丙转氨酶有无差别？

表 10-3　中药结肠透析疗法治疗慢性重型肝炎患者治疗前后血清中的谷丙转氨酶(nmol/S·L)

样本号(1)	治疗前(2)	治疗后(3)	差值(4) = (2)−(3)	正差值秩次(5)	负差值秩次(6)
1	60	70	−10		6
2	142	128	14	10	
3	212	220	−8		3
4	76	82	−6		2
5	38	47	−9		4
6	212	221	−9		5
7	215	227	−12		8
8	98	110	−12		8
9	202	190	12	8	
10	38	40	−2		1
				$T_+ = 18$	$T_- = 37$

笔记栏

1. 分析思路　　本研究欲比较患者治疗前后血清中的谷丙转氨酶有无差别，研究指标为谷丙转氨酶，属于配对设计的数值变量资料，一个处理因素；且 $n = 10$，为小样本，对其配对差值作正态性

检验得 $W = 0.760$，$P = 0.005 < 0.05$，即差值不满足正态分布，故不宜选用配对 t 检验。现用 Wilcoxon 符号秩和检验对其进行检验。

2. 分析步骤

(1)建立假设，确定检验水准

H_0：差值总体中位数等于 0，即治疗前后结果相同

H_1：差值总体中位数不等于 0，即治疗前后结果不同

$\alpha = 0.05$

(2)选择检验方法，计算统计量

1)编秩：求各对数据差值，见表 10-3 中的第(4)列；按差值的绝对值大小编秩，如第(5)和第(6)列。

例如，如表 10-3 第(4)列中的"–12、–12、12"所示，其位次是 7、8、9，平均秩次 = (7 + 9)/2 = 8。

2)求秩和：本例正秩和 $T_+ = 18$，负秩和 $T_- = 37$。取双侧检验，故 $T = T_+ = 18$。

(3)确定 P 值，做出推论：本例 $n = 10$，$T = 18$，查"附表 7 T 界值表(配对比较的符号秩和检验用)"，得 $T_{0.05/2, 10}$ 界值范围为 8～47，T 落在此界值范围内，故 $P > 0.05$，按 $\alpha = 0.05$ 的水准，不拒绝 H_0，差异无统计学意义，尚不能认为患者治疗前后血清中的谷丙转氨酶含量有差别。

三、进行单样本资料及配对设计资料的符号秩和检验时常见的错误或问题

(1)样本量较小时，不论配对差值是否满足正态分布而直接用配对设计的 t 检验。

(2)进行配对设计资料的符号秩和检验采用了与配对设计的 t 检验相同的无效假设和备择假设。

(3)"当样本量较大时，可用正态近似法对秩和进行 u 检验"，往往错误地认为此时的检验方法为参数检验方法。

第三节　完全随机设计两样本比较的秩和检验

完全随机设计两样本比较时可采用 Wilcoxon Mann-Whitney test 方法，此方法主要用于不满足正态分布和方差齐性要求的数值变量资料及有序分类变量资料的两样本的比较。其目的是比较两样本分别代表的总体分布是否相同。

一、基本思想

如果 H_0 成立，则两样本来自分布相同的总体，理论上两样本的平均秩次应相等，且都等于总体的平均秩次，即 $T_1/n_1 = T_2/n_2 = (N + 1)/2$。由于抽样误差的存在，含量为 n_1 样本的秩和 T_1 应在其平均秩和 $n_1(N + 1)/2$ 左右变化，即不会相差太大；如相差悬殊，超出所列界值范围，就拒绝 H_0，接受 H_1。提示两总体分布位置不同。

二、检验步骤

(一)两组数值变量资料的秩和检验

【例 10-3】　某医师用中药和西药治疗更年期综合征属阴虚火旺型患者，治疗后患者促卵泡激素(follicle-stimulating hormone，FSH)水平见表 10-4，问两组患者 FSH 水平有无差别？

表 10-4　中药和西药治疗更年期综合征属阴虚火旺型患者的 FSH(mU/mL)

中药组	秩次	西药组	秩次
38.39	1	86.24	18.5
82.16	16	79.24	15

中药组	秩次	西药组	秩次
78.19	14	89.34	21
72.34	8	74.56	9
89.06	20	44.15	5
41.08	2	49.63	7
76.32	10	44.15	6
86.24	18.5	77.09	11
42.62	4	42.38	3
77.25	12	84.39	17
		78.03	13
$n_1 = 10$	$T_1 = 105.5$	$n_2 = 11$	$T_2 = 125.5$

1. 分析思路　　本研究欲比较更年期综合征属阴虚火旺型患者治疗后血清内分泌激素 FSH 的水平有无差别，研究指标为 FSH 水平，属于完全随机设计的数值变量资料，一个处理因素；且 $n_1 = 10$，$n_2 = 11$，为小样本，对两组数据分别作正态性检验，得 $W_1 = 0.808$，$P = 0.018 < 0.05$，$W_2 = 0.818$，$P = 0.016 < 0.05$，两组数据均不服从正态分布，故不宜用两独立样本比较的 t 检验，宜采用 Wilcoxon Mann-Whitney test 方法。

2. 分析步骤

(1)建立假设，确定检验水准

H_0：两组患者 FSH 水平的总体分布相同

H_1：两组患者 FSH 水平的总体分布不同

$\alpha = 0.05$

(2)选择检验方法，计算统计量

1)编秩：将两组数据由小到大统一编秩。编秩时如遇有相同数据时，可分两种情况处理：①相同数据在同一组，如西药组有两个数据都是 44.15，其秩次按位置顺序记为 5、6。②相同数据不在同一组，如两组各有一个 86.25，秩次应为 18.5，应取其平均秩次$(18 + 19)/2 = 18.5$。

2)求秩和：分别求两组秩和 T_1 和 T_2。当 $n_1 \neq n_2$ 时，以样本量较小者为 n_1，其秩和为统计量 T 值。当 $n_1 = n_2$ 时，可取任一组的秩和为 T 值。

本例：$n_1 = 10$，$n_2 = 11$，$T = T_1 = 105.5$

由于 $N = n_1 + n_2$，则 $T_1 + T_2 = N(N + 1)/2$。可通过对此式的计算来检验秩和的计算是否有误。

(3)确定 P 值，做出推论

1)查表法：当 $n_1 \leq 15$，$n_2 - n_1 \leq 10$ 时，查"附表8 T 界值表(两样本比较的秩和检验用)"，若 T 值在 T_α 界值范围内，则 $P > \alpha$；若 T 值在 T_α 界值范围外或等于界值，则 $P \leq \alpha$。

本例 $n_1 = 10$，$n_2 - n_1 = 1$，$T = 105.5$，查 T 界值表(附表8)，得 $T_{0.05/2}$ 界值范围为 81～139，T 在此范围，故 $P > 0.05$，不拒绝 H_0，差异无统计学意义，尚不能认为两组患者 FSH 水平有差别。

2)正态近似法：如果 n_1 或 $n_2 - n_1$ 超出附表6的范围，可用正态近似法，即 u 检验，按下式计算 u 值。

$$u = \frac{|T - n_1(N+1)/2| - 0.5}{\sqrt{n_1 n_2 (N+1)/12}} \tag{10-3}$$

式中，$N = n_1 + n_2$；0.5 为连续性校正数。若相同秩次较多时(超过25%)，尤其是在有序分类变量资料分析中，采用公式(10-3)计算的 u 值偏小，须按公式(10-4)校正。

笔记栏

$$u_c = u / \sqrt{c}，\quad c = 1 - \frac{\sum (t_j^3 - t_j)}{n^3 - n}，\quad t_j \text{ 为第 } j \text{ 个相同秩次的个数} \tag{10-4}$$

（二）两组单向有序分类变量资料的秩和检验

【例 10-4】　某医院用复方石苇冲剂治疗老年慢性支气管炎患者 216 例，疗效见表 10-5，问该药对两型支气管炎治疗效果是否相同？

表 10-5　复方石苇冲剂对单纯型和喘息型老年慢性支气管炎患者的疗效

疗效(1)	人数		合计(4)	秩次范围(5)	平均秩次(6)	秩和	
	单纯型(2)	喘息型(3)				单纯型	喘息型
						(7) = (2)(6)	(8) = (3)(6)
控制	62	20	82	1～82	41.5	2573.0	830.0
显效	41	37	78	83～160	121.5	4981.5	4495.5
好转	14	16	30	161～190	175.5	2457.0	2808.0
无效	11	15	26	191～216	203.5	2238.5	3052.5
合计	128	88	216	—	—	12250.0	11186.0

1. 分析思路　　本研究欲比较复方石苇冲剂治疗两型支气管炎的效果有无差别，研究指标为疗效，属于完全随机设计的有序分类资料，故不宜用 χ^2 检验，宜用 Wilcoxon Mann-Whitney test 方法。

2. 分析步骤

(1)建立假设，确定检验水准

H_0：两型支气管炎疗效分布相同

H_1：两型支气管炎疗效分布不同

$\alpha = 0.05$

(2)选择检验方法，计算统计量

1)编秩：将两组数据按照等级顺序由小到大统一编秩。

计算各等级的合计人数，见表 10-5 第(4)列；确定各等级的秩次范围，见表 10-5 第(5)列；求出各等级的平均秩次，见表 10-5 中第(6)列，如控制人数共 82 人，秩次范围 1～82，平均秩次为 $(1 + 82)/2 = 41.5$，余类推。

2)求各组秩和：见表 10-5 中第(7)、(8)列。

$n_1 = 88$，$n_2 = 128$，$N = n_1 + n_2 = 216$。

$T_1 = 41.5 \times 20 + 121.5 \times 37 + 175.5 \times 16 + 203.5 \times 15 = 11186$

$T_2 = 41.5 \times 62 + 121.5 \times 41 + 175.5 \times 14 + 203.5 \times 11 = 12250$

由于 $n_1 = 88$，超出 T 界值表(附表 8)范围，代入公式(10-3)求 u 值，因资料中相同秩次较多，按公式(10-4)校正。

$$u = \frac{|11186 - 88 \times (216 + 1)/2| - 0.5}{\sqrt{88 \times 128 \times (216 + 1)/12}} = 3.628$$

$$c = 1 - \frac{(82^3 - 82) + (78^3 - 78) + (30^3 - 30) + (26^3 - 26)}{216^3 - 216} = 0.8938$$

$$u_c = 3.628/\sqrt{0.8938} = 3.837$$

(3)确定 P 值，做出推论：$u_c = 3.837 > 2.58$，故 $P < 0.01$，按 $\alpha = 0.05$ 水准拒绝 H_0，接受 H_1，差异有统计学意义，可认为复方石苇冲剂治疗两型支气管炎的疗效不同，对单纯型支气管炎疗效较好(疗效由好到差排序，其平均秩和较小)。

注意：诸如本例资料，若用 $R \times C$ 表 χ^2 检验，由于 χ^2 检验没有考虑等级顺序所提供的信息，所得结果为疗效相同。而秩和检验考虑了等级顺序，更适合于单向有序资料的比较。

笔记栏

三、进行完全随机设计两样本秩和检验时应注意的问题

(1)完全随机设计两样本比较的秩和检验主要适用于数值变量资料或有序分类变量资料的比较,此时比较的是总体分布而非参数,故与完全随机设计 t 检验的无效假设和备择假设是不同的。

(2)完全随机设计两样本比较的秩和检验对资料的独立性有要求,对资料的正态性和方差齐性没有要求,故满足独立性而没有满足正态性或方差齐性的两组资料的比较可用完全随机设计两样本秩和检验。

(3)两组单向有序分类变量资料平均效应的比较不能用 χ^2 检验,而必须用秩和检验。因为 χ^2 检验只能回答组间的疗效构成有无差别,不能说明平均效应有无差别。

第四节　完全随机设计多个样本比较的秩和检验

进行完全随机设计多个数值变量资料的检验时,若它们的总体不能满足正态性和方差齐性要求,可采用 Kruskal-Wallis 秩和检验,也称 K-W 检验或 H 检验。此法还可用于多组有序分类变量资料的比较。其目的是比较多个样本分别代表的总体分布位置是否相同。此时 χ^2 检验只能检验出各组间内部的构成比不同,而不能比较各组间的优劣关系。

一、多组数值变量资料的秩和检验

【例 10-5】　研究不同证型反复呼吸道感染患儿外周血 CD_8^+ 细胞的表达,测定三组儿童外周血 CD_8^+ 细胞百分率(T 细胞中 CD_8^+ 细胞的百分率)数据如表 10-6 中(1)、(3)、(5)列,试比较三组儿童外周血 CD_8^+ 细胞百分率有无差别?

表 10-6　三种不同证型反复呼吸道感染患儿外周血 CD_8^+ 细胞百分率(%)

正常组(1)	秩次(2)	肺脾气虚组(3)	秩次(4)	肺脾气阴两虚组(5)	秩次(6)
24.20	21	13.26	3	20.46	15
66.32	30	18.59	10	22.14	18
18.52	9	20.14	13	29.38	23
19.61	11	20.36	14	16.19	6
50.43	28	20.76	16	14.06	5
28.41	22	18.37	8	11.37	1
30.16	24	30.25	25	17.56	7
23.34	19	31.63	26	12.48	2
21.06	17	23.47	20	13.61	4
19.26	12	52.18	29	42.53	27
R_i	193		164		108
n_i	10		10		10
$\bar{R}_i$	19.3		16.4		10.8

(一)分析思路

本研究欲比较三组儿童外周血 CD_8^+ 细胞百分率有无差别,研究指标为 CD_8^+ 细胞百分率,属于完全随机设计的数值变量资料,一个处理因素;且 $n_1 = 10$,$n_2 = 10$,$n_3 = 10$,为小样本,对三组数据分别作正态性检验,得 $W_1 = 0.743$,$P = 0.003 < 0.05$,$W_2 = 0.798$,$P = 0.014 < 0.05$,$W_3 = 0.798$,$P = 0.028 < 0.05$,三组数据均不服从正态分布,故不宜用完全随机设计资料多组比较的方差分析,宜用 Kruskal-Wallis 秩和检验。

笔记栏

(二)分析步骤

1. 建立假设，确定检验水准

H_0：3 组儿童 $CD_8{}^+$ 细胞百分率总体分布位置相同

H_1：3 组儿童 $CD_8{}^+$ 细胞百分率总体分布位置不同或不全相同

$\alpha = 0.05$

2. 选择检验方法，计算统计量

(1)编秩：将 3 组检测值分别由小到大排序，统一编秩，方法同例 10-2。

(2)求秩和：各组秩和用 R_i 表示，n_i 为各组样本数，各组平均秩和 $\bar{R}_i = R_i / n_i$，n 为总例数，代入公式(10-5)计算 H 值。

$$H = \frac{12}{n(n+1)} \sum \frac{R_i^2}{n_i} - 3(n+1)$$
(10-5)

$$H = \frac{12}{30(30+1)} \frac{193^2 + 164^2 + 108^2}{10} - 3(30+1) = 4.818$$

3. 确定 P 值，做出推论

(1)当组数 $k = 3$，$n_i \le 5$，可查"附表 9 H 界值表(三样本比较的秩和检验用)"得 P 值。

(2)当不满足条件(1)时，H 近似地服从 $\nu = k-1$ 的 χ^2 分布，查 χ^2 分布界值表(附表 6)得 P 值。

本例 $k = 3$，最小样本例数 > 5，$\nu = k-1 = 3-1 = 2$，查 χ^2 分布界值表(附表 6)得 $\chi^2_{0.05, 2} = 5.99$，$P > 0.05$，不拒绝 H_0，差异无统计学意义，故尚不能认为三组儿童外周血 $CD_8{}^+$ 细胞百分率不同。

二、多组单向有序分类变量资料的秩和检验

这类资料的特点是无原始值，只知其所在组段，故应用该组段秩次的平均值作为其秩次，在此基础上计算秩和并进行假设检验，其步骤与两组或多组比较秩和检验相同。需注意的是由于样本含量较多，相同秩次也较多，应用校正后的 u 值和 H 值。

【例 10-6】 某医院用 3 种复方制剂治疗慢性胃炎，数据见表 10-7，试比较其疗效。

表 10-7 3 种复方制剂治疗慢性胃炎患者疗效比较

疗效	例数						秩和(R_i)		
	复方Ⅰ	复方Ⅱ	复方Ⅲ	合计(4)	秩次范围(5)	平均秩次(6)	复方Ⅰ	复方Ⅱ	复方Ⅲ
	(1)	(2)	(3)				(7)=(1)×(6)	(8)=(2)×(6)	(9)=(3)×(6)
痊愈	42	5	6	53	1～53	27	1134	135	162
显效	186	17	20	223	54～276	165	30690	2805	3300
好转	75	36	26	137	277～413	345	25875	12420	8970
无效	50	42	31	123	414～536	475	23750	19950	14725
合计	353	100	83	536	—	—	81449	35310	27157

(一)分析思路

本研究欲比较 3 种复方制剂治疗慢性胃炎的效果有无差别，研究指标为疗效，属于完全随机设计的有序分类资料，故不宜用 χ^2 检验，宜用 Kruskal-Wallis 秩和检验。

(二)分析步骤

1. 建立假设，确定检验水准

H_0：三种复方制剂疗效的总体分布位置相同

H_1：三种复方制剂疗效的总体分布位置不同或不全相同

$\alpha = 0.05$

2. 选择检验方法，计算统计量

(1)编秩：同例 10-3。

(2)求秩和(R_i)：如表 10-7 中第(7)～(9)列。

(3)计算统计量 H 值：代入公式(10-5)求 H 值。

$$H = \frac{12}{536(536+1)}\left(\frac{81449^2}{353} + \frac{35310^2}{100} + \frac{27157^2}{83}\right) - 3(536+1) = 62.750$$

当各样本相同秩次较多时，公式(10-5)计算所得的 H 值偏小，应按公式(10-6)作校正。

$$H_c = H/c$$

式中

$$c = 1 - \frac{\sum(t_j^3 - t_j)}{n^3 - n} \tag{10-6}$$

由于此资料的各样本相同秩次较多，代入公式(10-6)校正。

$$c = 1 - \frac{(53^3 - 53) + (223^3 - 223) + (137^3 - 137) + (123^3 - 123)}{536^3 - 536} = 0.8982$$

$$H_c = \frac{H}{c} = \frac{62.750}{0.8982} = 69.862$$

3. 确定 P 值，做出推论　　本例需查 χ^2 分布界值表(附表 6)得 $\chi^2_{0.05, 2} = 5.99$，$P < 0.05$，按 $\alpha = 0.05$ 水准，拒绝 H_0，接受 H_1，差异有统计学意义，提示 3 种复方制剂治疗慢性胃炎疗效不同或不全相同。

三、进行完全随机设计多个样本的秩和检验时常见错误或问题

(1)完全随机设计多样本比较的秩和检验主要适用于数值变量资料或有序分类变量资料的比较，此时比较的是总体分布而不是参数，故与完全随机设计方差分析的无效假设和备择假设是不同的。

(2)完全随机设计多样本比较的秩和检验对资料的独立性有要求，对资料的正态性和方差齐性没有要求，故满足独立性而没有满足正态性或方差齐性的多组资料比较可用完全随机设计多样本秩和检验。

(3)多组单向有序分类变量资料平均效应的比较不能用 χ^2 检验，而必须用秩和检验。因为 χ^2 检验只能回答组间的疗效构成有无差别，不能说明平均效应有无差别。

第五节　随机区组设计资料的秩和检验

一、基本思想

随机区组设计资料的秩和检验是 M·Friedman 在符号检验的基础上提出来的，又称 Friedman M 检验(Friedman M test)，用于推断随机区组设计的多个相关样本所来自的多个总体分布是否有差别。其基本思想是：各区组内的观测值按从小到大的顺序进行编秩，如果各处理的效应相同，各区组内秩次 1, 2, …, k 应以相等的概率出现在各处理(列)中，各处理组的秩和应该大致相等，不太可能出现较大差别。如果按上述方法所得各处理样本秩和 R_1, R_2, …, R_k 相差很大，就有理由怀疑各处理组的总体分布是否相同。

二、检验步骤

以例 10-7 说明其检验步骤。

【例 10-7】　为观察麝香对小鼠急性脑缺血缺氧的影响，进行小鼠常压耐缺氧实验，24 只小鼠按

不同窝别分为 8 个区组，再把每个区组中的小鼠随机(随机数字表法)分配到 3 个不同的处理组，结果见表 10-8，试问不同处理组的小鼠存活时间是否有差别？

(一)分析思路

(1)分析目的：推断各处理组样本分别代表的总体分布是否相同。
(2)资料类型：定量资料。
(3)实验设计类型：随机化区组设计。
(4)研究因素与水平数：一个处理因素，有 3 个水平；一个区组因素，有 8 个水平。
(5)数据分布特征：时间资料不服从正态分布。
(6)样本量大小：24 例。

表 10-8　不同处理组常压耐缺氧小鼠存活时间　　　　　　　　　(单位：min)

| 区组 | 处理组(秩次) | | |
	正常组(1)	西药组(2)	麝香组(3)
1	31.49	39.43	40.32
2	34.26	45.59	48.13
3	27.31	37.45	35.34
4	29.45	43.11	39.37
5	30.16	40.13	41.55
6	27.47	32.34	45.03
7	23.46	44.53	38.10
8	28.56	38.45	39.41
R_i	8	19	21

(二)分析步骤

1. 建立假设，确定检验水准
H_0：3 个不同处理组的小鼠存活时间总体分布相同
H_1：3 个不同处理组的小鼠存活时间总体分布不同或不全相同
$\alpha = 0.05$
2. 选择检验方法，计算统计量　　将各区组内数据由小到大编秩，见括号内数字，遇相同数值取平均秩次，再求各处理组秩和 R_i。

$$M = \frac{12}{bk(k+1)} \sum R_i^2 - 3b(k+1) \tag{10-7}$$

式中，b 为区组数；k 为处理组数。
本例：$b=8$，$k=3$，$R_1=8$，$R_2=19$，$R_3=21$，代入公式(10-7)，得

$$M = \frac{12}{8\times3(3+1)}(8^2+19^2+21^2) - 3\times8(3+1) = 12.25$$

3. 确定 P 值，做出推论　　本例：$b=8$，$k=3$，查"附表 10 M 界值表(随机区组比较的秩和检验用)"，得 $M_{0.05}=6.25$，$P<0.05$，按 $\alpha=0.05$ 水准，拒绝 H_0，接受 H_1，差异有统计学意义，可认为 3 个不同处理组的小鼠存活时间不同或不全相同。

笔记栏

三、进行随机区组设计资料的秩和检验时应注意的问题

(1)对于随机区组设计的资料，应进行正态性检验，根据判定的结果选择合适的统计分析。若资料服从正态分布，选用随机区组设计资料的方差分析；若资料不服从正态分布，宜用 Friedman M 秩和检验。

(2)编秩时遇相同数值取其平均秩次。

(3)有统计学意义时需要继续进行各处理组间的多重比较。

第六节　多样本资料两两比较的秩和检验

对完全随机设计多样本资料和随机化区组设计资料进行秩和检验后，若推断结论为拒绝 H_0，接受 H_1，仅是从整体而言认为差别有统计学意义，只能得出各总体分布不全相同的结论，但不能说明任两个总体分布不同。若要进一步推断是哪两个总体分布不同，各组相互之间差别有无显著性，需要对各组秩和进行两两比较。此时有可能误用完全随机设计两样本比较的 Wilcoxon 符号秩和检验或配对设计的 Wilcoxon 符号秩和检验对每两个对比组作比较，这样会增大犯 I 型错误的概率，即有可能把原来无差别的两个总体判为有差别。正确的两两比较方法如下：

一、Bonferroni 检验水准调整法

Bonferroni 法是根据比较的次数调整检验水准。根据比较目的不同，完全随机设计多样本资料和随机化区组设计资料两两比较时检验水准的调整通常有两种情况。

(1)多组间的两两比较：k 组样本间，任两组均进行比较时，比较的次数为 $k(k-1)/2$，其校正检验水准 α' 为

$$\alpha' = \frac{\alpha}{k(k-1)/2} = \frac{2\alpha}{k(k-1)} \tag{10-8}$$

(2)实验组与同一个对照组的比较：k 组样本中，一个指定的对照组与其余各组比较时，比较的次数为 $k-1$，其校正检验水准 α' 为

$$\alpha' = \frac{\alpha}{k-1} \tag{10-9}$$

(一)完全随机设计多样本资料两两比较的 Bonferroni 法

对于完全随机设计多样本资料的两两比较，基于 Bonferroni 法有两种常用的方法。

1. 精确法　　样本含量较小时，使用两独立样本的 Wilcoxon 符号秩和检验，求得统计量的数值后，借助 SAS 或 SPSS 软件的 exact 功能得到相应的 P 值。

2. 正态近似法　　样本含量较大时，计算统计量：

$$u = \frac{|\bar{R}_A - \bar{R}_B|}{\sqrt{\dfrac{N(N+1)}{12}\left(\dfrac{1}{n_A} + \dfrac{1}{n_A}\right)}} \tag{10-10}$$

【例 10-8】　对例 10-6 资料作 3 组间的两两比较。

1. 建立假设，确定检验水准

H_0：任两种复方疗效的总体分布相同

H_1：任两种复方疗效的总体分布不同

$\alpha = 0.05$

2. 选择检验方法，计算统计量　　本例处理组数 $k=3$，按表 10-7 求得相应统计量，并代入公式(10-10)中，得 u 值(表 10-9)。

表 10-9　三个样本间两两比较的秩和检验

对比组 A 与 B	样本量 n		平均秩次之差	u	P
	n_A	n_B	$|R_A - R_B|$		
(1)	(2)	(3)	(4)	(5)	(6)
Ⅰ与Ⅱ	353	100	122.37	6.98	<0.0167
Ⅰ与Ⅲ	353	83	96.46	5.11	<0.0167
Ⅱ与Ⅲ	100	83	25.91	1.13	>0.0167

3. 确定 P 值，做出推论　　对 α 按公式(10-8)作调整。本例 $k = 3$，代入公式(10-8)，得 $\alpha' = 0.0167$。查"附表 1"，$u_{0.0167/2} = 2.39$，结果见表 10-9。按 $\alpha = 0.05$ 水准，除Ⅱ与Ⅲ组间比较不拒绝 H_0 外，其余均拒绝 H_0，接受 H_1，差异有统计学意义，可认为复方Ⅰ的疗效分布不同于复方Ⅱ与Ⅲ组，提示复方Ⅰ的疗效较好。

（二）随机区组设计资料多个样本间的多重比较的 Bonferroni 法

对于随机区组设计资料多个样本间的多重比较，基于 Bonferroni 法有两种常用的方法。

1. 精确法　　样本含量较小时，使用配对设计的 Wilcoxon 符号秩和检验，求得统计量的数值后，借助 SAS 或 SPSS 软件的 exact 功能得到相应的 P 值。

2. 正态近似法　　样本含量较大时，计算统计量：

$$u = \frac{|\overline{R}_A - \overline{R}_B|}{\sqrt{\dfrac{k(k+1)}{6b}}} \tag{10-11}$$

【例 10-9】　对例 10-7 资料，西药组和麝香组分别与正常组比较，小鼠存活时间是否有差别？

1. 建立假设，确定检验水准

H_0：实验组与对照组的小鼠存活时间的总体分布相同

H_1：实验组与对照组的小鼠存活时间的总体分布不同

$\alpha = 0.05$

2. 选择检验方法，计算统计量　　本例处理组数 $k = 3$，按表 10-8 求得相应统计量，采用配对设计的秩和检验方法，结果见表 10-10。

表 10-10　不同试验组与对照组小鼠存活时间的比较

对比组	Z	P
(1)	(2)	(3)
西药组与正常组	−2.521	0.008
麝香组与正常组	−2.521	0.008

3. 确定 P 值，做出推论　　对 α 按公式(10-8)作调整。本例 $k = 3$，代入公式(10-9)，得 $\alpha' = 0.025$。按 $\alpha = 0.05$ 水准，西药组与正常组、麝香组和正常组均拒绝 H_0，差异有统计学意义，可认为实验组与对照组相比小鼠存活时间不同。

二、其他方法

（一）多个独立样本两两比较的扩展的 t 检验

对完全随机设计多个样本的两两比较，还可以使用扩展的 t 检验。

笔记栏

$$t = \frac{|\overline{R}_A - \overline{R}_B|}{\sqrt{\frac{N(N+1)(N-1-H)}{12(N-K)}\left(\frac{1}{n_A} + \frac{1}{n_B}\right)}}$$

(10-12)

$$v = N - k$$

式中，$\overline{R}_A$ 与 $\overline{R}_B$ 为相应的平均秩和，$\overline{R}_A = R_A / n_A$，$\overline{R}_B = R_B / n_B$，$N$ 为所有处理组的病例数之和。R_A 与 R_B 分别为任何两个对比组 A 与 B 的秩和，n_A 与 n_B 为相应的样本量。

【例 10-10】 对例 10-6 资料作 3 组间的两两比较。

1. 建立假设，确定检验水准

H_0：任两种复方疗效的总体分布相同

H_1：任两种复方疗效的总体分布不同

$\alpha = 0.05$

2. 选择检验方法，计算统计量 本例处理组数 $k = 3$，$N = 536$，$H_c = 69.862$，按表 10-7 求得相应统计量，并代入公式(10-12)中，得 t 值，见表 10-11。

表 10-11 三个样本间两两比较的秩和检验

对比组 A 与 B	样本量 n		平均秩次之差	t	P
	n_A	n_B	$|R_A - R_B|$		
(1)	(2)	(3)	(4)	(5)	(6)
I 与 II	353	100	122.37	7.47	<0.001
I 与 III	353	83	96.46	5.47	<0.001
II 与 III	100	83	25.91	1.21	>0.20

3. 确定 P 值，做出推论 查"附表 2 t 分布界值表"，按 $\alpha = 0.05$ 水准，除 II 与 III 组间比较不拒绝 H_0 外，其余均拒绝 H_0，接受 H_1，差异有统计学意义，可认为复方 I 的疗效分布不同于复方 II 与 III 组，提示复方 I 的疗效较好。

(二)多个相关样本两两比较的 q 检验

对随机区组设计资料的两两比较，还可以使用 q 检验。

$$q = \frac{R_A - R_B}{\sqrt{bk(k+1)/12}}$$

(10-13)

式中，b 为配伍组数；k 为处理组数。

【例 10-11】 对例 10-7 资料作两两比较。

1. 建立检验假设，确定检验水准

H_0：任两个处理组的小鼠存活时间的总体分布相同

H_1：任两个处理组的小鼠存活时间的总体分布不同

$\alpha = 0.05$

2. 选择检验方法，计算统计量 将各组的秩和由小到大排位次，标明组别及秩和，参见表 10-12。确定两对比组范围内包含的组数 a，同时求出各对比组秩和之差 $R_A - R_B$，参见表 10-13。本例 $b = 8$，$k = 3$，代入公式(10-13)，得 q 值(表 10-13)。

表 10-12 各组的位次、组别及秩和

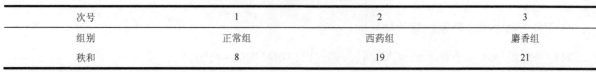

次号	1	2	3
组别	正常组	西药组	麝香组
秩和	8	19	21

笔记栏

表 10-13 例 10-6 资料的两两比较

对比组 A 与 B	组数 a	两秩和之差 R_A-R_B	q	$P_{0.05}$	P
1 与 2	2	11	3.88	2.77	<0.05
1 与 3	3	13	4.60	3.31	<0.05
2 与 3	2	3	1.06	2.77	>0.05

3. 确定 P 值,做出推论   以组数 k 和 $\nu=\infty$ 查"附表 11 q 界值表",得 P 值见表 10-13。按 $\alpha=0.05$ 水准,提示正常组与西药组、正常组与麝香组的小鼠存活时间不同,而尚不能认为西药组与麝香组间有差别。

****

统计学内容表达

秩和检验的报告中通常包括四方面内容:①描述数据情况,确定检验假设和检验水准;②介绍选用的统计方法;③给出检验统计量的值和相应的概率 P 值;④根据检验结果给出统计结论和专业结论。

以下通过例 10-6 来说明本章涉及主要内容的报告形式。

为比较三种药物对慢性胃炎的疗效,某医院将 536 名已确诊的慢性胃炎患者随机分成三组,分别使用 3 种复方制剂进行治疗,结果见表 10-7。

采用完全随机设计多样本比较的秩和检验,得: $H_c=69.862$, $P<0.05$,拒绝 H_0 ,差异有统计学意义,提示 3 种复方制剂治疗慢性胃炎疗效不同或不全相同。

In order to explore the efficacy of three kinds of medicine on chronic gastritis, a hospital chose 536 patients who were diagnosed as chronic gastritis and then were randomly divided into three groups: the first group was given compound preparation Ⅰ; the second group was given compound preparation Ⅱ; the third group was given compound preparation Ⅲ. And the result was shown in table 10-7.

A rank sum test for the comparison between K independent sample of an ordinal variable resulted in $H_c=69.862$, $P<0.05$, the diversity was statistically significant. We could draw the conclusion that there was a difference on efficacy between the three kinds of medicine.

案 例 辨 析

对 609 名学生的调查如表 10-14 所示,问三种教学方式的教学效果有无差别?

表 10-14 三种教学方式教学效果的比较

教学效果	优	良	中	差	合计
教学方式 A	20	31	57	124	232
教学方式 B	13	49	34	111	207
教学方式 C	79	15	8	68	170
合计	112	95	99	303	609

研究者对上述资料进行了 $R\times C$ 表 χ^2 检验,得: $\chi^2=144.156$, $\nu=6$, $P<0.001$,在 $\alpha=0.05$ 检验水准上,拒绝 H_0 ,可认为三种教学方式的教学效果有差别。

笔记栏

(1)该资料的分析方法是否合适？为什么？

(2)应该如何分析该资料？

(3)分析案例该用何种假设检验方法？

电 脑 实 验

【实验10-1】　对例10-1资料进行单样本资料的Wilcoxon符号秩和检验。

【实验10-2】　对例10-2资料进行配对设计资料的Wilcoxon符号秩和检验。

【实验10-3】　对例10-3资料进行Wilcoxon符号秩和检验(Wilcoxon两样本比较法)。

【实验10-4】　对例10-4资料进行两组单向有序分类资料比较的Wilcoxon符号秩和检验。

【实验10-5】　对例10-5资料进行完全随机设计多个样本比较的Kruskal-Wallis秩和检验。

【实验10-6】　对例10-6资料进行多组单向有序分类资料比较的Kruskal-Wallis秩和检验。

【实验10-7】　对例10-7进行随机区组设计资料的Friedman M 检验。

小 结

　　非参数检验是不依赖总体分布类型，也不对总体参数进行推断的一类检验方法。非参数检验的方法很多，秩和检验是其中比较系统和完善的一种。

　　秩和检验是将资料数据按大小顺序统一编秩，分组求出秩和，然后用秩和作为统计量进行假设检验的方法。不同设计类型的秩和检验其编秩次、求秩和、计算统计量、确定 P 值的方法有所不同。注意编秩次时遇相同数值时取平均秩次(尤其是相同数值位于不同组别)，以及相同秩次较多时统计量的校正。

思考与练习

一、最佳选择题

1. 两小样本定量资料比较的假设检验，首先应考虑(　　　)。

　　A. 用 t 检验　　　　　　　　　　B. 用秩和检验

　　C. 用 t 检验与秩和检验均可

　　D. 资料符合用 t 检验还是秩和检验的条件

2. 在下列哪种情况下，应采用非参数检验的方法(　　　)。

　　A. 正态分布资料样本含量不相等时两样本均数的比较

　　B. 正态分布资料两样本方差都比较大时两样本均数的比较

　　C. 两组等级资料的比较

　　D. 两组百分率资料平均数的比较

3. 在假设检验时是否采用非参数检验的方法，应(　　　)。

　　A. 根据研究目的和数据特征做决定

　　B. 在算出几个统计量和得出初步结论后进行选择

　　C. 看哪个统计结论符合研究预期

　　D. 看哪个 P 值更小

4. 关于非参数检验，以下哪种说法错误(　　　)。

　　A. 非参数检验不依赖于特定的总体分布类型，故应用范围广泛

　　B. 非参数检验比较的是总体分布或分布位置

　　C. 非参数检验不受总体参数的影响

D. 非参数检验的检验效能总是低于参数检验

5. 等级资料多样本比较的秩和检验中，若相同秩次过多，应对 z 值进行校正，校正后（   ）。

  A. z 值增大，P 值减小   B. z 值增大，P 值增大

  C. z 值减小，P 值减小   D. z 值减小，P 值增大

二、简答题

1. 什么是非参数检验？有何特点？

2. 非参数检验的适用范围是什么？

3. 参数检验和非参数检验有何区别？各有何优缺点？

4. 两组或多组等级资料的比较，为何不能用 χ^2 检验，而用秩和检验？

5. 某医院用 3 种方法治疗慢性喉炎，结果见表 10-15，问这 3 种方法的疗效是否有差别？

表 10-15 三种方法治疗慢性喉炎患者的疗效比较

疗效	痊愈	显效	好转	无效	合计
甲疗法	24	26	72	186	308
乙疗法	20	16	24	32	92
丙疗法	20	22	14	22	78
合计	64	64	110	240	478

参 考 文 献

方积乾. 2012. 卫生统计学. 7 版. 北京：人民卫生出版社.

金丕焕. 2009. 医用统计方法. 3 版. 上海：复旦大学出版社.

申杰. 2010. 中医统计学. 2 版. 北京：科学出版社.

史周华. 2016. 医学统计学. 2 版. 北京：人民卫生出版社.

孙振球. 2014. 医学统计学. 4 版. 北京：人民卫生出版社.

（孙春阳 陈宗翰）

笔记栏

第十一章 直线相关与回归

【案例1】 某医院选取 2014 年 5 月至 2015 年 5 月治疗的 96 例抑郁症患者为观察组，另选取 40 例健康体检者为对照组，测定两组 IL-6、TNF-a、皮质醇及 5-HT 水平，并通过汉密尔顿抑郁表（HAMD）评分检测抑郁症状严重程度，以探讨炎性因子（IL-6、TNF-a）、皮质醇及 5-羟色胺（5-HT）与抑郁症状严重程度的关系。经 Pearson 相关分析，IL-6、TNF-a、皮质醇与 HAMD 评分呈正相关（$r = 0.352, 0.389, 0.315$，均有 $P<0.05$）；5-HT 与 HAMD 评分呈负相关（$r = -0.326$，$P<0.05$）。IL-6、TNF-a、皮质醇及 5-HT 水平与抑郁严重程度有密切的关系，通过测定 IL-6、TNF-a、皮质醇及 5-HT 水平可对抑郁症患者病情发展及预后进行评价。什么是 Pearson 相关分析，如何进行 Pearson 相关分析？

【案例2】 分析老年人年龄与听力损失程度的关系，对老年人不同年龄段听力损失程度进行调查。以年龄作为 x（$\bar{x} = 65.4$ 岁），听阈分值作为 y（$\bar{y} = 2.65$dBHL），其中，听阈分值越高听力损失越严重，经直线回归分析，年龄与听阈分值存在直线回归关系（$t = 4.17$，$P<0.05$），说明老年性耳聋随着年龄的增长，听力损失呈渐进性增高。什么是直线回归分析，如何进行直线回归分析？

第一节 直线相关与回归分析概述

在医学研究中，常常需要研究变量之间的关系，如身高与体重、年龄与血压、糖尿病患者的空腹血糖与胰岛素水平、药物剂量与疗效等。相关与回归（correlation and regression）分析是研究变量间关系的统计方法之一。

一、直线相关与回归的提出

英国统计学家弗朗西斯·高尔顿爵士（Francis Galton，1822—1911）和他的学生、现代统计学的奠基者之一卡尔·皮尔逊（Karl Pearson，1857—1936）在研究父母身高与其子女身高的遗传问题时发现：父亲高，儿子也高，父亲矮，儿子也矮，但儿子的身高离平均水平更近些，即子代身高向均数回归（regression to the mean），而不会出现一代比一代无限制地远离平均值乃至身高两极分化，Galton 称这种孩子的身高向中间值靠近的现象为普遍回归法则（law of universal regression）。研究变量依存关系的方法称为回归分析。

二、确定性关系与非确定性关系

变量间的关系有确定性关系和非确定性关系。确定性关系也称变量间的函数关系，是指一个变量的每个可能取值，另外的变量都有完全确定的值与之对应，如圆的周长与半径，二者关系为 $d = 2\pi r$。非确定性关系也称随机性关系，是指变量在宏观上存在关系，但并未精确到可以用函数关系来表达，如年龄与血压、胰岛素水平与血糖等。相关（correlation）与回归（regression）是研究变量间的非确定性关系的统计分析方法，本章主要介绍相关与回归分析中最简单、最基本的两个变量间呈线性关系的分析方法。

第二节 直 线 相 关

一、相关的概念与意义

当所研究的两个事物或现象之间，既存在着密切的数量关系，又不像函数关系那样能以一个变量的数值精确地求出另一个变量的数值时，称这类变量之间的关系为相关关系，简称相关，即一个变量变化，另一个变量也随之变化的共变现象。

直线相关(linear correlation)又称简单相关(simple correlation)，适用于双变量正态分布资料。直线相关是反映两变量间是否具有线性关系以及线性关系的方向和密切程度的统计分析方法。即研究的两个变量 x、y，若变量 x 变化，变量 y 也随之变化，二者变化可以同向，也可以反向，并且变化呈线性趋势。若两变量 x、y 变化趋势是同向的，即变量 x 增加或减小，变量 y 也随之增加或减小称为正相关(positive correlation)；若两变量 x、y 变化趋势是反向的，即变量 x 增加或减小，变量 y 随之减小或增加称为负相关(negative correlation)。若两变量间没有联系或可能存在一定程度的曲线联系而没有直线相关关系，则称为线性不相关或零线性相关。

在进行相关分析之前需要了解变量间的关系，在直角坐标系中把每对 (x_i, y_i) 值作为点，绘出散点图(scatter diagram)。散点图可以直观地说明直线相关的性质，如图 11-1 所示。在图中，图(a)和图(b)中 x、y 两变量的变化趋势是同向的，x 增大或减小，y 亦增大或减小，称为正相关，其中，图(b)的散点在一条直线上，称为完全正相关(perfect positive correlation)；图(c)和图(d)的 x、y 间呈反向变化，y 随 x 的增加而减少，称为负相关，其中，图(d)中的散点在一条直线上，称为完全负相关(perfect negative correlation)；图(e)～图(g)无论 x 增加还是减小，y 均不受其影响；反之，x 也不受 y 的影响，两变量间毫无联系，称为零相关；图(h)中各点分布可能表示 x、y 间存在某种曲线相关，与直线相关不同，称为非线性相关。

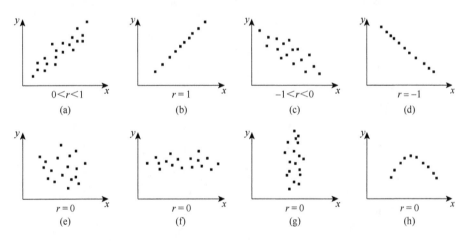

图 11-1　散点图示意

二、相关系数的计算

两变量间的直线相关关系用直线相关系数来描述，直线相关系数也称 Pearson 积差相关系数(Pearson product-moment correlation coefficient)，是以两变量与各自均数的离均差为基础，通过两个离均差乘积来反映两变量之间相关程度及其相关方向的统计指标。

总体相关系数为 ρ，样本相关系数为 r，取值范围为 $-1 \leqslant \rho(r) \leqslant 1$，没有单位。$r > 0$ 为正相关，$r < 0$ 为负相关，$r = 0$ 为零相关。$|r|$ 越接近于 1，表示变量间的相关程度越强；$|r|$ 越接近于 0，表示变量间的相关程度越弱；$r = 1$ 为完全正相关，$r = -1$ 为完全负相关。在生物界由于影响因素众多，因此完全相关很少。$r = 0$ 时表示两变量间不存在线性相关关系，不代表变量间没有任何关联，例如，可能存在非线性相关关系(如曲线相关)，应结合散点图做出合理的解释。

样本相关系数的计算公式为

$$r = \frac{\sum(x - \overline{x})(y - \overline{y})}{\sqrt{\sum(x - \overline{x})^2 \sum(y - \overline{y})^2}} = \frac{l_{xy}}{\sqrt{l_{xx}l_{yy}}} \tag{11-1}$$

笔记栏

式中，l_{xy} 为 x 与 y 的离均差积和；l_{xx} 为 x 的离均差平方和；l_{yy} 为 y 的离均差平方和。

三、进行相关系数的假设检验

根据样本资料计算获得的样本相关系数 r 为总体相关系数 ρ 的估计值。由于抽样误差的存在，即使从 $\rho=0$ 的总体中作随机抽样，得到的 r 值也未必一定为零，因此需要进行 ρ 是否等于 0 的假设检验。假设 H_0：总体相关系数 $\rho=0$，即两变量不存在直线相关关系。常用查表法或 t 检验。查表法，根据 r 和 ν 查相关系数界值表(附表 12)，若 $|r| \geqslant r_{0.05,\nu}$，则 $P \leqslant 0.05$；若 $|r| < r_{0.05,\nu}$，则 $P > 0.05$，从而得出结论。t 检验计算公式如式(11-2)：

$$t = \frac{r-0}{S_r} = \frac{r}{\sqrt{\dfrac{1-r^2}{n-2}}}, \quad \nu = n-2 \tag{11-2}$$

【例 11-1】　随机抽取某地 15 名 30～40 岁成年男性，测得体质指数(BMI)与总胆固醇的数据见表 11-1，试分析该地 30～40 岁成年男性 BMI 指数与总胆固醇之间是否存在直线相关关系？

表 11-1　15 名 30～40 岁成年男性 BMI 指数(kg/m²)与总胆固醇值(mmol/L)

编号	BMI 指数	总胆固醇 y	$x_i y_i$	x_i^2	y_i^2
1	28.48	6.52	185.69	811.11	42.51
2	27.86	6.38	177.75	776.18	40.70
3	19.28	4.25	81.94	371.72	18.06
4	23.63	5.81	137.29	558.38	33.76
5	23.75	5.78	137.28	564.06	33.41
6	23.63	5.68	134.22	558.38	32.26
7	24.02	5.16	123.94	576.96	26.63
8	23.56	5.14	121.10	555.07	26.42
9	23.50	4.96	116.56	552.25	24.60
10	24.47	4.91	120.15	598.78	24.11
11	21.10	4.86	102.55	445.21	23.62
12	21.85	4.36	95.27	477.42	19.01
13	21.96	4.27	93.77	482.24	18.23
14	23.24	3.78	87.85	540.10	14.29
15	19.01	3.54	67.30	361.38	12.53
合计	349.34	75.40	1782.63	8229.24	390.14

分析思路：本例分析 BMI 指数与总胆固醇值之间的关联性，两个变量均为数值变量，应考虑进行直线相关分析。

1. **正态性检验**　BMI 指数 $P = 0.166$，总胆固醇 $P = 0.827$，按照 $\alpha = 0.05$ 水准，不拒绝 H_0，差异无统计学意义，可认为两组数据均服从正态分布。

2. **作散点图**　以 BMI 指数为横轴，总胆固醇为纵轴绘制散点图，如图 11-2 所示，可见两变量间有线性趋势，呈正相关，可以考虑做直线相关分析。

3. **计算相关系数 r**　根据式(11-1)，计算结果为

$$r = \frac{\sum(x-\bar{x})(y-\bar{y})}{\sqrt{\sum(x-\bar{x})^2 \sum(y-\bar{y})^2}} = \frac{l_{xy}}{\sqrt{l_{xx}l_{yy}}} = 0.826$$

笔记栏

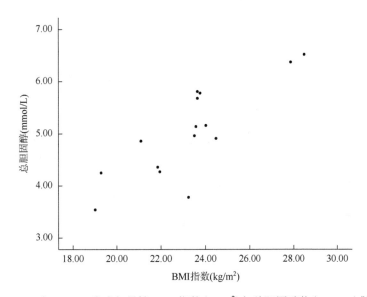

图 11-2　15 名 30～40 岁成年男性 BMI 指数(kg/m²)与总胆固醇值(mmol/L)散点图

4. 对总体相关系数 ρ 进行假设检验

(1)建立假设，确定检验水准

H_0：$\rho = 0$，BMI 指数与总胆固醇值之间无线性相关关系

H_1：$\rho \neq 0$，BMI 指数与总胆固醇值之间呈线性相关关系

$\alpha = 0.05$

(2)确定检验方法，做推断结论

$$t = \frac{r-0}{S_r} = \frac{r}{\sqrt{(1-r^2)/(n-2)}} = \frac{0.826}{\sqrt{(1-0.826^2)/(15-2)}} = 5.279 , \quad v = 15 - 2 = 13$$

查 t 分布界值表(附表 2)得 $t_{0.05/2,13} = 2.160$，$t = 5.279 > t_{0.05/2,13}$，则 $P<0.05$，按 $\alpha = 0.05$ 检验水准拒绝 H_0，差异有统计学意义，提示 BMI 指数与总胆固醇值之间存在直线相关关系，且为正相关。也可按 $v = 13$，查 r 界值表(附表 12)得 $r_{0.05,13} = 0.514$，$r = 0.826 > r_{0.05,13}$，则 $P<0.05$，结论与 t 检验一致。

第三节　直线回归

直线回归(linear regression)又称简单回归(simple regression)，是用直线回归方程研究两个变量间线性依存关系的统计分析方法。

一、直线回归分析的概念与意义

如果变量 y 随变量 x 的变化呈直线增加或减小的趋势，且具有专业上的依存关系，则称变量 y 与变量 x 之间有直线回归关系。直线回归分析中，估计或被预测的变量称为因变量(dependent variable)或反应变量(response variable)，常记为 y；影响因变量 y 的变量称为自变量(independent variable)或解释变量(explanatory variable)，常记为 x。直线回归分析的任务是通过直线回归方程定量地描述两变量之间的线性依存关系，并可以利用所建立的回归方程进行估计与预测。

直线回归分析时，一般要求因变量 y 为随机变量且服从正态分布，而自变量 x 可以是严格控制、精确测量的变量(Ⅰ型回归)，也可以是随机变量且服从正态(Ⅱ型回归)。

若变量 x 与变量 y 存在直线依存关系，则其总体回归模型为

$$\mu_{y|x} = \alpha + \beta x \qquad (11\text{-}3)$$

笔记栏

其中，$\mu_{y|x}$ 为 x 各个取值相应的 y 的总体均数，α 为回归直线的截距(intercept)，又称为常数项(constant term)，β 为回归直线的斜率(slope)，又称为回归系数(regression coefficient)。

通常情况下，总体回归方程无法获得，研究者只能获取一定数量的样本数据，通过样本数据建立的样本直线回归方程为

$$\hat{y} = a + bx \tag{11-4}$$

式中，a 和 b 分别为总体参数 α 和 β 的样本估计值；$\hat{y}$ 为 x 相对应的 y 的总体均数 $\mu_{y|x}$ 的样本估计值。α 为样本截距，是回归直线与 y 轴交点的纵坐标，即 $x = 0$ 时 $\hat{y}$ 的值。$a > 0$，表示回归直线与纵轴的交点在原点的上方；$a < 0$，表示回归直线与纵轴的交点在原点的下方；$a=0$，则回归直线通过原点。b 为样本回归系数，表示 x 每改变一个单位时，y 平均变化值的估计值。$b > 0$，表示 y 随 x 增大而增大；$b < 0$，表示 y 随 x 增大而减小；$b = 0$，表示回归直线与 x 轴平行，即 x 与 y 无直线关系。

二、直线回归分析的步骤

(一)条件

直线回归分析需要满足 4 个前提条件，即线性(linearity)、独立(independency)、正态分布(normal distribution)和等方差性(equal variance)，根据 4 个条件的首字母，简记 line。

1. 线性　　指因变量 y 的总体平均值与自变量 x 具有线性关系。可通过散点图判断有无线性趋势或采用残差分析。

2. 独立　　指各观测值 y_i($i = 1, 2, \cdots, m$)相互独立。可利用专业知识来判断是否满足这一条件。

3. 正态分布(normal distribution)　　指对于给定的每个自变量 x，其对应的因变量 y 总体服从正态分布。可通过 y 变量的正态性检验或残差分析来判断是否满足这一条件。

4. 等方差性(equal variance)　　指在 x 的实测范围内，无论 x 取何值，因变量 y 具有相同方差。可通过散点图或残差分析判断是否满足这一条件。

(二)方程的建立

通过最小二乘法(least square method)原理求回归方程即计算 a 和 b。最小二乘法原理即各实测点到回归直线纵向距离的平方和最小，使直线回归方程能最好地反映 x 与 y 两变量间的数量关系。根据最小二乘法原理，数学上可导出 a、b 的计算公式为式(11-5)和式(11-6)：

$$b = \frac{l_{xy}}{l_{xx}} = \frac{\sum(x - \overline{x})(y - \overline{y})}{\sum(x - \overline{x})^2} \tag{11-5}$$

$$a = \overline{y} - b\overline{x} \tag{11-6}$$

其中，$\overline{x}$、$\overline{y}$ 分别为 x、y 的样本均数；l_{xx} 是 x 的离均差平方和；l_{xy} 为 x 与 y 的离均差乘积和。

(三)回归方程和回归系数的假设检验

1. 直线回归方程的假设检验　　x 与 y 是否有直线回归关系，即总体回归方程是否成立，需要进行回归方程的假设检验，可采用方差分析。

如图 11-3 所示，散点图中任一点 $P(x, y)$ 的纵坐标被回归直线、均数 $\overline{y}$ 截成三段，$y = \overline{y} + (y - \hat{y}) + (\hat{y} - \overline{y})$，移项得 $y - \overline{y} = (y - \hat{y}) + (\hat{y} - \overline{y})$，将所有点都按上法处理，可证明有

$$\sum(y - \overline{y})^2 = \sum(y - \hat{y})^2 + \sum(\hat{y} - \overline{y})^2 \tag{11-7}$$

式中，$\sum(y - \overline{y})^2$ 为 y 的离均差平方和，又称总平方和(total sum of squares)，表示因变量 y 的总变异，用 $SS_{总}$ 表示。$\sum(\hat{y} - \overline{y})^2$ 为回归平方和(regression sum of squares)，反映在 y 的总变异中，由于 x 与 y 的直线关系可以用 x 解释的部分，用 $SS_{回归}$ 表示，$SS_{回归}$ 越大，说明回归效果越好。$\sum(y - \hat{y})^2$ 为剩余平方和或残差平方和(residual sum of squares)，说明除 x 对 y 的线性影响之外其他一切因素对 y 的影响，用

笔记栏

$SS_{剩余}$表示，在散点图中，各实测点离回归直线越近，即$SS_{剩余}$越小，说明直线回归的估计误差越小，回归的作用越明显。则式(11-7)可写为

$$SS_{总} = SS_{回归} + SS_{剩余} \tag{11-8}$$

自由度关系：

$$v_{总} = v_{回归} + v_{剩余} \tag{11-9}$$

其中，$v_{总} = n-1$；$v_{回归} = 1$；$v_{剩余} = n-2$。

$$MS_{回归} = \frac{SS_{回归}}{v_{回归}}, \quad MS_{剩余} = \frac{SS_{剩余}}{v_{剩余}} \tag{11-10}$$

$$F = \frac{MS_{回归}}{MS_{剩余}}, \quad v_{回归} = 1, \quad v_{剩余} = n-2 \tag{11-11}$$

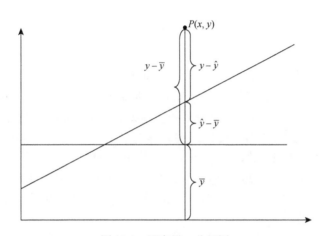

图 11-3　因变量 y 分解图

如果x与y之间无线性回归关系，则$SS_{回归}$与$SS_{剩余}$都是其他随机因素对y的影响，则$MS_{回归}$与$MS_{剩余}$应近似相等，反之，若x和y有直线回归关系，则回归的贡献应大于随机误差，具体可通过计算F值，对x与y之间有无回归关系进行检验。

2. 回归系数的假设检验　　回归系数的假设检验即检验总体回归系数是否等于零，采用t检验。假设H_0：$\beta = 0$，计算公式为式(11-12)和式(11-13)：

$$t = \frac{b}{S_b}, \quad v_{剩余} = n-2 \tag{11-12}$$

$$S_b = \frac{S_{y \cdot x}}{\sqrt{l_{xx}}}, \quad S_{y \cdot x} = \sqrt{\frac{\sum(y-\hat{y})^2}{n-2}} = \sqrt{\frac{SS_{剩余}}{n-2}} \tag{11-13}$$

其中，S_b为样本回归系数标准误；$S_{y \cdot x}$为回归的剩余标准差(residual standard deviation)，它是指扣除了x对y的线性影响后，y的变异。

在只有一个自变量的回归分析中，回归方程的假设检验等价于对总体回归系数β是否为零的假设检验，且$t = \sqrt{F}$。

(四)总体回归系数的可信区间

样本回归系数b为总体回归系数β的一个点估计值，总体回归系数β的$1-\alpha$可信区间为

$$(b - t_{\alpha/2, v}S_b, b + t_{\alpha/2, v}S_b) \tag{11-14}$$

其中，S_b为样本回归系数标准误；$v = n-2$。

笔记栏

（五）决定系数

决定系数(coefficient of determination)是回归平方和在总的离均差平方和中所占的比例，公式为

$$R^2 = \frac{SS_{回归}}{SS_{总}} = \frac{SS_{总} - SS_{剩余}}{SS_{总}} = 1 - \frac{SS_{剩余}}{SS_{总}} = r^2 \tag{11-15}$$

在双变量分析中，R^2 即 Pearson 积差相关系数 r 的平方。R^2 是评价回归效果的重要指标，$0 \leqslant R^2 \leqslant 1$，无单位，$R^2$ 反映因变量 y 的总变异中可用回归关系解释的百分比。R^2 值越大，表示模型的拟合效果越好，利用回归方程进行预测越有意义。

（六）绘制回归直线

在 x 的实测值范围内，取任意两个 x 值，并根据直线回归方程计算相应的 $\hat{y}$ 值，用直线连接两点，绘制回归直线。

（七）残差分析

残差是指实际观测值与通过直线回归方程计算所得的值之间的差值，用 e 表示，$e = y - \hat{y}$。残差反映了用回归方程去预测 y 而引起的误差。残差分析(residual analysis)通过残差分布考察资料，判断资料是否符合直线回归方程的假设，并可以识别异常值。残差分析常用标准化残差与标准化残差图。标准化残差(standardized residual)是残差减去残差均数，再除以残差标准差得到的，也称 Pearson 残差。以预测值 $\hat{y}$ 或自变量 x 为横轴，标准化残差为纵轴，绘制标准化残差图。若资料满足条件，也无异常值，则 95% 的标准化残差应在 $(-1.96, 1.96)$，通常以 $(-2, 2)$ 区间为界限来判断模型的假定条件是否满足，判断有无异常值。一般认为 $(-2, 2)$ 区间以外，$(-3, 3)$ 区间以内出现的点可能为异常值，$(-3, 3)$ 区间以外的点为异常值(离群点)。

（八）直线回归方程的应用

1. 定量描述两变量之间的线性依存关系 若通过假设检验，两变量间存在直线回归关系，则直线回归方程为两个变量间依存关系的定量表达式。

2. 统计预测 统计预测是回归的重要应用，即通过自变量 x 预测因变量 y。直线回归的适用范围一般以自变量实际取值范围为限，预测最好在 x 实际取值范围内。

（1）个体 y 的预测区间：个体 y 值的预测区间是指 x 为某定值即 $x = x_0$ 时，个体 y 值的波动范围。当 $x = x_0$ 时，个体 y 值的 $1 - \alpha$ 预测区间为

$$\hat{y}_0 \pm t_{\alpha/2, n-2} S_{y_0} \tag{11-16}$$

式中，$\hat{y}_0$ 为 $x = x_0$ 时通过回归方程计算的 $\hat{y}$ 值；S_{y_0} 为 $x = x_0$ 时，个体 y 值的标准差，公式为

$$S_{y_0} = S_{y \cdot x} \sqrt{1 + \frac{1}{n} + \frac{(x_0 - \overline{x})^2}{\sum (x - \overline{x})^2}} \tag{11-17}$$

（2）总体均数 $\mu_{y|x}$ 的可信区间：当 $x = x_0$ 时，总体均数 $\mu_{y|x_0}$ 的 $1 - \alpha$ 可信区间公式为

$$\hat{y}_0 \pm t_{\alpha/2, n-2} S_{\hat{y}_0} \tag{11-18}$$

其中，$S_{\hat{y}_0}$ 为 $x = x_0$ 时，对应 $\hat{y}_0$ 值的标准误，公式为

$$S_{\hat{y}_0} = S_{y \cdot x} \sqrt{\frac{1}{n} + \frac{(x_0 - \overline{x})^2}{\sum (x - \overline{x})^2}} \tag{11-19}$$

3. 统计控制 统计控制是利用回归方程进行的逆估计。若 y 在给定的区间 (y_1, y_2) 内取值，可通过解方程组，计算 x_1 和 x_2，方程组为

笔记栏

$$\begin{cases} y_1 = a + bx_1 - t_{\alpha/2}S_{y_1} \\ y_2 = a + bx_2 + t_{\alpha/2}S_{y_2} \end{cases} \tag{11-20}$$

【例 11-2】 根据例 11-1 的资料，试分析该地 30～40 岁成年男性体质指数与总胆固醇之间是否存在直线回归依存关系？

分析思路：本例目的是分析体质指数与总胆固醇之间的直线依存关系，宜将体质指数作为自变量 x，总胆固醇作为因变量 y，进行直线回归分析。

(1) 先绘制散点图，见图 11-2，两变量有直线变化趋势。

(2) 求直线回归方程：根据最小二乘法原理，求得 $b = 0.285$，$a = -1.614$，则回归方程为 $\hat{y} = 0.285x - 1.614$。

(3) 回归方程的假设检验

假设 H_0：体质指数与总胆固醇之间的回归方程无统计学意义

H_1：体质指数与总胆固醇之间的回归方程有统计学意义

$\alpha = 0.05$

方差分析结果见表 11-2。

表 11-2 方差分析表

变异来源	SS	v	MS	F	P
回归	7.590	1	7.590	27.868	0.001
剩余	3.541	13	0.272		
总	11.131	14			

方差分析得 $F = 27.868$，$P < 0.001$。按 $\alpha = 0.05$ 水准拒绝 H_0，接受 H_1，可认为体质指数与总胆固醇之间直线回归方程成立。

(4) 回归系数的假设检验

假设 H_0：$\beta = 0$，体质指数与总胆固醇之间无直线回归关系；

H_1：$\beta \neq 0$，体质指数与总胆固醇之间有直线回归关系

$\alpha = 0.05$

$$t = \frac{b}{S_b} = \frac{0.285}{0.054} = 5.278$$

$$v = n - 2 = 15 - 2 = 13$$

查 t 分布界值表(附表 2)得 $t_{0.05/2,13} = 2.160$，$|t| > t_{0.05/2,13}$，$P < 0.05$，按 $\alpha = 0.05$ 水准拒绝 H_0，接受 H_1，可认为体质指数与总胆固醇之间有直线回归关系。

(5) 总体回归系数的 95% 可信区间

$$(b - t_{0.05/2,13}S_b, b + t_{0.05/2,13}S_b)$$
$$= (0.285 - 2.160 \times 0.054, \ 0.285 + 2.160 \times 0.054) = (0.168, 0.402)$$

其中，$t_{0.05/2,13} = 2.160$，此区间不包括 0，可按 $\alpha = 0.05$ 水准，同样得到总体回归系数不为 0 的结论。

(6) 模型的评价：决定系数为 $R^2 = \dfrac{SS_{回归}}{SS_{总}} = \dfrac{7.590}{11.131} = 0.682$，说明体质指数可以解释总胆固醇变异中的 68.2%，体质指数以外的其他因素解释剩余 31.8% 的变异。

(7) 绘制回归直线：在 x 实测范围内，如例 11.2 中，x 的取值范围在 19.01～28.48，取 $x_1 = 25$，$\hat{y}_1 = 5.51$，$x_2 = 20$，$\hat{y}_2 = 4.09$，即 (25，5.51) 和 (20，4.09) 两点，在直角坐标系中用直线连接，延长至 x 的实测值范围。

笔记栏

(8)残差分析：以 BMI 指数为横轴，标准化残差为纵轴，绘制标准化残差图，如图 11-4 所示，可见绝大多数散点在 $(-2, 2)$，资料符合直线回归方程的假设条件。

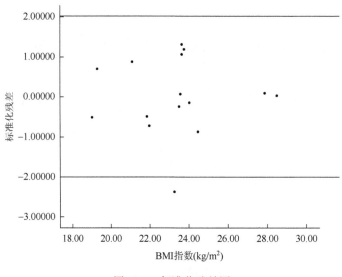

图 11-4　标准化残差图

(9)统计预测：现有一位成年男性 BMI 指数为 $x = 21.49\,(kg/m^2)$，则其总胆固醇的 95%预测区间和 95%可信区间是多少？

将 $x = 21.49$ 代入 $\hat{y} = 0.285x - 1.614$，求得 $\hat{y} = 4.51\,mmol/L$，根据公式(11-16)，则总胆固醇 95%的预测区间为：$(3.33，5.70)\,mmol/L$，根据公式(11-18)，总胆固醇总体均数的 95%可信区间为：$(4.15，4.87)\,mmol/L$。

第四节　直线相关与回归应用注意事项

相关与回归分析是研究两变量之间关系的两种不同方法，二者既有联系又有区别。

一、直线相关与回归的区别与联系

(一)区别

1. 分析目的不同　　直线相关分析两变量间是否存在直线关系以及相关的方向和紧密程度；直线回归分析则分析因变量 y 与自变量 x 的数量依存关系。

2. 统计意义不同　　相关反映两变量间的伴随关系，这种关系是相互的、对等的，不一定有依存关系；回归则反映两变量间的依存关系，有自变量与因变量之分，一般将"因"或较易测定、变异较小者定为自变量，这种依存关系可能是因果关系或从属关系。

3. 资料的要求不同　　直线相关分析适用于 x、y 都是随机取值的定量资料，且服从双变量正态分布资料。直线回归只要求 y 服从正态分布，x 可以是精确测量和严格控制的变量(I 型回归模型)，也可以是服从正态分布的随机变量(II 型回归模型)。

(二)联系

1. 变量间关系的方向一致　　对同一资料，其 r 与 b 的正负号一致。

2. 假设检验等价　　对同一样本，$t_r = t_b$，直线相关与直线回归的假设检验是等价的。由于 t_b 计算较复杂，实际中常以 r 的假设检验代替对 b 的检验。

笔记栏

3. r 与 b 值可相互换算

$$r = \frac{l_{xy}}{\sqrt{l_{xx}l_{yy}}} = \frac{l_{xy}}{l_{xx}}\sqrt{\frac{l_{xx}}{l_{yy}}} = b\sqrt{\frac{l_{xx}}{l_{yy}}}$$

$$b = r\sqrt{\frac{l_{yy}}{l_{xx}}}$$

4. 相关与回归可以互相解释　相关系数的平方 r^2 即决定系数，r^2 越接近 1，回归效果越好。反之，决定系数也可从回归的角度对相关程度作进一步的解释。

二、直线相关与回归应用注意事项

(1) 作相关与回归分析要有实际意义，不能把毫无关联的两种现象，随意进行相关与回归分析，应充分结合专业知识认识变量间的内在联系，得出正确的结论。

(2) 进行直线相关与回归分析时，应先绘制散点图。若提示有线性趋势存在，则可进一步作直线相关或回归分析；若提示无明显线性趋势，则应根据散点分布类型，选择合适的曲线模型(curvilinear model)，或经数据转换后，化为线性回归来解决。

(3) 回归直线不要外延。直线回归的适用范围一般以自变量实际取值范围为限，在此范围内求出的估计值 $\hat{y}$ 称为内插(interpolation)；超过自变量取值范围所计算的 $\hat{y}$ 称为外延(extrapolation)。若无充足理由证明超出自变量取值范围后直线回归关系仍成立，则应该避免随意外延。

第五节　等级相关

等级相关(rank correlation)又称秩相关，是一种非参数统计方法，适用于下列资料：①不服从双变量正态分布而不宜作直线相关分析；②总体分布类型未知；③用等级表示的原始数据。等级相关分析的方法有多种，在此仅介绍 Spearman 等级相关。

一、Spearman 等级相关

Spearman 等级相关适用于分析两个变量间是否在等级上相关。其基本原理是将原始数据转换为秩次，将 n 对观测值 $x_i, y_i(i=1, 2, \cdots, n)$ 分别从小到大进行排序编秩，P_x 代表 x_i 的秩次，Q_y 代表 y_i 的秩次，P_x 和 Q_y 的取值范围从 1 到 n。对于同一对数据的秩次可能相等，也可能不相等。以每对观测值的秩次之差 $d_i = P_x - Q_y$ 说明 x 与 y 两变量秩次排列是否一致，并以 $\sum d_i^2 = \sum(P_x - Q_y)^2$ 反映 P_x 和 Q_y 差值大小的总体情况。在 n 一定时，$\sum d_i^2 = 0$，说明 x，y 的秩次完全相等，称为完全正相关；$\sum d_i^2$ 取最大值时，说明 x，y 两变量的秩次顺序截然相反，称为完全负相关。

常用 r_s 表示样本等级相关系数，常用 ρ_s 表示总体等级相关系数，是描述数据两变量间相关关系的大小和方向的指标。等级相关系数，没有单位，其取值范围为 $-1 \leq \rho_s(r_s) \leq 1$。$\rho_s$ 为正值表示正相关，ρ_s 为负值表示负相关。$|\rho_s|$ 越接近 1，两个变量关系越密切；$|\rho_s|=1$ 表示两个变量完全相关；$|\rho_s|$ 越接近 0，两个变量关系越不密切；当 $\rho_s=0$ 时表示零相关即不存在等级相关关系。计算公式如下：

$$r_s = 1 - \frac{6\sum d^2}{n(n^2-1)} \tag{11-21}$$

式中，d 为每对观察值所对应的秩次之差；n 为对子数。

与 Pearson 相关系数 r 作为度量变量间的线性相关关系不同，等级相关系数 r_s 是作为双变量之间单调关系强弱的统计指标的。因此，不管变量之间的关系是不是线性的，只要变量之间具有严格的单调增加(或减少)的关系，变量之间的秩相关系数 r_s 就是 1(或-1)，即完全相关。

笔记栏

二、相同秩次较多时 r_s 的校正

当 x 或 y 中相同秩次较多时，需采用 r_s 的校正值 r_s'：

$$r_s' = \frac{(n^3-n)/6 - (T_x + T_y) - \sum d^2}{\sqrt{(n^3-n)/6 - 2T_x}\sqrt{(n^3-n)/6 - 2T_y}}$$
(11-22)

式中，T_x（或 T_y）$= \sum(t_i^3 - t_i)/12$；t_i 为 x 或 y 中第 i 个相同秩次的个数。

样本等级相关系数 r_s 是总体等级相关系数 ρ_s 的估计值，由于抽样误差，因此需要进行 $\rho_s = 0$ 是否成立的假设检验。假设 H_0：总体等级相关系数 $\rho_s = 0$，即两变量不存在等级相关关系。$n \leq 50$ 时，可通过查表法，查 r_s 界值表(附表13)估计 P 值，若 $|r_s| \geq r_{s(0.05,n)}$，则 $P \leq 0.05$；若 $|r_s| < r_{s(0.05,n)}$，则 $P > 0.05$，从而得出结论。当 $n > 50$ 时，可采用 z 检验，计算公式：

$$z = r_s\sqrt{n-1}$$
(11-23)

【例 11-3】　某医院研究了 12 例不同临床高血压病分级(1、2、3 级)并伴有血瘀的患者，其脉压差如表 11-3 所示，试对高血压伴血瘀患者的高血压病分级与其脉压差作相关分析。

表 11-3　12 例高血压并伴有血瘀的患者临床高血压分级和脉压差情况表

编号	高血压分级		脉压差(kPa)		d	d^2
(1)	x (2)	秩次(3)	y (4)	秩次(5)	(6) = (3)−(5)	(7)
1	1	2	29.49	1	1	1
2	3	9.5	40.83	7.5	2	4
3	3	9.5	41.14	9	0.5	0.25
4	3	9.5	41.79	10	−0.5	0.25
5	1	2	30.15	2	0	0
6	1	2	34.62	3	−1	1
7	2	5	36.46	4	1	1
8	2	5	40.51	5	0	0
9	2	5	42.90	11	−6	36
10	3	9.5	40.83	7.5	2	4
11	3	9.5	40.66	6	3.5	12.25
12	3	9.5	55.21	12	−2.5	6.25
合计	—	—	—	—	—	66

分析思路：本研究的目的是对高血压伴血瘀患者的高血压分级与其脉压差之间是否存在相关关系进行分析。高血压分级属于等级资料，不满足进行直线相关分析的应用条件，因此考虑使用 Spearman 等级相关。

1. 建立假设，确定检验水准

H_0：$\rho_s = 0$，高血压伴血瘀患者的高血压分级与其脉压差之间不存在等级相关关系

H_1：$\rho_s \neq 0$，高血压伴血瘀患者的高血压分级与其脉压差之间存在等级相关关系

$\alpha = 0.05$

2. 计算检验统计量　相同秩次较多，需采用 r_s 的校正值 r_s'，否则易产生错误结论：

$$T_x = \sum(t_i^3 - t_i)/12 = (3^3 - 3 + 3^3 - 3 + 6^3 - 6)/12 = 21.5$$

笔记栏

$$T_y = \sum (t_i^3 - t_i) / 12 = (2^3 - 2)/12 = 0.5$$

$$r_s' = \frac{(n^3 - n)/6 - (T_x + T_y) - \sum d^2}{\sqrt{(n^3 - n)/6 - 2T_x}\sqrt{(n^3 - n)/6 - 2T_y}}$$

$$= \frac{(12^3 - 12)/6 - (21.5 + 0.5) - 66}{\sqrt{(12^3 - 12)/6 - 2 \times 21.5}\sqrt{(12^3 - 12)/6 - 2 \times 0.5}}$$

$$= 0.752$$

3. 确定 P 值，做出推断结论　　查 r_s 界值表得：$r_{0.05,12} = 0.587$，$|r_s'| > r_{0.05/2(12)}$，则 $P < 0.05$，按 $\alpha = 0.05$ 检验水准，拒绝 H_0，接受 H_1，故高血压伴血瘀患者的高血压分级与其脉压差之间存在等级相关关系，且为正相关。

三、进行等级相关分析时常见的错误或问题

(1) 与直线相关分析一样，等级相关分析也要求有实际意义。把毫无关联的两种现象作等级相关分析，可能导致错误结论，因此应充分考虑专业理论知识，认识变量间的专业关联性。

(2) 当变量 x 与变量 y 中出现相同秩次较多时，需要对 r_s 进行校正，否则容易产生错误结论。

(3) 直线相关系数度量变量间的线性相关关系，等级相关系数则是衡量双变量之间单调关系强弱的统计指标。

第六节　多重线性回归简介

在医药研究中，因变量往往受到多个因素影响，例如，人的体重与身高、胸围有关，心率与年龄、体重、肺活量有关，因此，需要用多重线性回归(multiple linear regression)进行分析。多重线性回归是研究一个因变量与多个自变量之间线性关系的统计分析方法，是直线回归的扩展。多重线性回归采用两个或多个影响因素作为自变量(x_i)来解释因变量(y)的变化，建立最优组合模型来预测或估计因变量，比只用一个自变量进行预测或估计更有效，更符合实际。

多重线性回归分析中，m 个自变量 x_1，x_2，$\cdots$，x_m 与一个因变量 y，其总体回归方程模型为 $\mu_y = \beta_0 + \beta_1 x_1 + \beta_2 x_2 + \cdots + \beta_m x_m$，$\beta_0$ 为常数项，β_1，β_2，$\cdots$，β_m 称为总体偏回归系数(partial regression coefficient)。偏回归系数 β_j ($j = 1, 2, \cdots, m$)表示在其他自变量不变的情况下，x_j 增加或减少一个单位时，因变量 y 的平均变化量。样本的回归方程模型为

$$\hat{y} = b_0 + b_1 x_1 + b_2 x_2 + \cdots + b_m x_m$$

其中，b_0 为常数项，b_1，b_2，$\cdots$，b_m 为样本偏回归系数。

多重线性回归的原理、方法和应用与直线回归相同，首先根据样本提供的数据资料，采用最小二乘法原理求得多重线性回归模型参数；然后采用方差分析对整个模型进行假设检验，在模型有统计学意义的前提下，再采用 t 检验对各偏回归系数进行假设检验，检验自变量 x_1，x_2，$\cdots$，x_m 与因变量 y 之间是否存在线性关系；采用决定系数、剩余标准差等对模型的拟合效果进行评价，并通过残差分析评价回归模型和验证资料是否满足多重线性、回归条件等；也可以通过建立的回归模型进行预测与控制。

多重线性回归分析中涉及的自变量较多，要选择有意义的自变量，尽可能将回归效果显著的自变量选入回归方程中，而将作用不显著的自变量排除在外，常通过全局择优法、逐步选择法等进行自变量的选择。全局择优法是从自变量各种不同组合所建立的回归方程中，通过比较挑选出一个"最优"的回归方程。逐步选择法则基于偏回归平方和的 F 检验逐步引入或剔除一个自变量，根据选入自变量的顺序不同分为前进法、后退法和逐步回归法。

笔记栏

****

统计学内容表达

为了研究体质指数与总胆固醇的相关性，随机抽取了某地 15 名 30～40 岁成年男性，测得体质指数(BMI)与总胆固醇的数据见表 11-1。

经计算，两变量的相关系数 $r=0.826$，经检验，相关系数有统计学意义($t=5.279$ ， $v=13$ ， $P<0.05$)，可以认为 BMI 指数与总胆固醇值之间存在直线相关关系，且为正相关。

通过直线回归分析，结果表明，回归系数估计值为 0.285，回归系数的 95%可信区间为 (0.168, 0.402)；经 t 检验， $t=5.279$ ， $P<0.05$ ；回归方程为 $\hat{y}=0.285x-1.614$ ， $R^2=0.682$ ，预测的效果较好。

To explore the correlation between Body mass index(BMI) and total cholesterol，15 male adults aged 30 to 40 were sampled randomly and their BMI and total cholesterol were measured. The result was shown in Table 11-1.

The Pearson product-moment correlation coefficient was calculated， $r=0.826$ （ $t=5.279$ ， $v=13$ ， $P<0.05$ ）. There might exist positive correlation between BMI and total cholesterol.

It showed，the estimate of regression coefficient was 0.285，the 95% confidence interval was 0.168 to 0.402，by linear regression analysis；a t test resulted in $t=5.279$ ， $P<0.05$ ；the regression equation was $\hat{y}=0.285x-1.614$ ， $R^2=0.682$ ，which indicated that the prediction was acceptable.

案 例 辨 析

(1)以心脑合病患者为研究对象，探究其血压与中医四诊症状及中医证型间的关系。采用 Pearson 相关分析左上肢肿胀程度症状(根据肿胀程度分级为 0 级、1 级、2 级、3 级)与收缩压(kPa)之间的相关关系，结果：$r=0.162$ ，$P<0.05$ 。结论：左上肢肿胀程度症状与收缩压(kPa)之间存在线性正相关。该研究直线相关分析是否合理？该资料应该如何分析？

(2)某研究者调查了 33 例气阴两虚型 2 型糖尿病患者 C 反应蛋白水平(mg/L)和白细胞计数 ($\times 10^9$/L)，经直线相关分析结果：$r=0.122$ ，$P<0.05$ ，认为 C 反应蛋白水平和白细胞计数呈非常显著的正相关，由此建立了白细胞计数 x 和 C 反应蛋白水平 y 的线性回归模型：$\hat{y}=0.108+0.178x$ 。得出结论：可以利用此模型根据白细胞计数推测 C 反应蛋白水平。该研究建立的直线回归模型实际意义有多大？能否用此模型根据白细胞计数准确推测 C 反应蛋白水平？

电 脑 实 验

【实验 11-1】　对例 11-1 资料数据进行相关分析。
【实验 11-2】　对例 11-2 资料数据进行直线回归分析。

小 结

相关与回归是研究变量间非确定性关系的统计分析方法，直线相关适用于双变量正态分布资料，是检验两变量间是否具有线性关系以及线性关系的方向和密切程度的统计分析方法。直线回归是指用直线回归方程研究两个变量间线性依存关系的统计分析方法。直线回归分析时,一般要求因变量 y 为随机变量且服从正态分布,而自变量 x 可以是严格控制、精确测量的变量(Ⅰ型回归),也可以是随机变量且服从正态(Ⅱ型回归)。等级相关是一种非参数统计方法,适用于不服从双变量正态分布,导致不宜作直线相关分析,以及总体分布类型未知和用等级表示的原始数据。多重线性回归是研究一个因变量与多个自变量之间线性关系的统计分析方法,是直线回归的扩展。

思考与练习

一、最佳选择题

1. 对变量 x 与 y 同时进行相关分析和回归分析,其结果一定是(　　)。
   A. $r>0, b<0$ 　　　　　 B. $r<0, b>0$ 　　　　　 C. $r>0, b>0$
   D. $r=b$ 　　　　　 E. 以上均不对

2. 对同一双变量正态分布资料,既作相关分析,又作回归分析。对相关系数检验的 t 值记为 t_r,对回归系数检验的 t 值记为 t_b,二者之间的关系为(　　)。
   A. $t_r>t_b$ 　　　　　 B. $t_r<t_b$ 　　　　　 C. $t_r=t_b$
   D. $t_r \neq t_b$ 　　　　　 E. $t_r=t_b=0$

3. 直线回归系数的假设检验,其残差自由度为(　　)。
   A. n 　　　　　 B. $n-1$ 　　　　　 C. $n-2$
   D. $n-3$ 　　　　　 E. $2n-1$

4. 直线回归分析是研究(　　)。
   A. 自变量 x 与因变量 y 的关联性
   B. 自变量 x 与因变量 y 变化的方向性
   C. 自变量 x 与因变量 y 依存的数量关系
   D. 自变量 x 与因变量 y 依存的紧密程度
   E. 自变量 x 与因变量 y 的因果关系

5. 用最小二乘法确定直线回归方程的原则是各观察点(　　)。
   A. 距回归直线的纵向距离相等
   B. 距回归直线的纵向距离的平方和最小
   C. 距回归直线的垂直距离相等
   D. 距回归直线的垂直距离的平方和最小
   E. 以上均不对

二、简答题

1. 试分析直线相关分析与直线回归分析的区别与联系?
2. 试分析相关系数与回归系数的意义有何不同?
3. 应用相关分析和直线回归时应注意哪些问题?
4. Pearson 积差相关与 Spearman 等级相关在应用条件上有何不同?

三、计算分析题

某研究所测得 12 名 3 岁儿童的体重 x(kg)与体表面积 y($\times 100 cm^2$)数据如表 11-4 所示。

笔记栏

表 11-4　3 岁儿童体重与体表面积数据

编号	1	2	3	4	5	6	7	8	9	10
体重	11.0	11.8	12.0	12.3	13.1	13.7	14.4	14.9	15.2	16.0
体表面积	5.283	5.299	5.385	5.602	5.292	6.014	5.830	6.102	6.075	6.411

(1) 3 岁儿童的体重与体表面积之间是否存在直线相关关系?

(2) 建立体表面积 y 关于体重 x 的回归方程,并检验方程有无统计学意义?

参 考 文 献

方积乾. 2008. 卫生统计学. 第 6 版. 北京:人民卫生出版社.

李永超,彭亮,王高华,等. 2015. 炎性因子、皮质醇、5-羟色胺与抑郁严重程度关系的初步研究. 国际精神病学杂志,42(06):6-9.

马斌荣. 2008. 医学统计学. 北京:人民卫生出版社.

史周华. 2016. 医学统计学. 第 2 版. 北京:人民卫生出版社.

孙振球,徐勇勇. 2014. 医学统计学. 第 4 版. 北京:人民卫生出版社.

王桃娇,丁海峰,马晶,等. 2011. 老年性耳聋听力损失程度调查及中医辨证分型与治疗. 中国老年学杂志,31(15):2840-2842.

(崔　宁)

笔记栏

第十二章　临床试验设计基础

【案例1】　某研究评价了龙血通络胶囊治疗动脉粥样硬化性血栓性脑梗死恢复期血瘀证的有效性和安全性。采用随机、双盲、安慰剂对照、多中心临床试验设计，将160例患者随机分为两组，每组80例。全部患者在口服曲克芦丁片（3粒/次，3次/日）的基础上，试验组与对照组分别服用龙血通络胶囊及其模拟剂（2粒/次，3次/日），连服4周。主要疗效指标为神经功能缺损程度下降值，综合疗效指标为显著进步率，中医证候疗效指标为总有效率及不良事件发生的安全性评价指标。

【案例2】　某课题组综合评价消瘀降脂胶囊治疗高脂血症（血瘀痰阻证）的有效性与安全性。采用随机、双盲、多中心、阳性药对照及非劣性临床试验设计，按照1∶3比例将符合高脂血症（血瘀痰阻证）诊断的452例患者分为两组，对照组113例，试验组339例。对照组服用脂必妥胶囊（5粒/次），试验组服用消瘀降脂胶囊（5粒/次），治疗8周，双盲记录两组治疗前后血脂各指标、中医证候、安全性指标的变化。

第一节　临床试验概述

在新药临床试验中，为了保证药品临床试验过程规范、结果科学可靠，保护受试者的权益并保障其安全，WHO及各发达国家均制定了《药物临床试验质量管理规范》（Good Clinical Practice，GCP）。

根据国家食品药品监督管理局颁布的《药物临床试验质量管理规范》，临床试验的定义：是指任何在人体（患者或健康志愿者）进行药物的系统性研究，以证实或揭示试验药物的作用、不良反应及/或试验药物的吸收、分布、代谢和排泄，目的是确定试验药物的疗效与安全性。为加强我国对药物临床试验生物统计工作的指导和规范，国家食品药品监督管理局重新组织制定了《药物临床试验的生物统计学指导原则》（2016年第93号）。原则要求：临床试验除了遵循《药物临床试验质量管理规范》以外，还必须事先应用统计学原理对试验相关的因素做出合理、有效的安排，最大限度地控制混杂与偏倚，减小试验误差，提高试验质量，并对试验结果进行科学分析和合理解释，在保证试验结果科学、可信的同时，尽可能做到高效、快速、经济，旨在为药品注册申请人和临床试验的研究者针对临床研发中如何进行设计、实施、分析和评价提供技术指导，以保证药物临床试验的科学、严谨和规范。指导原则适用于以注册为目的的药物（化学药物、生物制品、中药民族药和天然药物）的确证性临床试验，对探索性临床试验以及上市后临床试验也同样具有指导意义。

一、临床试验的特点

（一）伦理学要求

临床试验是为了探索某种新的处理方法是否安全、有效，对所有受试对象均按同一个试验方案进行治疗或处理，不得因人而异。因此，临床试验必须遵循《赫尔辛基宣言》和国际医学科学组织委员会颁布的《人体生物医学研究国际道德指南》的道德原则；必须经有关药品监督管理部门或所在医疗单位伦理委员会的审查和批准，以及得到受试对象或其家属、监护人的知情同意，并且在临床试验期间，参加者若不想继续进行临床试验可无需任何理由，包括医生在内的所有人都无权干涉。力求使受试者最大限度受益和尽可能避免伤害，在试验过程中，尊重人格和保持公正。临床试验需要注意以下伦理学要求。

笔记栏

(1)进行的药物临床试验必须有足够的科学依据。进行临床试验前,必须全面考虑该试验的目的和解决的主要问题及次要问题,在试验中可能产生的危害,受试者预期结果中的收益应该超过可能产生的危害。符合伦理所规定的要求。

(2)临床试验前研究方案应该提请临床相关伦理委员会(ethics committee)进行审议,通过后方能实施该方案。在试验进行期间,试验方案的任何修改均应再次提请伦理委员会批准。试验中的任何不良反应事件要向伦理委员会报告。

(3)在临床试验过程中必须对受试者个人权利给予保障。研究者在试验前需向受试者提供书面详细的有关试验情况的文件资料,资料中应该包括试验的目的、试验对受试者产生的预期结果、试验对受试者产生的预期收益、受试者被不同干预后可能产生的不良后果和风险,以及产生不良后果后获得的治疗和补偿等。

(4)研究者不能强迫受试者参加临床试验,所有受试者应签署知情同意书(informed consent form,ICF)。受试者可保留在任何时候退出试验的权利。

(二)人的复杂性

临床试验是以人作为受试对象的,人具有生物性又具有社会性,其主观因素、心理作用、精神状态会导致试验结果产生偏倚。研究者不能完全支配患者的行为,只能要求患者尽量按照试验方案的要求与医生配合,提高依从性,尽量避免干扰试验的行为。在临床试验中,有一些难以控制的影响因素,如研究对象的疾病类型、治疗经历、患者特征和合并用药、依从性等。

(三)失访

临床试验与临床治疗有着很大区别,临床治疗是根据每一位患者的具体情况对症施治,无需统一的方案,目的是将患者治好;临床试验是为了探索某种新的处理方法是否安全、有效,所以必须有一个共同遵循的试验方案,对所有参与试验的受试对象均按同一方案进行治疗或处理。但临床试验的受试对象应是自愿参加,而且在试验的任何阶段均有权随时退出试验。临床试验具有一定的不可预知性,常会造成试验者在临床试验中不一定能遵从试验要求和规定,即出现违反试验方案的情形,影响依从性,造成自行中止干预治疗和"失访",导致试验结果的偏性。

(四)多中心试验

多中心试验(multi-center trial)系指由一个单位的主要研究者总负责,多个单位的研究者参与,必须遵循同一个临床试验方案在不同地区或国家、不同医疗单位同时进行的临床试验。新药的Ⅱ、Ⅲ、Ⅳ期临床试验都是多中心试验。

多中心临床试验的优点:①提高临床试验设计水平。由多位研究者合作,并在多个医疗单位完成,能集思广益,提高临床试验设计、试验执行和结果解释的水平。②在较短的时间内收集较多的受试者。多中心临床试验规模大,受试者分布范围广、人数多,可以避免单一研究可能存在的局限性,使结果更具代表性和可信度。③可以在较短时间内招募到足够的病例。④各中心试验组和对照组病例数的比例应与总样本的比例大致相同,以保证各中心均衡可比。⑤多中心临床试验可按中心分层随机,但当中心数较多且每个中心的病例数较少时,可不按中心分层。⑥临床试验要在各研究机构同步进行,因此应规定各个研究中第一名受试者入组时间和最后一名受试者入组和完成时间。⑦便于对受试者统一随机化、监察和稽查、数据管理和统计分析。

(五)病例报告表

病例报告表(case report form,CRF)是新药临床实验中临床资料的记录方式,是根据临床实验方案所设计的一种表格文件,用以记录每一位受试对象的临床试验数据。CRF应一式三份,用不同颜色标识,使用时用无碳复写纸复写。CRF由经培训合格后的研究人员统一填写,填写数据应准确、清晰且不得涂改，如需更正应将数据用横线划去后签名，并注明更正的日期。CRF 数据应与临床试验中各种试验数据一致。

二、药物临床试验分期

我国新药研发需要设计一系列具有特定目的的临床试验，一般由Ⅰ期临床试验(phase Ⅰ clinical trial)开始，进入Ⅱ期概念验证试验(proof-of-concept，POC)和剂量探索(dose finding)试验，然后是Ⅲ期和Ⅳ期确证试验，每期试验的研究目的都不同，可能还包含着多个试验项目，用于评价受试药物的风险/获益比；确定受试药物获益的特定适应证人群及适宜的用法与用量。

(一)Ⅰ期临床试验

初步评价临床试验及药代动力学试验的临床药理学和人体安全性，为新药人体试验的起始期。观察人体对于新药的耐受程度和药物代谢过程，为制定给药方案提供依据。包括：耐受性试验和药代动力学试验。

1. **耐受性试验**(clinical tolerance test) 在动物实验研究的基础上，观察人体对该药的耐受程度，以找出人体对新药的最大耐受剂量及其产生的不良反应，是人体的安全性试验，为确定Ⅱ期临床试验用药剂量提供重要的科学依据。

2. **药代动力学试验**(clinical pharmacokinetics) 通过研究药物在人体内的吸收、分布、生物转化及排泄过程的规律，为Ⅱ期临床试验给药方案的制定提供科学的依据。人体药代动力学观察的是药物及其代谢物在人体内的含量随时间变化的动态过程，这一过程主要通过数学模型和统计学方法进行定量描述。药代动力学的基本假设是药物的药效或毒性与其所达到的浓度(如血液中的浓度)有关。

3. **应具备的资质和条件**
(1)试验开始前必须获得国家食品药品监督管理总局(CFDA)药物临床试验批件。
(2)临床研究方案设计、记录表编制、SOP 制定。
(3)伦理委员会审定Ⅰ期临床研究方案、知情同意书和 CRF 等试验相关文件。
(4)研究人员培训，Ⅰ期病房的准备。
(5)通过体检初选自愿受试者，然后进一步全面检查，合格者入选。
(6)试验开始前，与合格入选的受试者签订知情同意书。
(7)单次给药耐受性试验。
(8)多次给药耐受性试验。
(9)数据录入与统计分析。
(10)总结分析。

Ⅰ期临床试验一般从单剂量开始，在严格控制的条件下，给少量试验药物于少数(10～100 例)经过谨慎选择和筛选出的健康志愿者或特定疾病患者(如肿瘤药物志愿者为肿瘤患者)，然后仔细监测药物的血液浓度、排泄性质和任何有益作用或不良反应，以评价药物在人体内的药代动力学和耐受性。通常要求志愿者在研究期间住院，每天对其进行 24 小时的密切监护。随着对新药安全性了解的增加，给药的剂量可逐渐提高，并可以多剂量给药。

(二)Ⅱ期临床试验

初步评价阶段：初步评价药物对目标适应证患者的治疗作用和安全性，同时为确定Ⅲ期临床试验研究设计、给药方案、给药剂量等提供依据。

Ⅱ期临床试验(phase Ⅱ clinical trial)必须设对照组进行随机对照盲法试验，常采用随机平行对照双盲试验(randomized，parallel controlled clinical trial，double-blind)。应用安慰剂或已上市药物作为对照药物对新药的疗效进行评价。双盲法试验申办者需提供外观、色香味均一致的试验药与对照药，并只标明 A 药、B 药，试验者与受试者均不知 A 药与 B 药何者为试验药。例如，制备 A、B 两药无区别确有困难时，可采用双盲双模拟法(double-blind，double dummy technique)，即同时制备与 A 药一致的安慰剂(C)，和与 B 药一致的安慰剂(D)，两组病例随机分组，分别服用两种药，一组服 A + D，另一组服 B + C，两组之间所服药物的外观与色香味均无区别。

(三)Ⅲ期临床试验

扩大的多中心临床试验，是治疗作用确证阶段。进一步验证药物对目标适应证患者的治疗作用和安全性的阶段，评价利益与风险关系，最终为药物注册申请的审查提供充分的依据。

Ⅲ期临床试验(phase Ⅲ clinical trial)中的对照设计原则上要求与Ⅱ期随机对照盲法试验相同，但Ⅲ期临床试验的对照可以设盲也可以不设盲，进行随机对照开放试验(randomized controlled open labeled clinical trial)。例如，心血管疾病药物往往既有近期试验目的，如观察一定试验期内对血压血脂的影响；又有长期的试验目的，如比较长期治疗后疾病的死亡率或严重并发症的发生率等，则Ⅱ期临床试验就不单是扩大Ⅱ期临床试验的病例数，还应根据长期试验的目的和要求进行详细的设计，并做出周密的安排，从而获得科学的结论。Ⅲ期临床试验应具有足够样本量的随机化盲法对照试验(random control trial，RCT)。临床试验将对试验药物与安慰剂(不含活性物质)或已上市药品的有关参数进行比较，试验结果应当具有可重复性，有助于获取更丰富的药物安全性和疗效方面的资料，对药物的益处/风险进行评估，为产品获批上市提供支撑。

Ⅲ期临床试验的目标是：①增加患者接触试验药物的机会，既要增加受试者的人数，还要增加受试者用药的时间；②对不同的患者人群确定理想的用药剂量方案；③评价试验药物在治疗目标适应证时的总体疗效和安全性。

(四)Ⅳ期临床试验

为新药上市后应用研究阶段。其目的是考察在广泛使用条件下的药物的疗效和不良反应(特别是罕见不良反应)，评价在普通或者特殊人群中使用的收益与风险关系，以及为提供给药剂量改进的依据等。Ⅳ期临床试验(phase Ⅳ clinical trial)技术特点。

(1)Ⅳ期临床试验为上市后开放试验，不要求设对照组，但也不排除根据需要对某些适应证或某些试验对象进行小样本随机对照试验。

(2)Ⅳ期临床试验病例数按 SFDA 规定，要求大于 2000 例。

(3)Ⅳ期临床试验虽为开放试验，但有关病例入选标准、排除标准、退出标准、疗效评价标准、不良反应评价标准、判定疗效与不良反应的各项观察指标等都可参考Ⅱ期临床试验的设计要求。

在上市前进行的前三期临床试验是对较小范围、特殊群体的患者进行的药品评价，患者是经过严格选择和控制的，因此有很多例外。而上市后，许多不同类型的患者将接受该药品的治疗，所以很有必要重新评价药品对大多数患者的疗效和耐受性。在上市后的Ⅳ期临床研究中，数以千计的经该药品治疗的患者的研究数据被收集并进行分析。在上市前的临床研究中因发生率太低而没有被发现的不良反应就可能被发现。这些数据将支持临床试验中已得到的数据，能够更好地且更可靠地认识到该药品对"普通人群"的治疗受益-风险比。

正规的Ⅳ期临床试验是药品监管部门所要求的，其研究结果要求向药品监管部门报告。但是新药的开发厂商，特别是其市场拓展或销售为了促销的目的往往会组织一些所谓的播种研究(seeding study)或市场研究(marketing trial)，主要目的是通过这些研究让更多的医生了解其新产品并鼓励医生在处方中使用，为此，他们经常要将刚上市的新药和同类竞争药品相比较，这样的研究往往在试验方案设计、实施及研究结果评价，以及报道上不够规范和科学，许多国家药品法规明令禁止此类研究。

(五)EAP 临床试验

EAP 临床试验(expanded access program clinical trial)是指制药企业为了让患有严重疾病且不适合参加对照试验的患者，在特定的条件下，能够得到正处于临床试验阶段的新药治疗，而开展的一类临床试验。为了使这一类的患者也能受益，美国国家药监局 FDA 允许这类药物的生产企业向那些患者提

笔记栏

供在特定条件下获得新药治疗的机会，称之为"扩展的途径"。表 12-1 为新药临床试验 4 个阶段的目的、参数和例数要求。

表 12-1　新药临床试验 4 个阶段的目的、参数和例数要求

试验阶段	目的	参数	例数
Ⅰ期　开放、剂量递增 Ⅰ期　开放、单剂或多剂	确定新药的最大耐受量 获得新药的药代动力学资料	不良事件、临床实验室结果和其他特殊检查生物样本中的药物浓度，分析代谢剂量与暴露的关系，及有无蓄积	参见《药品注册管理办法》一般 20～30 例
Ⅱ期　随机、双盲(也可不设盲)、对照试验	对新药的有效性及安全性进行初步评价，推荐临床给药剂量	有效性终点指标和安全性资料	不少于 100 例
Ⅲ期　随机、双盲、阳性药对照	在较大样本中证证药物的安全性和有效性	有效性终点指标和安全性资料	不少于 300 例
Ⅳ期　开放、不设对照组(也可进行小样本随机对照)	进一步考察新药的安全有效性	药物的疗效、不良反应	>2000 例
EAP 临床试验	为不适合参加临床试验的患者提供新药治疗	有效性终点指标和安全性资料	

第二节　临床试验设计与偏倚控制

一、临床试验设计的要素和原则

(一)临床试验设计的要素

1. 受试对象(subject)　　又称研究对象，研究者选择试验对象的原则：①纳入标准：应有明确的诊断定义，公认的诊断标准；研究对象应具有代表性，能够说明研究所要解答的问题。②敏感群体：只有研究对象对干预措施是敏感的，才能有效评价干预措施的效果。一般而言，临床试验选择中青年、病程和病情适中的患者作为研究对象较为理想。③排除标准：某些患者对干预措施会引发副作用，或病情较重，或伴有其他疾病则不宜入选，以免影响试验结果。④依从性：依从性是研究对象对干预措施的执行、服从的态度，包括服药、接受检查、回答问题等。依从性好，所获得的结果让人信服且客观，这是防止测量偏倚的重要环节。依从性差者，要及时寻找原因，予以纠正。同时还须注意试验执行者(研究者)的依从性，例如，主动性和责任心及相互间的工作协调性等。⑤样本量：样本量计算主要取决于 α、β 和 $\delta = \mu_1 - \mu_2$ 等参数，同时，还应考虑试验中途退出的受试者数量。(详见样本量估计章节)

2. 处理因素(treatment factor)　　是指研究者根据研究目的确定的施加给受试对象的某种或某几种干预措施。在临床试验前，必须有动物实验证实干预措施有效和无害的依据，才能由动物实验过渡到人类机体研究，以不损害人体健康的原则下开展研究工作。当然所有入选的受试对象有权中途退出正在进行的试验。

3. 观察指标(observation index)　　观察指标是指能反映临床试验中药物有效性和安全性的观察项目。在试验方案设计中必须充分考虑，对观察指标要明确定义，标准化其测量方法，并区分主要指标和次要指标，不允许随意修改。然后根据主要指标的性质(定量或定性)和特征(一个或多个、单一指标或复合指标、临床获益或替代指标、客观/主观指标或全局评价指标等)，调整研究的统计分析设计策略，以达到研究的预期目的。

确定观察指标的依据：①选择敏感度高、客观性强、特异度高的指标。②选择最佳时间测量效应指标。受试对象接受处理因素后，需要在一定的时间内产生相应的效果，应结合专业意见选择最佳时间测量效应指标，避免因时间过短或过长而产生的偏倚。③多用硬指标，尽量少用软指标。硬指标是指经各种设备、仪器精确测量的效应指标，通常具有客观性。软指标是指不能精确测量的带有主观性判断的指标，如临床疼痛、头晕、恶心、咳嗽、发绀、乏力等症状。使用软指标应尽量将其划分为半定量的等级

笔记栏

资料，并注意等级划分的专业性和可行性。客观的定性指标，如异常与正常、阳性与阴性、有效与无效，都含有软指标成分，用于评价处理因素(干预措施)的效应指标，如治愈率、病死率、复发率等。

(1)主要指标和次要指标(primary and secondary indicator)：主要指标又称主要终点，与试验主要研究目的有本质联系，是能确切反映药物有效性或安全性的观察指标。主要指标应根据试验目的，选择易于量化、客观性强、重复性高的指标，且在相关研究领域已有公认标准。

一般情况下，主要指标仅为一个，用于评价药物的疗效或安全性。若一个主要指标不足以说明药物效应，则可采用两个或多个主要指标。方案中应详细描述主要指标的设计参数及其假设、第Ⅰ类错误和第Ⅱ类错误的控制策略。主要指标将用于临床试验的样本量估计，在多个主要指标存在的情况下，将制定对第Ⅰ类错误概率的控制策略并保证研究有足够的把握度。方案中的主要指标在试验进行过程中不得修改，若必须做修改则应在充分论证的基础上谨慎行事，并在揭盲前完成，不允许揭盲后对主要指标进行任何修改。

次要指标是与次要研究目的相关的效应指标，或与试验主要目的相关的支持性指标。在试验方案中，也需明确次要指标的定义，并对这些指标在解释试验结果时的作用以及相对重要性加以说明。一个临床试验，可以设计多个次要指标，但不宜过多，足以达到试验目的即可。

(2)复合指标(synthetic object)：当难以确定单一的主要指标时，可按预先确定的计算方法，将多个指标组合构成一个复合指标。临床上采用的量表(如神经、精神类和生活质量量表等)就是一种复合指标。将多个指标组合成单一复合指标的方法需在试验方案中详细说明。主要指标为复合指标时，可以对复合指标中有临床意义的单个指标进行单独的分析。

当采用量表进行疗效评价(如精神类药物、中药、民族药等)时，应该采用国际或行业内公认的量表。采用国外量表作为主要疗效指标时，由于可能存在语言、文化、生活习俗、宗教信仰等多方面的差异，需提供跨文化调适、翻译对等性的研究结果；采用自制量表时，需提供效度、信度和反应度(对疾病严重程度及其变化的区分程度)的研究结果。没有对效度、信度和反应度进行过研究，或者效度、信度和反应度都很低的量表不建议作为临床试验的主要疗效指标。

(3)全局评价指标(global assessment variable)：全局评价指标是将客观指标和研究者对受试者疗效的总印象有机结合的综合指标，它通常是等级指标，其判断等级的依据和理由应在试验方案中明确。全局评价指标可以评价某个治疗的总体有效性或安全性，带有一定的主观成分，因此，其中的客观指标常被作为重要的指标进行单独分析。

以全局评价指标为主要指标时，应该在方案中考虑：该全局评价指标与主要研究目的的临床相关性、信度和效度、等级评价标准和单项缺失时的估计方法。不建议将"综合疗效和安全性"的全局评价指标作为临床试验的主要指标，因为这样会掩盖药物之间在疗效和安全性方面的重要差异，从而导致决策失误。

(4)替代指标(surrogate marker)：替代指标是指在直接评价临床获益不可行时，用于间接反映临床获益的观察指标。例如，降压药物的临床获益，常被认为是降低或延迟"终点事件"(心脑血管事件)的发生，但若要评价"终点事件"发生率，需要长时间的观察。在实际中，降压药的临床试验，采用替代指标"血压降低值/血压达标"来评价药物的疗效，因为临床研究和流行病学业已证实：将"血压"控制在正常范围内，可以降低"终点事件"的发生。

一个指标能否成为临床获益的替代指标，需要考察：①指标与临床获益的关联性和生物学合理性；②在流行病学研究中该指标对临床结局的预测价值；③临床试验的证据显示，药物对该指标的影响程度与药物对临床结局的影响程度一致。

选择替代指标为主要指标，可以缩短临床试验期限，但也存在一定的风险，尤其是"新"替代指标。药物在替代指标上的优良表现并不一定代表药物对受试者具有长期的临床获益，药物在替代指标上的不良表现也不一定表示没有临床获益。例如，在抗肿瘤药物早期临床试验中，"无进展生存时间"等指标被作为"总生存时间"的替代指标被广泛使用，但其与总生存时间的关联性在不同的肿瘤临床试验中程度不一，因此仍需强调Ⅲ期临床研究中采用临床终点的重要性。

(5)定性指标(qualitative index)：在某些临床试验中，有时需要将定量指标根据一定的标准转换为等级指标，或将等级指标转化为定性指标，例如，用药后血压降低到"140/90mmHg"以下、糖化血红蛋白降低到 7.0% 以下的受试者比例(达标率)。定量或等级指标转换为定性指标的标准,应该具有临床意义,为相关领域公认,并在试验方案中明确规定。将定量指标转换为定性指标会损失部分信息,导致检验效能的降低,在样本量计算时需加以考虑。例如,方案定义主要指标为定量指标转化的定性指标时,则研究结论应主要依据该定性指标,而不是其所源于的定量指标。

(二)临床试验设计的原则

临床试验设计与实验研究设计一样,也要遵照随机、对照、重复、均衡的原则。此外,由于临床试验的特殊性,还要遵循盲法原则。

1. 随机化(randomization) 随机化原则包括随机抽样、随机分配及实验顺序随机。随机抽样能使样本具有代表性,随机分配是指受试者有同等的机会被分配到试验组或对照组中,而不受研究者和(或)受试者主观意愿的影响。实验顺序随机指受试者接受干预的时间顺序要随机。随机化可以使各处理组的各种影响因素(已知的和未知的)具有可比性。可比性不仅要求受试者来自相同的目标人群(总体),而且还要求临床试验的设计、执行、分析全程中,各组间除了接受的药物不同外,其他条件和可能会受到的各种因素均应一致。如果组间的可比性被破坏,则会造成一些偏倚,如受试者对治疗的误解、选择性分组、治疗态度,以及研究者的主观评价,对脱落病例和剔除数据等的处理,最终致使疗效或安全性评价偏离真值。随机化涉及临床试验的各方面人员,包括申办方、研究者、受试者、临床监查员、数据管理员和统计分析师等。随机化与盲法合用是临床试验控制偏倚的重要措施。

2. 对照(control) 在临床试验中,所观察到的试验效应包括研究者施加给受试者的处理因素产生的试验效应和其他多种非处理因素对受试者的试验效应。为了控制非处理因素对受试者的影响,将处理因素效应充分显示出来,在临床试验中必须在确定试验组(experimental group)的同时设立对照组(control group)。对照的形式有多种,应根据研究目的和研究内容确定。对照可分以下 6 种类型:空白对照、安慰剂对照、剂量-反应对照、阳性药物对照、历史对照和自身对照。前 4 种对照类型,要求试验组和对照组的受试者来自同一个患者总体,被随机地分配进入各个组别,第 5 种类型"历史对照",实际上,对照组与试验组是来自不同的患者总体,因此它只在特殊情况下,用于特殊目的的临床试验。

(1)对照类型

1)空白对照(blank control):对照组不接受任何治疗,或等试验结束后再给予治疗(waiting list control)。试验组与空白对照组的受试者分配必须遵循随机化的原则。但出于伦理及可行性考虑,很多研究一般需要给予对照组以相同于治疗组的基础护理、支持疗法或者常规治疗等。因此,两组最后结果的差异可以认为是所给予治疗组的干预措施的作用,这一作用中不仅包括了治疗的特异作用,还包括了治疗的安慰作用以及其他由治疗所引起的非特异治疗作用。与安慰剂对照相比,盲法难以执行。适用情况主要有:①处理手段非常特殊,安慰剂盲法试验无法执行,或者执行起来极为困难。例如,试验组为放射治疗、外科手术等。②试验药的不良反应非常特殊,以至于无法使研究者处于盲态。③验证某预防性干预措施,对照可以是空白,即对照组人群不接受任何干预措施。

2)安慰剂对照(placebo control):是一种伪药物(dummy medication),指给予对照组的无效治疗,在物理特征比如外观、剂型、大小、颜色、重量、气味、口味等都与治疗药尽可能一致,但不含有试验药物的有效成分。设置安慰剂对照的目的:①克服研究者、受试者、参与评价疗效和安全性的工作人员等由于心理因素所形成的偏倚;②控制安慰作用及其他非特异治疗作用;③消除疾病自然进展的影响;④分离出试验药物所引起的真正的疗效和不良反应;⑤量度试验药物和安慰剂之间的差别。但需要指出的是:使用安慰剂对照通常需要设置双盲;使用安慰剂的临床试验并非就是安慰剂对照试验,例如,在阳性药物对照的试验中,为保证双盲的执行,常采用双模拟技巧(double dummy),为试验药、阳性对照药分别制作安慰剂。

根据试验目的的不同,临床试验分为探索性临床试验和证实性临床试验,探索性临床试验主要针对某药物的疗效和副作用进行验证,尤其是向药政部门申请新药"无论是中药或西药"一般采用安慰剂对照。按照美国食品与药品管理局的规定,新药必须有与安慰剂比较的证据。

3)剂量-反应对照(dose-response control):将试验药物分成多个不同剂量,受试者随机地分配入某

笔记栏

一个剂量组中，然后观察结果。剂量-反应对照的目的在于建立剂量效应关系、不良反应或是显示治疗的有效性。不同剂量对照可以通过组间的显著差别，或是没有显著差别，随着剂量增加有显著的疗效正反应趋势来确定治疗的有效性，但是低剂量组的有效性问题无法确定。因此，采用不同剂量做对照，最好同时设立安慰剂对照，此时安慰剂组可考虑为零剂量(zero-dose)，这样不仅可以在剂量组间没有显著差别的时候，明确它们是同等有效或是无效，而且可以对整个治疗作用的大小有一个比较明确的认识。剂量反应对照常被用于Ⅱ期的探索性临床试验。

4) 阳性药物对照(positive control)：在临床试验中采用已知的有效药物作对照药，称为阳性药物对照。阳性对照药物必须是疗效肯定、医务界公认(最有权威的公认是药典中，特别是最近药典中收载)、最为安全的药物。根据我国 2007 年 10 月 1 日公布的《药品注册管理办法》：临床阳性对照药品应当是已在国内上市销售的药品。对必须要从国外购进的药品，需经国家食品药品监督管理局批准，并经口岸药品检验所检验合格方可用于临床试验。

5) 历史对照(historial control)：历史对照是使用研究者本人或他人过去的研究结果与试验药进行比较研究的。试验组受试者与对照组的受试者来自不同的患者总体，也不是随机分配。历史对照因缺少随机和盲法，导致可比性很差，所以其应用十分有限，非十分必要时不使用。当所研究的疾病严重和罕见，目前还没有一个满意的治疗药物，而且根据药物作用机制、动物试验、早期经验，只能推荐所研究的新药时，可以使用外部对照。

6) 自身对照(self-control)：自身对照包括 2 种类型，一种是个体 2 个对称或相似部位，其中一个做对照的研究；另一种是干预前后的研究，干预前作为对照。

7) 其他对照：在试验药物不能完全控制或治愈所研究的疾病时，为了保护受试者安全，需要根据实际情况在设计时设立多个对照组。这种设计在中医药临床研究中应用较多。

最后需要注意的是：自身对照不是一种独立的对照类型。例如，受试者用药后病情好转，得出认为药物对某适应证的疗效明显，结论是可疑的，因为受试者病情好转受诸多因素的影响，如饮食、营养、生活习惯、合并用药等各方面，在用药前后都有可能发生变化，所以病情的好转，难于归因于药物的作用。同时自身对照难以克服研究者偏差(investigator's bias)即研究者主观因素造成的偏差，以及患者主观因素的影响。

(2) 临床试验设计对照注意点：临床试验设计对照组须注意几点：①一般不设置无处理对照组(空白对照组)：以常规方法或当今最有效方法作为对照组。②高病死率作为对照：临床经验说明某类疾病很难根治，且有高病死率，若能在短期内治愈就有说服力，如某些恶性肿瘤、艾滋病等。③时间差的影响：临床试验中，同时对研究对象随机分组的方式只在少数情况下才能进行。大多数情况下是试验中途陆续加入的患者，试验组与对照组、试验组之间的可比性难以保证。设计时必须考虑到这种时间差对效应的影响。

3. 重复(repeat)　　重复原则是指在相同实验条件下进行多次试验或观察，从而提高实验结果的可靠性。重复原则应该包括对同一受试对象进行重复试验进行观测和对多个受试对象进行同样的试验并观测。同一受试对象进行重复试验观测结果可以保证实验结果精密，例如，脉搏检测可检测 3 次求其平均值减少随机测量误差。同样同一受试对象进行重复试验观测也可以提高试验精度和效率。对多个受试对象进行同样的试验并观测能够避免把个别现象误认为一般现象，从而将试验结果进行广义的推广。另外，通过足够样本的重复试验结果可以将试验结果进行总体推断，评估抽样误差的影响。

4. 均衡原则(Principle)　　均衡原则是指试验组与对照组除了处理因素不同外，其他对效应指标有影响的非处理因素尽可能的相同或相近。均衡性包括组内均衡性和组间均衡性，组间均衡的意义在于使组间基线资料达到均衡性或可比性，保证均衡性方法有随机化、匹配、限制和倾向性评分等，以便分析处理因素对效应指标的真实影响，提高研究结论的真实性。在随机化研究中，当样本量较大时，组间基线资料出现不均衡的可能性很小；而当样本量较小时，组间基线资料的均衡性则很难保证，因此，随机分组以后一定要作组间基线资料的均衡性检验。非随机化研究中，无论样本量的大小，均衡性检验必不可少，但一般采用多因素方法调整。临床试验的主要非处理因素为：年龄、性别、病情、病程、证型、疾病分期、体重、疾病史、家族史、经济条件等。

5. 盲法(blind) 盲法原则是指研究者或受试者不知道试验对象分配所在组接受的是试验措施，还是对照措施的试验方法。盲法用于克服可能来自研究者或受试对象的主观因素所导致的测量偏倚(bias)和主观偏见。根据设盲程度的不同，盲法分为单盲和双盲。

(1)单盲(single blind)：单盲是指受试对象处于盲态。可以避免来自受试者主观因素所致的偏倚，但仍然无法克服来自研究者方面的偏倚。

(2)双盲(double blind)：双盲是指研究者和受试对象均处于盲态，目的在于减小来自两者主观因素所致的偏倚。双盲实施必须制定严格的操作规范，从产生随机数编制盲底、药物的随机分配、患者入组用药、研究者记录试验结果并做出疗效评价、监督员进行检查、数据管理直至统计分析都必须保持盲态。在这以前任何非规定情况所致的盲底泄露，称为破盲。

(3)双盲双模拟(double dummy)：在临床试验中，当两种处理(如药物的剂型、给药方法等)不能做到相同时，使试验保持双盲的一种技术。即试验药与对照药各制备一种安慰剂，试验药的安慰剂与试验药外观相同，对照药的安慰剂与对照药外观相同。试验组的受试者服用试验药加对照组的安慰剂；对照组的受试者则服用对照药加试验药的安慰剂。因此，从整个用药情况来看，每个受试者所服用的药物、服用方法、每日次数、每次片数都是相同的，这就保证了双盲法的实施。

(4)开放性试验(open trial)：开放性试验即非盲试验，研究者和受试对象都知道采用何种处理。事实上，临床试验中有很多情形无法设盲，例如，探讨针灸疗法的疗效，手术组与非手术组的比较，不同护理方法间的比较，外用药与口服药的比较等。临床试验的终点如果是明确的硬性指标，如存活或死亡，则无法使用盲法。中药临床试验，也可能因为药物制剂的颜色、气味等使盲法难以实施。

从偏倚来看，单盲较双盲偏倚大，非盲偏倚最大。因此，单盲或非盲试验也应尽可能按双盲试验原理变通处理来控制偏倚。同时，试验的实施者与试验效应的评价者最好不是同一人。

二、临床试验中设计类型及比较类型

(一)临床试验的设计类型

确定适合的设计类型需要根据研究目的、处理因素、专业要求等选择适合的设计方案。例如，评价单个因素的效应，且受试对象较易选择时，可采用完全随机平行对照或分层随机对照设计。若观察时间短、异体配对难以实现，且两组前后差值均数较大时，可选用同源配对设计。若要研究两个及以上因素且存在交互作用，则可选用析因设计方法。交叉设计和序贯设计也是临床试验的常用方法。

1. 平行组设计(parallel group design) 又称完全随机设计，是指同期平行观察试验组和对照组的效应结局的设计。对照组可设置一个或多个，试验组也可设计多个剂量组，完全取决于试验方案。对照组可分为阳性对照或阴性对照。阳性对照一般采用按所选适应证的当前公认的有效药物，阴性对照一般采用安慰剂，但必须符合伦理学要求。试验药设一个或多个剂量组完全取决于试验的目的。平行组设计是最常用的临床试验设计类型。

2. 交叉设计(crossover design) 是按事先设计好的试验次序，在试验的不同试验阶段，分别接受不同的药物，以比较各处理间的差异。交叉设计是将自身比较和组间比较设计思路综合应用的一种设计方法，既可以较好地控制个体间的差异，又能减少受试者人数。

最简单的交叉设计是 2×2 形式，即受试者在两个试验阶段分别接受对照药和试验药。至于受试者在哪个阶段接受哪种药物则由随机化方法确定。2×2 交叉设计的临床试验，需要经历四个试验过程：准备阶段、第一试验阶段、洗脱期和第二试验阶段。由于在两个试验阶段，受试者将接受不同的药物，为避免前一阶段药物对后一阶段药物的影响(延滞效应)，交叉设计的临床试验必须安排足够长的洗脱期，或采取有效的洗脱手段，以消除延滞效应。因此，采用交叉设计时应考虑延滞效应对试验数据分析评价的影响。

2×2 交叉设计难以区分延滞效应与时期-药物的交互作用。如需进一步分析和评价延滞效应，则可考虑采用两个处理多个阶段的交叉设计(如 2×4 的 ABBA/BAAB 交叉设计)。多种药物多个阶段的

笔记栏

交叉设计也是经常用到的,如3×3交叉设计,需要3种处理(A、B、C)、3个阶段、6种顺序,即(ABC/BCA)/(CAB/ACB)/(CBA/BAC)的交叉设计。

由于每个受试者接受了所有处理组的治疗,提供了多个处理的效应,因此交叉试验中应尽量避免受试者的失访。

3. 析因设计(factor design)　是通过试验用药物剂量的不同交叉组合,对两个或多个试验用药物同时进行评价,不仅可评价每个试验用药物各剂量间的差异,而且可以评价各试验用药物间是否存在交互作用,或探索两种药物不同剂量的适当组合,常用于复方研究。析因设计需考虑两种药物高剂量组合可能带来的毒副反应。如果试验的样本量是基于检验主效应的目的而计算的,关于交互作用的假设检验,其检验效能往往存在不足。

(二)临床试验比较的类型

临床试验比较的类型常分为差异性检验和优度检验。优效性检验(superiority trial)属于差异性检验,等效性检验(equivalence trial)和非劣效性检验(non-inferiority trial)一般属于优度检验。差异性检验的无效假设为两组(或多组)总体参数间没有差别,而备择假设为两组(多组)总体参数间有差别。临床试验统计推断时需要设定等效和非劣效的界值 Δ,即认为在一定范围内相等/等效的允许值,也叫等效临界值,一般认为应从专业角度反复论证并结合成本效益加以估计,说明不同比较类型的检验假设和推断结论。

1. 优效性试验(superiority trial)　目的是验证试验干预的效果是否优于对照干预的试验,如试验药是否优于标准对照药、试验药是否优于安慰剂、剂量间效应的比较。优效性试验包括统计优效和临床优效。统计优效是将试验组和对照组的差值与 0 相比;临床优效是将试验组和对照组的差值与界值(Δ)相比。根据临床经验,有学者提供了可参考界值,如血压变化值为 0.67kPa(5mmHg),胆固醇变化值为 0.52mmol/L(200mg/L),白细胞变化值为 0.5×10^9/L 等。

(1)统计优效的假设检验

H_0:A 药的疗效–B 药的疗效≤0

H_1:A 药的疗效–B 药的疗效>0

$\alpha = 0.025$(单侧)

结论:若 $P>0.025$,按单侧 $\alpha = 0.025$ 的检验水准不能拒绝 H_0;若 $P\leq0.025$,则接受 H_1,可下统计学意义上优效的结论。

(2)临床优效的假设检验

H_0:A 药的疗效–B 药的疗效≤Δ

H_1:A 药的疗效–B 药的疗效>Δ

$\alpha = 0.025$(单侧)

结论:若 $P>0.025$,则按单侧 $\alpha = 0.025$ 检验水准,不拒绝 H_0,尚不能认为 A 药优于 B 药;若 $P\leq0.025$,则接受 H_1,可认为 A 药优于 B 药。如果试验药显示出比安慰剂(对照)具有临床意义优效性,则可确认该试验药的有效性。

2. 等效性试验(equivalent trial)　目的是验证试验干预与对照之间效果相当。例如,不同抗生素治疗效果的比较,同一种药物的不同剂型、不同给药途径之间的疗效比较。

通常以临床认为可以接受的等效上下界值(-Δ<A 药的疗效–B 药的疗效<Δ)之间来证实,该等效界限一般是有临床意义的具体数值,血压变化值为 0.40kPa(3mmHg),胆固醇变化值为 0.26mmol/L(100mg/L),白细胞变化值为 0.2×10^9/L 等。当难以确定时,可酌取试验组 1/5～1/2 个标准差或对照组均数的 1/10～1/5;在生物利用度的等效性评价中,Δ 一般取标准参照品均数的 1/5;对于两组率而言,等效性检验取对照组样本的 1/10 左右,建议最大不应超过对照组样本率的 1/5。等效性检验包括两个步骤,分别为主要指标的非劣效性检验和主要指标的非优效性检验。

(1)主要指标的非劣效性检验:与等效界值的下限相比,原理及公式与非劣效检验相同。

H_0:A 药的疗效–B 药的疗效≤-Δ

H_1：A 药的疗效–B 药的疗效$>-\Delta$

$\alpha = 0.025$（单侧）

结论：若 $P>0.025$，则按单侧 $\alpha = 0.025$ 的检验水准，不拒绝 H_0，尚不能认为 A 药不差于 B 药；若 $P\leqslant0.025$，则接受 H_1，可认为 A 药不差于 B 药。

(2)主要指标的非优效性检验：与等效界值的上限相比，原理及公式如下：

H_0：A 药的疗效–B 药的疗效$\geqslant\Delta$

H_1：A 药的疗效–B 药的疗效$<\Delta$

$\alpha = 0.025$（单侧）

结论：若 $P>0.025$，则按 $\alpha = 0.025$ 的检验水准，不拒绝 H_0，即无法判断 A 药非优效于 B 药；若 $P\leqslant0.025$，则接受 H_1，可认为 A 药非优效于 B 药。

综合(1)(2)的结论，如果同时拒绝 H_0，则认为 A 药等效于 B 药。

等效性试验假设检验需要在两个方向上同时进行两次单侧检验，在建立检验假设、计算检验统计量以及估计样本含量等方面与传统的假设检验略有差别。传统假设检验的差别无统计学意义$(P>\alpha)$，与等效性检验的等效$(P\leqslant\alpha)$是两个不同的概念。传统假设检验的差别无统计学意义，不一定是等效的，这可能是因为样本例数少、误差大或参数本身相近以致检验效能太低。相反，传统假设检验差别有统计学意义$(P\leqslant\alpha)$，也有可能是等效的。

3. 非劣效性试验(non-inferiority trial)　目的是推断试验药的疗效在临床意义上非劣于对照药的疗效。如果研究允许 A 药疗效比 B 药疗效低一定范围，仍然认为两药疗效相当，即确定 Δ 表示临床意义上判断疗效不差所允许的最大差值，如果治疗差异$>-\Delta$，便是试验药非劣效于对照药。常称 Δ 为非劣效性试验的判断界值(margin)。

非劣效性试验的假设检验如下：

H_0：A 药的疗效–B 药的疗效$\leqslant-\Delta$

H_1：A 药的疗效–B 药的疗效$>-\Delta$

$\alpha = 0.025$（单侧）

结论：若 $P>0.025$，按单侧 $\alpha = 0.025$ 的检验水准不能拒绝 H_0，即无法判断 A 药不差于 B 药；若 $P\leqslant0.025$，则接受 H_1，可以认为 A 药不差于 B 药。非劣效性试验的假设检验为单侧检验，一般情况下其样本量是优效性试验的 4 倍以上。

注意：在等效性检验或非劣效性检验时，需预先确定等效界值或非劣效界值，这个界值应不超过临床上能接受的最大差别范围，并且应当小于阳性对照药与安慰剂的优效性试验所观察到的差异。非劣效界值确定一般采用两步法：一是阳性对照扣去了安慰剂效应的绝对疗效的保守估计，一般借助荟萃分析法并考虑历史试验间的变异后确定；二是结合临床具体情况，在考虑保留阳性对照疗效的适当比例后，由统计专家和临床医学专家共同确定。在等效界值的确定中，可以用类似的方法确定下限和上限。从统计技术层面讲，等效性检验双侧可信区间等同于两个同时进行的单侧假设检验，而非劣效检验是单侧检验。非劣效/等效检验统计推断一般采用可信区间法。值得注意的是两组之间差异性检验差别无统计学意义并不能得出两组等效或非劣的结论。表 12-2 总结了试验药物疗效的假设检验方法。

表 12-2　确认试验药物疗效的假设检验方法

试验类型	无效假设	被选假设	检验统计量
非劣效性试验	H_0：$T-C\leqslant-\Delta$	H_1：$T-C>-\Delta$	$t = (d+\delta)/s_d$
等效性试验	H_{01}：$T-C\leqslant\Delta$	H_{11}：$T-C<\Delta$	$t_1 = (d+\delta)/s_d$
	H_{02}：$T-C\leqslant-\Delta$	H_{12}：$T-C>-\Delta$	$t_1 = (d-\delta)/s_d$
统计优效性试验	H_0：$T-C\leqslant0$	H_1：$T-C>0$	$t = d/s_d$
临床优效性试验	H_0：$T-C\leqslant\Delta$	H_1：$T-C>\Delta$	$t = (d-\delta)/s_d$

注：试验药物的效应为 T，标准药物的效应为 C，界值优效性用 Δ，非劣效性用$-\Delta$，等效性试验用$-\Delta$ 和 Δ。

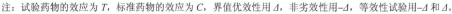

笔记栏

三、临床试验偏倚的控制

偏倚又称偏性，是临床试验在设计、执行、测量、分析过程中产生的，可干扰疗效和安全性评价的系统误差。在临床试验中，偏倚包括各种类型的对研究方案的违背与偏离。由于偏倚会影响疗效和安全性评价结果，甚至影响临床试验结论的正确性，因此在临床试验的全过程中均须控制偏倚的发生。随机化和盲法是控制偏倚的重要措施。

1. 随机化　　是临床试验的基本原则，也是疗效和安全性评价的统计学方法的基础。

临床试验中随机化原则是指临床试验中每位受试者均有同等的机会被分配到试验组或对照组中的实施过程或措施，随机化过程不受研究者和(或)受试者主观意愿的影响。随机化的目的是使各种影响因素(包括已知和未知的因素)在处理组间的分布趋于相似。随机化与盲法相结合，可有效避免处理分组的可预测性，控制对受试者分组的选择偏倚。临床试验的随机化的方法，一般采用区组随机化法和(或)分层随机化法。

如果受试者的入组时间较长，那么区组随机化是临床试验所必须的，这样有助于减小季节、疾病流行等客观因素对疗效评价的影响，也可减小因方案修订(如入选标准的修订)所造成的组间受试者的差异。区组的大小要适当，太大易造成组间不均衡，太小则易造成同一区组内受试者分组的可猜测性。研究者及其相关人员，应该对区组长度保持盲态，这在开放的临床试验中尤为重要。也可设定 2 个或多个区组长度，或采用中央随机化系统以尽可能减少分组的可预测性。

如果药物的效应会受到一些预后因素(如受试者的病理诊断、年龄、性别、疾病的严重程度、生物标记物等)的影响，则可采用分层随机化，以保持层内的组间均衡性。

当需要考虑多个分层因素，如肿瘤类临床试验，需考虑年龄、病理类型、基线水平等因素，采用分层随机化，可能导致试验无法进行，此时可采用"动态随机"使被控制的预后因素组间有良好的均衡性。在动态随机化中，已入组的受试者特征将影响下一个受试者的分组，系统将根据各层面上的组间均衡性决定受试者的随机化组别。

尽管"动态随机"可以实现多分层因素下的随机化，但不建议设计过多的分层因素，因为过多的分层因素可能造成其他因素在处理组间的不均衡，建议分层因素一般不宜超过 3 个。临床试验中通常采用区组随机化的方法，如采用动态随机化，被控制的因素应包括在主要指标分析模型中，用以控制混杂因素对主要指标评价的影响。特别指出的是，在Ⅲ期临床试验中，应避免使用基于主要指标观察结果的动态随机化。

随机化的方法和过程包括随机分配表的产生方法、随机分配遮蔽的措施、随机分配执行的人员分工等，应在试验方案中阐明，但使人容易猜测分组的随机化的细节(如区组长度等)不应包含在试验方案中。在临床试验中，随机分配表应该是一份独立的文件，以记录受试者的处理(或处理顺序)安排。随机分配表应具有重现性，即可以根据种子数、分层因素、区组长度重新产生相同的随机分配表。试验用药物将根据随机分配表进行编码，在临床操作中，要求研究者严格按照入组受试者的随机分配结果及药物编码分配药物，任何偏离，都应该如实记录，以待数据分析前进行评估。值得注意的是动态随机化中的随机表仅起到遮蔽作用，真正的随机分配表是由动态随机化系统根据已入组的受试者信息采用最小随机化原理产生的，因此随机化系统中的随机分配表应作为独立文件在申报资料中提交。

2. 盲法　　临床试验的偏倚可能来自于临床试验的各个阶段、各方面人员。由于对随机化分组信息的知晓，研究者可能选择性入组受试者，受试者可能受到主观因素的影响，产生疗效与安全性的评价偏倚或选择性确定分析人群等。盲法是控制临床试验中因"知晓随机化分组信息"而产生的偏倚的重要措施之一，目的是达到临床试验中的各方人员对随机化处理分组的不可预测性。

根据设盲程度的不同，盲法分为双盲、单盲和非盲(开放)。在双盲临床试验中，受试者、研究者(对受试者进行筛选的人员、终点评价人员以及对方案依从性评价人员)、与临床有关的申办方人员对处理分组均应处于盲态；单盲临床试验中，仅受试者处于盲态；开放性临床试验中，所有人员都可能知道处理分组信息。临床试验的设盲程度，应综合考虑药物的应用领域、评价指标和可行性，应尽可能采用双盲试验。当双盲难度大、可行性较差时，可考虑单盲临床试验，甚至开放性研究。一般情况下，神经、精神类药物的临床试验(采用量表评价效应和用于缓解症状(过敏性鼻炎、疼痛等)的药物或以"受试者自我评价"等主观指标为主要指标的临床试验,以及以安慰剂为对照的临床试验)均应采用"双盲";在一些以临床终点(如死亡)为主要评价指标的临床试验中(抗肿瘤药物),也可以接受开放性研究。

双盲的临床试验,要求试验药和对照药(包括安慰剂)在外观(剂型、形状、颜色和气味)上的一致性;如果试验药与对照药在用药方式上有差异,还需要做到试验组与对照组在药物使用上的一致性。若要达到双盲的目的,可采用双模拟技术。在使用双模拟技术的临床试验中,受试者的用药次数与用药量将会增加,可能导致用药依从性的降低。

若双盲实施起来有相当的困难或根本不可行时(例如,手术治疗与药物治疗的对比研究;不同药物在剂型、外观或用法上存在很大的差异;因中药组方不同导致气味上的差异等),可以采用单盲或开放性临床试验,其理由必须在方案中详细说明,而且尤为重要的是这种信息的知晓不得影响受试者分配入组的随机性,方案中还须有控制偏倚的具体措施,例如,采用客观的主要指标,或采用中央随机化系统管理受试者的入组,或参与疗效与安全性评价的研究者在试验过程中尽量处于盲态等。

无论是双盲临床试验还是单盲临床试验,盲态的执行(随机化分配表的产生、保存及隐藏)应该有标准操作程序进行规范,且在方案中明确规定破盲人员的范围。即使是开放性临床试验,研究相关人员也应尽可能保持盲态。方案中应该规定随机分配表的释放条件与流程。随机分配表释放的基本条件为:已完成数据库的锁定和分析人群及统计分析计划的确定工作。

第三节 药物临床试验中样本量的估计

一、样本量估计时需要考虑的主要因素

样本量确定(sample size determination),又称样本量估计(sample size estimation),是指为满足统计的准确性和可靠性(Ⅰ类错误的控制和检验效能的保证)计算出所需的样本量。样本量估计是临床试验设计中一个极其重要的环节,直接关系到研究结论的可靠性、可重复性,以及研究效率的高低,也是成本-效果和检验效能的权衡过程。

理论上,验证某一干预措施与对照之间的差异,样本量越大,试验结果和结论就会越真实和可靠。国际上已有"兆级试验"(mega-trial),即临床试验的病例数超过万例。例如,阿司匹林治疗心脏病的临床试验样本量超过 10 万例。大样本临床试验的优越性除了验证总疗效的可靠性外,还有助于探讨亚组(性别、年龄别、病情)间的疗效差异;发现某药罕见的副作用等重要结局。但与此同时,样本量过大也会导致以下两个问题:①患者因持续接受安慰剂治疗而涉及伦理和疗效不理想问题;②一些临床意义不大或没有实际应用价值的微弱疗效,组间比较最终也可能会出现统计学上的显著性差异。因此,鉴于临床试验资源限制和伦理考虑,样本量估计时确定较高的检验把握度,以确保疗效差异既有临床意义又有统计学意义,这样的结果才有应用价值。同时也应综合考虑研究对象的代表性,以及监管部门对样本量的最低要求。

(一)临床专业因素

1. 临床试验设计类型　　不同的临床试验设计类型,样本量估计时所需提供的参数也不同,例如,等效性试验的样本量估计需要设定等效上下界;非劣效性试验则需要设定非劣效界值。同时,不同设计类型(平行组设计、交叉设计、适应性设计、成组序贯设计、剂量递增设计、抗肿瘤药物多阶段设计等)样本量估计也有所不同。

2. 主要观察指标数据类型和所采用的统计分析方法　　临床试验样本量估计通常依据主要指标做出相应假定后进行估计。主要指标是根据专业知识确定的专业领域达成共识或认可度较高的指标,并注明其含义、测量时点、测量手段、计算方法、资料类型(定量、定性和等级资料)等。一般情况下主要指标只有一个,当有多个主要指标时,样本量估计要考虑假设检验的多重性问题。在Ⅱ、Ⅲ期临床试验中,主要指标一般是有效性评价指标,上市后的Ⅳ期临床试验主要指标可以是有效性评价指标,也可以是安全性评价指标,或兼而有之。如果样本量估计同时依据主要有效性指标和主要安全性指标,

笔记栏

在设计时应针对有效性和安全性分别提出统计假设,逐一计算样本量,最终样本量取其中最大者。如果以安全性指标或重要的次要指标来确定,则需说明其合理性。不同数据类型(计量、计数和等级资料),因统计分析方法不同,其样本量估计公式也不同。例如,同样是计量资料,采用参数检验还是非参数检验,所需要的样本量是不同的;同样是两个率的比较,采用 z 检验、精确概率法、t 检验、似然比检验或 Mantel-Haenszel 检验,所需要的样本量估计也有所区别;同样是对主要观察指标进行 log-rank 检验,样本量估计根据提供参数的多少分简单和高级两类。

3. **资料质量和依从性**　　临床试验的资料质量和依从性(obedience)会影响统计分析符合方案集的有效人数。资料质量和依从性越差,所需要的样本量会越多。因此,样本量估计时要从整体角度预测受试者的依从性,再根据预测结果在原有样本量估计的基础上扩充一定数量样本。通常考虑扩充 10%~20%的病例,以保证临床试验完成时达到统计学所需要的最低有效样本量。

4. **试验组与对照组病例数分配比例**　　临床试验中试验组与对照组受试者人数分配比例也影响到样本量估计。当试验组与对照组等比例时检验效能为最大,一般Ⅱ期临床试验中常采用这种设置。在Ⅲ期临床试验中,要保证一定的试验组例数,常采用试验组:对照组 = 3:1 的配比设置。不同的配比设置所需要的样本量也不同。例如,两个率 90%和 70%比较的优效性试验,其他条件相同的情况下,等比例时需要样本量为 82:82,共 164 例;试验组与对照组分配比例为 2:1 时,所需要的样本量为 124:62,共 186 例;试验组与对照组分配比为 3:1 时,所需要的样本量为 165:55,共 220 例。可见,等比例时总的样本量需要最少。

5. **相关法规规定**　　《药品注册管理办法》第三章第三十二条:药物临床试验的受试例数应当符合临床试验的目的和相关统计学的要求,并且不得少于本办法附件规定的最低临床试验病例数。其附件 1-3 对中药和天然药物、化学药品、生物制品注册分类及申报均有相应的最低样本量具体要求。例如,①临床试验Ⅰ期:20~30 例;Ⅱ期:100 例;Ⅲ期:300 例;Ⅳ期:2000 例(疫苗和避孕药除外)。②生物利用度:18~24 例。③进口中药、天然药物制剂应提供在国内进行的人体药代动力学研究资料和临床试验资料,病例数不少于 100 对;对于多个主治病证或适应证,每个主要适应证的病例数不少于 60 对。④中药和天然药物改剂型品种应根据工艺变化的情况和药品的特点,免除或进行不少于 100 对的临床试验。⑤中药和天然药物仿制药视情况需要,进行不少于 100 对的临床试验;总之,临床试验要遵照相关法规,如果统计估算出的样本量低于法规规定,要按法规规定的最小样本量执行。

(二)统计学因素

样本量估计需要考虑的统计学因素主要有统计分布、检验水准、检验效能、单双侧和平衡与否等。

1. **检验水准 α**　　也就是Ⅰ类错误概率,又称假阳性错误概率。通常设定双侧 $\alpha = 0.05$。对于优效性检验设定单侧检验 $\alpha = 0.025$,以及等效性或非劣效性检验设定单侧检验 $\alpha = 0.025$,其本质仍然是双侧 $\alpha = 0.05$ 的检验水准。但如果试验设计中存在多重性检验问题,为了控制整体Ⅰ类错误概率 α,涉及多重检验时(如定义多个主要指标),每次检验的名义检验水准 α^*将小于或等于 α;涉及期中分析时,考虑 α 消耗,每次检验的 α^*将小于 α。此外,对于生物等效性检验,习惯取双侧 α 为 0.1。

2. **检验效能 $1-\beta$**　　β 为Ⅱ类错误的概率,亦称假阴性错误。$1-\beta$ 为检验效能(power of a test)或把握度(power),表示在设定的 α 检验水准下,H_1 为真时检验能正确发现的能力,即发现确实存在差异的能力。$1-\beta$ 越高,发现差别的可能性越大,但同时所需样本量也越多。临床试验中,检验效能通常不得低于 80%,在探索性试验中可适当放宽。对于以事件发生时间为主要疗效指标的生存分析中,可以根据统计学检验把握度直接得到试验所需事件数。此时需要根据事件发生率、入组速度以及随访时间推算试验所需样本量。在样本量估计过程中,可通过对检验效能的敏感性分析提供不同的样本量方案,供研究人员选择。

3. **容许误差 δ**　　为处理因素的效应大小,即总体间差别,如两总体均数的差值 $\delta = \mu_1 - \mu_2$ 或两总体率的差值 $\delta = \pi_1 - \pi_2$ 等。这一参数估计值通常可通过查阅文献、预试验、临床上认为有意义的差值代替或由相关专业的专家根据经验来确定。δ 越小,所需样本量就越大,即发现总体间统计学意义上的较小差别则需要较大的样本量。但当样本量非常大时,即使总体间很小,差别在统计学上有意义而专业上未必有意义，应考虑拒绝开始的假定。临床试验中容许误差 δ 的获得通常比较困难，有人主张用 0.25 倍或 0.50 倍的标准差估计总体均数间的差值，或规定试验的新药有效率必须超过标准药物(或对照药)有效率的30%才有推广意义等。

4. **效应量**(effect size，ES) 是衡量处理因素效应大小的主要指标，也是样本量估计所需的重要参数之一。根据主要指标的不同类型，效应量主要有：均数的组间差值或标准化差值、均数比较时需了解个体变异大小即总体标准差 σ 或两总体合并方差、率的组间差值或比值(RR、HR)、OR、相关系数、回归系数、生存时间等。效应量参数的确定主要基于三个途径：①本项目的任何既往研究结果；②他人的研究结果；③本试验的预期结果。

5. **区间检验所需的界值 Δ** 优效/非劣效/等效性试验样本量估计时，需要设定其优效/非劣效/等效界值 Δ。Δ 是一个有临床意义的值，该值由临床专家来确定。若 Δ 选大了，则可能会将疗效达不到要求的药物判断为优效/非劣效/等效而推向市场；若 Δ 选小了，则可能会埋没一些本可推广使用的药物。

二、非劣效性/等效性试验中样本含量估计

为方便叙述，统一用如下符号作为组别或试验的效应参数。T 代表试验治疗组，也泛指相应组效应的参数(均数或率)，S 代表标准对照组，也泛指相应组效应的参数(均数或率)，Δ 代表非劣效/等效界值。非劣性试验用"$-\Delta$"，等效性试验用 $-\Delta$ 和 Δ。

(一)优效性临床试验的样本含量估计

1. **两样本均数比较的样本含量估计** 需要预先指定的参数为：试验组均数 μ_r；对照组均数 μ_c；优效性界值 Δ；标准差 σ(假设两组标准差相同)；第Ⅰ类错误 α(常取单侧 0.025)；第Ⅱ类错误 β(常取单侧 0.20)；试验组与对照组例数的比值 K。则对照组样本量为

$$n_c = \frac{(Z_{1-\alpha} + Z_{1-\beta})^2 \sigma^2 \left(1 + \dfrac{1}{K}\right)}{(\mu_r - \mu_c - \Delta)^2} \tag{12-1}$$

试验组样本量为 $n_r = K n_c$。

【例 12-1】 某试验用中西医结合疗法治疗糖尿病，已知空腹血糖水平为 9.7mmol/L(标准差为 0.7)，安慰剂对照组空腹血糖平均水平为 9.5mmol/L，期望能降低血糖平均水平至 8.0mmol/L。设定检验水准 $\alpha = 0.025$、把握度 $1-\beta = 0.20$，$\Delta = 1.7$，$K = 2$，问每组需要病例数多少？

本例，μ_r 为 8.0mmol/L，μ_c 为 9.5mmol/L；Δ 为 1.7，σ 为 0.7，α 为 0.025，β 为 0.2，K 为 2，查附表 1，得 $Z_{1-\alpha}$ 为 1.96，$Z_{1-\beta}$ 为 0.842，将上述数据代入公式(12-1)，即

$$n_c = (1.96 + 0.842)^2 \times 0.7^2 \times (1 + 1/2) / (9.5 - 8.0 - 1.7)^2 \approx 144.27$$

结果为对照组约需要 145 例，治疗组需要 290 例，合计 435 例。

2. **两样本率比较的样本含量估计** 需要预先指定的参数为：试验组率 π_r；对照组率 π_c；优效性界值 Δ；第Ⅰ类错误 α(常取单侧 0.025)；第Ⅱ类错误 β(常取单侧 0.20)；试验组与对照组例数的比值 K。则对照组样本量为

$$n_c = \frac{(Z_{1-\alpha} + Z_{1-\beta})^2}{(\pi_r - \pi_c - \Delta)^2} \left[\frac{\pi_r(1 - \pi_r)}{K} + \pi_c(1 - \pi_c) \right] \tag{12-2}$$

试验组样本量为 $n_r = K n_c$。

【例 12-2】 已知某中药制剂的治愈率是 60%，改进剂型后，该复方制剂以新剂型进入临床研究阶段，估计其治愈率可达到 80%。研究者认为该药疗效至少要优于某西药 15% 才有临床意义。设定检验水准 $\alpha = 0.05$、把握度 $1-\beta = 0.20$，$\Delta = 15\%$ 的等比例分配优效性试验，问每组需要病例数多少？

本例，π_r 为 0.80(即80%)，π_c 为 0.60(即60%)，Δ 为 15%，α 为 0.05，β 为 0.20，K 为 1，查附表 1，得 $Z_{1-\alpha}$ 为 1.645，$Z_{1-\beta}$ 为 0.842，将上述数据代入公式(12-2)，即

笔记栏

$$n = (1.645 + 0.842)^2 / (0.80 - 0.60 - 0.15)^2 \times [0.80(1-0.80) + 0.60(1-0.60)] = 989.63$$

结果为每组约需要病例 990 人。

(二)等效性临床试验的样本含量估计

1. 两样本均数比较的样本含量估计　　需要预先指定的参数为：试验组均数 μ_r；对照组均数 μ_c；等效性界值 Δ；标准差 σ（假设两组标准差相同）；第 I 类错误 α（常取单侧 0.025）；第 II 类错误 β（常取单侧 0.20）；试验组与对照组例数的比值 K。则对照组样本量为

$$n_c = \frac{(Z_{1-\alpha/2} + Z_{1-\beta/2})^2 \sigma^2 \left(1 + \dfrac{1}{K}\right)}{(\Delta - |\mu_r - \mu_c|)^2} \tag{12-3}$$

试验组样本量为：$n_r = K n_c$。

【例 12-3】　已知某中药制剂治疗糖尿病，优化工艺后，该中药制剂以组分中药进入临床研究阶段，为研究其疗效有无变化，须进行等效性临床试验。估计两药的疗效指标空腹血糖水平值相差 0.5mmol/L，两药的标准差为 2.8mmol/L，研究者认为，两药的疗效相差不超过 1mmol/L 即可接受两药等效。设定检验水准 $\alpha = 0.025$、把握度 $1 - \beta = 0.8$，$K = 1$。问每组需要病例数多少？

本例中，$\mu_r - \mu_c$ 为 0.5mmol/L，Δ 为 1mmol/L，σ 为 2.8mmol/L，α 为 0.025，β 为 0.2，K 为 1，查附表 1，得 $Z_{1-\alpha}$ 为 1.96，$Z_{1-\beta/2}$ 为 1.282，代入式(12-3)得

$$n = (1.96 + 1.282)^2 \times 2.8^2 \times (1+1) / (1 - 0.5)^2 \approx 659.22$$

结果为每组约需要病例 660 人。

2. 两样本率比较的样本含量估计　　需要预先指定的参数为：试验组率 π_r；对照组率 π_c；等效性界值 Δ；第 I 类错误 α（常取单侧 0.025）；第 II 类错误 β（常取单侧 0.20）；试验组与对照组例数的比值 K。则对照组样本量为

$$n_c = \frac{(Z_{1-\alpha} + Z_{1-\beta/2})^2}{(\Delta - |\pi_r - \pi_c|)^2} \left[\frac{\pi_r(1-\pi_r)}{K} + \pi_c(1-\pi_c) \right] \tag{12-4}$$

试验组样本量为：$n_r = K n_c$。

【例 12-4】　某中药方剂和对照药的治愈率均估计为 60%，两药治愈率之差不超过 10% 即可认为等效，欲评价该中药方剂和对照药是否等效，设 $\alpha = 0.025$，把握度 $1 - \beta = 0.8$，$\Delta = 10\%$，$K = 1$，问每组需要多少病例？

本例，π_r 与 π_c 均为 0.6，Δ 为 0.1，α 为 0.025，β 为 0.20，K 为 1，查附表 1，得 $Z_{1-\alpha}$ 为 1.96，$Z_{1-\beta/2}$ 为 1.282，将上述数据代入公式(12-4)，即

$$n = (1.96 + 1.282)^2 \times [0.6(1-0.6) + 0.6(1-0.6)] / (0.1 - |0.6 - 0.6|)^2 \approx 504.51$$

结果为每组约需要病例 505 人。

(三)非劣效性临床试验的样本含量估计

1. 两样本均数比较的样本含量估计　　需要预先指定的参数为：试验组均数 μ_r；对照组均数 μ_c；非劣效性界值 Δ；标准差 σ（假设两组标准差相同）；第 I 类错误 α（常取单侧 0.025）；第 II 类错误 β（常取单侧 0.20）；试验组与对照组例数的比值 K。则对照组样本量为

$$n_c = \frac{(Z_{1-\alpha} + Z_{1-\beta})^2 \sigma^2 \left(1 + \dfrac{1}{K}\right)}{(\mu_r - \mu_c + \Delta)^2} \tag{12-5}$$

试验组样本量为：$n_r = K n_c$。

笔记栏

【例 12-5】　比较某药的降压效果与阳性对照药尼莫地平的差异，拟开展一项随机对照非劣性临床

试验。已知阳性对照药尼莫地平与该药的降压水平差值为–5mmHg，标准差为 2mmHg，设置非劣效性界值 $\Delta = 5.5$mmHg，检验水准 $\alpha = 0.025$、把握度 $1 - \beta = 0.8$，$K = 1$。问每组需要多少病例数？

本例，$\mu_r - \mu_c$ 为–5mmHg，Δ 为 5.5mmHg，σ 为 2mmHg，α 为 0.025，β 为 0.2，K 为 1，$Z_{1-\alpha}$ 为 1.96，$Z_{1-\beta}$ 为 0.842，将上述数据代入式(12-5)得

$$n = (1.96 + 0.842)^2 \times 2^2 \times (1+1) / (-5 + 5.5)^2 \approx 251.24$$

结果为每组约需要病例 252 人。

2. 两样本率比较的样本含量估计 需要预先指定的参数为：试验组率 π_r；对照组率 π_c；非劣效性界值 Δ；第 I 类错误 α(常取单侧 0.025)；第 II 类错误 β(常取单侧 0.20)；试验组与对照组例数的比值 K。则对照组样本量为

$$n_c = \frac{(Z_{1-\alpha} + Z_{1-\beta})^2}{(\pi_r - \pi_c + \Delta)^2}\left[\frac{\pi_r(1-\pi_r)}{K} + \pi_c(1-\pi_c)\right] \tag{12-6}$$

试验组样本量为：$n_r = Kn_c$。

【例 12-6】 已知某对照药的治愈率是 80%，某中成药的治愈率 75%。在随机对照临床试验中，如果中成药比对照药最多差 10%即可被接受。设定检验水准 $\alpha = 0.025$、把握度 $1 - \beta = 0.8$，$K = 1$。问每组需要多少病例数？

本例，π_r 为 0.75，π_c 为 0.8，Δ 为 0.1，α 为 0.025，β 为 0.2，K 为 1，$Z_{1-\alpha}$ 为 1.96，$Z_{1-\beta}$ 为 0.842，将上述数据代入式(12-6)得

$$n = (1.96 + 0.842)^2 \times [0.75(1 - 0.75)/1 + 0.8(1 - 0.8)] / (0.75 - 0.8 + 0.1)^2 = 1091.32$$

结果为每组约需要病例 1092 人。

三、样本含量估计的其他考虑

(一)样本量的调整

根据统计学方法估计出的样本量是在给定条件下，满足临床试验所需的最小样本量。实际试验过程中，病例的脱离和剔除、病例依从性差等原因会导致可评价例数的减少。因此，需要在样本量估计的基础上适度增加样本量，以保证最终的有效样本量可以满足最小样本量的要求。从分析角度讲，需保证最终的可评价样本量(即符合方案数据集(per-protocol set)的例数)应大于经样本量估计方法求得的样本量。样本量调整通常会考虑 20%的脱落剔除率，具体的脱落率如何确定，将视不同的研究项目而定，确定的依据主要来自专业方面的判断，或经由以往研究数据的 Meta 分析为重要参考。

当亚组分析的结果是主要疗效指标时，应保证最终的亚组可评价病例达到最小样本量。临床试验结果可能受某些预后因素(协变量)的影响，如年龄、性别、病情程度等。样本量估计时一般不考虑预后因素，主要是因为随机分组可使各组间的协变量达到均衡。

(二)样本量再估计

样本量再估计较多地用于适应性设计。适应性设计样本量再估计常用的三种方法：

1. 成组序贯设计 每组的样本量固定，每次期中分析的目的是对是否终止试验(成功或失败)或进入下一周期的试验做出决策。

2. 固定期中分析 每次期中分析对参数重新进行估计，并据此对样本量做出新的估计和调整。但不对检验假设进行检验。

3. 上述两种方法的结合 每次期中分析既对参数重新进行估计，并据此对样本量做出新的估计和调整；又对检验假设进行检验，以判断是否终止试验(成功或失败)或进入下一周期的试验。

上述三种方法均属于期中分析的样本量估计问题，详细过程可参阅文献。需要指出，基于期中分析的样本量再估计应尽可能地在盲态下进行。

笔记栏

四、样本含量估计的注意事项

(1)样本量估计是在"经验参数"的基础上计算的。这些"经验参数"可通过预试验、文献资料得到，也可凭借经验确定。如果"经验参数"估计不准，则样本量估计也就不准了。

(2)样本量估计过程中，既要考虑统计学因素，又要考虑非统计学因素。如果存在非统计学因素的干扰，按估计的样本量进行试验，可能达不到预期的效果。

(3)样本量的估计是根据研究目的确定的，用于估计样本量的指标应该是主要指标，而不是其他指标。在Ⅱ、Ⅲ期临床试验中，应该是主要疗效指标；在Ⅳ临床试验中应该是安全性指标。主要观察指标尽可能选择客观的、定量指标。

(4)在估计样本量时，如果没有考虑研究中可能的失访或脱落，则应在原估计值的基础上增加一定的比例，如 10%、20%。另用阳性药物作对照时，试验组和对照组样本量常取为相等；用安慰剂作对照时，一般取 2∶1 或 3∶1。

(5)样本量估计必须在试验前给出明确的临床上可接受的等效/优效/非劣效界值 Δ，该值由临床专家来确定且必须在试验设计阶段确定并在试验方案中阐明。

(6)药物临床试验为 3 组或 3 组以上样本间的比较，应选用多个样本比较的样本量计算公式，而不是直接选取其中两个样本的统计量值进行估算。多组设计时，由于在各对比组例数相等时进行统计推断效能最高，因此一般要求各组间的样本量等比例设置。只有在某些特殊情况下，才考虑各组的样本量不等。

第四节　临床试验的统计分析和报告

一、统计分析计划

统计分析计划(statistical analysis plan，SAP)是比试验方案中描述的分析要点更加技术性和有更多实际操作细节的一份独立文件，包括对主要和次要评价指标及其他数据进行统计分析的详细过程。统计分析计划的内容包括设计的类型、比较的类型、随机化与盲法、主要指标和次要指标的定义与测量、检验假设、数据集的定义、疗效及安全性统计分析的详细细节。确证性试验要求提供详细分析原则及预期分析方法。探索性试验通常描述概括性的分析原则和方法。

统计分析计划由试验统计学专业人员起草，并与主要研究者商定，旨在全面而详细地陈述临床试验数据的分析方法和表达方式，以及预期的统计分析结果的解释。

统计分析计划初稿应形成于试验方案和 CRF 确定之后，在临床试验进行过程中以及数据盲态审核时，可以进行修改、补充和完善，不同时点的统计分析计划应标注版本及日期，正式文件在数据锁定和揭盲之前完成并予以签署。如果试验过程中试验方案有修订，则统计分析计划也应作相应的调整。如果涉及期中分析，则相应的统计分析计划应在期中分析前确定。

二、统计分析集

用于统计分析的数据集事先需要明确定义，并在盲态审核时确认每位受试者所属的分析集。一般情况下，临床试验的分析数据集包括全分析集(FAS)、符合方案集(per protocol set，PPS)和安全集(safety set，SS)。根据不同的研究目的，需要在统计分析计划中明确描述这三个数据集的定义，同时明确对违背方案、脱落/缺失数据的处理方法。在定义分析数据集时，需遵循以下两个原则：①使偏倚减到最小；②控制Ⅰ类错误率的增加。

1. 全分析集(full analysis set，FAS)　是指尽可能接近符合意向性治疗的原则(intention to treat principle，ITT)的理想的受试者集，该数据集是从所有随机化的受试者中以最小的和合理的方法剔除后所得。意向性治疗的原则是指将所有随机化的受试者，对所有随机化受试者的研究结局进行完整的随访、评价和分析，而不管其是否依从计划的治疗过程。这种保持初始随机化的做法对于防止偏

笔记栏

性是有益的,并且它为统计学检验提供了可靠的基础。但实际操作中往往难以实现,所以常采用全分析集(FAS)进行分析,尽可能的完整且尽可能地接近于包括所有随机化的受试者的分析集。在全分析集统计分析时,主要指标缺失值的估计可采用最接近的一次观察值进行结转。只有在非常有限的情况下才可以剔除已经随机化的受试者,通常包括:违反重要入组标准;受试者未接受试验用药物的治疗;随机化后无任何观测数据。值得注意的是,这种剔除需要对其合理性进行充分的论证和说明。

2. 符合方案集(per protocol set,PPS)　　亦称"合格病例"或"可评价病例"样本,是全分析集的一个子集。纳入符合方案集的受试者应具有以下特征:①完成事先设定的试验药物的最小暴露量,方案中应规定受试者服用药物的依从性达到多少为治疗的最小量,如至少接受 2/3 以上疗程的治疗,用药量为规定的 80%~120%;②试验中主要指标的数据均可以获得,不缺失;③基本没有违背试验方案。

受试者的排除标准需要在方案中明确,对于每一位从全分析集或符合方案集中排除的受试者,都应该在盲态审核时阐明理由,并在揭盲之前以文件形式写明。

3. 安全性评价集(safety set,SS)　　是指所有受试者随机化后至少接受一次治疗且有安全性评价的受试者集,用于安全性评价。

对于确证性试验,宜同时采用全分析集和符合方案集进行统计分析。当两种数据集的分析结论一致时,可以增强试验结果的可信性。当不一致时,应对其差异进行讨论和解释。如果符合方案集被排除的受试者比例太大,则将影响整个试验的有效性。

ITT/全分析集和符合方案集在优效性试验和等效性或非劣效性试验中所起的作用不同。一般来说,在优效性试验中,应采用 ITT/全分析集作为主要分析集,因为它包含了依从性差的受试者而可能低估了疗效,基于 ITT/全分析集的分析结果是保守的。符合方案集显示试验药物按规定方案使用的效果,但与上市后的疗效比较,可能高估疗效。在等效性或非劣效性试验中,用 ITT/全分析集所分析的结果并不一定保守,在统计分析时,可以用符合方案集和 ITT/全分析集作为分析人群,两个分析集所得出的结论通常应一致,否则应分析并合理解释导致不一致的原因。

在很多的临床试验中,FAS 是保守的,但更接近药物上市后的疗效。应用 PPS 可以显示试验药物按规定的方案使用的效果,但可能与以后实践中的疗效有较大偏离。权衡两者利弊,同时用 FAS 和 PPS 进行统计分析为宜。

三、缺失值及离群值

缺失值是临床试验中的一个潜在的偏倚来源,因此,CRF 中原则上不应有缺失值,尤其是重要指标(如主要的疗效和安全性指标)必须填写清楚。对 CRF 中的基本数据,如性别、出生日期、入组日期和各种观察日期等不得缺失。试验中观察的阴性结果、测得的结果为零和未能测出者,均应有相应的符号表示,不能空缺,以便与缺失值相区分。

在临床试验中,数据缺失是难以避免的问题。在试验的计划、执行过程中应有必要的措施尽量避免缺失值的发生,在分析和报告中要正确处理缺失数据,否则会造成潜在的偏倚。缺失值的存在有可能导致试验结果无法解释。在分析中直接排除有数据缺失的受试者可能会:①破坏随机性;②破坏研究样本对于目标人群的代表性。除此之外,对缺失值的直接排除还可能降低研究的把握度或减小变量的变异性引起 I 类错误率的膨胀。

如果在一些受试者中发生主要终点的缺失,在试验方案或统计计划书中应预先指定如何处理缺失值。

缺失机制可分为完全随机缺失(missing completely at random,MCAR)、随机缺失(missing at random,MAR)和非随机缺失(missing not at random,MNAR)。由于缺失机制无法通过已有数据进行判断,并且不同的处理方法可能会产生截然不同的结果,应当认识到任何缺失数据处理方法本身可能是潜在的偏倚来源。对完全随机缺失、随机缺失数据的处理目前有末次观测值结转(LOCF)、基线观测值结转(BOCF)、均值填补、回归填补、重复测量的混合效应模型(MMRM)、多重填补等多种不同的方法。

笔记栏

对于缺失值的处理方法，特别是主要疗效指标的缺失值，应事先在方案中根据以往的经验或既有相似试验的处理方法进行规定。然而如上所述，任何缺失数据处理方法本身都可能带来潜在的偏倚，所以缺失数据的处理方法应遵循保守的原则。即使同一种方法在不同情况下既有可能对试验药保守也有可能对试验药有利。然而，有时在对主要疗效指标的缺失值的处理方法进行预设时(如在盲态下)无法完全确定所用方法的保守性。必要时，也可以采用不同的处理缺失值的方法进行敏感性分析。

离群值问题的处理，应当从医学和统计学专业两方面去判断，尤其应当从医学专业知识判断。离群值的处理应在盲态检查时进行，如果试验方案未预先指定处理方法，则应在实际资料分析时，进行包括和不包括离群值的两种结果比较，评估其对结果的影响。

四、数据变换

在统计分析之前对关键变量是否要进行变换，最好根据以前研究中的类似资料的性质，在试验设计时即做出决定。拟采用的变换(如对数、平方根等)及其依据需在试验方案中说明，数据变换是为了确保资料满足统计分析方法所基于的假设，变换方法的选择原则应是公认和常用的方法。一些特定变量的常用变换方法已在某些特定的临床领域得到成功地应用。

2001 年，CFDA 建议，AUC 等药代动力学参数的生物等效性评价应在对数尺度下进行。因为：① 通常情况下，AUC 或 CMAX 呈正偏分布且方差不齐，对其作对数变换可以改善其分布的偏性，缩小方差间的差异；②药代动力学进行对数变换的理论基础为：转换后的数据可以用加法模型进行处理。例如，若发生中央室一级排除，方程为：$\ln AUC_{0-\infty} = \ln F + \ln D - \ln V - \ln K_e$($F$ 为吸收分数；D 为吸收量；V 为表观分布；K_e 为排除率常数)。

五、统计分析方法

统计分析应建立在真实、可靠、准确、完整的数据基础上，采用的统计方法应根据研究目的、试验方案和观察指标来选择，一般包括以下几个方面。

1. 描述性统计分析　　一般多用于人口学资料、基线资料和安全性资料，包括对主要指标和次要指标的统计描述。

2. 参数估计、可信区间和假设检验　　参数估计、可信区间和假设检验是对主要指标及次要指标进行评价和估计的必不可少的手段。假设检验应说明所采用的是单侧还是双侧检验，如果采用单侧检验，应说明理由。单侧检验的 I 类错误概率往往选择为双侧检验的一半，以保证单双侧检验的逻辑性。统计分析方法的选择要注意考虑指标的性质及数据分布的特性。无论采用参数方法或非参数方法，处理效应的估计应尽量给出效应大小、可信区间和假设检验结果。除主要指标和次要指标外，其他指标的分析以及安全性数据的分析也应简要说明所采用的方法。在确证性试验中，只有方案或统计分析计划中事先规定的统计分析才可以作为确证性证据的依据，而其他的分析只能视作探索性研究。

3. 基线与协变量分析　　评价药物有效性的主要指标除受药物作用之外，经常还有其他因素的影响，如受试者的基线情况、不同治疗中心受试者之间差异等因素，这些因素在统计分析中可作为协变量处理。在试验前应认真考虑可能对主要指标有重要影响的协变量以及采用的可以提高估计精度的方法(如采用协方差分析方法)，补偿处理组间由于协变量不均衡所产生的影响。对于确证性分析，应事先在方案中规定在统计模型中校正的协变量，以及校正的依据。当采用分层随机时，分层因素应作为协变量进行校正。对于事先没有规定校正的协变量，通常不应进行校正。也可以采用敏感性分析方法，将校正后的结果作为参考，而不应该取代事先规定的分析模型。

4. 中心效应　　多中心临床试验中，不同中心在受试者基线特征、临床实践等方面可能存在差异，导致不同中心间的效应不尽相同，这种中心之间的效应差异称为中心效应。常见三种情况：①无中心效应，即各中心试验组效应同质，对照组效应亦同质，此时各中心间效应一致；②有中心效应，但中心与处理组间不存在交互作用，即各中心试验组与对照组效应之差同质；③有中心效应，且中心与处理组间存在交互作用，此时，各中心试验组与对照组效应之差是异质的。中心与处理组间的交互作用，又分为定量的交互作用(各中心试验组与对照组效应之差方向一致)和定性的交互作用(至少一个中心的处理组和对照组的效应之差与其他中心方向不一致)。

分析主效应时，对于情况①，模型中应不包括中心效应；对于情况②，模型中可包括中心项，但不包含中心与处理的交互项效应以提高检验效能；对于情况③，若存在定量交互作用，则需要采用合适的统计学方法来估计处理效应，以保证结果的稳健性，结果解释时须非常谨慎，应努力从试验的管理、受试者的基线特征、临床实践等方面寻找原因；当存在定性的交互作用时，需找到合理的解释并重新进行临床试验。

当中心数较多，或每个中心样本数均较少时，一般无需考虑中心效应对主要变量及次要变量的影响，因为此时无法估计中心效应。采用何种策略分析中心效应需事先在试验方案或统计分析计划中阐明。

5. 亚组分析　　临床试验中的亚组分析是对整体中根据某种因素分层的部分数据进行分析。

试验药物的疗效或安全性在不同的亚组中可能不同，而且这种差异往往具有特殊的临床意义。除非在方案设计时考虑到了计划的亚组分析，并且在样本量计算和多重性比较等方面事先给予了考虑，这样的亚组分析结果才能够被接受。由于亚组分析通常是小样本，且未按亚组随机化，故对于非确证性亚组分析的解释应当慎重，通常只能作为探索性研究的参考。

6. 多重检验问题　　临床试验根据研究用途可分为"探索性试验"和"验证性试验"，而临床试验研究的结论通常需要根据验证性临床试验的统计推断结果得到。如果某一验证性临床试验需要对多个检验假设做出统计学推断，例如，多个主要疗效指标的多组间多重比较、多重检验、多个时间点的期中分析等情况，便会涉及多重检验问题。

****

统计学内容表达

本章统计学内容表达，主要涉及研究方法中需要描述的临床试验方案是否经过伦理委员会批准，以及交待所有受试者是否签署知情同意书等。例如，一篇题为"柴葛清热颗粒治疗急性上呼吸道感染风热证的双盲随机对照临床试验"的文章，作者在文中对伦理学要求进行了描述："本试验遵循赫尔辛基宣言和中国有关临床试验研究的法规。临床试验方案经主要研究单位中国中医科学院广安门医院伦理委员会批准后实施。每1名受试者入选前均签署知情同意书，获取知情同意书的过程符合药物临床试验质量管理规范的要求"。

该文中对受试对象的选择，如诊断标准、纳入标准、排除标准、剔除病例标准和脱落病例标准等，也进行了详细描述。这些标准保证了通过研究样本推断同质性总体的基础。例如，诊断标准表达为："西医诊断标准参照陈灏珠主编《实用内科学》第10版，中医辨证标准参照《中药新药临床研究指导原则》"。纳入标准表达为：①符合西医诊断及中医辨证标准；②病程在48h之内；③入选时年龄18～65岁；④签署知情同意书，获取知情同意书的过程符合药物临床试验质量管理规范的要求。其他标准本书不再一一赘述。本文中临床试验设计描述为"采用多中心区组随机、双盲阳性药平行对照试验设计"。

本章统计学内容表达还涉及临床试验中样本量估计的描述。样本量估计是临床试验设计中一个极其重要的环节，直接关系到研究结论的可靠性和可重复性，以及研究效率的高低，也是对某一研究的成本-效果和检验效能的权衡和评估。但是，在临床试验类研究文献中，交待样本含量估计依据的文章并不多见。一篇题为"开窗病灶清除联合经皮微创腓骨植入治疗老年退行性股骨头坏死：非随机对照临床试验"的文章，其方案中样本量估算描述如下："结合课题组以往经验，假设联合修复组患者术后12个月股骨头塌陷进展率为10%，其他2组股骨头塌陷发生率均为40%，设 $\beta = 0.1$，把握度(power) = $1-\beta = 90\%$，显著性水准单侧 $\alpha = 0.05$，并采用等比例设计，应用 PASS 11.0 软件(PASS, Kaysville, UT, USA)计算后每组样本量为32个坏死的髋关节，按20%的脱落率计算，则有 $n(1-20\%) = 32$，最

终每组纳入样本量 n 为 40 个死亡髋关节，3 组共需要 120 个坏死髋关节。因此，样本量估计时应该考虑临床研究中可能造成的退出和失访。

事实上，临床试验样本量的估计，首先要明确研究目的、设计的类型和分组；其次确定观察指标的类型，即是定量资料还是定性资料；最后还要描述本次样本含量估计的检验水准、检验效能、单双侧检验和分组比例等。

案 例 辨 析

(1)该临床研究属于Ⅲ期临床试验的完全随机设计。受试对象为动脉粥样硬化性血栓性脑梗死恢复期血瘀证患者，受试对象选择有诊断标准、纳入标准、排除标准、剔除标准、脱落标准等，这些措施基本保证受试对象的同质性。该研究处理因素是全部患者在口服曲克芦丁片(3 粒/次，3 次/日)的基础上，试验组与对照组分别服用龙血通络胶囊及其模拟剂(2 粒/次，3 次/日)，连服 4 周，处理因素明确。该研究试验效应指标有主要指标和次要指标，包括神经功能缺损程度下降值、疗效指标和中医证候疗效指标；当然效应指标应尽可能是客观指标，如果是主观指标应有质量控制措施。该临床试验从设计上也体现临床试验研究要求的随机、对照、重复、均衡、盲法的原则。该研究样本来源于多中心临床试验基地，最大限度地帮助该研究的样本具有代表性，研究中纳入了 160 例患者，体现重复原则；研究将 160 例患者随机分为两组(随机原则)；通过随机化分组可以尽可能地使非试验因素在两组分配均衡(均衡原则)；该研究采用安慰剂作为对照组(对照原则)，可以最大限度凸显干预因素在两组的差别，增加研究结论的可靠性和准确性。该研究采用安慰剂对照，一般认为，安慰剂适用于轻症或功能性的疾病患者。一种新药用于尚无已知有效药物可以治疗的疾病，进行临床试验，对新药和安慰剂进行比较试验通常也不存在伦理学问题。而对于急性、重症或有较严重器质性病变的患者，通常不用安慰剂进行对照。研究对样本含量的估计进行了描述。

(2)该临床研究属于Ⅲ期临床试验完全随机设计。受试对象为高脂血症(血瘀痰阻证)的患者，对受试对象的选择有诊断标准、纳入标准、排除标准、剔除标准、脱落标准等措施保证受试对象的同质性。该研究处理因素对照组服用脂必妥胶囊(5 粒/次)，试验组服用消瘀降脂胶囊(5 粒/次)，治疗 8 周，处理因素明确。该研究试验效应的指标包括两组治疗前后血脂各指标、中医证候、安全性指标的变化。临床试验比较的类型常分为优效性试验、等效性试验和非劣效性试验，该临床试验从设计上属于非劣效性试验设计，研究的目的是推断对试验药的疗效在临床意义上非劣于脂必妥胶囊的疗效的试验。该试验体现了随机、对照、重复、均衡、盲法的原则。其中该研究样本来源于多中心临床试验基地的 480 例患者(重复原则)；研究将 452 例患者分为两组，对照组 113 例，试验组 339 例(随机原则)；通过随机化分组可以尽可能地使非试验因素在两组分配均衡(均衡原则)；该研究采用阳性药物脂必妥胶囊作为对照组(对照原则)，采用阳性药物对照(标准对照)，是临床研究常用的对照形式。论文对样本含量的估计有描述但方法不清楚。

电 脑 实 验

(一)优效性临床试验的样本含量估计

【实验 12-1】 两样本均数比较的样本含量估计 SPSS 运行程序：
```
COMPUTE n=(1.96+0.842)** 2 * 0.7 ** 2 *(1+1/2)/(9.5-8.0-1.7)** 2.
EXECUTE.
```
对照组样本量为 144.27 例，约 145 例，治疗组需 290 例，总共 435 例。

【实验 12-2】 两样本率比较的样本量估计 SPSS 运行程序：
```
COMPUTE  n=(1.645+0.842)** 2/(0.80-0.60-0.15)** 2 *(0.80 *(1-0.80)+0.60 *(1-0.60)).
```

```
EXECUTE.
```
每组样本量为 989.63 例，约 990 例。因此，合计需要样本量为 1980 例。

(二)等效性临床试验的样本含量估计

【实验 12-3】 两样本均数比较的样本含量估计 SPSS 运行程序：
```
COMPUTE n=(1.96+1.282)**2*2.8**2*(1 + 1)/(1-0.5)**2.
EXECUTE.
```
每组样本量为 659.22 例，约 660 例。因此，合计需要样本量为 1320 例。

【实验 12-4】 两样本率比较的样本含量估计 SPSS 运行程序：
```
COMPUTE n=(1.96+1.282)**2*(0.6*(1-0.6)+0.6*(1-0.6))/(0.1-(0.6-0.6))**2.
EXECUTE.
```
每组样本量为 504.51 例，约 505 例。因此，合计需要样本量为 1010 例。

(三)非劣效性临床试验的样本含量估计

【实验 12-5】 两样本均数比较的样本含量估计 SPSS 运行程序：
```
COMPUTE n=(1.96+0.842)**2*2**2*(1+1)/(-5+5.5)**2.
EXECUTE.
```
每组样本量为 251.24 例，约 252 例。因此，合计需要样本量为 504 例。

【实验 12-6】 两样本率比较的样本含量估计 SPSS 运行程序：
```
COMPUTE n=(1.96+0.842)**2*(0.75*(1-0.75)/1+0.8*(1-0.8))/(0.75-0.8+0.1)**2.
EXECUTE.
```
每组样本量为 1091.32 例，约 1092 例。因此，合计需要样本量为 2184 例。

小　结

1. 本章介绍了临床试验的特点，临床试验有需要考虑伦理学要求、研究对象(人)的复杂性、研究过程可能存在的失访、多中心随机对照试验、临床试验的 CRF 等问题。药物临床试验分为四期，正规的四期临床试验是药品监管部门所要求的，其研究结果要求向药品监管部门报告。

2. 临床试验设计三个要素包括受试对象、处理因素、试验效应指标；临床试验设计要遵循随机、对照、重复、均衡和盲法的原则。此外，由于临床试验的特殊性，还要遵循盲法原则。临床试验的设计类型有平行组设计、交叉设计、析因设计等；临床试验比较的类型常分为传统的差异性检验和优度检验。常用方法分为优效性检验、等效性检验和非劣效性检验。差异性检验的无效假设为两组(或多组)总体参数间没有差别，而备择假设为两组(多组)总体参数间有差别。随机化和盲法是控制偏倚的重要措施。

3. 本章介绍了进行临床试验中样本量的估计需要考虑的主要因素；并以非劣效性/等效性试验为例介绍了样本含量估计方法。

4. 临床试验的统计分析和报告有相应的要求。

思考与练习

一、最佳选择题

1. 赫尔辛基宣言是在哪一年宣布的(　　)。

　　A. 1961 年　　　　　　　　B. 1962 年　　　　　　　　C. 1963 年

　　D. 1964 年　　　　　　　　E. 1965 年

笔记栏

2. 下面不是临床试验设计三要素的是（　　）。
    A. 受试对象　　　　　　B. 处理因素　　　　　　C. 研究对象
    D. 试验指标　　　　　　E. 知情同意书
3. 保障受试者权益的主要措施是（　　）。
    A. 有充分的临床试验依据
    B. 试验用药品的正确使用方法
    C. 伦理委员会和知情同意书
    D. 临床试验机构的医疗设施
    E. 出现不良反应及时终止
4. 不是临床试验设计要遵照的原则（　　）。
    A. 随机原则　　　　　　B. 对照原则　　　　　　C. 重复原则
    D. 均衡原则　　　　　　E. 平行原则

二、简答题

1. 临床试验中样本量估计需要考虑的主要因素有哪些？
2. 临床试验具有哪些特殊性？
3. 临床试验通常分为哪四期，各期的主要目的分别是什么？

参 考 文 献

常静，张颖，毛兵，等.2007. 柴葛清热颗粒治疗急性上呼吸道感染风热证的双盲随机对照临床试验. 中西医结合学报，5（2）：141-146.
顾会芬，李瑞霞，张杰. 2016. 消瘀降脂胶囊治疗高脂血症（血瘀痰阻证）的III期临床试验. 中西医结合心脑血管病杂志，14（16）：1903-1905.
国家食品药品监督管理总局（CFDA）. 总局关于发布药物临床试验的生物统计学指导原则的通告（2016 年第 93 号）. http://samr.cfda.gov.cn.
李婵娟，蒋志伟，王锐，等.2011. 随机对照药物临床试验样本量估计. 中国临床药理学与治疗学，16（10）：1132-1136.
李立勋，秦迪. 2018. 开窗病灶清除联合经皮微创腓骨植入治疗老年退行性股骨头坏死：非随机对照临床试验方案. 中国组织工程研究，22（11）：1689-1694.
李晓松. 2014. 医学统计学. 北京：高等教育出版社，8-43.
史周华，何雁. 2017. 中医药统计学与软件应用. 北京：中国中医药出版社，261-274.
史周华，张雪飞. 2009. 中医药统计学. 北京：科学出版社，148-151.
史周华. 2012. 医学统计学. 北京：人民卫生出版社，221-224.
史周华. 2016. 医学统计学. 2 版. 北京：人民卫生出版社，21-25.
孙振球，徐勇勇. 2016. 医学统计学. 4 版. 北京：人民卫生出版社，576-594.
吴兴，李婵娟，丁伯福，等.2013. 两均数比较的优效性临床试验样本量估计. 数理医药杂志，26（5）：517-519.
赵宾江，王振中，罗惠平，等. 2016. 龙血通络胶囊治疗动脉粥样硬化性血栓性脑梗死恢复期血瘀证的随机、双盲、安慰剂对照、多中心临床试验. 中国中药杂志，41（18）：3473-3477.
CCTS 工作组陈平雁（执笔）.2015. 临床试验中样本量确定的统计学考虑. 中国卫生统计，32（4）：727-733.

（黄品贤　吴建军）

第十三章　诊断试验研究设计与评价

【案例】　据文献报道，有作者对诊断性试验在国内外医学影像诊断领域应用状况进行了比较分析，国内共检索论著408篇，其中与金标准进行独立盲法对比的占19%，同时计算灵敏度、特异度和可靠性等较完整的统计指标占28%；计算阳性预测值和阴性预测值的文章比例为9%；计算似然比的文章尚无。

另一项针对国内2005～2010年超声对乳腺癌诊断试验的研究显示，研究报告的主要缺陷有：样本含量不足；病例组和对照组的病理类型不全；超声和病理检查缺乏重复性；漏诊病例缺乏详细说明等。

这些数据都提示，我国诊断试验研究还不够规范，不能满足临床应用的需要。因此，在临床各学科领域普及诊断试验相关知识，规范诊断试验研究的设计、实施和报告，并对诊断试验研究报告进行科学严谨地评价，对我国开展高质量的诊断试验研究具有重要的指导意义。

诊断试验(diagnostic test)是指临床上用于某种疾病诊断的方法。广义上讲，临床诊断试验不仅包括各种实验室检查、影像诊断和仪器诊断，还包括一些病史及临床检查提供的资料。随着科学技术的进步与发展，新的临床诊断试验不断出现，诊断项目需要不断更新，需要临床医生对试验的真实性、可靠性及其临床应用价值做出准确的评价。通过本章内容的学习，有助于正确认识诊断试验的临床应用价值，科学地解释诊断试验的结果，从而提高临床医生的诊断水平。

第一节　诊断试验设计要点

评价一项新诊断方法的诊断价值，最佳研究设计是采用与金标准(gold standard)方法同期盲法比较的诊断试验。其设计与实施要点如下。

一、确定金标准

诊断试验的金标准(gold standard)是指当前临床医师公认的诊断疾病最准确、最可靠的方法。应用金标准可以正确区分"有病"或"无病"。评价诊断试验对疾病的诊断价值，必须以金标准为依据。如果金标准选择不当，会造成对受试者诊断分类上的错误，使整个试验的评价失去准确性，因此金标准的选择至关重要。临床常用的金标准包括病理学检查、特殊的影像学检查，以及因缺乏特异度诊断方法而采用的医学权威机构颁布或临床医学专家共同制定的公认的诊断标准和长期随访临床观察所得结论等。

二、选择研究对象

诊断试验的研究对象应当包括两组：一组是用金标准确诊"有病"的病例组，另一组是用金标准证实为"无病"的患者，称为对照组。所谓"无病"患者，是指没有金标准诊断的目标疾病，而不是完全无病的正常人。

病例组应包括各型病例，如不同病情程度的、不同病程的、典型和不典型的、有和无并发症者等，以便使诊断试验的结果更具有临床实用价值。

对照组可选用金标准证实没有目标疾病的其他病例，特别是与该病容易混淆的病例，以期明确其鉴别诊断价值。完全健康的人群(正常人)一般不宜选作对照。

三、估算样本含量

诊断试验样本含量估计的有关因素有：①待评价诊断试验的灵敏度；②待评价诊断试验的特异度；③检验水准 α；④容许误差 δ。α 越小，所需样本量越大，一般取 $\alpha = 0.05$。δ 越大，所需样本量越小，一般 δ 取 0.05 或 0.10。

样本含量估计公式为

$$n_1 = \frac{z_\alpha^2 S_e (1 - S_e)}{\delta^2}$$

$$n_2 = \frac{z_\beta^2 S_p (1 - S_p)}{\delta^2} \tag{13-1}$$

式中，n_1 为病例组样本含量；n_2 为对照组样本含量；S_e 为灵敏度；S_p 为特异度；δ 为容许误差。

四、确定正常值

正常值的含义应表达清晰，否则会直接影响正常值的数据。在正态分布时，正常值可用 $\bar{x} \pm u_{\alpha/2} s$ 表示。非正态分布时可用中位数及百分位数表示。绘制患病人群与未患病人群诊断试验测定值的频数分布曲线时常有重叠。区别正常与异常的界限是否是最佳临界点，将对诊断试验的灵敏度和特异度产生显著影响。

五、盲法比较诊断试验与金标准的结果

诊断试验的结果与金标准进行比较应实施独立的盲法评价，所谓"独立"指所有研究对象都要同时进行诊断试验和金标准方法的测定，不能根据诊断试验的结果有选择地进行金标准方法测定；所谓"盲法"指诊断试验和金标准方法结果的判断或解释不受彼此影响。目前，多数生化实验室都使用了自动化分析仪，其显示数据可以认为是盲法试验的结果。

根据诊断试验的结果与金标准诊断建立一个四格表(表 13-1)，可出现 4 种情况：①真阳性(true positive，TP)指经诊断试验而被正确分类为患者的数目。②假阳性(false positive，FP)指经诊断试验而被错误分类为患者的数目。③真阴性(true negative，TN)指经诊断试验而被正确分类为非患者的数目。④假阴性(false negative，FN)指经诊断试验而被错误分类为非患者的数目。

表 13-1　诊断试验评价资料整理模式表

诊断试验	金标准		合计
	有病	无病	
阳性	真阳性(a)	假阳性(b)	$a+b$
阴性	假阴性(c)	真阴性(d)	$c+d$
合计	$a+c$	$b+d$	n

第二节　常用诊断试验评价指标

一、灵敏度与特异度

1. 灵敏度(sensitive，S_e)　又称真阳性率，是由金标准诊断为有病的病例中，经诊断试验检测为阳性例数的比例，即实际有病而被诊断试验正确地判断为有病的概率。反映了该试验正确检出病例的能力，该值越大越好。

$$\text{灵敏度} = a/(a+c) \times 100\% \tag{13-2}$$

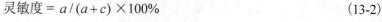

假阴性率(false negative rate，FNR)，又称漏诊率，是实际患病但诊断试验结果为阴性的概率。与灵敏度为互补关系，灵敏度越高，诊断为假阴性的概率越小，即漏诊的可能性越小，该值越小越好。

$$漏诊率 = c/(a+c)\times100\% = 1-S_e \tag{13-3}$$

2. 特异度(specificity，S_p)　又称真阴性率，是在金标准诊断为无病的病例中，经诊断试验检测为阴性例数的比例。即实际无病而被诊断试验正确地判断为无病的概率，反映了该试验正确排除病例的能力。

$$特异度 = d/(b+d)\times100\% \tag{13-4}$$

假阳性率(false positive rate，FPR)，又称误诊率，是实际未患病而诊断试验结果为阳性的概率。与特异度为互补关系，特异度越大，诊断假阳性的概率越小，即误诊的可能性越小，该值越小越好。

$$误诊率 = b/(b+d)\times100\% = 1-S_p \tag{13-5}$$

灵敏度与特异度是诊断试验准确性的两个基本指标，都具有不受患病率影响的优点，其取值范围在(0,1)，两者的关系是一个增加则另一个减少。一般来说，疾病筛检对灵敏度要求较高，临床诊断对特异度要求较高。

二、准确度

准确度(accuracy)又称一致率，是指诊断试验中真阳性和真阴性之和占总受检人数的比例，即诊断试验的结果与金标准结果的符合程度。反映正确诊断患者与非患者的能力。准确度高，真实性好。

$$准确度 = (a+d)/n\times100\% \tag{13-6}$$

三、约登指数

约登指数(Youden index，YI)又称正确诊断指数，为灵敏度和特异度之和减1，反映了诊断试验真实性的综合指标，其综合了灵敏度、特异度的信息，当两者同等重要时，可使用这一指标。

$$约登指数 = (灵敏度+特异度)-1 \tag{13-7}$$

四、似然比

似然比(likelihood ratio，LR)是指诊断试验的某种结果(阳性或阴性)在病例组中出现的概率与对照组中出现的概率之比，即病例组出现该结果的概率是对照组的多少倍。似然比综合了灵敏度和特异度的信息，从而全面地反映了诊断试验的诊断价值。似然比包括阳性似然比和阴性似然比。

阳性似然比(positive likelihood ratio，LR+)指诊断试验中，真阳性率与假阳性率的比值，反映诊断试验阳性时患病与不患病机会的比值，比值越大，则患病的概率越大。LR+>1表明诊断试验有效，LR+值越大，该项试验方法证实阳性的能力越强。

$$LR+ = \frac{a/(a+c)}{b/(b+d)} = \frac{S_e}{1-S_p} \tag{13-8}$$

阴性似然比(negative likelihood ratio，LR–)指诊断试验中，假阴性率与真阴性率的比值，表明在诊断试验为阴性时，患病与不患病机会的比值。LR–<1表明诊断试验有效，LR–值越小，该项试验方法排除阳性的能力越好。

$$LR- = \frac{c/(a+c)}{d/(b+d)} = \frac{1-S_e}{S_p} \tag{13-9}$$

【例13-1】　某医院研究者对贫血患者进行血清铁蛋白的测定，选定临界值为65ng/mL。若血清铁蛋白<65ng/mL，则诊断为缺铁性贫血(IDA)，若血清铁蛋白≥65ng/mL则为非缺铁性贫血，共检查258例，结果如表13-2所示。试计算其灵敏度、特异度等相关评价指标。

表 13-2　某医院 258 例贫血患者血清铁蛋白检查结果

血清铁蛋白	缺铁性贫血		合计
	是	否	
阳性（<65ng/mL）	73	27	100
阴性（≥65ng/mL）	8	150	158
合计	81	177	258

注：灵敏度 =(73÷81)×100%=90.1%；特异度 =(150÷177)×100%=84.7%；漏诊率 =(8÷81)×100%=9.9%；误诊率 =(27÷177)×100%= 15.3%；准备度 =(73 + 150)÷258×100%= 86.4%；约登指数 = 90.4% + 84.7%−1 = 74.8%；阳性似然比 =(73÷81)/(27÷177)= 5.91；阴性似然 比 =(8÷81)/(150÷177)= 0.12；阳性预测值 =(73÷100)= 73.0%；阴性预测比 =(150/158)×100%= 94.9%。

第三节　诊断试验的评价

诊断试验的评价包括试验的真实性（validity）评价、可靠性（reliability）评价和临床应用价值的评价。

一、诊断试验的真实性评价

真实性是指诊断试验的结果与实际情况的符合程度，是诊断试验研究与评价的最主要内容。诊断试验真实性的评价通常从以下几个方面进行。

1. 是否将诊断试验与标准诊断法(金标准)进行盲法比较　　这是评价诊断试验最核心的一条。作为参照的金标准诊断，定义是否清晰明确，非常关键。在合理选择金标准的同时，待评价试验必须同金标准诊断进行独立的盲法比较，即要求试验结果的评价者预先无法获知哪些病例使用金标准判定为"有病"，哪些判定为"无病"，同一患者诊断试验与金标准诊断结果要独立进行评价。

2. 研究对象的代表性如何　　研究人群应包括两组：一组是用金标准确诊"有病"的病例组，另一组是用金标准证实为"无病"的对照组。病例组应包括各型病例：如早期、中期和晚期病例，有无并发症等，以便使诊断试验的结果更具有临床应用价值。最能体现诊断试验价值的是区分有病变的早期患者和易与该病混淆的其他疾病。因此，诊断试验评价应该纳入那些临床实践中可能遇到的各种患者作为病例组，而对照组应选用金标准证实没有目标疾病的其他病例，特别是与该病易混淆的病例，以明确鉴别诊断的价值。正常人一般不宜纳入对照组，否则会夸大其敏感度和特异度。

3. 样本量是否足够　　诊断试验中样本量应该足够。如果样本量过少，则样本缺乏代表性；如果样本量过大，则又增加工作量和研究费用。

4. 参考值选择是否合理　　开展诊断试验的根本目的是帮助临床医生正确判断被检查人群是否有病，所以诊断试验结果的正常与异常要有明确的界定，这个值称为参考值（reference value），也称临界值（critical value）。在临床实践中，有病者与无病者的诊断试验结果数据常会重叠，不能完全区分开。这时临界值的选择将直接影响试验的灵敏度和特异度。因此，应交代临界值的选择方法并进一步说明其合理性。

通常诊断试验临界值的选择遵循以下原则：

（1）高灵敏度水平原则：对于预后差、漏诊后果严重、有有效的治疗手段、尤其是早期治疗可获得较好治疗效果的疾病，则应该将诊断试验的阳性标准定在高灵敏度的水平，尽可能诊断出所有的患者。但这时试验的特异度降低，假阳性增多，如结核病等。

（2）高特异度水平原则：对于治疗效果不理想、治疗费用昂贵的疾病，或将非患者误诊为患者时后果严重的疾病，则应将诊断试验的阳性标准定在高特异度的水平，尽量排除非患者，如肺癌等。

（3）灵敏度和特异度均较高的原则：当假阳性和假阴性的重要性相等时，一般可以将诊断试验临界值标准定在患者与非患者分布的分界线处，即诊断试验的灵敏度和特异度均较高的位置。

5. 是否排除了各种偏倚的影响　　评价一项诊断试验的真实性时，还要考虑该诊断试验是否排除了各种偏倚对结果的影响，如选择偏倚、错误分类偏倚、测量偏倚等。

笔记栏

二、诊断试验的可靠性评价

可靠性亦称重复性(repeatability)，指诊断试验在完全相同的条件下，进行重复试验获得结果的稳定性。在临床实践中，测量变异无处不在，其可来自观察者间变异、观察者自身变异、测量仪器与试剂变异、研究对象的生物学变异等，这些变异往往是同时存在、相互叠加的。通常用于评价诊断试验可靠性的指标主要有以下几个。

1. **标准差或变异系数**　　评价定量资料可靠性的指标。标准差或变异系数越小，可靠性越好。

2. **观察符合率**　　又称观察一致率(agreement rate for observation)，指两名观察者对同一事物的观察或同一观察者对同一事物两次的观察结果一致的百分率，评价定性资料可靠性的指标。

$$观察符合率 = [(a+d)/n] \times 100\% \tag{13-10}$$

3. **Kappa 值**　　记作 κ，是评价分类变量结果一致性的重要指标，应用非常广泛。其计算公式为

$$\kappa = \frac{p_a - p_e}{1 - p_e} \tag{13-11}$$

其中，p_a 为两次观察的一致性；p_e 为两次观察的机遇一致性。Kappa 值的实质是实际一致性与非机遇一致性之比。

Kappa 值充分考虑了机遇因素对结果一致性的影响，其取值范围介于–1 到 1。$\kappa = -1$ 时，表明完全不一致；$-1 < \kappa < 0$ 时，表明观察一致性小于机遇一致性，无意义；$\kappa = 0$ 时，表明一致性完全由机遇造成；$\kappa = 1$ 时，表明两次分类结果完全一致。Kappa 值究竟多大有实际意义，需要根据具体问题而定。一般而言，$\kappa \leqslant 0.40$ 时，表明一致性较差；$0.40 < \kappa \leqslant 0.60$ 时，表明中度一致；$0.60 < \kappa \leqslant 0.80$ 时，表明有较高度的一致性；$\kappa > 0.80$ 时，表明有极好的一致性。

对于二分类结果资料有：

观察一致性：$p_a = \dfrac{a+d}{n}$ $\tag{13-12}$

机遇一致性：$p_e = \dfrac{(a+b)(a+c) + (c+d)(b+d)}{n^2}$ $\tag{13-13}$

【例 13-2】　甲、乙两名医生对同一批 64 张肝癌可疑患者的增强 CT 片采用盲法分别进行了诊断，结果见表 13-3。试评价甲、乙两名医生诊断的一致性。

表 13-3　两名医生读 CT 增强片诊断肝癌结果

甲医生	乙医生		合计
	+	−	
+	26(a)	6(b)	32($a+b$)
−	4(c)	28(d)	32($c+d$)
合计	30($a+c$)	34($b+d$)	64(n)

$$p_a = \frac{26+28}{64} = 0.8438$$

$$p_e = \frac{32 \times 30 + 32 \times 34}{64 \times 64} = 0.50$$

Kappa 值：

$$\kappa = \frac{0.8438 - 0.50}{1 - 0.50} = 0.688$$

由此看出，甲、乙两医生诊断有较高的一致性。

笔记栏

三、诊断试验临床应用价值的评价

诊断试验的真实性和可靠性是对其本身的特性评价,而诊断试验临床应用价值的评价也同样重要。临床应用价值的评价包括预测值的估计和经济学评价等。

(一)预测值

灵敏度是指在患者中诊断试验阳性率,特异度是指在非患者中诊断试验阴性率,但这种方式并不符合临床医生的思维习惯。临床医生在应用诊断试验时,更希望根据试验的结果来判断诊断对象真正患病可能性的直接证据,而不是考虑灵敏度、特异度的间接证据。这样就引入了预测值的概念。

预测值(predictive value,PV)是反映应用新诊断试验的检测结果来估计受试者患病或不患病可能性大小的指标。根据诊断试验结果的阳性和阴性,将预测值分为阳性预测值和阴性预测值。

1. 阳性预测值(positive predictive value,PV+)　　是指在诊断试验中检测为阳性者,用金标准诊断为有病者所占的比例,即诊断试验结果为阳性者中真正有病的概率。对于一项诊断试验来说,PV+越大,表示诊断试验阳性者患病的概率越高。

$$PV+ = a/(a+b) \times 100\% \tag{13-14}$$

2. 阴性预测值(negative predictive value,PV−)　　是指在诊断试验中检测为阴性者,用金标准诊断为无病者所占的比例,即诊断试验结果为阴性者中真正无病的概率。PV−越大,表示诊断试验阴性者未患病的概率越高。

$$PV- = d/(c+d) \times 100\% \tag{13-15}$$

(二)影响预测值的因素

影响诊断试验预测值的因素主要有灵敏度、特异度和疾病的患病率。预测值与三者之间的关系如下:

$$PV+ = \frac{p \times S_e}{p \times S_e + (1-p) \times (1-S_p)} \tag{13-16}$$

$$PV- = \frac{(1-p) \times S_p}{p \times (1-S_e) + (1-p) \times S_p} \tag{13-17}$$

其中,p 为目标人群的患病率;S_e 为灵敏度;S_p 为特异度。

当患病率固定时,诊断试验的灵敏度越高,阴性预测值越高,当灵敏度达到100%时,若诊断试验结果为阴性,那么可以肯定受试者无病;试验的特异度越高,阳性预测值越高,当特异度达到 100%时,若诊断试验结果为阳性,则可以肯定受试者有病。

当诊断试验的灵敏度和特异度确定后,阳性预测值和阴性预测值与患病率有一定的关系。一般说来,人群中某病的患病率越高,所诊断的病例数就越多,阳性预测值也就越高。然而,当患病率很低时,即使诊断试验的灵敏度和特异度均较高,其阳性预测值也不高。所以将诊断试验用于人群疾病筛查时,患病率很低,会出现较多的假阳性,阳性预测值也会很低。

第四节　提高诊断试验效率的方法

鉴于敏感度和特异度俱佳的诊断试验不多,因此需要采用以下方法提高诊断试验的效率,来满足不同的临床诊断需求。

一、选择患病率高的人群应用诊断试验

预测值的大小受诊断试验的灵敏度、特异度及目标人群患病率的影响。当诊断试验确定后,其灵

笔记栏

敏度和特异度即确定，此时的预测值主要受患病率影响。例如，将诊断试验用于患病率很低的人群，则阳性预测值很低，若用于高危人群，则阳性预测值可显著提高。

二、采用联合试验

为了提高诊断试验的灵敏度和特异度，除了探索新的试验方法之外，可以将现有的多种试验结合应用，称为联合试验或者复合试验(multiple test)。例如，联合检测血清中甲胎蛋白(AFP)与影像学检查以诊断肝癌。联合试验可分为平行试验和序列试验两种方式。

1. 平行试验(parallel test)　又称并联试验，是指同时做几种目的相同的诊断试验，只要有一种试验的结果为阳性即可认为试验为阳性，只有全部试验结果均为阴性才认为试验为阴性。该方法可以提高诊断试验的灵敏度，减少漏诊病例，但却使试验的特异度及阳性预测值降低，增加误诊风险。临床上一般是在缺乏灵敏度高的诊断试验中，而漏诊会导致患者产生严重后果时应用平行试验，同时做好鉴别诊断，尽量减少病例的误诊。

2. 序列试验(serial test)　又称串联试验，是指按顺序依次做多个诊断试验，只有当全部试验皆为阳性才认为试验为阳性，只要任何一项试验诊断结果为阴性就认为试验为阴性。在临床上为了提高诊断试验的特异度来确诊病例，而实验室又没有一项特异度很高的实验，需要采用序列试验。通常先做较简单和安全的试验，当出现阳性时再做比较复杂或有一定危险性的试验。这样可以提高诊断试验的特异度和阳性预测值，但会降低试验的灵敏度和阴性预测值。

【例 13-3】　AFP 联合超声检查诊断肝癌的结果如表 13-4 所示，试计算其灵敏度和特异度。

表 13-4　应用 AFP 联合超声检查诊断肝癌的结果

试验结果		金标准		合计
AFP	超声	肝癌	非肝癌	
+	+	52	24	76
+	−	4	154	158
−	+	32	28	60
−	−	12	694	706
合计		100	900	1000

AFP 试验：灵敏度 = $(52 + 4)/100 \times 100\% = 56.0\%$，特异度 = $(28 + 694)/900 \times 100\% = 80.2\%$。
超声检查：灵敏度 = $(52 + 32)/100 \times 100\% = 84.0\%$，特异度 = $(154 + 694)/900 \times 100\% = 94.2\%$。
平行试验：灵敏度 = $(52 + 4 + 32)/100 \times 100\% = 88.0\%$，特异度 = $694/900 \times 100\% = 77.1\%$。
序列试验：灵敏度 = $52/100 \times 100\% = 52.0\%$，特异度 = $(154 + 28 + 694)/900 \times 100\% = 97.3\%$。

从以上结果可以看出，不同的联合试验方式其灵敏度和特异度的变化规律是不同的，根据不同的临床实践情况，合理地选用联合试验方式可以提高试验效率。

第五节　诊断试验的 ROC 分析

前面所列的阳性似然比、阳性预测值等指标综合利用了灵敏度与特异度的信息，但这些指标都与诊断临界点(或阈值)的选取有关。例如，同一诊断试验，采用不同的诊断界点或阈值会有不同的灵敏度和特异度。为了全面准确地评价试验方法的诊断价值，可以采用 ROC 分析方法。

一、ROC 曲线

ROC 曲线即受试者工作特征曲线(receiver operator characteristic curve，ROC)，它是以 $1-S_p$ 为横坐标、S_e 为纵坐标依照连续变化的诊断阈值，由不同灵敏度和特异度画出的曲线(图 13-1)。在诊断试验

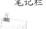

中，常用于临界点的正确选择，对临床实验室工作尤为重要。下面结合实例说明 ROC 曲线的计算方法及意义。

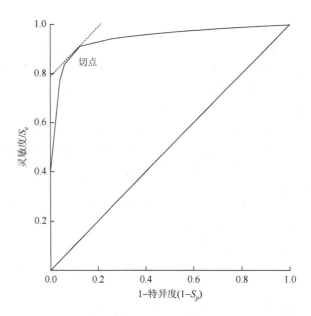

图 13-1　糖尿病患者 HbA1c 诊断的 ROC 曲线

【例 13-4】　糖尿病患者和非糖尿病患者各 100 例，检测糖化血红蛋白(HbA1c)含量，频数分布结果见表 13-5 的(1)~(5)列。试绘制其 ROC 曲线。

表 13-5　糖尿病患者和非糖尿病者 HbA1c 含量(%)频数分布及选择不同诊断阈值的灵敏度和特异度值

组段	非糖尿病者		糖尿病患者		诊断阈值	灵敏度	特异度
	频数	累积频数	频数	累积频数	c	S_e	S_p
(1)	(2)	(3)	(4)	(5)	(6)	(7)	(8)
4.0~	20	20	1	1	4.0	1.00	0.00
5.2~	28	48	2	3	5.2	0.99	0.20
5.6~	27	75	3	6	5.6	0.97	0.48
6.0~	13	88	3	9	6.0	0.94	0.75
6.4~	6	94	7	16	6.4	0.91	0.88
6.8~	2	96	7	23	6.8	0.84	0.94
7.2~	2	98	16	39	7.2	0.77	0.96
7.6~	1	99	12	51	7.6	0.61	0.98
8.0~	1	100	10	61	8.0	0.49	0.99
8.4~	0	100	3	64	8.4	0.39	1.00
8.8~	0	100	4	68	8.8	0.36	1.00
9.2~	0	100	8	76	9.2	0.32	1.00
9.6~	0	100	5	81	9.6	0.24	1.00
10.0~12.6	0	100	19	100	10.0	0.19	1.00

笔记栏

　　为了完整评价 HbA1c 含量对糖尿病患者的诊断价值，应计算所有的灵敏度和特异度，对此可以取各组段的下限作为诊断阈值，即测量值小于诊断阈值判为正常，测量值大于或等于诊断阈值判为异常，连续改变诊断阈值计算出相应的灵敏度和特异度。例如，选择诊断阈值 $c = 5.2$，相应有 $S_e = (100-1)/100 = 0.99$，$S_p = 20/100 = 0.20$；选择诊断阈值 $c = 5.6$，相应有 $S_e = (100-3)/100 = 0.97$，$S_p = 48/100 = 0.48$；其余类推。所有计算结果见表 13-5 的 (7)～(8) 列。若以 $1-S_p$ 为横坐标、S_e 为纵坐标将算得的结果描点，相邻点之间用直线连接后便得到 ROC 曲线（图 13-1）。

结合表 13-5 可以看出，使用单一的灵敏度和特异度不能全面反映 HbA1c 对糖尿病诊断的准确性，用 ROC 曲线能较完整地描述 HbA1c 对糖尿病诊断的特性和价值。ROC 曲线越偏向左上方，曲线下的面积越大，诊断的准确性越高。诊断阈值的选取可根据实际情况权衡后在 ROC 曲线上的任一点获得，它与诊断人群的患病率以及不同情况付出的代价有关，有时须严格控制漏诊，有时须严格控制误诊，要兼顾考虑灵敏度和特异度。如果两者同等重要，应选取斜率为 45°切点位置附近的诊断阈值，此时灵敏度和特异度均较好。从图 13-1 可以看出，切点位置在点(1，1)向左的第 5 点和第 6 点之间，即 HbA1c 的临床诊断阈值应落在 6.4%～6.8%范围内。

二、ROC 曲线下面积

ROC 曲线下面积(area under curve，AUC)是综合评价诊断试验准确性的重要指标，在循证医学、临床检验、统计模型好坏的判别等方面具有重要的应用价值。可以将它理解为在所有特异度下的平均灵敏度或者试验正确诊断的概率，其取值范围 $0 \leqslant AUC \leqslant 1$。在 $AUC > 0.5$ 的情况下，AUC 越接近 1 说明诊断的准确性越高；当 $AUC = 0.5$ 时，说明诊断完全不起作用；$AUC < 0.5$ 不符合实际情况。一般认为，$0.5 < AUC \leqslant 0.7$ 表示诊断价值较低，$0.7 < AUC \leqslant 0.9$ 表示诊断价值中等，$AUC > 0.9$ 表示诊断价值较高。

ROC 曲线下面积的计算方法有多种，主要有双正态模型参数法、Hanley-McNeil 非参数法等，其计算比较复杂，一般需采用 SPSS 或 SAS 等统计分析软件来完成。

ROC 曲线是一种全面、准确地评价诊断试验的有效方法，用于比较两种或多种诊断试验的诊断价值，从而帮助临床医生正确选用诊断试验。ROC 曲线具有如下优点：①方法简单、直观，通过目测就可以判断和比较诊断价值；②综合反映灵敏度和特异度的相互变化关系；③ROC 曲线评价与基础患病率无关。但 ROC 曲线也存在一定的局限性，即 ROC 曲线上所显示的不完全是真正的判断值。

****

统计学内容表达

诊断试验研究主要报告以下内容：

材料与方法部分：试验是否采用盲法与金标准进行比较、纳入研究病例是否包括了适当的疾病谱（早、中、晚或轻、中、重等）、样本量的估算、应交代临界值的选择方法并进一步说明其合理性、偏倚的控制、一致性检验、ROC 分析及所采用的统计软件等。

结果部分：计算反映试验真实性的指标，如灵敏度、特异度、约登指数、似然比、预测值等；计算反映试验可靠性的指标，如定量资料可计算变异系数、定性资料计算 Kappa 值；ROC 曲线需要报告曲线下面积、P 值及其 95%CI；如果进行 ROC 曲线下面积的比较，要告知统计量、P 值及其 95%CI。例如，本章电脑实验 13-1 主要结果：ROC 曲线见图 13-1，曲线下面积为 0.944，面积的标准误为 0.017，$P < 0.001$，95%的可信区间为(0.911，0.977)，故可认为 HbA1c 对糖尿病的诊断价值较高，HbA1c 越大诊断为糖尿病的可能性越大。

案 例 辨 析

某研究者开展了液基薄层细胞学联合 DNA 定量分析方法对宫颈病变诊断的试验研究。病例来源：年龄22～69岁，门诊124例在阴道镜指导下行宫颈活检病理诊断或者直接行宫颈环形电切术病理检查，病房 32 例由子宫肌瘤切除术，取标本宫颈病理检查。病例组：子宫颈上皮非典型增生(CIN)Ⅱ度及以上患者 30 例，其中 CINⅡ度 16 例、CIN Ⅲ度 12 例、宫颈癌 2 例；非病例组：CINⅡ度以下患者 126 例，其中炎性 33 例、CIN Ⅰ 度 1 例。具体结果整理如表 13-6 和表 13-7 所示。

表 13-6　液基薄层细胞学方法与金标准对比

组别	液基薄层细胞学方法		合计
	+	−	
病例组(CINⅡ及以上)	26	4	30
非病例组(CINⅡ以下)	50	76	126
合计	76	80	156

液基薄层细胞学方法诊断 CINⅡ及以上病变的敏感度 = 26/30 = 86.7%。

液基薄层细胞学方法诊断 CINⅡ及以上病变的特异度 = 76/126 = 60.3%。

液基薄层细胞学方法诊断 CINⅡ及以上病变的阳性似然比 = (26/30)/(50/126) = 2.18。

表 13-7　DNA 定量方法与金标准对比

组别	DNA 定量方法		合计
	+	−	
病例组(CINⅡ及以上)	29	1	30
非病例组(CINⅡ以下)	33	93	126
合计	62	94	156

DNA 定量方法诊断 CINⅡ及以上病变的敏感度 = 29/30 = 96.7%。

DNA 定量方法诊断 CINⅡ及以上病变的特异度 = 93/126 = 73.8%。

DNA 定量方法诊断 CINⅡ及以上病变的阳性似然比 = (29/30)/(33/126) = 3.69。

　　液基薄层细胞学和 DNA 定量方法的平行诊断试验的联合敏感度和联合特异度分别是 99.6%和 44.5%，两种方法的系列诊断试验的联合敏感度和联合特异度分别是 83.8%和 89.6%。

　　根据以上结果，作者认为，用 DNA 定量方法较液基薄层细胞学方法在宫颈癌的早期发现及诊断方面更有优势，可弥补细胞学诊断技术有限的缺陷；两种方法联合筛查，可以互补有无，提高宫颈癌筛查的敏感度和特异度。

　　试分析下列问题：

　　(1)你是否认同作者的数据分析方法及所做出的结论？

　　(2)你认为该研究还存在哪些缺陷？应该如何解决这些问题？

电　脑　实　验

【实验 13-1】　对例 13-4 的资料进行 ROC 分析评价 HbA1c 对糖尿病的诊断价值。

小　　结

　　1. 评价一项新诊断方法的诊断价值，最佳研究设计是采用与金标准方法同期盲法比较的诊断试验。其设计与实施的要点是确定金标准、选择有代表性的研究对象、估算样本含量、确定正常值、盲法比较诊断试验与金标准的结果。

　　2. 评价诊断试验最基本的指标是灵敏度(S_e)和特异度(S_p)。灵敏度为实际患病按检测结果而被正确判断为有病的概率，$1-S_e$ 是假阴性率；特异度为实际未患病而被正确判断为无病的概率，$1-S_p$ 是假阳性率。此外，约登指数综合了灵敏度和特异度两个指标的信息，预测值除与灵敏度和特异度有关外，还与检测人群的患病率有关。

3. 诊断试验的评价包括试验的真实性(validity)评价、可靠性(reliability)评价和临床应用价值的评价。Kappa 值充分考虑了机遇因素对结果一致性的影响。一般而言，$\kappa \leq 0.40$ 时，表明一致性较差；$0.40 < \kappa \leq 0.60$ 时，表明中度一致；$0.60 < \kappa \leq 0.80$ 时，表明有较高度的一致性；$\kappa > 0.80$ 时，表明有极好的一致性。

4. ROC 曲线即受试者工作特征曲线，它是以 $1-S_p$ 为横坐标、S_e 为纵坐标依照连续变化的诊断阈值，由不同灵敏度和特异度画出的曲线。ROC 曲线下面积是综合评价诊断试验的准确性的重要指标，在循证医学、临床检验、统计模型好坏的判别等方面具有重要的应用价值。一般认为，$0.5 < \text{AUC} \leq 0.7$ 表示诊断价值较低；$0.7 < \text{AUC} \leq 0.9$ 表示诊断价值中等；$\text{AUC} > 0.9$ 表示诊断价值较高。

思考与练习

一、最佳选择题

1. 一个确实无病的人被某试验判断为有病，这种情况称作(　　)。
   A. 阳性　　　　　　　　　B. 真阴性　　　　　　　　　C. 假阳性
   D. 假阴性　　　　　　　　E. 可疑有病

2. 提高阳性预测值的途径是(　　)。
   A. 提高患病率　　　　　　B. 降低患病率　　　　　　　C. 提高特异度
   D. 降低特异度　　　　　　E. 以上都不对

3. 对漏诊后果严重的疾病，要求筛检试验(　　)。
   A. 灵敏度高　　　　　　　B. 灵敏度低　　　　　　　　C. 特异度高
   D. 特异度低　　　　　　　E. 符合率高

4. 如果某项检验指标表达水平高时为与疾病有联系，若将诊断标准定在该指标表达水平低时则很可能会导致(　　)。
   A. 灵敏度和特异度都增加
   B. 灵敏度和特异度都减小
   C. 灵敏度减小而特异度增加
   D. 特异度减小而灵敏度增加
   E. 灵敏度增加，特异度则根据具体情况增加或减小

5. 当一种试验的灵敏度和特异度不变时，则(　　)。
   A. 人群中患病率越高，试验的阴性预测值越高
   B. 人群中患病率越低，试验的灵敏度越高
   C. 人群中患病率越高，试验的阳性预测值越高
   D. 人群中患病率越低，试验的阳性预测值越高
   E. 以上都不对

二、简答题

1. 诊断试验中有哪些重要的评价指标？不同指标之间有何关系？
2. 请简述诊断试验设计与实施的要点。
3. 诊断试验的评价包括哪些方面？
4. 诊断试验临界值的选择应遵循哪些原则？
5. 什么是预测值？影响预测值的因素有哪些？
6. 何谓 ROC 曲线？它有哪些优点？

笔记栏

参 考 文 献

侯安丽，张玉娟，李秀芬，等.2012.液基薄层细胞学联合 DNA 定量方法对宫颈病变诊断试验的评价.中国实验诊断学,16(4):653-655.

李晓松.2008.医学统计学.2 版.北京：高等教育出版社.

申杰.2012.中医统计学.2 版.北京：科学出版社.

史周华.2015.中医药统计学与软件应用.北京：中国中医药出版社.

孙振球.2007.医学统计学.2 版.北京：人民卫生出版社.

王家良.2014.临床流行病学.4 版.上海：上海科技出版社.

（闫国立）

笔记栏

【案例1】　为了解增免抑瘤颗粒剂的临床疗效，某医师选取了1990年9月至2004年11月间在某医院妇科门诊的卵巢癌患者160例，随机分为治疗组与对照组，对照组单纯采用化疗方案，治疗组在对照组化疗方案的基础上结合中药增免抑瘤颗粒剂治疗，随访至2007年11月，记录患者的生存状况并比较两种治疗方案的临床疗效有无差别。试问：能否直接比较两组患者的结局情况，即整理治疗组和对照组患者生存和死亡的总例数，利用四格表的χ^2检验得出两组生存率差异是否有统计学意义，进而得出两种治疗方案的临床疗效是否有差别？

【案例2】　表14-1是949名胃癌患者的随访结果，时间区间均为5年。如何计算生存率？

表14-1　949名胃癌患者的随访结果

诊断后年数	期内死亡数	期内截尾数
0～	731	18
5～	52	16
10～	14	75
15～	10	33

在中医临床诊疗中，为评价中药复方或中医药适宜技术等干预措施治疗慢性病、恶性肿瘤等疾病的临床疗效，经常需要对研究对象进行临床观察和预后随访，记录各个时点上失效事件（结局）的发生情况，得到的资料即随访研究资料。对于此类资料，一般不宜单纯用控制率、病死率、复发率、转移率等指标来考核。例如，用甲、乙两药治疗某病的控制率均为75.0%，此时不能笼统地说两药疗效一致，因为还有一个时间效应问题，如果甲药7天控制75.0%的该病患者，而乙药15天控制75.0%的该病患者，则可认为甲药疗效比乙药好。因此，对于随访研究的资料分析，必须将结局和出现结局的时间相结合起来进行统计分析，即生存分析（survival analysis）。

第一节　随访研究资料概述

一、基本概念

1. 失效事件（failure event）　是指反映治疗效果特征的事件，研究者最为关心的特定结局。失效事件是一个广义概念，不单是指通常意义下的生物体死亡，而是泛指标志某种处理措施失败或失效的特征事件，故又称死亡事件、终点事件。必须在方案设计时明确规定，并在研究中严格遵守。例如，白血病患者术后的复发、转移、死亡；肾移植后患者的肾功能衰竭、死亡等。

2. 生存时间（survival time，failure time）　从规定的观察起点到出现某一特定终点事件所经历的时间长度。可用天、周、月、年等时间单位记录，常用符号t表示。例如，白血病患者手术后至复发的时间、肾移植后患者出现肾功能衰竭的时间等。某医师从2012年1月1日起对经手术治疗后的胃癌患者进行跟踪观察，并记录其结局，以了解其术后生存情况及其可能影响因素。其中6例胃癌患者手术后的随访记录见表14-2。

笔记栏

表 14-2　6 例胃癌患者手术后的随访记录表

患者编号	姓名	术后开始随访时间(月/日/年)	终止时间(月/日/年)	结局	生存时间(月)
(1)	(2)	(3)	(4)	(5)	(6)
1	赵**	02/10/2012	12/30/2014	存活	35^+
2	孙**	03/06/2012	08/15/2014	死于肺癌	29^+
3	李**	04/08/2012	12/05/2013	失访	20^+
4	钱**	05/20/2012	09/27/2013	死于车祸	16^+
5	赵**	06/06/2012	10/27/2014	死亡	28
6	陈**	07/21/2012	09/21/2014	死亡	26

生存时间有以下两种数据类型:

(1)完全数据(complete data):在规定的随访观察期内,研究者如实观察到某些研究对象发生了终点事件,从观察起点到发生终点事件所经历的时间,称为生存时间的完全数据。如表 14-2 所示,编号为 5、6 号的患者,随访结局都是死于胃癌,属于生存时间的完全数据。

(2)截尾数据(censored data):由于某种原因,研究者在规定的随访观察期内未能观察到研究对象终点事件的发生,即不知道该研究对象确切的生存时间,如同该研究对象的生存时间在未到达规定的终点之前就被截尾了。

产生截尾的原因有以下三种:①失访,即失去联系,如患者未继续就诊、拒绝访问、搬迁而未留地址等,故无法观察到其结局。例如,表 14-2 中编号为 3 号的患者。②退出,患者死于其他原因(非规定的结局事件)而退出研究。例如,死于车祸等意外事件、死于其他疾病等,如表 14-2 中编号为 2 号、4 号的患者。③终止,规定的研究期限已到,患者尚未发生终点事件,即患者仍然存活。例如,表 14-2 中编号为 1 号的患者。从观察起点到截尾时点所经历的时间称为截尾数据,习惯上在生存时间右上角标注"＋"表示。

完全数据提供了观察对象确切的生存时间,是生存分析的主要依据;截尾数据只提供了部分信息,即研究者并不知道研究对象的确切生存时间,只知道比观察到的截尾时间要长。

3. 死亡概率(mortality probability)　是指在某单位时段开始时存活的个体在该时段内死亡的可能性大小,记为 q。

$$q = \frac{某年内死亡人数}{某年年初人口数} \tag{14-1}$$

4. 生存概率(survival probability)　与死亡概率相对立,表示在某单位时段开始时存活的个体到该时段结束时仍存活的可能性大小,记为 p。

$$p = \frac{某年活满一年人数}{某年年初人口数} \tag{14-2}$$

5. 生存率(survival rate)　指观察对象活过 t_i 时刻的概率,常用 $\hat{S}(t_i)$ 表示,其范围在 0～1。如 $\hat{S}(10)$,表示某观察对象活过 10 天(或月、年)之后仍存活的概率。根据不同随访资料的失效事件,生存率可以是缓解率、某种状态的维持率等。

如果资料中无截尾数据,则可用直接法计算:

$$\hat{S}(t_i) = \frac{t_i 时刻仍存活的例数}{观察总例数} \tag{14-3}$$

如果含有截尾数据,须分时段计算生存概率,即将各分时段的生存概率相乘得到生存率。

$$\hat{S}(t_i) = p_1 \cdot p_2 \cdot p_3 \cdots p_i \tag{14-4}$$

式中, $p_i(i = 1, 2, 3, \cdots, i)$ 为各分时段的生存概率,故生存率又称为累积生存概率。

笔记栏

二、随访资料特点

(1)效应变量有 2 个，即生存时间(天数等)和结局(死亡与否、是否复发、是否阳性等)。

(2)存在截尾数据。

(3)分布类型复杂：随访资料常通过随访获得，因观察时间长且难以控制混杂因素，故其分布类型复杂，常呈指数分布、Weibull 分布、对数正态分布、对数逻辑斯谛分布或更为复杂的分布，医学科学研究中的生存时间分布呈现偏态和不规则状态，影响因素较多。因此，难以用传统的统计方法对这类数据进行处理。

第二节　生存率的估计

一、小样本生存率的乘积极限估计法

1. 生存率的计算　　当随访的样本例数较少时，生存率的估计采用乘积极限法，由于该方法是由 Kaplan 和 Meier 于 1958 年提出的，故又称为 Kaplan-Meier 法。此法采用条件概率及概率乘法的原理来计算生存率。

【例 14-1】　某医生欲了解老年晚期非小细胞肺癌患者在西医基础上接受中医药干预(中西医结合组)后的生存情况，记录生存时间(月)数据如下，试估计其生存率。

9　12　12^+　15　18　20　22^+　24　28　33　35　37　38　42^+　46^+

计算步骤如下：

(1)将生存时间(t_i)按照从小到大的顺序排列，若遇到完全数据和截尾数据相同，则将截尾数据排在完全数据后面，见表 14-3 第(2)列。

(2)列出与时间区间[t_i, t_{i+1})对应的死亡人数 d_i，以及截尾人数 c_i，见表 14-3 的第(3)、(4)列。

(3)列出期初观察人数(n_i)，即在每一时刻 t_i 之前的生存人数。计算时应将上一时刻的期初观察人数减去上一时间段的死亡人数和截尾人数，即 $n_i = n_{i-1} - d_{i-1} - c_{i-1}$，见表 14-3 第(5)列。

(4)计算各时间区间上的死亡概率(q_i)及生存概率(p_i)，见表 14-3 第(6)、(7)列。

(5)按公式(14-4)计算生存率 $\hat{S}(t_i)$，见表 14-3 的第(8)列。例如，接受中医药干预后的老年晚期非小细胞肺癌者 9 个月的生存率为 93.33%，12 个月生存率 = 0.9333×0.9286 = 0.8666 = 86.66%，依次类推。

注意：有截尾数据时，死亡概率为 0，生存概率必为 1，对应的生存率则与上一时间的生存率相同。也即截尾数据只影响期初观察例数的计算。

表 14-3　中西医结合组老年晚期非小细胞肺癌患者的生存率计算表

序号(i) (1)	时间(月)t_i (2)	死亡人数 d_i (3)	截尾人数 c_i (4)	期初观察人数 n_i (5)	死亡概率 q_i (6)	生存概率 p_i (7)	生存率 $\hat{S}(t_i)$ (8)	标准误 SE[$\hat{S}(t_i)$] (9)
1	9	1	0	15	0.0667	0.9333	0.9333	0.0644
2	12	1	0	14	0.0714	0.9286	0.8666	0.0878
3	12^+	0	1	13	0	1.0000	0.8666	0.0878
4	15	1	0	12	0.0833	0.9167	0.7944	0.1061
5	18	1	0	11	0.0909	0.9091	0.7222	0.1185
6	20	1	0	10	0.1000	0.9000	0.6500	0.1268
7	22^+	0	1	9	0	1.0000	0.6500	0.1268
8	24	1	0	8	0.1250	0.8750	0.5687	0.1344
9	28	1	0	7	0.1429	0.8571	0.4875	0.1376

笔记栏

续表

序号(i) (1)	时间(月)t_i (2)	死亡人数 d_i (3)	截尾人数 c_i (4)	期初观察人数 n_i (5)	死亡概率 q_i (6)	生存概率 p_i (7)	生存率 $\hat{S}(t_i)$ (8)	标准误 SE[$\hat{S}(t_i)$] (9)
10	33	1	0	6	0.1667	0.8333	0.4062	0.1366
11	35	1	0	5	0.2000	0.8000	0.3250	0.1312
12	37	1	0	4	0.2500	0.7500	0.2437	0.1209
13	38	1	0	3	0.3333	0.6667	0.1625	0.1044
14	42$^+$	0	1	2	0	1.0000	0.1625	0.1044
15	46$^+$	0	1	1	0	1.0000	0.1625	0.1044

2. 生存率的标准误和可信区间的估计

(1)生存率标准误的计算：生存率的标准误用符号 SE[$\hat{S}(t_i)$]表示，是反映生存率 $\hat{S}(t_i)$ 抽样误差的统计指标。其计算公式有以下两个：

$$\text{SE}[\hat{S}(t_i)] = \hat{S}(t_i) \times \sqrt{\sum \frac{d_i}{n_i(n_i - d_i)}} \tag{14-5}$$

$$\text{SE}[\hat{S}(t_i)] = \hat{S}(t_i) \times \sqrt{\frac{1 - \hat{S}(t_i)}{n_i - d_i}} \tag{14-6}$$

其中，式(14-5)中 $\sum \frac{d_i}{n_i(n_i - d_i)}$ 表示把小于和等于 t_i 时刻的各种非截尾值对应的 $\frac{d_i}{n_i(n_i - d_i)}$ 相加的总和，因截尾值的标准误等同于前面那个非截尾值的标准误，因此只需要计算非截尾值的标准误。当例数较多时，两种方法计算结果很接近；当例数较少时，按式(14-5)计算的标准误偏小，按式(14-6)计算的标准误偏大。下面我们仅举例说明用式(14-5)计算标准误的方法。

$$\text{SE}[\hat{S}(t_8)] = \hat{S}(t_8) \times \sqrt{\frac{1}{15 \times 14} + \frac{1}{14 \times 13} + \frac{1}{12 \times 11} + \frac{1}{11 \times 10} + \frac{1}{10 \times 9} + \frac{1}{8 \times 7}}$$
$$= 0.5687 \times 0.2364 = 0.1344$$

(2)生存率可信区间的估计：从样本资料计算得到的生存率结合标准误，可以对总体生存率进行区间估计。大样本时，生存率近似服从正态分布，可按照正态分布的原理，用下式进行估计：

$$\hat{S}(t_i) \pm u_{\alpha/2}\text{SE}[\hat{S}(t_i)] \tag{14-7}$$

如样本生存率 $\hat{S}(t_i) = 0.5687$，其总体生存率95%的可信区间的估计为
$$0.5687 \pm 1.96 \times 0.1344 = (0.3053, 0.8321)$$

(3)尾部数据生存率可信区间的估计：上述估计方法是基于正态分布的原理，故不适合于曲线尾部或接近尾部生存率可信区间的估计，因为此处的正态性较差，所估计的可信区间的上、下限值可能小于0或大于1。此时可计算生存率经对数变换后的值以及相应的标准误，据此来估计其可信区间。计算步骤为

1)将生存率 $\hat{S}(t_i)$ 进行对数变换

$$\hat{G}(t_i) = \ln[-\ln \hat{S}(t_i)] \tag{14-8}$$

式中，ln 表示自然对数；$\hat{G}(t_i)$ 为 $\hat{S}(t_i)$ 两次对数变换后的值。

2)计算 $\hat{G}(t_i)$ 的标准误：其计算公式为

$$\text{SE}[\hat{G}(t_i)] = \sqrt{\sum \frac{d_i}{n_i(n_i - d_i)} \Big/ \left(\sum \ln \frac{n_i - d_i}{n_i}\right)^2} \tag{14-9}$$

3)计算 $\hat{G}(t_i)$ 的可信区间为

$$\hat{G}(t_i) \pm u_{\alpha/2}\text{SE}[\hat{G}(t_i)] \tag{14-10}$$

笔记栏

4)计算 $\hat{S}(t_i)$ 可信区间：将式(14-10)进行反对数变换即得 $\hat{S}(t_i)$ 的可信区间，公式为

$$\exp\{-\exp\{\hat{G}(t_i)\pm u_{\alpha/2}\mathrm{SE}[\hat{G}(t_i)]\}\} \tag{14-11}$$

如在例 14-1 中，试计算 $t_2=2$ 月时生存率的95%的可信区间？

$$\hat{G}(t_2)=\ln[-\ln\hat{S}(t_2)]=\ln[-\ln 0.8666]=-1.9389$$

$$\mathrm{SE}[\hat{G}(t_2)]=\sqrt{\sum\frac{d_2}{n_2(n_2-d_2)}\bigg/\left(\sum\ln\frac{n_2-d_2}{n_2}\right)^2}=\frac{0.1013}{0.1431}=0.7077$$

$$\hat{G}(t_2)\pm u_{\alpha/2}\mathrm{SE}[\hat{G}(t_2)]=-1.9389\pm 1.96\times 0.7077=(-0.5518,-3.3260)$$

故 $\hat{S}(t_2)$ 的95%的可信区间为

$$\exp\{-\exp\{\hat{G}(t_2)\pm u_{\alpha/2}\mathrm{SE}[\hat{G}(t_2)]\}\}=\exp\{-\exp(-0.5518,-3.3260)\}=(0.5622,0.9647)$$

3. 生存曲线(survival curve)　　以生存时间(t)为横轴，以生存率(P)为纵轴，在直角坐标系里绘制生存时间和生存率对应的点，连接各点得到的折线即称为生存曲线。生存曲线是一条下降的曲线，分析时应注意曲线的高度和下降的坡度，可以更形象地描述生存过程。平缓的生存曲线表示高生存率或较长生存期；陡峭的生存曲线表示低生存率或较短生存期。

【例 14-2】　在例 14-1 中，假定该医生也统计了 15 例仅进行西医治疗(西医治疗组)的老年晚期非小细胞肺癌患者的生存情况，记录生存时间(月)数据如表 14-4 所示，试估计其生存率并绘制生存曲线。

6　8　10　12　13　14　14^+　16　20　22^+　25^+　27　28　30　32

表 14-4　西医治疗组老年晚期非小细胞肺癌患者的生存率计算表

序号	时间(月)	死亡人数	截尾人数	期初观察人数	死亡概率	生存概率	生存率	标准误
(i)	t_i	d_i	c_i	n_i	q_i	p_i	$\hat{S}(t_i)$	$\mathrm{SE}[\hat{S}(t_i)]$
(1)	(2)	(3)	(4)	(5)	(6)	(7)	(8)	(9)
1	6	1	0	15	0.0667	0.9333	0.9333	0.0644
2	8	1	0	14	0.0714	0.9286	0.8666	0.0878
3	10	1	1	13	0.0769	0.9231	0.8000	0.1032
4	12	1	0	12	0.0833	0.9167	0.7333	0.1142
5	13	1	0	11	0.0909	0.9091	0.6666	0.1217
6	14	1	0	10	0.1000	0.9000	0.6000	0.1265
7	14^+	0	1	9	0.0000	1.0000	0.6000	0.1265
8	16	1	0	8	0.1250	0.8750	0.5250	0.1310
9	20	1	0	7	0.1429	0.8571	0.4500	0.1320
10	22^+	0	1	6	0.0000	1.0000	0.4500	0.1320
11	25^+	0	1	5	0.0000	1.0000	0.4500	0.1320
12	27	1	0	4	0.2500	0.7500	0.3375	0.1389
13	28	1	0	3	0.3333	0.6667	0.2250	0.1304
14	30	1	0	2	0.5000	0.5000	0.1125	0.1028
15	32	1	0	1	1.0000	0	0	—

从图 14-1 可以直观地看出中西医结合组老年晚期非小细胞肺癌患者生存曲线较高、下降平缓，说明其生存率较高；而西医治疗组老年晚期非小细胞肺癌患者生存曲线较低、下降陡峭，说明其生存率较低。

从生存曲线图中，我们还可以获知中位生存期，又称半数生存期，表示恰有 50%的个体尚存活的时间。中位生存期越长，表示预后越好；中位生存期越短，表示预后越差。生存曲线图中生存率为 50%时所对应的生存时间即中位生存期。

笔记栏

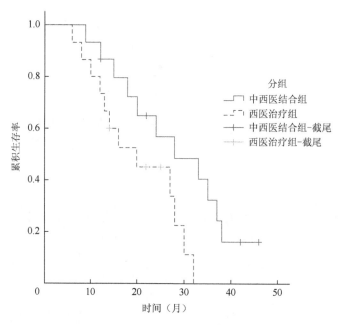

图 14-1 两种方案治疗后的老年晚期非小细胞肺癌患者生存曲线图

二、大样本生存率的寿命表法

1. 生存率的计算 当随访的样本例数较大时，生存时间可进行分组，进而可以得到各个时间段的生存数据的频数表，此时可用寿命表法进行生存率的估算。

【例 14-3】 某医院对 162 名乳腺癌患者手术后的生存情况进行了 11 年的随访，整理数据如表 14-5所示，试估计各年生存率。

表 14-5 162 名乳腺癌患者手术后的生存率计算表

序号 (i)	术后年数(年) $t_{i-1} \sim t_i$	期内死亡人数 d_i	期内截尾人数 c_i	期初病例数 n_i	期初有效例数 N_i	死亡概率 q_i	生存概率 p_i	生存率 $\hat{S}(t_i)$	标准误 $SE[\hat{S}(t_i)]$
(1)	(2)	(3)	(4)	(5)	(6)	(7)	(8)	(9)	(10)
1	0～	15	0	162	162	0.0926	0.9074	0.9074	0.0228
2	1～	9	0	147	147	0.0612	0.9388	0.8518	0.0279
3	2～	8	0	138	138	0.0580	0.9420	0.8025	0.0313
4	3～	22	6	130	127	0.1732	0.8268	0.6635	0.0374
5	4～	8	4	102	100	0.0800	0.9200	0.6104	0.0388
6	5～	7	5	90	87.5	0.0800	0.9200	0.5615	0.0398
7	6～	0	3	78	76.5	0.0000	1.0000	0.5615	0.0398
8	7～	15	0	75	75	0.2000	0.8000	0.4492	0.0411
9	8～	9	3	60	58.5	0.1538	0.8462	0.3801	0.0407
10	9～	7	1	48	47.5	0.1474	0.8526	0.3241	0.0398
11	10～11	11	3	40	38.5	0.2857	0.7143	0.2315	0.0370

注：生存时间长于 10 年者 26 例。

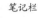

计算步骤如下：

(1) 列出生存时间区间 $[t_{i-1}, t_i]$，见表 14-5 第(2)列。进而将患者生存时间与生存区间对应，得到期内死亡人数 d_i、期内截尾人数 c_i，见表 14-5 第(3)、(4)列。

(2)计算期初病例数 n_i，见表 14-5 第(5)列。计算列方法如前。

(3)计算期初有效例数 N_i。假定截尾者平均有一半的机会在该区间内面临死亡风险，因此应从期初病例数中减去 $c_i/2$ 作为期初有效例数(即 $N_i = n_i - \dfrac{c_i}{2}$)，以免在生存率的计算过程中受截尾数据影响太大。计算结果见表 14-5 第(6)列。

(4)计算各时间区间上的死亡概率 q_i。结果见表 14-5 第(7)列。计算公式为：$q_i = \dfrac{d_i}{N_i}$。

(5)计算各时间区间上的生存概率 p_i。结果见表 14-5 第(8)列。计算公式为：$p_i = 1 - q_i$。

(6)按公式(14-5)的方法计算生存率 $\hat{S}(t_i)$。结果见表 14-5 第(9)列。可见乳腺癌患者手术后 1 年生存率为 90.74%，2 年生存率为 85.18%，依次类推。

2. 生存率的标准误和可信区间的估计　　见小样本生存率的标准误及可信区间的估计，此处不再介绍。

3. 生存曲线　　如图 14-2 所示。

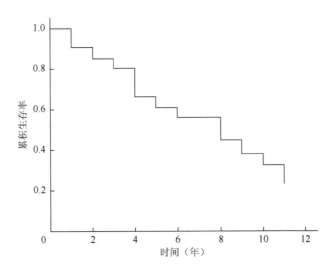

图 14-2　162 名乳腺癌患者手术后的生存曲线图(寿命表法)

第三节　生存曲线的比较

第二节介绍的乘积极限法和寿命表法对基于样本资料所估计的样本生存率，由于存在抽样误差，不能直接进行组间生存率的比较，应通过假设检验方法检验其总体生存率是否相同。生存率假设检验方法有参数法、半参数法和非参数法三类。参数法的应用前提是样本生存资料服从某种参数分布，可对总体生存率进行统计推断；半参数主要用于分析影响生存时间和生存率的因素，属于多因素分析方法，其典型方法是 Cox 模型分析法(可参考相关教材)；生存资料由于截尾值和生存时间，一般不服从某种特定的参数分布，所用的检验方法多为非参数法。非参数法不论资料是什么样的分布，只根据样本提供的顺序统计量对生存率做出估计，对两组或多组生存率的比较，其无效假设也只是假定两组或多组的总体生存时间分布相同，而不对其分布形式及参数做出推断。常用的非参数法有 log-rank 检验、Gehan 比分检验和 Breslow 检验，这里仅介绍对数秩检验，即 log-rank 检验。

1. 基本思想　　log-rank 检验又称时序检验。其基本思想是：在假定无效假设(两总体生存曲线相同)成立的前提下，可根据不同日期两种处理的期初人数和死亡人数，计算各种处理在各个时期的理论死亡数。若无效假设成立，则实际死亡数与理论死亡数不会相差太大，否则应认为无效假设不成立，两条生存率曲线差异有统计学意义。

笔记栏

2. log-rank 检验统计量(近似法)　　计算公式为

$$\chi^2 = \sum \frac{(A_g - T_g)^2}{T_g} \tag{14-12}$$

$$\nu = 比较组数 - 1 \tag{14-13}$$

其中，A_g 和 T_g 分别是死亡的实际数和理论期望数。

3. 适用范围　　两组及多组样本生存时间比较。

4. 计算步骤

【例 14-4】　接例 14-2，试比较中西医结合组和西医治疗组的老年晚期非小细胞肺癌患者的生存曲线，就总体而言，两个生存函数是否有差别。

中西医结合组：9　12　12^+　15　18　20　22^+　24　28　33　35　37　38　42^+　46^+

西医治疗组：6　8　10　12　13　14　14^+　16　20　22^+　25^+　27　28　30　32

(1)建立检验假设，确定检验水准。

H_0：两总体生存曲线相同

H_1：两总体生存曲线不同

$\alpha = 0.05$

(2)计算 χ^2 值。

1)将两组资料统一按生存时间由小到大排列，见表 14-6 第(1)列。

表 14-6　两组老年晚期非小细胞肺癌患者治疗后生存曲线的 log-rank 检验计算表

时间	中西医结合组				仅进行西医治疗组				合计	
t_i	n_{1i}	d_{1i}	T_{1i}		n_{2i}	d_{2i}	t_{2i}		n_i	d_i
(1)	(2)	(3)	(4)		(5)	(6)	(7)		(8)	(9)
6	15	0	0.5		15	1	0.5		30	1
8	15	0	0.5172		14	1	0.4828		29	1
9	15	1	0.5357		13	0	0.4643		28	1
10	14	0	0.5185		13	1	0.4815		27	1
12	14	1	1.077		12	1	0.9231		26	2
…									
合计	—	11	15.7449		—	12	7.2551		—	23

2)分别列出各组在时间 t_i 上的期初例数 n_{gi} 和死亡数 d_{gi}，见表 14-6 第(2)～(6)列，合计期初例数 n_i 和死亡数 d_i 见表 14-6 第(8)、(9)列。

3)计算各组在时间 t_i 上的理论死亡数 T_{gi}。计算方法同理论频数。

$$T_{gi} = \frac{n_{gi}d_i}{n_i} \tag{14-14}$$

在每个时间 t_i 上，两组患者死亡数据都可以组成一个四格表，以生存时间 8 月为例，建立四格表如表 14-7 所示。

表 14-7　理论死亡数计算表(以生存时间 8 个月为例)

组别	死亡数	未死亡数	合计
中西医结合组	0	15	15
西医治疗组	1	13	14
合计	1	28	29

中西医结合组理论死亡数 $= 15 \times 1/29 = 0.5172$。

西医治疗组理论死亡数 $= 14 \times 1/29 = 0.4828$。

各组在各时间 t_i 上的理论死亡数均按此方法计算，结果见表 14-6 第(4)、(7)列。

4)计算各组的实际死亡总数与理论死亡总数。见表 14-6 中合计项，中西医结合组实际死亡总数 $A_1 = 11$，理论死亡总数 $T_1 = 15.7449$；西医治疗组实际死亡总数 $A_2 = 12$，理论死亡总数 $T_2 = 7.2551$。

5)将 A_1、A_2、T_1、T_2 代入公式(14-12)，计算 χ^2 值。

$$\chi^2 = \sum \frac{(A_g - T_g)^2}{T_g} = \frac{(11-15.7449)^2}{15.7449} + \frac{(12-7.2551)^2}{7.2551} = 4.53$$

$$\nu = 比较组数 - 1 = 2 - 1 = 1$$

查 χ^2 界值表，得 $\chi^2 = 4.53 > 3.84$，故 $P < 0.05$，按 $\alpha = 0.05$ 水准，拒绝 H_0，接受 H_1，结果表明两组差异有统计学意义，可认为两条生存曲线不同，中西医结合组生存曲线高于西医治疗组，中西医结合治疗效果优于西医治疗效果。

第四节　生存分析的正确应用

(1)在应用生存分析时，资料需满足以下要求：

1)样本由随机抽样得到，要有一定的样本量(满足统计学要求)。出现终点结局的例数和比例不能太少。

2)完全数据不能占太少的比例，即截尾值不能太多。

3)生存时间尽可能精确。因为许多常用的生存分析方法都是在生存时间排序的基础上作统计处理，即使小小的舍入误差也可能改变生存时间顺序而影响结果。

(2)log-rank 检验用于整条生存曲线的比较。

(3)用 log-rank 检验比较时，要求各组生存曲线不能交叉，如果有交叉则提示可能存在混杂因素，此时应进行样本分层或多因素的方法校正混杂因素。

****

统计学内容表达

生存分析结果主要报告以下内容：

1. 生存过程的描述　研究生存时间的分布特点，绘制生存曲线等。
2. 生存率的区间估计　通过计算生存率及其标准误，估计各时点生存率的可信区间。
3. 生存曲线的比较分析　获得生存率及其标准误的估计值后，可进行两组或多组生存曲线的比较。

如例 14-4，中西医结合组和西医治疗组的老年晚期非小细胞肺癌患者两组生存曲线的估计，以及两组生存曲线的比较结果报告如下：

图 14-1 为中西医结合组和西医治疗的老年晚期非小细胞肺癌患者的 Kaplan-Meier 生存曲线，两组中位生存期分别为 28 个月和 20 个月。log-rank 检验 $\chi^2 = 4.587$，$P = 0.032 < 0.05$，两条生存曲线差异有统计学意义，中西医结合组生存率高于西医治疗组。

案 例 辨 析

为评价 A、B 两种治疗方案对某病的治疗效果，A 组(group = 0)12 人，B 组(group = 1)13 人。患者分组后检查其肾功能(kidney)，功能正常者记为 0，异常者记为 1。治疗后生存时间为 time(天)，生存结局 status = 0 表示删失，status = 1 表示死亡。

表 14-8　25 例某病患者两种治疗方法的生存情况

编号 (No)	分组 (group)	肾功能 (kidney)	生存时间 (time)	结局或删失 (status)	编号 (No)	分组 (group)	肾功能 (kidney)	生存时间 (time)	结局或删失 (status)
1	0	1	8	1	14	1	0	632	1
2	0	0	852	0	15	1	0	2240	0
3	0	1	52	1	16	1	0	195	1
4	0	0	220	0	17	1	0	76	1
5	0	1	63	1	18	1	0	70	1
6	0	0	8	1	19	1	1	13	1
7	0	0	1976	0	20	1	1	23	1
8	0	0	1296	0	21	1	0	1296	1
9	0	0	1460	0	22	1	0	210	1
10	0	1	63	1	23	1	0	700	1
11	0	0	1328	0	24	1	1	18	1
12	0	0	365	0	25	1	0	1990	0
13	1	0	180	1					

甲医师以生存结局为观察指标，整理得 A、B 两组死亡情况(表 14-9)。考虑到例数较少，采用 Fisher 确切概率法，得 $P = 0.097$，说明两种治疗方法疗效差别无统计学意义。

表 14-9　两种治疗方法疗效比较

分组	死亡数	未死亡数	合计	病死率/%
A	6	6	12	50.0
B	11	2	13	84.6
合计	17	8	25	68.0

乙医师以生存时间为观察指标，考虑到肾功能是否异常为可能混杂因素，采用多重线性回归进行校正混杂因素后的组间生存时间比较，结果见表 14-10。说明校正肾功能是否异常后，两种治疗方法疗效差别无统计学意义，与甲医师的结论一致。

表 14-10　25 例某病患者多重线性回归分析结果

变量	$\hat{\beta}$	SE($\hat{\beta}$)	t	P
constant，常数项	914.817	211.229	4.331	<0.0001
group，分组	−137.271	261.838	−0.524	0.605
kidney，肾功能状态	−821.701	291.346	−2.820	0.010

请问：(1)甲医师和乙医师所采用的统计分析方法是否恰当？为什么？

(2)请根据分析目的，指出正确的分析方法并说明理由。

电脑实验

【实验 14-1】　以例 14-1、例 14-2 为例，掌握小样本生存率的乘积极限估计法、生存曲线的绘制及两生存曲线的比较。

笔记栏

小　　结

　　生存分析是将研究对象的终点事件(死亡、复发、缓解、失效等)出现与否及其出现结局所经历的时间两个因素同时结合起来分析的统计分析方法，可用于生存率的估计、生存曲线的比较，影响因素的分析和生存预测。

　　生存率的估计有 Kaplan-Meier 法和寿命表法，前者适用于小样本或大样本未分组资料，后者适用于大样本分组资料。两者均利用概率乘法定理计算生存率。

　　log-rank 检验是两条或多条生存曲线比较的非参数检验方法之一，因其能对各组生存曲线作整体比较，实际工作中应用较多。

思考与练习

一、最佳选择题

1. 下列有关生存时间的定义中正确的是(　　)。
　　A. 流行病学研究中，从开始接触某危险因素至某病发病所经历的时间
　　B. 乳腺增生症妇女治疗后阳性体征消失至首次复发的时间
　　C. 肺癌患者从手术治疗开始到死亡的时间
　　D. 急性白血病患者从治疗开始到缓解的时间
　　E. 以上均正确

2. 表 14-11 是急性白血病患者药物诱导后缓解至首次复发的随访记录。生存时间属截尾数据的有(　　)。
　　A. 1 号和 3 号　　　　　　B. 1 号和 2 号　　　　　　C. 2 号、4 号和 5 号
　　D. 2 号、3 号和 4 号　　　E. 1 号、2 号和 3 号

表 14-11　急性白血病患者药物诱导后缓解至首次复发的随访记录

患者编号	缓解时间	终止观察日期	结局	生存时间(月)
1	2000.04.01	2000.09.06	复发	158
2	2001.11.05	2002.02.05	死亡	91
3	2000.07.15	2000.12.10	复发	147
4	2001.05.20	2001.08.25	失访	96
5	2002.09.03	2002.12.31	缓解	119
…	…	…	…	…

3. 下列有关 log-rank 检验的描述中正确的是(　　)。
　　A. log-rank 检验是各组生存率的整体比较
　　B. log-rank 检验是各组生存率某时间点的比较
　　C. log-rank 检验属生存曲线比较的参数法
　　D. log-rank 检验中，各组实际死亡数必等于理论死亡数
　　E. log-rank 检验的自由度为 1

二、简答题

1. 随访资料有何特点？

2. 生存时间有哪些数据类型？出现截尾数据的原因有哪些？

3. 生存率的估计有哪些基本统计方法？

三、计算题

1. 某医师将 28 例胃癌患者随机分为两组，分别采用甲、乙两种方法进行治疗，从缓解出院日开始随访，随访时间(月)记录如下(带 "+" 的数据表示截尾数据)：

甲方法：1，3，4，6，7，8^+，10，13，16，22，26，28^+，32，37^+

乙方法：8，10，12^+，16，18，23，25，28，32，34，38，40，42^+，44^+

该医师应采用什么样的统计方法分析比较两种方法的疗效有无差别？

参 考 文 献

方积乾. 2012. 卫生统计学. 7 版. 北京：人民卫生出版社，410-419.

刘苓霜，姜怡，沈丽萍，等. 2011. 中医药干预老年晚期非小细胞肺癌患者的生存研究. 上海中医药大学学报，12(6)：26-29.

齐聪，张勤华，卢泰. 2006. 160 例卵巢癌中西医治疗临床疗效评价及生存分析. 上海中医药杂志，40(12)：38-39.

赵婧，刘胜，刘佳. 2011. 266 例乳腺癌术后患者 5 年生存分析.中国中医药信息杂志，18(10)：21-23.

(黄　杏)

笔记栏

第十五章 Meta 分析

【案例】 新生儿黄疸是由于新生儿期体内胆红素积聚过多而引起的皮肤黏膜或组织器官的黄染，可发生于50%足月儿和80%-早产儿。临床上常用茵栀黄口服液治疗新生儿黄疸，经全面文献检索，使用茵栀黄口服液作为干预措施治疗新生儿黄疸的临床随机对照试验有91篇，对照措施有空白对照、蓝光照射、益生菌、抚触以及其他对症治疗。各项研究的用药疗程、用法用量不尽相同，治疗的痊愈率也各不相同，与对照措施相比疗效有的相当，有的优效，有的劣效，究竟茵栀黄口服液治疗新生儿黄疸是否安全有效呢？最佳服用剂量和疗程是什么呢？

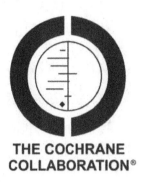

第一节 Meta 分析的意义

一、Meta 分析的定义

Meta分析是一种通过特定的统计分析技术，对现有同类问题的研究结果进行合理的归纳和定量综合的方法。英国教育心理学家Glass于1976年提出Meta分析一词，最早用于教育学、心理学中研究同类问题不同研究结果的整合（integrating the finding）。Meta分析在生物医药领域的广泛应用得益于20世纪循证医学的发展。1972年，Archie Cochrane首次提出循证医学的思想并将系统综述的方法应用于产科领域，从而开创了20世纪临床医学领域内的一场翻天覆地的革命，1992年，Sackett等正式提出了循证医学这一全新的临床医学模式，强调临床医生应用当前可得的最佳研究证据进行临床决策。1993年，国际上成立了Cochrane协作网（Cochrane collaboration），广泛开展系统评价和Meta分析相关技术的研究，为提高循证医学实践质量奠定基础，针对随机临床试验结果进行系统评价和Meta分析被认为是系统评价中最高级别的证据，这就极大地促进了该方法的普及、发展和应用。自20世纪90年代"循证医学"蓬勃发展以来，Meta分析在医学领域的应用尤其广泛，覆盖了疾病的病因、诊断、治疗、预防、预后、卫生经济学以及医学教育等各个方面。

目前Meta分析存在广义和狭义两种概念，尚未统一。广义认为：Meta分析是系统综述的一种类型，是一个研究的过程。系统综述是一种临床医学研究方法，是全面收集符合纳入标准的所有相关临床研究并逐个进行严格评价和分析，必要时进行定量合成的统计学处理，得出综合结论的研究过程。当系统综述用定量合成的方法对资料进行统计学处理时称为Meta分析，即定量系统综述。没有进行Meta分析的系统综述，可以认为是定性系统综述。狭义认为：Meta分析只是一种定量合成的统计处理方法。目前国内外文献中以广义概念应用更为普遍。本章节所介绍的Meta分析指其广义的概念，即定量的系统综述。

二、Meta 分析的作用

为什么要进行同类研究文献的Meta分析？Meta分析的优势主要在于以下四个方面：第一，增加统计功效。目前大量临床研究常由于经费、技术条件的限制，纳入研究的样本例数较小，检验效能较低，利用Meta分析可以增加样本含量，在一定程度上减小随机抽样误差，提高检验效能，从而充分利用现有研究资源。第二，评估不同文献研究结果的异质性。在医学研究中，同一问题的不同研究结果之间经常存在不一致的地方，有的研究结果甚至截然相反，通过探讨这些不一致研究结果的形成原因，可以促进医药研究方法发展和估计可能存在的各种偏倚，对有争议甚至互相矛盾的研究结果进行合理的定量综合，可以得出更

笔记栏

为深刻和明确的结论。第三，增强结论的可靠性和针对性。通过文献质量评价，对纳入研究的偏倚风险进行评估，剔除偏倚风险高和可信度很低的研究后进行敏感性分析，能最大限度地减少各种偏倚，提高效应量估计的精度，同时根据影响疾病的预后因素进行适当的亚组分析，还能使研究结果更具有针对性，使结论适用特定的患者群体，指导个体治疗。第四，Meta 分析有时还能为新的临床研究指明方向。

第二节　Meta 分析思路

开展 Meta 分析必须遵循一定的方法和步骤，否则 Meta 分析的结论是不可靠的，甚至会产生误导。Meta 分析的步骤一般有七个：①提出研究问题，并撰写研究计划；②检索相关文献；③根据研究方案筛选文献；④资料提取；⑤文献的质量评价；⑥资料的统计学处理；⑦研究结果的报告。

一、提出研究问题

提出 Meta 分析的研究问题时应将临床问题转化成可回答的科学问题。提出研究问题是进行 Meta 分析非常关键的一步，也是进行 Meta 分析的起始。可回答的科学问题即根据研究对象(participant，P)、干预措施(intervention，I)、对照措施(comparison，C)、结局指标(outcome，O)、研究设计类型(study design，S)五大要素构成的结构化问题，就是通常所说的 PICOS。科学问题确定好以后，研究的纳入、排除标准就确定了，此时可以撰写研究方案并将研究方案注册发表，如果研究者做 Cochrane 系统综述，必须先在 Cochrane library 提交研究方案，如果研究非 Cochrane 系统综述，可以在 PROSPERO 注册平台 https：//www.crd.york.ac.uk/prospero/进行注册。当然不是所有的 Meta 分析都必须要注册，不注册也可以发表，但质量一般会受到影响。

二、文献检索

首先，明确检索的数据库来源和名称、检索时间(检索起止日期)和文献语种。进行 Meta 分析时，计算机检索应至少包括以下几个数据库：外文数据库应检索 Cochrane 图书馆试验注册库、相关专业数据库、MEDLINE、EMBASE 和临床试验注册数据库；中文数据库应检索中国生物医学文献数据库(CBM)、中国期刊全文数据库(CNKI)、维普数据库(VIP)和万方数据资源系统。同时，尽可能补充检索其他专业相关的资源，包括人工检索灰色文献(如内部报告、会议论文)、查找相关研究的参考文献清单或与研究作者进行联系等。

其次，制定完善的检索策略。检索策略制定可参考与自己研究问题相关、已发表的 Meta 分析(特别是 Cochrane 系统综述)检索策略，或请教信息检索专业人员。根据 PICOS 要素，将 Meta 分析问题分解为计算机检索系统可识别的关键词或主题词，利用逻辑运算符组成检索提问式。需要预检索，根据检索结果不断修正完善检索策略。

以小柴胡汤治疗慢性乙型肝炎的系统综述为例，检索策略制定如下：

CNKI 数据库：SU =('乙肝' + '乙型肝炎' + '慢性乙型肝炎' + '慢乙肝' + 'HBV') and SU =('小柴胡汤' + '小柴胡汤加减' + '小柴胡汤化裁' + '小柴胡颗粒' + '小柴胡冲剂' + '柴胡疏肝散') and FT =('随机')。在主题中检索疾病和干预措施，全文检索研究类型，如图 15-1 所示。

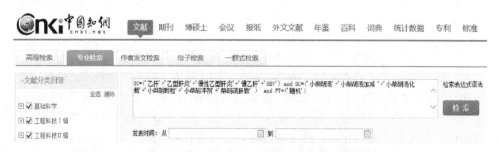

图 15-1　小柴胡汤治疗慢性乙型肝炎系统综述检索策略(CNKI 数据库)

Pubmed：一般把疾病名称采用 MeSH 检索，干预措施限定到标题或摘要中，研究类型可以在检索结果的左侧边栏进行限定(图 15-2)。

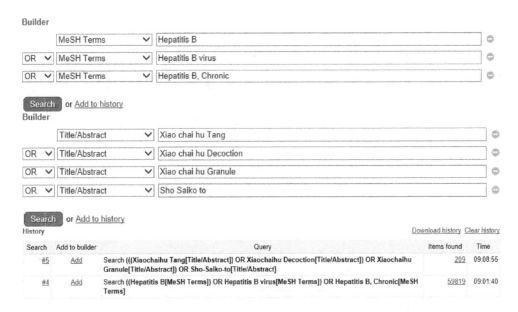

图 15-2 小柴胡汤治疗慢性乙型肝炎系统综述检索策略(Pubmed 数据库)

将步骤 1(#4)和步骤 2(#5)添加(Add)到检索框中并用和(AND)连接进行检索(图 15-3)：

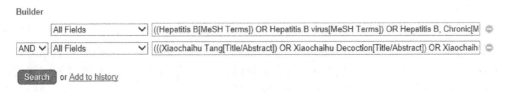

图 15-3 检索步骤 1 和 2 的连接

在检索结果的左侧边栏限定研究类型(图 15-4)：

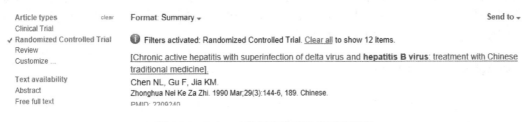

图 15-4 Pubmed 数据库中研究类型的限定

三、文献的筛选

首先是初筛，通过阅读文献的题录和摘要，判断该研究与 Meta 分析的问题之间是否相关，初筛标准较简单，通常只包含了文献研究类型、研究对象的临床特点和干预措施这三个方面。通常使用 NoteExpress 或者 Endnote 软件完成。对于排除的文献，需要给出排除的理由。

其次是全文筛选，对于初筛选出的可能合格的文献进一步获取全文。仔细阅读和评估文献的方

笔记栏

法学部分，以确定文献是否符合 Meta 分析的纳入标准，并决定该文献是否纳入。一般需要设计全文筛选表格来协助完成全文筛选。筛选表格按照纳入标准(PICOS 五个方面)进行设计。文献筛选流程见图 15-5。

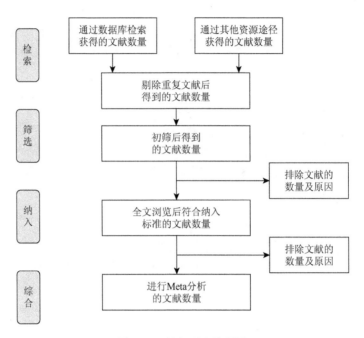

图 15-5　纳入研究流程图

四、资料提取

资料提取主要通过设计资料提取表全面系统地收集待分析的资料和数据。一般涉及以下七部分信息。①纳入研究的基本信息：纳入研究的编号(如 Han M 2017)、题录、通信作者和联系方式。②研究方法和可能存在的偏倚：研究的设计类型和研究的风险偏倚评估。③研究对象的特征：年龄、性别、诊断标准、疾病严重程度、种族、社会人口学特征、研究地点等。④干预措施：试验组和对照组的干预细节，以药物为例，应提取药物名称、给药途径、剂量、疗程、频率等。⑤结局指标：按照原始研究报告的指标收集全部有效性结局和安全性结局的指标，以便于判断是否有选择性结局报告。⑥研究结果：根据研究方案收集主要结局、次要结局和安全性结局数据。对于二分类变量，收集试验组和对照组各自的总人数和发生目标事件的人数；对于连续性变量，收集试验组和对照组各自的总人数、指标的均值和标准差。⑦其他信息：重要的引文、资助机构、潜在利益冲突、是否获得伦理学委员会的批准、研究设计时是否计算了需要的样本量等。

五、评估纳入研究的偏倚风险

方法学质量高的研究更能保证研究结果的真实性，数据分析常说 garbage in garbage out，即"垃圾数据分析，只能得到垃圾的结论"，因此需要对纳入的研究进行方法学质量评估。目前对于随机对照试验的方法学质量评估，Cochrane 协作网推荐采用"偏倚风险评估"工具。包括 6 个方面：①随机分配方法；②分配方案隐藏；③对研究对象、治疗方案实施者、研究结果测量者采用盲法；④结果数据的完整性；⑤选择性报告研究结果；⑥其他偏倚来源。针对每一项纳入的研究结果，对上述 6 条做出"是"(低度偏倚)"否"(高度偏倚)"不清楚"(缺乏相关信息或偏倚情况不确定)的判断。此评估工具对每一条的判断均有明确标准，减少了主观因素的影响，保证评估结果有更好的可靠性。实施文章质量评估通常由 2 名评估员分别进行评估，出现争议处需要请第 3 位人员进行集体讨论确定。评价方法见表 15-1。

表 15-1　Cochrane 协作网风险偏倚评估工具

评价条目	评价内容描述	作者判断
随机序列产生方法	详细描述产生随机分配序列的方法	随机序列产生是否正确
分配方案隐藏	详细描述隐藏随机分配序列的方法	分配方案隐藏是否完善
盲法(受试者，试验人员)	描述对受试者或试验人员施盲的方法	受试者或试验人员是否知道受试者在哪组
盲法(结局评价者)	描述对结局评价者施盲的方法	结局测量者是否知道受试者的试验分组
不完整结局数据	报告每个主要结局指标的数据完整性，包括失访和退出的数据	结果数据是否完整
选择性报告研究结果	描述选择性报告结果的可能性及情况	研究报告是否提示无选择性报告结果
其他偏倚来源	除以上述及的偏倚外，是否存在其他引起偏倚的因素	研究是否存在引起高度偏倚风险的其他因素

对于其他偏倚条目，可以考虑通过以下几个方面评估：是否有明确的纳入与排除标准、是否有样本含量估计方法、是否有利益冲突、基线是否可比。

六、资料的统计学处理

1. 效应指标的选择　　根据不同的数据类型，如二分类变量、连续性变量，分别选择不同的测量指标。一般来说，二分类数据常选择相对危险度(relative risk，RR)、比值比(odds ratio，OR)或危险差(risk difference，RD)。流行病学上定义相对危险度 RR 是指暴露组事件(这里的事件是有害的事件，如死亡)发生率比上非暴露组的发生率。

当 RR＞1 时，表示风险增加；当 RR＜1 时，表示风险降低；当 RR＝1 时，表示暴露与事件无关。

OR 值的含义与 RR 值相似，OR 更多用于病例对照研究中，当发病率很低时，OR 可代替 RR 值估计暴露与疾病的关联强度；危险度差值则是暴露组的事件发生率和非暴露组的发生率之差。在效应合并过程中，为了满足正态近似的条件，RR 值和 OR 值一般要取对数后进行效应合并。

连续性变量(或称为数值变量)数据常选择加权均数差(weighted mean difference，WMD)和标准均数差(standardized mean difference，SMD)。加权均数差通过加权可消除多个研究间绝对值大小的影响，能真实地反映干预的效应值，标准均数差则是用两均数的差值再除以合并标准差所得的值，在加权均数差的基础上，进一步消除了多个研究测量单位不同的影响，因此当效应值的量纲不一样时，宜选择 SMD 合并统计量。

2. 异质性检验　　按统计学原理，只有同质资料才能进行统计量的合并，反之则不能。因此，在合并统计量之前需要对多个研究结果进行异质性检验，以判断多个研究是否具有同质性。异质性检验(test for heterogeneity)就是用于检验多个相同研究的统计量是否具有异质性的方法。

Cochrane 手册(Cochrane Handbook)将 Meta 分析的异质性分为临床异质性、方法学异质性和统计学异质性。①临床异质性是指参与者不同、干预措施的差异及研究的终点指标不同所导致的变异。②方法学异质性是指由试验设计和质量方面的差异引起的，如盲法的应用和分配隐藏的不同，或者由于试验过程中对结局的定义和测量方法的不一致而出现的变异。③统计学异质性是指不同试验中观察到的效应，其变异超过了机遇本身所致的变异，它是研究间临床和方法学上多样性的直接结果。统计学计算异质性以数据为基础，其原理是各研究之间可信区间的重合程度越大，则各研究间存在统计学同质性的可能性越大；相反，可信区间重合程度越小，各研究之间存在统计学异质性的可能性越大。需要说明的是，临床异质性、方法学异质性和统计学异质性三者是相互独立又相互关联的，临床或方法学上的异质不一定在统计学上就有异质性表现，反之亦然。异质性的检验方法通常采用 Cochrane Q 检验或者 I^2 检验。具体检验方法见第三节。对于研究间的异质性通常采用亚组分析、敏感性分析、Meta 回归以及选用随机效应模型来解决。

3. 亚组分析(subgroup analysis)　　即根据患者可能影响预后的因素分成不同的亚组，进而分析其结果是否因为这些因素的存在而不同。例如，可根据年龄、性别、病情严重度等进行亚组分析。亚组分析对临床指导个体化处理有重要意义，但因为亚组的样本量常很小，容易因偶然性大而得出错误结果。因此对亚组分析结果要谨慎对待。只有在后来的高质量研究中得到证明或事先确定拟分析亚组，并且样本量足够大时,亚组分析的结果才较可靠,亚组数量不要太多。亚组分析容易导致两种危害,即否认有效处理的"假阴性"结论或得出无效甚至是有害的"假阳性"结论;也容易产生出一些令人误解的建议。

4. 敏感性分析(sensitivity analysis) 是用于评价某个 Meta 分析结果是否稳定和可靠的分析方法。如果敏感性分析对 Meta 分析的结果没有本质性的改变,其分析结果的可靠性大大增加。如果经敏感性分析导致了不同结论,这就意味着对 Meta 分析的结果解释和结论方面必须要谨慎。通常敏感性分析包括以下几个方面的内容:

(1)改变研究的纳入标准、研究对象、干预措施。

(2)纳入或排除某些含糊不清的研究,不管它们是否符合纳入标准。

(3)使用某些结果不太确定的研究估计值重新分析数据。

(4)对缺失数据进行合理的估计后重新分析数据。

(5)使用不同统计方法重新分析数据,如用随机效应模型代替固定效应模型,或用固定效应模型代替随机效应模型。

(6)排除某些设计不严谨、方法学质量差的研究。

5. 模型的选择 Meta 分析的统计方法包括固定效应模型(fixed-effect model)和随机效应模型(random-effect model)。固定效应模型是指在 Meta 分析中,假设研究间所有观察到的变异都是由偶然机会引起的一种合并效应量的计算模型,这些研究假定为测量相同总体的效应。随机效应模型则是统计 Meta 分析中研究内抽样误差和研究间变异以估计结果(如可信区间)的模型。当包括的研究有除偶然机会外的异质性时,随机效应模型将给出比固定效应模型更宽的可信区间。

当异质性来源不能用临床异质性和方法学异质性来解释时,常可用随机效应模型合并效应量。随机效应模型估计合并效应量,实际上是计算多个原始研究效应量的加权平均值。以研究内方差与研究间方差之和的倒数作为权重,调整的结果是样本量较大的研究给予较小的权重,而样本量较小的研究则给予较大的权重,这样可以部分消除异质性的影响,但小样本研究的质量普遍较差,而且受到的发表偏倚的影响更大。

6. 发表偏倚的测量 发表偏倚一直是 Meta 分析中存在的问题之一。它是指阳性结果的研究容易得到发表的倾向,而阴性结果的研究一般作者不愿投稿或投稿后不容易获得发表。此外,阳性结果的多次重复发表也是造成发表偏倚的原因之一。全面无偏倚的检索和对前瞻性临床试验进行登记注册,是避免发表偏倚的手段。

用于检查 Meta 分析是否存在发表偏倚的方法之一就是采用"倒漏斗"图形(funnel plot)分析的方法。RevMan 软件可自动生成该图形。采用单个研究的治疗效应估计值(x 轴)对应各个研究样本量大小的值(y 轴)构成的散点图。小样本研究的效应值散布在图形的下方,而大的研究将逐渐向上变窄,因而形成状似倒置的漏斗。在没有偏倚存在的情况下,图形呈对称势态。但一个试验的统计效能同时取决于该试验的样本量和受试者关注事件的发生数,因此,标准误逐渐取代研究的样本量运用于 y 轴来代表研究规模的测量值。当图形不对称时,提示发表偏倚的存在,其原因有研究缺失的问题、有统计学意义的研究易发表、语言偏倚和可获得性偏倚等。一般而言,同一个结局能进行 Meta 分析的文献数量在 10 篇及以上,才建议使用倒漏斗图进行发表偏倚的测量。

以逍遥散联合抗抑郁药与单独使用抗抑郁药治疗抑郁症 HAMD 量表得分情况比较的倒漏斗图(图 15-6)为例(WMD 为加权均数差),图形呈比较明显的不对称,可能存在发表偏倚或者其他上述因素导致的偏倚。

七、研究结果的报告及解释

系统综述研究结果的报告主要参照 PRISMA 声明进行背景、方法、结果以及讨论四个部分的报告。结果部分的报告应当包括文献筛选的流程、纳入研究的基本特征、纳入研究的偏倚风险评估结果、单个原始研究结果及 Meta 分析结果、发表偏倚测量结果。讨论部分的报告应当包括研究的主要发现、研究的局限性、同类研究比较、对临床的指导意义以及对未来研究的提示作用。

笔记栏

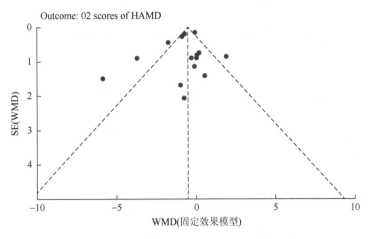

图 15-6　倒漏斗图示意图

第三节　固定效应模型和随机效应模型

Meta 分析常用的方法有倒方差法(inverse variance method)、Mantel-Haenszel 法(M-H 法)、Peto 法、Dersimonian-Laird 法(D-L 法)，详见表 15-2。

表 15-2　不同效应量的常用 Meta 分析方法表

资料类型	合并效应量	模型选择	计算方法
计数资料	OR	固定效应模型	Peto 法、M-H 法、倒方差法
		随机效应模型*	D-L 法
	RR/RD	固定效应模型	M-H 法、倒方差法
		随机效应模型*	D-L 法
计量资料	WMD/SMD	固定效应模型	倒方差法
		随机效应模型*	D-L 法

* 在异质性全面分析基础上，考虑是否采用。

对于计量资料，最常用的方法是倒方差法，对于计数资料最常用的方法是 Mantel-Haenszel 法(M-H 法)，各种 Meta 分析方法的主要区别在于赋予研究权重的方法不同，主要包括异质性检验、计算合并的效应量、合并效应量的检验(可信区间或者 Z 检验/ χ^2 检验)三个步骤。现以倒方差法为例简要介绍 Meta 分析的基本原理。

一、固定效应模型

倒方差法在固定效应模型的效应合并中具有广泛的应用，可用于二分类变量资料和连续性变量。用于二分类变量时，需进行对数转换；对于连续性变量可直接应用。倒方差法原理是以方差的倒数为权重，对各纳入研究的效应进行合并的。

【例 15-1】　茵栀黄口服液用于治疗新生儿黄疸的研究，经过筛选，有 4 项茵栀黄口服液联合蓝光治疗与蓝光治疗比较，服用方法为 5mL，每天两次，疗程为 5 天的研究可以合并，具体数据见表 15-3，试用基于倒方差法的 Meta 分析方法比较茵栀黄口服液联合蓝光治疗与蓝光治疗比较痊愈率有无差别？

笔记栏

表 15-3　茵栀黄口服液联合蓝光治疗与蓝光治疗痊愈率比较

研究编号	联合疗法			蓝光治疗		
	样本量 (n_{T_i})	无效 (a_i)	有效 (b_i)	样本量 (n_{C_i})	无效 (c_i)	有效 (d_i)
1	58	34	24	56	39	17
2	30	15	15	30	20	10
3	42	30	12	42	34	8
4	43	8	35	43	17	26

根据表 15-3 数据，使用公式(15-1)～公式(15-3)计算每个研究的 RR_i、$y_i = \ln(RR_i)$、y_i 的方差 v_i、权重 w_i、相对权重 $rw_i \left(w_i / \sum w_i \right)$、$w_i y_i$、$w_i y_i^2$，结果见表 15-4。

表 15-4　茵栀黄口服液联合蓝光治疗新生儿黄疸痊愈率的 Meta 分析用表

研究编号	RR	y_i	v_i	w_i	rw_i	$w_i y_i$	$w_i y_i^2$
1	1.36	0.31	0.07	15.29	0.19	4.74	1.47
2	1.50	0.41	0.10	10.00	0.12	4.05	1.64
3	1.50	0.41	0.16	6.22	0.08	2.52	1.02
4	1.35	0.30	0.02	48.73	0.61	14.49	4.31
合计				80.24	1.00	25.80	8.44

其中，第 i 个研究的相对危险为

$$RR_i = \frac{a_i / n_{T_i}}{c_i / n_{C_i}} = \frac{a_i n_{C_i}}{c_i n_{T_i}} \tag{15-1}$$

$\lg(RR_i)$ 的方差和权重为

$$Var[\ln(RR_i)] = \frac{1}{a_i} + \frac{1}{c_i} - \frac{1}{n_{T_i}} - \frac{1}{n_{C_i}} \tag{15-2}$$

$$w_i = \frac{1}{Var[\ln(RR_i)]} \tag{15-3}$$

1. 异质性检验　　Q 检验。

H_0：4 个研究来自同一总体，即每个研究的总体效应水平相同

H_1：4 个研究来自不同总体，即各个研究的总体效应水平不全相同

$\alpha = 0.05$

Q 统计量可通过公式(15-4)来计算：

$$Q = \sum w_i (y_i - \bar{y}_i)^2 = \sum w_i y_i^2 - \frac{\left(\sum w_i y_i \right)^2}{\sum w_i} \sim \chi^2(v = k - 1) \tag{15-4}$$

式中，$\bar{y}_i$ 为所有研究的平均效应量；Q 值服从自由度为 $k - 1$ 的 χ^2 分布。

将表 15-4 的数据代入上式中，$Q = 8.44 - \dfrac{(25.80)^2}{80.24} = 0.14$，$\chi^2_{0.1,3} = 6.25$，因此 $P > 0.1$，研究结果同质性良好。可以采用固定效应模型进行数据合并。

Q 检验中的 Q 值会随着自由度的增大而增大，Cochrane 协作网在 2003 年提出了新的评价异质性的指标 I^2。I^2 统计量反映异质性部分在效应量总的变异中所占的比重。I^2 统计量采用公式(15-5)来计算：

$$I^2 = \frac{Q-(k-1)}{Q} \times 100\% = \max\left(0, \frac{Q-v}{Q} \times 100\%\right) \tag{15-5}$$

式中，Q 为异质性检验的 χ^2 值；k 为纳入 Meta 分析的研究个数。

本例，将 Q 检验的统计量代入上式中得 $I^2 = \frac{0.14-3}{0.14} \times 100\%$，$I^2$ 为负值。

I^2 的取值范围定义在 0～100%，当 $I^2 = 0$(如果 I^2 为负值，仍设它为 0)时，表明没有观察到异质性；I^2 值越大则异质性越大。Cochrane Handbook for Systematic Review of Interventions 5.0 及以上版本中将异质性分为 4 个程度：30%～40%，轻度异质性；40%～60%，中度异质性；50%～90%，较大异质性；75%～100%，很大的异质性。一般情况下，只要 I^2 不大于 50%，其异质性就可以接受。

2. 计算合并效应值

$$RR = \exp\left(\frac{\sum w_i \ln(RR_i)}{\sum w_i}\right) \quad 或者 \quad RR = \exp\left(\sum rw_i y_i\right) \tag{15-6}$$

本例 $RR = \exp\left(\frac{25.80}{80.24}\right) = \exp(0.32153) = 1.38$，或者 $RR = \exp\left(\sum rw_i y_i\right) = \exp(0.31 \times 0.19 + \cdots + 0.30 \times 0.61) = \exp(0.3239) = 1.38$。

3. 对合并的效应值进行检验

(1)可信区间法：合并效应值的 95%CI 为

$$\exp\left(\ln(RR) \pm \frac{1.96}{\sqrt{\sum w_i}}\right) = (\exp(0.10327), \exp(0.54089)) = (1.11, 1.72)$$

当试验效应指标为 OR 或 RR 时，其值等于 1 时试验效应无效，其 95%的可信区间若包含了 1，等价于 $P > 0.05$，即无统计学意义；若其上下限不包含 1，等价于 $P \leqslant 0.05$，即有统计学意义。

(2)z 检验法

H_0：总体 RR $= 1$

H_1：总体 RR $\neq 1$

$\alpha = 0.05$

$$\chi^2 = \frac{\left(\sum w_i y_i\right)^2}{\sum w_i} = \frac{(25.80)^2}{80.24} = 8.29$$

以上的 χ^2 值服从自由度为 1 的 χ^2 分布，$\chi^2 = 8.29$，这里 $\chi^2 = z^2$，$z = \sqrt{\chi^2} = 2.88$，z 服从标准正态分布，$P < 0.01$，拒绝 H_0，即认为联合疗法与单用蓝光比较在治疗的痊愈率上有差别，联合疗法治疗痊愈率高。

三个步骤的计算结果与 RevMan 软件(版本 5.3)计算结果(图 15-7)一致。图中的每一个研究 ID 对应的是单个研究的效应值和可信区间，Subtotal 对应的是四项研究合并的结果，RR 及 95%CI 为 1.38[1.11，1.72]，Heterogeneity 是异质性检验结果($p = 0.99$，$I^2 = 0\%$)，合并效应(test for overall effect)的 Z 检验结果，$Z = 2.88$，$p = 0.004$。

笔记栏

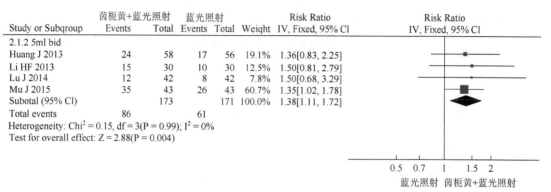

图 15-7 联合蓝光治疗与蓝光治疗痊愈率比较森林图

【例 15-2】 茵栀黄口服液用于治疗新生儿黄疸的研究，经过纳入排除标准的筛选，现有 6 项茵栀黄口服液联合西医常规治疗与西医常规治疗比较，服用方法为 3mL 每天三次，疗程为 5 天的研究可以合并，具体数据见表 15-5，试用基于倒方差法的 Meta 方法分析茵栀黄口服液联合西医常规治疗与西医常规治疗在降低血清胆红素水平指标方面有无差别？

表 15-5 茵栀黄口服液联合西医常规治疗与西医常规治疗血清胆红素水平

研究编号 i	联合疗法			西医常规治疗		
	样本量 (n_{1i})	血清胆红素 $(\bar{x}_{1i})$	标准差 (s_{1i})	样本量 (n_{2i})	血清胆红素 $(\bar{x}_{2i})$	标准差 (s_{2i})
1	39	74.20	18.60	30	125.60	17.20
2	42	76.70	10.30	42	126.30	12.40
3	55	63.15	21.44	53	112.23	38.41
4	90	79.52	14.23	90	119.42	28.36
5	60	123.90	24.50	60	163.30	26.20
6	86	78.70	17.20	86	123.60	22.60

根据表 15-5 中的数据，计算每个研究的效应指标 y_i（即每个研究的联合用药组与西医常规组血清胆红素的均数差）、y_i 的方差 $s_{y_i}^2$、权重 w_i、相对权重 rw_i、w_iy_i、$w_iy_i^2$，结果见表 15-6。

表 15-6 联合用药组与西医常规治疗血清胆红素水平 Meta 分析用表(固定效应)

研究编号	y_i	$s_{y_i}^2$	w_i	rw_i	w_iy_i	$w_iy_i^2$
1	−51.4	19.12	0.05	0.11	−2.69	138.15
2	−49.6	6.19	0.16	0.33	−8.02	397.64
3	−49.1	35.49	0.03	0.06	−1.38	67.87
4	−39.9	11.19	0.09	0.18	−3.57	142.32
5	−39.4	21.44	0.05	0.10	−1.84	72.39
6	−44.9	9.38	0.11	0.22	−4.79	214.95
合计			0.49	1.00	−22.29	1033.32

注：表中数据为约数。

表中，y_i、$s_{y_i}^2$、s_i^2、w_i、rw_i 等计算如下：

$$y_i = \bar{x}_{1i} - \bar{x}_{2i} \tag{15-7}$$

$$s_{y_i}^2 = s_i^2 \left(\frac{1}{n_{1i}} + \frac{1}{n_{2i}} \right) \tag{15-8}$$

$$s_i^2 = \frac{(n_{1i}-1)s_{1i}^2 + (n_{2i}-1)s_{2i}^2}{n_{1i}+n_{2i}-2} \tag{15-9}$$

$$w_i = \frac{1}{s_{y_i}^2} \tag{15-10}$$

$$rw_i = \frac{w_i}{\sum w_i} \tag{15-11}$$

1. 异质性检验　Q 检验。

H_0：6 个研究来自同一总体，即每个研究的总体效应水平相同

H_1：6 个研究来自不同总体，即各个研究的总体效应水平不全相同

将表 15-6 的数据代入公式(15-4)中，$Q = 1033.32 - (-22.279)^2/0.48474 = 9.4$，$\chi^2_{0.1,5} = 9.24$，因此 $P <$ 0.1；将 Q 统计量代入公式(15-5)中，$I^2 = \frac{9.4-(6-1)}{9.4} \times 100\% = 47\%$。研究间存在一定的异质性，由于本研究已经将疗程和用法用量进行了亚组分析且临床同质性良好，因此可以采用固定效应模型忽略不算太大的统计学异质性进行结果合并。一般情况下，在探索了异质性来源之后，I^2 仍然接近 50%，可以同时给出固定效应模型和随机效应模型的结果，随机效应模型计算结果见下文。

2. 计算合并效应值

$$\hat{y} = \frac{\sum w_i y_i}{\sum w_i} \quad \text{或} \quad \hat{y} = \sum rw_i y_i \tag{15-12}$$

本例 $\hat{y} = \dfrac{\sum w_i y_i}{\sum w_i} = \dfrac{-22.279}{0.485} = -45.94$　或者　$\hat{y} = \sum rw_i y_i = -45.94$

3. 对合并的效应值进行检验

(1)可信区间法：合并效应值的 95%CI 为

$$\left[\hat{y} \pm \frac{1.96}{\sqrt{\sum w_i}} \right] = \left[-45.94 - \frac{1.96}{\sqrt{0.49}}, -45.94 + \frac{1.96}{\sqrt{0.49}} \right] = (-48.75, -43.12)$$

当试验效应指标为 RD、MD 或 SMD 时，其值等于 0 时试验效应无效，其 95% 的可信区间若包含了 0，等价于 $P > 0.05$，即无统计学意义；若其上下限不包含 0，等价于 $P \leqslant 0.05$，即有统计学意义。

(2)z 检验法

H_0：合并后总体差值 $= 0$

H_1：合并后总体差值 $\neq 0$

$\alpha = 0.05$

$$\chi^2 = \frac{\left(\sum w_i y_i \right)^2}{\sum w_i} = \frac{(-22.279)^2}{0.48474} = 1023.94$$

χ^2 值服从自由度为 1 的 χ^2 分布，$\chi^2 = 1023.94$，这里 $\chi^2 = z^2$，$z = \sqrt{\chi^2} = 32.0$，z 服从标准正态分布，$P < 0.01$。拒绝 H_0，即认为联合疗法与西医常规治疗在降低血清胆红素水平上有差别，联合疗法治疗后的血清胆红素水平低，疗效好。三个步骤的计算结果与 RevMan 软件计算结果一致(图 15-8)。

笔记栏

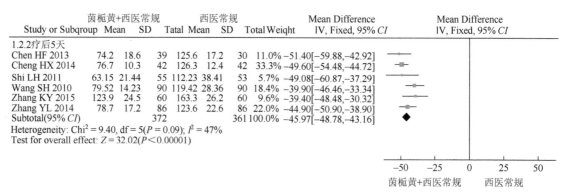

图 15-8 联合疗法与西医常规治疗胆红素水平比较森林图(固定效应)

二、随机效应模型

随机效应模型的计算,目前普遍采用 D-L 法,该方法是由 DerSimonian 和 Laird 首先提出的,既适用于分类变量,又适用于连续型变量。其核心思想主要是对权重 w_i 进行校正,是以研究内方差和研究间方差之和的倒数作为权重的。

假设 k 个研究间存在异质性,设 y_i 为每个研究的真正效应,则 y_1、y_2、…、y_k 为随机变量,它们服从总体均数为 y,方差为 τ^2 的正态分布。

$$y_i \sim N(y, \tau^2)$$

τ^2 实际上就是研究间的方差,其矩估计为

$$\tau^2 = \max\left\{ \frac{Q - (k-1)}{\sum w_i - \left(\sum w_i^2\right)\big/\sum w_i}, 0 \right\} \tag{15-13}$$

式中,Q 为异质性检验统计量,则校正的权重计算公式为

$$w_i' = \frac{1}{s_{y_i}^2 + \tau^2} \tag{15-14}$$

合并效应量的估计值和标准误为

$$y_{DL} = \frac{\sum w_i' y_i}{\sum w_i'} \tag{15-15}$$

$$s_{y_{DL}} = \frac{1}{\sqrt{\sum w_i'}} \tag{15-16}$$

合并效应量的95%可信区间为

$$y_{DL} \pm \frac{1.96}{\sqrt{\sum w_i'}} \tag{15-17}$$

【例 15-3】 采用随机效应模型对例 15-2 进行 Meta 分析。

根据公式(15-13)以及表 15-5 计算 $\tau^2 = \dfrac{9.4 - (6-1)}{0.485 - 0.0517/0.485} = 11.63$,根据上述公式整理随机效应模型 Meta 分析用表,见表 15-7。

表 15-7 联合用药组与西医常规治疗血清胆红素水平 Meta 分析用表(随机效应)

研究编号	y_i	$s_{y_i}^2$	τ^2	$s_{y_i}^2 + \tau^2$	w_i'	rw_i'	$w_i'y_i$
1	−51.4	19.12	11.63	30.75	0.033	0.14	−1.67
2	−49.6	6.19	11.63	17.82	0.056	0.24	−2.78
3	−49.08	35.49	11.63	47.12	0.021	0.09	−1.04

笔记栏

续表

研究编号	y_i	$s_{y_i}^2$	τ^2	$s_{y_i}^2 + \tau^2$	w_i'	rw_i'	$w_i'y_i$
4	−39.9	11.19	11.63	22.82	0.044	0.19	−1.75
5	−39.4	21.44	11.63	33.07	0.030	0.13	−1.19
6	−44.9	9.379	11.63	21.01	0.048	0.21	−2.14
合计					0.232	1.00	−10.57

注：表中数据为约数。

计算合并效应量为

$$y_{\text{DL}} = \frac{\sum w_i'y_i}{\sum w_i'} = \frac{-10.574}{0.2315} = -45.68$$

合并效应量的95%可信区间为

$$\left[y_{\text{DL}} \pm \frac{1.96}{\sqrt{\sum w_i'}} \right] = \left[-45.68 - \frac{1.96}{\sqrt{0.2315}}, \ -45.68 + \frac{1.96}{\sqrt{0.2315}} \right] = (-49.75, -41.61)$$

z 检验：

H_0：合并后总体差值 = 0

H_1：合并后总体差值 ≠ 0

$\alpha = 0.05$

$$\chi^2 = \frac{(\sum w_i'y_i)^2}{\sum w_i'} = \frac{(-10.574)^2}{0.2315} = 482.98$$

χ^2 值服从自由度为 1 的 χ^2 分布，$\chi^2 = 482.98$，$\chi^2 = z^2$，$z = \sqrt{\chi^2} = 21.98$，$z$ 服从标准正态分布，$P < 0.01$。拒绝 H_0，采用随机效应模型的疗效也是联合疗法优于西医常规治疗。三个步骤的计算结果与 RevMan 软件计算结果一致（图 15-9）。

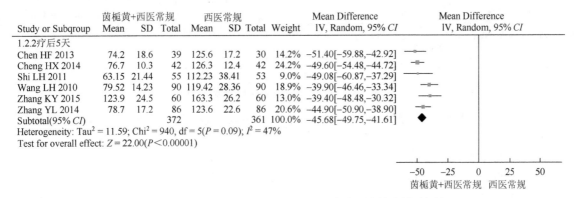

图 15-9　联合疗法与西医常规治疗胆红素水平比较(随机效应)

第四节　Meta 分析的几个相关问题

Meta 分析在本质上是一种观察性研究，其研究文献中的数据已经形成，Meta 分析只能对已形成的研究结果进行统计合并，它不能排除原始研究中存在的偏倚，因此在效应合并和结果解释时要慎重，为了提高 Meta 分析结果的真实性，在进行 Meta 分析时需注意以下几个问题：

(1)全面、系统地收集与 Meta 分析课题相关的文献，这是完成一份高质量的 Meta 分析报告的基础。如果漏检了重要文献就可能直接影响分析结果的可靠性和真实性。因此，在制定检索策略时最好有专业信息检索人员参与。

笔记栏

　　(2)制定明确的文献纳入和排除标准，标准既不能过宽也不能过严。标准过严，可以保证各研究间较好的同质性，但可纳入分析的文献不多，这就限制了通过 Meta 分析来增加统计学功效的目的；标准过宽，又会出现合并的结果没有意义，会出现类似"合并苹果、橙子和柠檬"的现象。选题依据还是要根据待解决的临床问题进行选择。

　　(3)要对纳入研究的质量进行评价，低质量的研究纳入 Meta 分析，直接影响研究的真实性和可靠性。因此其结果解释要慎重，必要时要做敏感性分析。

　　(4)根据各研究间异质性程度，选择合适的统计分析模型。统计学检验发现异质性时，首先要对异质性来源进行深入的分析(包括临床异质性和方法学异质性)，随机效应模型是针对异质性资料的统计处理方法，它不能代替导致异质性原因的分析。

****

统计学内容表达

　　Meta 分析统计学内容的表达主要在于异质性的大小、模型的选择、合并的效应量以及合并效应量的可信区间，这些统计学效应量必须结合临床实践进行解读才有意义。一般情况下多采用软件直接输出分析结果，以中药治疗复发性流产的 RevMan 实现为例，进行森林图的解读(图 15-10)。

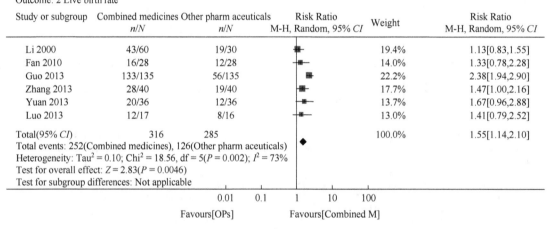

图 15-10　中药联合西药与单独使用西药治疗复发性流产的活产率比较

Primary outcomes

1. Effectiveness of intervention

1.1Live birth rate

Combination of Chinese herbal medicines and other pharmaceuticals was more effective than other pharmaceuticals alone on the successful rate of pregnancy with live birth after 28 weeks of gestation，79.7% versus 44.2%, respectively(average RR 1.55；95%CI 1.14 to 2.10；six trials(Fan 2010；Guo 2013；Li 2000；Luo 2013；Yuan 2013；Zhang 2013)，601 women，$Tau^2 = 0.10$；$I^2 = 73\%$；$P = 0.005$，Analysis 2.2). Subgroup analysis was not possible due to insufficient information.

案 例 辨 析

笔记栏

　　背景：原发性高血压是常见的慢性病，2012 年全国调查显示我国有高血压患者约 2.66 亿，整体治疗率和控制率分别低于 40%和 10%。西药治疗高血压主要使用钙拮抗剂、ACEI、ARB、利尿剂、β 受体阻滞剂等。高血压属于中医"肝阳上亢证"的范畴，运用推拿手法可通过多种途径达到降压的效果，推拿作为一种无创伤性、无痛的绿色手法，正日益受到患者青睐。

目的：系统全面评价推拿治疗原发性高血压的疗效和安全性。

方法：检索 CNKI、维普、万方、Pubmed、Cochrane library、Clinicaltrials 数据库，检索日期截至 2017 年 5 月。两人独立筛选文献、资料提取并核对结果，采用 risk of bias 工具进行方法学质量评估，采用 RevMan5.3.5 进行 Meta 分析。

结果：对 18 篇随机对照实验的 1630 例患者进行了 Meta 分析。15 项研究报告了推拿疗法(穴位按摩/手法推拿)与降压药联合使用与单用降压药疗效的比较，穴位按摩平均能多降低收缩压 9.30mmHg，95%CI 为[−11.15，−7.46]，多降低舒张压 5.45mmHg，95%CI 为[−6.62，−4.27]；临床总有效率平均提高 18%，95%CI 为[1.06，1.32]；手法推拿平均能多降低收缩压−4.74mmHg，95%CI 为[−7.82，−1.67]，多降低舒张压 5.00mmHg，95%CI 为[−6.91，−3.09]，临床总有效率平均提高 22%，95%CI 为[1.15，1.30]。

结论：推拿手法联合降压药治疗原发性高血压的疗效较单用降压药有优势，且推拿疗法安全性强，值得在临床中进行推广。

电 脑 实 验

【实验 15-1】　学会用 RevMan 软件添加研究、添加比较、添加结局并把二分类变量资料录入 RevMan 软件中并会解读森林图。数据资料如表 15-8 所示。

表 15-8　小柴胡汤联合抗病毒药与抗病毒药治疗血清 HBeAg 阴转情况比较

研究编号	联合疗法		抗病毒药物	
	阴性	样本量	阴性	样本量
1	29	50	17	46
2	18	60	12	60
3	19	34	10	34
4	18	46	9	30
5	46	55	31	57
6	21	40	14	45

【实验 15-2】　学会用 RevMan 软件把连续性变量资料录入 RevMan 软件中并会解读森林图。数据资料如表 15-9 所示。

表 15-9　小柴胡汤联合抗病毒药与抗病毒药治疗 ALT 情况比较

研究编号	联合疗法			抗病毒药物		
	样本量	ALT 均值	标准差	样本量	ALT 均值	标准差
1	50	25.60	14.80	46	45.47	22.40
2	60	42.00	18.00	60	74.00	26.00
3	73	56.20	20.09	64	60.05	28.61
4	50	59.67	42.68	50	79.35	50.65
5	34	31.50	16.60	34	32.60	19.40
6	46	50.20	24.30	30	96.20	60.04

笔记栏

ReviewManager5 软件(RevMan 软件)是国际 Cochrane Collaboration 制作和保存 Cochrane 综述的软件,由 Nordic Cochrane Center 开发。非 Cochrane 系统综述亦可使用其进行 Meta 分析。免费下载地址 http://tech.cochrane.org/revman。该软件预设了四种类型的系统评价制作格式:干预措施系统评价(intervention reviews)、诊断试验精确性系统评价(diagnostic test accuracy review)、方法学系统评价(methodology review)和系统评价汇总评价(overviews of reviews)。RevMan 软件能非常方便地完成计算合并效应量、合并效应量检验、合并可信区间、异质性检验、亚组分析及输出森林图、漏斗图等。其功能强大、操作简便、结果直观可靠,是循证医学工作者的好帮手,分析和制作步骤如下。

1. 新建一个系统综述/Meta 分析的 RevMan 文件　　安装并启动 RevMan 软件之后,点击弹出对话框中的"Create a new review"新建一个 RevMan 文件,也可以关闭该对话框,点击菜单栏中的"file→new"新建文件,Next,选择合适的 Meta 分析研究类型,Next,输入 Meta 分析的题目,Next,选择研究阶段,点击 Finish 出现图 15-6 所示的 Meta 分析的主操作界面。

如果进行 Cochrane 系统综述则需按照图 15-11 所示的主界面逐一填写各个部分,如果仅使用该软件进行 Meta 分析,仅需对"tables→Characteristics of studies""Studies and References→References to studies→Included studies""Data and analyses""Figures"四个部分进行操作即可。

2. 定义纳入研究的基本信息　　依次展开"Studies and references→Reference to studies→included studies",在"included studies"单击右键,点击"Add Study",在"Study ID"中以第一作者的姓以及名的首字母缩写加上发表年代给每一个纳入的研究提供唯一的研究 ID(如 Han M 2017),之后点击 Finish,重复此步骤添加所有纳入 Meta 分析的研究。如需进行风险偏倚评估(研究的方法学质量评价)点击"tables→Characteristics of studies"点击右侧编辑区的"Risk of bias table"进行评价以及阐明评价为 High Risk,Low Risk,Unclear Risk 的详细理由。

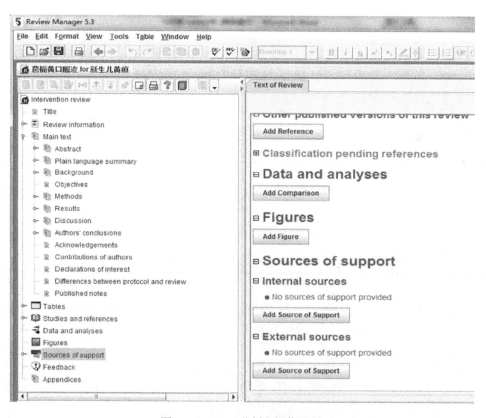

图 15-11　Meta 分析主操作界面

3. 二分类数据的 Meta 分析　　右键点击"Data and analysis",选择"Add Comparison",输入

比较的干预措施和对照措施类型(小柴胡汤 + 抗病毒药 VS 抗病毒药),点击 Finish 完成比较类型的添加。点击 Next,选择"Add an outcome under the new comparison",点击 Continue,数据类型选择"Dichotomous",在弹出的对话框中填写结局指标名称(血清 HBeAg 阴转率)、干预措施类型(小柴胡汤 + 抗病毒药)和对照措施类型(抗病毒药)标签,点击 Next,选择统计方法为"Mantel-Haenszel(或者 Inverse Variance)",分析模型为"Fixed Effects",效果测量为"Risk Ratio",点击 Finish,结局添加和设置完毕,可在左侧的比较下面查看到新添加的结局。由于 RevMan 软件默认是以死亡、不良事件的发生等负面结局为主要结局进行分析的,所以效应值大的应该是对照组,因此当研究采用良性事件为结局时就应当在"Left Graph Label"对应的标签中填写对照措施,在"Right Graph Label"标签中填写干预措施。

设置完毕后,可以在文档左侧看到新添加的结局"血清 HBeAg 阴转率",此时可以单击右键添加亚组"Add Subgroup",添加完成后命名亚组,并点击 Finish。然后在新添加的亚组处单击右键添加研究数据"Add Study Data",如果不进行亚组分析则直接添加研究数据即可。

在结局下或者亚组下添加每一项符合 Meta 分析的研究,单击"Included Studies"下的研究 ID,并点击 Finish 完成添加,重复此步骤,直至将符合 Meta 分析的研究全部添加完毕。

添加完相应的研究后,双击该结局(血清 HBeAg 阴转率),在右侧编辑区内将各项研究的数据填到相应位置,"Events"表示事件发生数,本结局指标的 Events 表示阴转的人数,"Total"表示该组总的治疗人数,灰色区域为自动计算生成区域,(实验 15-1 数据输入如图 15-12),输入完成后点击右上角的森林图图标 ⊞ 生成森林图,如果研究的异质性过大,可以点击右上角的 FE 图标改为随机效应模型,点击 ⿡ 生成倒漏斗图。就此,完成了二分类数据资料的 Meta 分析。分析结果显示,研究间不存在异质性($P = 0.98$,$I^2 = 0\%$),采用固定效应模型,合并的结果 RR = 1.57,95%CI 为[1.30,1.90],表示联合用药组的平均血清 HBeAg 阴转率是抗病毒药物组的 1.57 倍,最低提高 30%的阴转率,最高提高 90%。

| Study or Subgroup | 小柴胡汤+抗病毒 | | 抗病毒药 | | Weight | Risk Ratio |
	Events	Total	Events	Total		M-H, Fixed, 95% CI
☑ Chai YY 2015	29	50	17	46	18.8%	1.57 [1.01, 2.45]
☑ Deng XJ 2015	18	60	12	60	12.7%	1.50 [0.79, 2.84]
☑ Guo XL 2013	19	34	10	34	10.6%	1.90 [1.04, 3.46]
☑ Jiao XL 2011	18	46	9	30	11.6%	1.30 [0.68, 2.51]
☑ Li X 2012	46	55	31	57	32.3%	1.54 [1.18, 2.00]
☑ Liang LL 2014	21	40	14	45	14.0%	1.69 [1.00, 2.85]
Total (95% CI)		285		272	100.0%	1.57 [1.30, 1.90]
Total events	151		93			
Heterogeneity: Chi² = 0.81, df = 5 (P = 0.98); I² = 0%						
Test for overall effect: Z = 4.67 (P < 0.00001)						

图 15-12 二分类变量的数据输入和分析结果界面

4. 连续性数据资料的 Meta 分析　　在上一步所建的比较类型处(小柴胡汤 + 抗病毒药 VS 抗病毒药)单击右键选择"Add outcome",点击 Next 选择"Continue",点击 Next,填写结局指标名称(ALT)、干预措施类型和对照措施类型标签,点击 Next,选择统计分析方法"Inverse Variance"法,汇总结果显示的设置和图形显示的设置同二分类变量,设置完成后点击 Finish,连续性变量结局添加和设置完毕,可在左侧的比较下面查看到新添加的结局"ALT"。参照二分类变量添加研究的方法在"ALT"指标下添加相应的研究,添加完研究后即可输入数据,在编辑区输入各项研究干预组和对照组的结局指标均值、标准差和治疗人数(实验 15-2 数据输入如图 15-13 所示),最终得到连续性资料的 Meta 分析结果。分析结果显示,研究间存在异质性($P < 0.00001$,$I^2 = 88\%$),采用随机效应模型,合并的 WMD = −18.82U/L,95%CI 为[−31.06,−6.58],表示联合用药组的 ALT 水平平均比抗病毒药物组多降低 18.82U/L。

笔记栏

| Study or Subgroup | 小柴胡汤+抗病毒药 | | | 抗病毒药 | | | Weight | Mean Difference |
	Mean	SD	Total	Mean	SD	Total		IV, Random, 95% CI
✔ Geng SZ 2014	25.6	14.8	50	45.47	22.4	46	18.7%	−19.87[−27.53,−12.21]
✔ Hu JH 2014	42	18	60	74	26	60	18.6%	−32.00[−40.00,−24.00]
✔ Huang J 2013	56.2	20.09	73	60.05	28.61	64	18.5%	−3.85 [−12.24, 4.54]
✔ Li LH 2013	59.67	42.68	50	79.35	50.65	50	13.9%	−19.68[−38.04,−1.32]
✔ Mu J 2015	31.5	16.6	34	32.6	19.4	34	18.4%	−1.10 [−9.68, 7.48]
✔ Qiu J 2014	50.2	24.3	46	96.2	60.04	30	12.0%	−46.00[−68.60,−23.40]
Total (95% CI)			313			284	100.0%	−18.82 [−31.06,−6.58]
Heterogeneity: Tau² = 193.09; Chi² = 42.89, df = 5 (P < 0.00001); I² = 88%								
Test for overall effect: Z = 3.01 (P = 0.003)								

图 15-13 连续型变量的数据输入和分析结果界面

小 结

Meta 分析从狭义上说是一种定量综合的统计方法,但将这种方法应用于解决实际问题时一定要有"设计优先"的意识,要具备明确的纳入排除标准筛选合适的研究进行合并,同时注意解释异质性的来源,这样 Meta 分析的结果才能应用于实践,解释实际问题。

思考与练习

一、最佳选择题

1. Meta 分析在合并各个独立研究结果前应进行( )。
 A. 相关性检验 　　　　　　B. 异质性检验 　　　　　　C. 回归分析
 D. 质量评价 　　　　　　　E. 标准化

2. 如果倒漏斗图呈明显的不对称,说明( )。
 A. Meta 分析统计学检验效能不够
 B. Meta 分析的各个独立研究的同质性差
 C. Meta 分析的合并效应值没有统计学意义
 D. Meta 分析可能存在偏倚
 E. Meta 分析的结果更为可靠

3. 关于 Meta 分析,以下说法不正确的是( )。
 A. Meta 分析本质上是一种观察性研究,因而可能存在各种偏倚
 B. Meta 分析是采用定量的方法综合研究结果的一种系统评价
 C. 采用随机效应模型能使 Meta 分析的结果更加可靠
 D. Meta 分析时,如果研究间异质性很大,应认真考察异质性的来源,并考虑这些研究的可和并性
 E. 亚组分析能使 Meta 分析的结果更有针对性

4. Meta 分析中,如果研究间存在较大的异质性,不能采用( )方法进行处理。
 A. 亚组分析 　　　　　　　B. 敏感性分析 　　　　　　C. Meta 回归
 D. 随机效应模型 　　　　　E. 固定效应模型

5. 在以试验组与对照组的 RR 值作为合并效应量的 Meta 分析中,合并效应量的 95%可信区间下限如果大于 1,则可认为( )。
 A. 试验组效应高于对照组 　　B. 对照组效应高于试验组
 C. 两组效应相同 　　　　　　D. 只能认为两组效应不同
 E. 无法确定

二、简答题

1. Meta 分析的基本步骤是什么?

2. 制定纳入排除标准应当考虑哪些要素？

3. 对合并的统计量进行假设检验的方法有哪些？

4. 随机效应模型与固定效应模型的区别在哪里？

5. 异质性的来源有哪些？如果研究间存在异质性应如何解决？

参 考 文 献

刘鸣. 2011. 系统评价、Meta-分析设计与实施方法. 北京：人民卫生出版社.

Borenstein M，Hedges L V，Higgins J P T，et al. 2013. Meta 分析导论. 李国春，吴勉华，余小金，译. 北京：科学出版社.

Higgins J P T，Green S. 2008.Cochrane Handbook For Systematic Reviews Of Interventions Version 5.0.0. Naunyn-Schmiedebergs Archiv Für Experimentelle Pathologie Und Pharmakologie，5(2)：S38.

Li L，Dou L X，Leung P C，et al. 2013. Chinese herbal medicines for unexplained recurrent miscarriage. Cochrane Database of Systmetic Reviews，DOI：10.1002/14651858.CD010568.pub2.

（韩　梅）

笔记栏

第十六章 中医医案的数据挖掘

【案例1】 数据挖掘方法在名老中医用药规律研究中的应用。某课题组采用数据挖掘技术对名老中医用药规律进行研究,人机交互,反复多次,可总结归纳名老中医用药特点,指导临床实践并提高临床疗效;同时以药物为连接点进一步探讨疾病的治则治法、病因病机、方药配伍机制,还可提炼出临证经验中蕴藏的新理论、新方法、新知识,实现名医经验的有效总结与传承。

【案例2】 基于关联规则和复杂系统熵聚类的邓星伯治疗肺系病证用药规律研究。某研究组利用数据挖掘技术分析孟河名医邓星伯先生治疗肺系病证的用药规律。采用关联规则 Apriori 算法、复杂系统熵聚类等无监督数据挖掘方法,分析邓星伯先生82个治疗肺系病证方剂中各个药物的使用频次和关联规则,结果发现处方中使用频次较高的药物包括甜杏仁、茯苓、炒竹茹、海浮石、石斛、浙贝母、栀子、白前等,同时挖掘出核心组合18个,新处方9个,此结果对于肺系病证的治疗是否有指导意义?

第一节 数据挖掘概述

一、数据挖掘简介

随着通信、计算机和网络技术的快速发展,以及日常生活自动化技术和可穿戴智能医疗设备的普遍应用,人们获取数据、存储数据变得越来越容易,通过查询、加工和应用信息实现知识传播、继承与发展变成现实。我们正处于"大数据时代",每天有数以万计的场所产生大量数据。然而信息的快速增长带来的问题:比如信息过量,难以消化;信息真假难以辨识;信息安全难以保证以及信息形式不一致,难以统一处理等问题。在强大的商业需求驱动下,商家们开始注意到有效地解决大容量数据的利用问题具有巨大的商机;学者们开始思考如何从大容量数据集中获取有用信息和知识的方法。然而,面对高维、复杂、异构的海量数据,提取潜在的有用信息已经成为巨大的挑战。面对这一挑战,数据挖掘(data mining)技术应运而生,并显示出强大的生命力。

数据挖掘的定义有多种,现在为大家广泛采用的是:数据挖掘就是从大量的数据中挖掘出隐含的、未知的、但又是潜在有用的信息和知识的过程。简单地说,数据挖掘就是从大量数据中发现有用的信息。数据挖掘是一门新兴的交叉性学科,融合了人工智能、数据库技术、模式识别、机器学习、统计学和数据可视化等多个领域的理论和技术。

二、数据挖掘的应用

数据挖掘技术源于商业的直接需求,并在各个领域都有广泛使用价值。数据挖掘已在金融、零售、医药、通信等具有大量数据和深度分析需求、易产生大量数据信息的领域得到广泛使用,并带来巨大的社会效益和经济效益。它既可以检验行业内长期形成的知识模式,也能发现隐藏的新规律。虽然数据挖掘应用依然面临着许多挑战和很多需要解决的问题,但有充分理由相信,这些问题将随着各应用领域的信息化推进逐步得到解决,数据挖掘的应用前景十分乐观。

1. 金融领域的应用 金融部门每天的业务都会产生大量数据,利用目前的数据库系统可以有效地实现数据的录入、查询、统计等功能,但无法发现数据中存在的关系和规则,无法根据现有的数据预测未来的发展趋势。缺乏挖掘数据背后隐藏知识的手段,导致了数据爆炸但知识贫乏的现象。与此同时,金融机构的运作必然存在金融风险,风险管理是每一个金融机构的重要工作。利用数据挖掘技术不但可以从这海量数据中发现隐藏在其后的规律,而且可以很好地降低金融机构存在的风险。

2. 零售业务的应用　　在零售业方面，计算机使用率越来越高，大型超市大多配备了完善的计算机及数据库系统。零售业借助信息化技术，积累了海量的数据，通过数据分析市场信息、产品信息和顾客需求，进而制定合适的营销管理策略，才能在企业经营中取得成功。数据挖掘技术可以根据客户基本信息和消费行为研究不同客户群体的特点，以挖掘潜在市场、获取目标市场的客户群体和预测客户行为，有针对性地对客户群体进行目录邮寄，将有限的资源投注在最易获利的客户群体上，提高企业客户响应度。

3. 医疗领域的应用　　中医学经过中华民族几千年的传承和发展，已形成了特有的理论体系，也积累了大量医案。中医医案积累的信息量颇多，数据类型及相互关系错综复杂，数据中隐藏大量有价值的信息。但由于此类数据的庞大和复杂，对有效信息及其相关性分析与探索单纯依靠人力很难完成。而从大量数据中探索和发现其中蕴含的潜在规律与价值，正是数据挖掘技术的优势所在。在中医学研究中，数据挖掘技术主要应用于"中医诊断数据挖掘"（症状与症状、症状与证、病因病机和证、证与证关系等）和"中医治疗数据挖掘"（证与方药、方剂与药物、药物间的关系等）。通过数据挖掘，可以发现中医药学概念间的关联关系、新的知识或新的规律，这对于促进中医药理论、方法、技术的进步，大力提高中医临床疗效，中医药的传承，加快中药新药研发都具有重要意义。因而，近20余年来中医药领域在不断地开展数据挖掘研究工作。

此外，数据挖掘也可以用于患者流失管理、潜在新患者分析、患者特征分类、预测手术结果及医药试验等。

4. 其他领域　　数据挖掘在其他领域也有很多应用。比如电信业上主要用于客户流失管理、顾客终身价值及利润价值、营销回应预测、交叉销售/再销售；政府机构用于员工流失管理及犯罪侦测；制造业用于合格率分析、制程改善、需求预测等。

三、数据挖掘常用工具及软件

目前，世界上已经有很多商业公司和研究机构开发出了各自的数据挖掘产品，而且功能和使用简易性也在日益提高。例如：SAS 公司的 Enterprise Miner、SPSS 公司的 Clementine（后被 IBM 兼并，更名为 IBM SPSS Modeler）以及 IBM 公司的 Intelligent Miner 等。直接采用商业数据挖掘工具来帮助项目实施，是一个很好的选择。它既节省了大量的开发费用，又可以节约维护和升级的开销。在数据挖掘工具选择指导原则上，主要考虑数据挖掘需求是短期行为还是长期使用、公司的数据挖掘经验和水平、公司的数据状态、公司的预算及工具的性能。目前中医医案的数据挖掘这三种软件都有研究者使用，本书后面数据挖掘实例分析采用 Clementine 软件。

数据挖掘技术主要包括频数统计、聚类分析、因子分析、对应分析、关联规则、分类模型、贝叶斯网络、异常点分析等。

第二节　医案数据挖掘流程

健在的全国名老中医是中医的活化石，而其医案更是一个不可多得的中医理论和临床研究宝藏，是我们从事现代中医科研、教学和临床的一条捷径。国学大师章太炎先生曾经说过："中医之成就，医案最著"。名老中医医案是中医理、法、方、药综合运用的具体反映形式，是医疗活动的真实记述，也是名老中医的临床经验及创新思维活动的实录资料，它不仅是中医理论的有力验证，也是中医理论不断创新发展的摇篮。因此，以名老中医为中心，针对现存数以万计的海量医案进行深度挖掘和提高，将会促进中医理论和临床的新一轮创新。

根据已有研究，中医学科领域的医案数据挖掘流程主要分为四步：第一步：数据采集，即将原始医案通过系统编码转化为电子文本或电子数据库；第二步：数据预处理，即将数据进行漂洗和纠错，然后进行医案中医术语的统一及规范，最终形成"干净"电子医案文本和数据库；第三步：数据挖掘，通过广义字典模型、关联规则分析和多元统计等数据挖掘方法挖掘出名老中医的辨证模式和名老中医

笔记栏

的用药模式；第四步：结果总结，即提炼出病机单元创新理论，名老中医临证经验，或医案深度挖掘方法(图 16-1)。

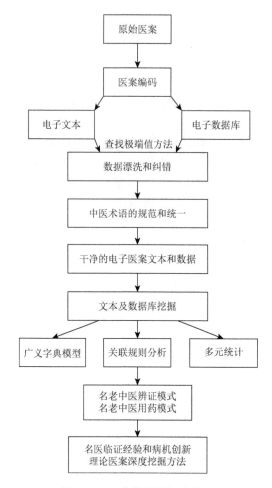

图 16-1　医案数据挖掘流程图

一、病案数据库的建立

很多时候，医案是纸质版，而且记录时有其自身的特色，即人口学资料和诊次治疗的信息全部记录在一起，为了后面的软件分析，我们需要将它转化成电子文本或电子数据库。以全国名老中医周仲瑛教授治疗免疫系统疾病为例(表 16-1)，原始纸质版病案里信息包括①人口学资料(年龄等) + ②病史(往往是诱因或病因) + ③现病症候群 + ④证型和病机分析 + ⑤治法 + ⑥方药 + ⑦煎服方法，这些信息全部混合在一起，为了后面进一步分析，我们要将此纸质医案整理成电子数据库。一般情况下可以使用管理软件 Epidata 或 Excel 进行数据录入。在录入过程中，要注意一行是一个人的记录，而一列是一个变量，如图 16-2 所示，是转化之后的电子版医案数据库。

表 16-1　原始医案表

姓名代码	西医诊断	中医诊断	姓名、性别、年龄、就诊日期(初诊、二诊、三诊等)、病史、病机、治法、方药、医嘱等	编号
BLH	感冒	感冒	BLH，女，56 岁 初诊 2001-5-21：每于夏季多汗，汗后怕风，喷嚏流泪，流涕，苔薄白，脉细沉取兼滑 病机：风邪伤表，营卫不和，表卫不固 药用：炙桂枝 10g，炒白芍 10g，炙甘草 3g，生黄芪 20g，生白术 10g，防风 6g，生姜 2 片，红枣 4 枚，煅龙骨和牡蛎^{各先}20g 和 25g，苍耳草 12g，水煎服 1 剂/日	01FX008

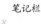

续表

姓名代码	西医诊断	中医诊断	姓名、性别、年龄、就诊日期(初诊、二诊、三诊等)、病史、病机、治法、方药、医嘱等	编号
BLH	感冒	感冒	二诊 2001-5-29：喷嚏，鼻涕，流泪，头痛目痛，鼻腔有痒感，腰背痛，汗出略少，怕风，苔薄黄，质稍红，脉细滑。 守前方加入清肺祛风。前方加炒黄芩10g，辛夷^包5g，丝瓜络10g，炙僵蚕10g 三诊 2001-6-19：鼻炎用西药控制，停药则发，中药效果不显，两下肢冷感减轻，上身多汗，但有减轻，苔淡黄薄腻质晴暗，脉细 病机：阳虚气弱，肺卫不固，肾阳不振 药用：炙桂枝10g，制附片10g，炙甘草5g，煅龙骨^先20g，煅牡蛎^先25g，生黄芪25g，生白术15g，防风6g，先灵脾10g，当归10g，僵蚕10g，苍耳草15g，辛夷^包5g	01FX008

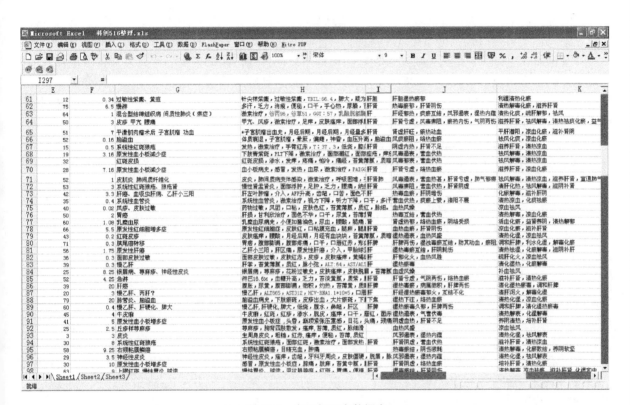

图 16-2 电子版医案数据库

二、数据预处理

由于高质量的数据才能保证得到高质量的结论，因此，在数据挖掘过程中数据预处理是至关重要的一个步骤。根据数据统计专家权威统计，在一个完整的数据挖掘过程中，数据预处理工作要花费总工作量60%左右的时间，而其后的数据挖掘工作仅占总工作量的10%左右。

数据预处理就是在上述电子版医案数据库的基础上进行再加工，检查数据的完整性及一致性，删除重复记录、填补缺失数据。中医医案具有数据缺失多的特点，填补充分，隐藏在原始数据后的知识才能被充分挖掘。但填补不科学也会起到相反的作用，甚至得出荒谬的结论。如何才能使填补数据与真实值最为接近呢？首先我们要分析数据缺失的原因。数据缺失常由两方面造成：一是复诊记录不完整，一般医师对初诊记录比较完整，而对二诊、三诊、四诊等大都只记录发生变化的体征，而没有变化的体征可能就只在初诊中记录，这时我们可根据初诊的记录对它们进行修复。二是复诊的时候有些体征或检查没做，无法得到记录，这时候就要采用专业的统计方法填补了，有时候也无法弥补，这就提示我们，在采集医案原始数据时，要尽可能准确和完整，有些内容要及时弥补。

除此以外，医案中医术语需统一规范。医案中有大量对于症状和体征的描述，统称为征候、病候。

笔记栏

疾病发生和发展过程中机体内的一系列机能、代谢和形态结构异常变化所引起的患者主观上的异常感觉常称为症状,如疼痛、不适、畏寒等,体征是医者客观可见的表现。中医沉淀了 5000 年的历史经验,对于症状的描述虽然在表达的意思上基本相同,但说法不尽相同。比如,对胃脘痞胀的描述有"胃胀""胃脘""心下脘""胃脘满闷"等。有时候症状表达词义模糊,比如,"补肾"可以理解为补肾阴、补肾阳、补肾虚、补肾气等多种情况。医案中的中药名称更是如此,如金银花,又称银花、双花;淫羊藿,又称仙灵脾。为了方便后续挖掘工作中信息源的集中,需要将症状名称及药物名称进行统一规范。

三、数据挖掘

以医案挖掘主题作为划分依据,中医医案数据挖掘分为"中医诊断数据挖掘"(症状与症状、症状与证、证与证关系等)和"中医治疗数据挖掘"(证与方药、方剂与药物、药物间的关系)。

中医诊断(即辨证),是通过疾病表现认识疾病本质的过程,四诊采集的信息是辨证的依据,证候要素是证的基本单位。中医诊断数据挖掘,常用的数据包括症状、舌脉象、理化指标、证候要素和证型等,常用的建模方法包括频次统计、聚类分析、贝叶斯网络、关联规则等。中医诊断数据挖掘医案,通过分析疾病症候群与证型组合之间的关系构建辨证模型(图 16-3)。

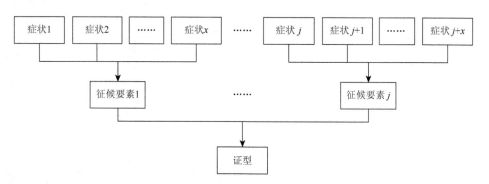

图 16-3　中医诊断数据挖掘建模过程

中医治疗遵从辨证论治原则,需要根据辨证结果确定治法。中医治疗经验的数据挖掘,常用的包括症状、证型、治则、主方、药物、药味、剂量、剂型等,常用建模方法包括频次统计、关联规则、复杂网络、改进的互信息法、复杂系统熵聚类等。中医治疗数据挖掘通过选定疾病,对证型与药物之间的关系进行分析,建立中医治疗模型。比如对肝郁证处方中常见的 76 味药进行因子分析,提取 8 个药物组合因子,分析因子中药组合的功效,总结治法,建立肝郁证中医治疗模型。中医治疗数据挖掘模型建模过程见图 16-4。当然在中医治疗数据挖掘文献中,以处方数据挖掘相关文献所占比重最大。处方中药物间具有复杂的非线性关系,药物的剂量、性、味、归经等都是指导配伍的指标。中医处方数据挖掘的一般建模过程见图 16-5。

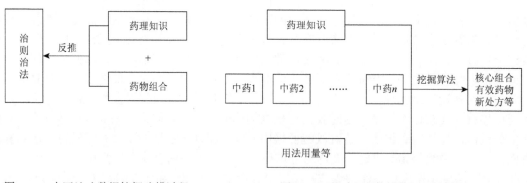

图 16-4　中医治疗数据挖掘建模过程　　　　图 16-5　中医处方数据挖掘建模过程

四、结果解释

中医病案数据挖掘的结果包括频次表、集合、规则、网络图等,可读性较差,不能直接使用。利用挖掘结果,需整合中医临床知识进行归纳总结,得出推论。中医诊断数据挖掘时,结果一般为临床体征分析提取证候要素,然后将疾病中医证型进行归纳。比如,有作者在研究阿尔茨海默病临床医例数据挖掘时,结合阿尔茨海默病的临床体征分析,提取证候要素,发现当地阿尔茨海默病主要表现为热结腑实、痰浊阻窍、气滞血瘀、肝肾精亏、肾精亏虚、风痰阻络以及心脾两虚等中医证型。中医治疗挖掘结果解释一般是总结中医大师治疗经验,总结药方的核心组合及新处方。比如采用复杂系统熵聚类等方法,分析邓星伯治疗肺系病的方剂,得到 18 个核心组合、9 个新处方。

第三节 常用数据挖掘方法

目前,用于中医证候研究领域的数据挖掘方法主要有:关联规则、聚类分析、人工神经网络、判别分析、主成分分析、因子分析、关联规则、粗糙集理论、决策树、人工神经网络、贝叶斯网络、信息熵等,下面介绍几种常见的方法。

一、关联规则

关联规则(association rules)是数据挖掘中最活跃的研究方法之一,最初提出的动机是针对购物篮分析问题,目的是发现交易数据库中不同商品之间的联系规则,侧重于确定数据中不同领域之间的关系,找出满足给定条件下的多个域间的依赖关系。支持度和置信度是描述关联规则的两个重要概念。假设 $I = \{I_1, I_2, \cdots, I_m\}$ 是项的集合。给定一个交易数据库 D,其中每个事务(transaction)是 I 的非空子集,即每一个交易都与一个唯一的标识符 TID(transaction ID)对应。关联规则在 D 中的支持度是 D 中事务同时包含 X、Y 的百分比,即概率;置信度是 D 中事务已经包含 X 的情况下,包含 Y 的百分比,即条件概率。关联规则挖掘则是从事务集合中挖掘出满足支持度和置信度最低阈值要求的所有关联规则。这些阈值是根据挖掘需要人为设定的。提升度(lift)表示含有 X 的条件下同时含有 Y 的概率,与不含 X 的条件下却含 Y 的概率之比。如果 Lift$(X \to Y) > 1$,则规则"$X \to Y$"是有效的强关联规则;如果 Lift$(X \to Y) \leqslant 1$,则规则"$X \to Y$"是无效的强关联规则。用一个简单的例子说明。表 16-2 是顾客购买食物的数据库 D,共 6 条记录,即包含 6 个事务,$D = 6$。购买食物即项集 I = {牛肉,鸡肉,牛奶,奶酪}。考虑关联规则:牛肉与鸡肉,事务 1,2,3,4,6 包含牛肉($X = 5$),事务 1,2,6 包含鸡肉($Y = 3$),那么事务 1,2,6 同时包含牛肉和鸡肉,即 $X \wedge Y = 3$。支持度(X^Y)/D = 0.5,置信度(X^Y)/X = 0.6,提升度((X^Y)/X)/(Y/D) = 1.2。若给定最小支持度 $\alpha = 0.5$,最小置信度 $\beta = 0.6$,认为购买牛肉和购买鸡肉之间存在关联,提升度大于 1,则认为购买牛肉和购买鸡肉之间存在有效强关联规则。在中医证候的研究中,运用关联规则可以从复杂巨量的证候数据库中找出某种证型规律。中医证候的研究中,由大量的中医症状、舌脉表现组成的数据库相当繁杂,关联规则可以寻找出相关联的各个数据,当某些症状总是同时出现时,我们可以从中找出某种证型规律,甚至是病机规律。当然,其缺陷在于观测症状、证候与实验室指标之间的关联关系不足以反映临床实践,比如口干这个症状与心电图正常这个指标有关联关系,但并不具有临床意义。

表 16-2 关联规则支持度和置信度说明

事务	牛肉	鸡肉	牛奶	奶酪
1	1	1	1	0
2	1	1	0	0
3	1	0	0	0
4	1	0	1	0
5	0	0	1	1
6	1	1	0	0

【例 16-1】　某课题组采用关联规则挖掘的方法研究国医大师周仲瑛教授从瘀热论治内科难治性疾病的临床经验，阐明"瘀热"病机在内科难治性疾病过程中的分布情况，确立"瘀热"病机在内科难治病病程中的客观性、普遍性，明确瘀热病机在临床各科不同疾病过程中的临床证候表现规律，探讨瘀热病机在不同疾病过程中与其他病机兼夹或复合为患的临床规律，总结提炼周仲瑛教授从瘀热论治内科疾病的特色用药经验，从而全面总结、整理和提炼周仲瑛教授从"瘀热"论治内科难治性疾病的临床经验和学术思想。全部病案均来源于周仲瑛教授在 1987 年至 2007 年间记录的门诊病案，包括电子化数据库或电子化文本形式和纸质病案。全部所选病例共涉及 19 个系统或专科疾病，按出现频次多少依次为：传染病类＞肿瘤＞消化＞神经(脑血管)＞泌尿＞内分泌＞血液＞皮肤类＞心血管＞免疫＞骨科＞呼吸＞男科＞五官科＞妇科＞寄生虫＞生殖类＞外科。首先对电子数据进行了梳理和清洗，对冗余信息进行了剪裁，并根据分析要求进行了数据标准化，为下一步数据的深入分析提供了干净数据库，共获得有效案例 8333 个。

本案例采用 Clementine 软件进行数据挖掘，数据挖掘路径图如图 16-6 所示。

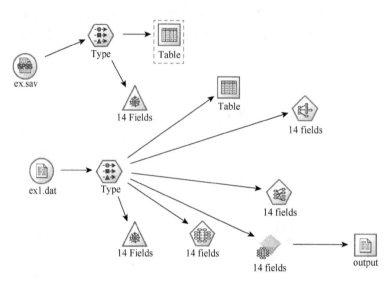

图 16-6　数据挖掘的 Clementine 分析流程

数据挖掘结果：

1. 病案"瘀热"病机的疾病分布　　瘀热病机涉及的西医各系统分布情况见表 16-3。结果显示：传染、消化、肿瘤、内分泌、男科、五官、风湿免疫、血液、泌尿、皮肤、肢体经络、心血管、妇科、神经、呼吸等系统均可见"瘀热"病机出现，但各系统疾病瘀热出现频次各不相同，出现率在 10% 以上的依次是传染＞消化＞肿瘤＞内分泌＞男科＞五官＞风湿免疫＞血液＞泌尿。表明这些系统相关疾病的发病过程中更容易出现"瘀热"病机。结果显示，周仲瑛教授在内科难治性疾病治疗过程中，8333 例病案，瘀热病机证素占 20%。

表 16-3　病案中"瘀热"病机在不同疾病中所占的比例

西医疾病分类	样本数	"瘀热"	百分数(%)	构成比(%)
病毒性肝炎	783	463	59.13	26.66
肺癌	261	144	55.17	8.29
肝癌	124	85	68.55	4.89
乳腺癌	167	62	37.13	3.57
胃癌	145	62	42.76	3.57
贲门癌	53	27	50.94	1.55

续表

西医疾病分类	样本数	"瘀热"	百分数(%)	构成比(%)
糖尿病	54	26	48.15	1.50
肝硬化	42	25	59.52	1.44
食道癌	59	25	42.37	1.44
直肠癌	77	23	29.87	1.32
结肠癌	65	19	29.23	1.09
鼻咽癌	27	17	62.96	0.98
胰腺癌	17	13	76.47	0.75
膀胱癌	24	12	50.00	0.69
胆管癌	18	12	66.67	0.69
胆囊癌	16	11	68.75	0.63
胆石病	33	11	33.33	0.63
月经不调	169	11	6.51	0.63
高血压病	137	10	7.30	0.58
肾结石	21	10	47.62	0.58
腹痛	43	9	20.93	0.52
乳癌	28	9	32.14	0.52
前列腺癌	15	8	53.33	0.46
腰痛	65	8	12.31	0.46
脂肪肝	12	8	66.67	0.46
类风湿关节炎	38	7	18.42	0.40
慢性胃炎	120	7	5.83	0.40
阴道癌	16	7	43.75	0.40
痹证	122	6	4.92	0.35
胆囊炎	9	6	66.67	0.35
胆囊炎 胆石病	12	6	50.00	0.35
高脂血症	19	6	31.58	0.35
卵巢癌	22	6	27.27	0.35
前列腺炎	26	6	23.08	0.35
胁痛	25	6	24.00	0.35
缺失	346	35	10.12	2.01
其他	5123	529	10.33	30.45
合计	8333	1737	20.84	100.00

2. 病案中"瘀"和"热"病机要素的关联分析　表16-4显示了"瘀"和"热"病机要素的相关性分析，结果显示，"瘀"和"热"存在一定的相关性(列联系数 $r_n = 0.261$，$P < 0.001$)。图16-7清晰地展现了这一结果。

表16-4　病案资料中病机条目的"瘀"和"热"相关性分析

项目		"瘀"病机要素		合计
		有	无	
"热"病机要素	有	1737	1952	3689
	无	1018	3626	4644
合计		2755	5578	8333

注：列联系数 $r_n = 0.261$，$P < 0.001$。

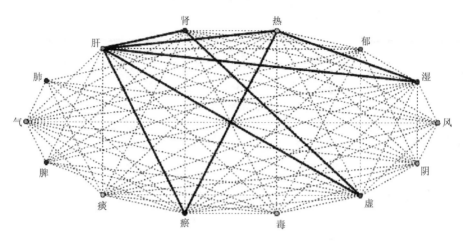

图 16-7　"瘀"和"热"病机要素的 Web 网络图

图 16-7 显示了采用数据挖掘软件 Clementine11.0 分析病机证素间关系的 Web 网络图,图中线条越粗表示之间关系越强。

3. 病案中传染性疾病的"瘀热"病机证治的关联规则分析　　传染病累计有 383 例病例,涉及 10 种传染病,包括慢乙肝、丙肝、慢丁肝、甲肝、戊肝、肺结核、骨结核、EB 病毒感染、结核性胸膜炎、血吸虫性肝病等。

(1)瘀热的常见症候群:传染类疾病瘀热病机症候群是肝区隐痛、苔色黄、胁痛、脉弦、脉细、神疲、苔质薄、苔质腻、乏力、舌色暗、尿黄、脉滑、舌色暗红、腹胀,分析结果如表 16-5 所示。

表 16-5　传染病四诊信息瘀热病机与症候群的关联规则分析

后项	前项			实例	支持度(%)	置信度	提升
瘀热	隐痛	苔色黄		86	21.287	100.0	1.055
瘀热	隐痛	胁痛	苔色黄	81	20.05	100.0	1.055
瘀热	隐痛			107	26.485	99.065	1.045
瘀热	隐痛	胁痛		99	24.505	98.99	1.044
瘀热	脉弦	脉细		94	23.267	98.936	1.044
瘀热	神疲	苔质薄		77	19.059	98.701	1.041
瘀热	神疲			116	28.713	98.276	1.037
瘀热	脉弦	苔质腻		101	25.0	98.02	1.034
瘀热	神疲	乏力		90	22.277	97.778	1.031
瘀热	胁痛	苔质腻	苔色黄	90	22.277	97.778	1.031
瘀热	胁痛	苔色黄		127	31.436	97.638	1.03
瘀热	神疲	苔色黄		84	20.792	97.619	1.03
瘀热	脉弦	苔色黄		124	30.693	97.581	1.029
瘀热	脉弦			162	40.099	97.531	1.029
瘀热	舌色暗	苔质腻		81	20.05	97.531	1.029
瘀热	脉弦	苔质腻	苔色黄	79	19.554	97.468	1.028
瘀热	尿黄	胁痛		77	19.059	97.403	1.027
瘀热	脉滑			76	18.812	97.368	1.027
瘀热	胁痛	脉细		74	18.317	97.297	1.026
瘀热	舌色暗			110	27.228	97.273	1.026

续表

后项	前项	实例	支持度(%)	置信度	提升
瘀热	乏力　苔质腻	73	18.069	97.26	1.026
瘀热	胁痛　苔质腻	107	26.485	97.196	1.025
瘀热	胁痛	163	40.347	96.933	1.022
瘀热	尿黄　苔色黄	126	31.188	96.825	1.021
瘀热	尿黄　苔质腻　苔色黄	92	22.772	96.739	1.02
瘀热	脉弦　苔质薄	90	22.277	96.667	1.02
瘀热	乏力	116	28.713	96.552	1.018
瘀热	尿黄　苔质腻	114	28.218	96.491	1.018
瘀热	舌色暗　苔色黄	81	20.05	96.296	1.016
瘀热	胁痛　苔质薄　苔色黄	75	18.564	96.0	1.013
瘀热	苔质腻	249	61.634	95.984	1.012
瘀热	苔质腻　苔色黄	197	48.762	95.939	1.012
瘀热	舌色暗红	116	28.713	95.69	1.009
瘀热	脉细　苔质腻	114	28.218	95.614	1.009
瘀热	苔色黄	296	73.267	95.608	1.009
瘀热	脉细　苔质腻　苔色黄	91	22.525	95.604	1.008
瘀热	苔质薄　苔质腻	158	39.109	95.57	1.008
瘀热	苔质薄　苔质腻　苔色黄	132	32.673	95.455	1.007
瘀热	尿黄　苔质薄	86	21.287	95.349	1.006
瘀热	脉细　苔色黄	149	36.881	95.302	1.005
瘀热	舌色暗红　苔色黄	106	26.238	95.283	1.005
瘀热	乏力　苔色黄	83	20.545	95.181	1.004
瘀热	尿黄	160	39.604	95.0	1.002
瘀热	脉细　苔质薄　苔质腻	79	19.554	94.937	1.001
瘀热	脉细	197	48.762	94.924	1.001
瘀热	胁痛　苔质薄	95	23.515	94.737	0.999
瘀热	苔质薄　苔色黄	185	45.792	94.595	0.998
瘀热	苔质薄	232	57.426	93.966	0.991
瘀热	脉细　苔质薄　苔色黄	97	24.01	93.814	0.99
瘀热	舌色暗红　苔质薄	79	19.554	93.671	0.988
瘀热	脉细　苔质薄	121	29.95	93.388	0.985
瘀热	舌色暗红　苔质薄　苔色黄	74	18.317	93.243	0.984
瘀热	口干　苔色黄	73	18.069	93.151	0.983
瘀热	口干	92	22.772	92.391	0.975
瘀热	腹胀	77	19.059	92.208	0.973

　　(2)瘀热病机治疗的常见用药模式：传染类疾病瘀热病机用药主要为虎杖、赤芍、柴胡、丹参、苦参、蒲公英、丹皮、田基黄、白花蛇舌草、黄芩、垂盆草、厚朴、郁金、茵陈、太子参、枸杞、苍术、青皮、白术、陈皮，如表16-6所示。

笔记栏

表 16-6　传染病瘀热病机的常用药物关联规则分析

后项	前项	实例	支持度(%)	置信度	提升
瘀热	虎杖	210	51.98	99.524	1.05
瘀热	虎杖　赤芍	139	34.406	99.281	1.047
瘀热	虎杖　柴胡	135	33.416	99.259	1.047
瘀热	丹参	134	33.168	99.254	1.047
瘀热	苦参　赤芍	130	32.178	99.231	1.047
瘀热	蒲公英	119	29.455	99.16	1.046
瘀热	丹皮	119	29.455	99.16	1.046
瘀热	田基黄	116	28.713	99.138	1.046
瘀热	虎杖　柴胡　赤芍	116	28.713	99.138	1.046
瘀热	丹参　赤芍	113	27.97	99.115	1.045
瘀热	苦参　柴胡　赤芍	108	26.733	99.074	1.045
瘀热	白花蛇舌草	104	25.743	99.038	1.045
瘀热	苦参	182	45.05	98.901	1.043
瘀热	苦参　柴胡	123	30.446	98.374	1.038
瘀热	黄芩　赤芍	121	29.95	98.347	1.037
瘀热	垂盆草	178	44.059	98.315	1.037
瘀热	垂盆草　赤芍	113	27.97	98.23	1.036
瘀热	黄芩　厚朴　赤芍	111	27.475	98.198	1.036
瘀热	黄芩　柴胡　赤芍	109	26.98	98.165	1.035
瘀热	垂盆草　苦参	103	25.495	98.058	1.034
瘀热	黄芩　厚朴　柴胡　赤芍	101	25.0	98.02	1.034
瘀热	厚朴　赤芍	130	32.178	97.692	1.03
瘀热	柴胡　赤芍	201	49.752	97.512	1.029
瘀热	厚朴　柴胡　赤芍	120	29.703	97.5	1.028
瘀热	郁金　厚朴	114	28.218	97.368	1.027
瘀热	垂盆草　柴胡	112	27.723	97.321	1.027
瘀热	赤芍	257	63.614	97.276	1.026
瘀热	黄芩　厚朴	146	36.139	97.26	1.026
瘀热	黄芩　郁金	109	26.98	97.248	1.026
瘀热	茵陈	103	25.495	97.087	1.024
瘀热	郁金　柴胡　赤芍	118	29.208	96.61	1.019
瘀热	黄芩　厚朴　柴胡	117	28.96	96.581	1.019
瘀热	太子参	115	28.465	96.522	1.018
瘀热	黄芩	170	42.079	96.471	1.018
瘀热	厚朴　柴胡	138	34.158	96.377	1.017
瘀热	黄芩　柴胡	132	32.673	96.212	1.015
瘀热	郁金　赤芍	131	32.426	96.183	1.015
瘀热	枸杞	136	33.663	95.588	1.008
瘀热	柴胡	243	60.149	95.473	1.007
瘀热	厚朴	184	45.545	95.109	1.003
瘀热	苍术	125	30.941	94.4	0.996

续表

后项	前项		实例	支持度(%)	置信度	提升
瘀热	郁金		177	43.812	94.35	0.995
瘀热	青皮	柴胡	102	25.248	94.118	0.993
瘀热	郁金	柴胡	136	33.663	94.118	0.993
瘀热	青皮		131	32.426	92.366	0.974
瘀热	陈皮	青皮	115	28.465	92.174	0.972
瘀热	白术		133	32.921	91.729	0.968
瘀热	陈皮		124	30.693	91.129	0.961

二、聚类分析

聚类分析作为挖掘海量信息的工具,常用于数据的探索性分析。根据聚类分析的原理,对研究事物进行归类后,可以使同一类中的个体具有高度的同质性,不同类之间的个体具有高度的异质性。在证候研究中,由于变量间存在一定的多重线性关系,运用系统聚类可以把证候变量按相似程度大小进行归类、降维,从而提取出有意义的证候证素信息。由于聚类分析是对整个样本资料按指标和样品的相似程度进行归类,并不得出结论,故属于探索性分析。其特点是针对两对象之间的"相似度"或"相异度"划分不同类别,所以该方法不能对多维复杂多层的证候数据进行有效和全面的分析。

三、人工神经网络

在数据挖掘算法中,人工神经网络是近年来颇受关注的一种算法,它为解决复杂问题提供了一种相对有效且简单的方法。人工神经网络方法,通过模拟人的联想推理和抽象思维能力,加之训练、学习以完成分类、聚类、关联规则挖掘等多种数据挖掘任务。人工神经网络不需要精确的数学模型,最初是用来解决传统自动化技术无法解决的许多复杂的、不确定性的、非线性的自动化问题。而证候正是具有非线性、多维多阶性、复杂巨系统性的特点,所以人工神经网络在证候研究中,有可能为解决中医证候诊断标准中症状权值难以明确的问题提供更为科学的方法与途径。近年运用人工神经网络进行中医证候规范化的研究日渐增多。

****

统计学内容表达

中医医案数据挖掘分为"中医诊断数据挖掘"和"中医治疗数据挖掘"。结果的报告一般包括频次表、集合、规则、网络图等。如《基于数据挖掘的孟河名医杨博良治疗月经病用药规律研究》一文中作者报告了处方药中使用频次 10 以上的药物情况表、处方药中支持度为 10%条件下的药物组合频次表、药物间关联度分析及关联规则网络展示图。

案 例 辨 析

通过名老中医治疗免疫系统疾病的方剂的数据挖掘,可以得到常用药物核心组合及治疗新处方,请问此说法可信吗?为什么?

电 脑 实 验

笔记栏

【实验 16-1】试将例 16-1 中,瘀热病机的症候群和用药模型作关联规则分析。

小　结

　　继承名老中医学术思想是中医药发展的迫切需要，要在采用合理的科研方法上多下功夫。而数据挖掘在中医药信息化领域的重要地位越来越重要，在名老中医经验传承方面的作用表现尤为突出。数据挖掘作为一个在海量数据中获取知识的有力工具，必将对带动中医药学术水平的提高、拓展中医药的生存空间产生巨大的启迪和促进作用。大数据时代无疑是中医药发展的机遇，中医药研究者当抓住机遇，顺势而生，卓然而立，应世而壮。

思考与练习

1. 试述数据挖掘步骤。
2. 说明中医数据挖掘的作用和意义。

参 考 文 献

沈毅, 傅萍, 孔丽娅. 2016. 数据挖掘方法在名老中医用药规律研究中的应用. 中医研究, 57(10)：890-893.

吴嘉瑞, 童有健, 张晓朦, 等. 2014. 基于关联规则和复杂系统熵聚类的邓星伯治疗肺系病证用药规律研究. 中国实验方剂学杂志, 20(7)：223-226.

薛飞飞, 梁嫒, 陈家旭. 2011. 基于数据挖掘肝郁证证候及用药特点文献研究. 中国中医基础医学杂志, 17(7)：735-737.

刘宁, 杨婕, 郭蕾. 2013. 基于流行病方法的阿尔茨海默病中医证候诊断标准规范化研究. 中华中医药杂志, 28(6)：1685-1688.

（王均琴　李国春）

【案例】 某研究者采用多中心、大样本、随机、安慰剂对照的临床试验，评价电针治疗女性压力性尿失禁的临床疗效和安全性。根据本研究诊断标准和纳入标准共纳入女性患者504例（电针组252例，假电针组252例），其中482例受试者完成了整个研究（95.6%）。基线和第6周电针组平均1小时尿垫试验漏尿量分别为 18.4g（95%CI：15.5～21.4g）和 8.2g（95%CI：6.3～10.0g）；假电针组分别为 19.1g（95%CI：15.6～22.7g）和16.8g（95%CI：13.5～20.1g）。与基线相比，第6周电针组漏尿量减少值（−9.9g）多于假电针组（−2.6g），两组间差值为 7.3g（95%CI：4.8～10.0g，$P<0.001$）。电针组基线平均72小时尿失禁次数为7.9次，假电针组为7.7次。第1～6周、15～18周和27～30周，电针组72小时尿失禁次数与基线比较的减少值多于假电针组，两组患者不同时间尿失禁次数平均减少值比较分别为1.0次（95%CI：0.2～1.7次，$P = 0.010$）、2.0次（95%CI：1.3～2.7次，$P<0.001$）、2.1次（95%CI：1.3～2.8次，$P<0.001$）。两组试验对象相关不良反应率：电针组为1.6%，假电针组为2.0%。试分析该研究用到了哪些统计学分析方法。

第一节 中医统计学应用的"道"和"术"

中医统计学内容包括统计学的基本概念、统计描述和统计推断等基本原理，以及常用的统计设计和统计方法在中医药研究中的应用。在其原理和方法中渗透着统计学的基本思想（从随机性中寻找规律性）、两个核心理念（在允许抽样误差下的概率保证和基于风险意识的统计推断）、统计思想（变异的思想、抽样研究的思想、小概率思想、反证法思想等）和统计思维（利用概率框架下的推理思维；捕捉不确定性的思维；运用概率分布的思维；量化思维；遵循随机抽样发现误差规律的思维；结合专业进行参数估计和假设检验的统计思维）等。一个中医研究者统计思维的养成，不但需要具备系统的中医理论知识和一定的中医实践体验，更需要培养医学生科学地应用统计学思想、原理和方法，对具体的某项中医研究进行科学高效的统计设计，根据研究目的、数据特征和选择恰当的统计方法等，学会对各种指标进行详尽的统计分析和规范表达，并将统计结果结合中医理论进行合理的解释，绘制出创新而清晰的中医理论图景，以继承中医先进的医学理论和效验的防治疾病的经验。正如德国的斯勒兹所说："统计是动态的历史，历史是静态的统计"。本章对前面各章知识进行了归纳和总结，并结合实际案例进行分析。其教学目的：一是能够使读者从整体上把握统计学理论和方法，将学到的中医统计学知识和技能融会贯通起来，达到能恰当运用统计学知识解决中医研究中的实际问题的目的；二是辨析各种统计学方法的应用条件、分析目的和规范表达等，避免统计学方法的误用、误读和滥用。

毋庸置疑的是，统计学在中医药领域的恰当应用离不开统计学原理的指导，然而明确研究设计类型，是选用合适统计分析方法的第一重要前提。一旦研究设计存在问题或缺陷，那么即使运用再高级的统计软件和复杂高深的统计方法也无法弥补，据此只能得出错误的结论，或是对结果误判和误读。纵观现代统计学的发展过程和知识体系，我们要从两个方面深刻理解统计学在中医药研究中的应用，一方面，统计学原理、思想的内化和建立，由此建立统计思维，乃至科学研究思维，我们称为统计之"道"。学会应用统计思维对中医研究中偶然性、不确定性、机遇和风险的现象进行思考和推断，提高中医、中西医结合等相关专业学生的科学素养、科研能力和批判精神。统计思维的建立有助于中医学生建立严谨缜密的科学思维，进而建立批判性思维和创新思维。另一方面，学会各种统计方法的恰当应用和计算机统计软件的操作实现，即所谓的统计之"术"，只有这样，才能与中医研究实际结合起来，促使医学生成为"顶天立地"的人才。"顶天"就是建立批判性思维，因为批判精神是创新的起点，只有具有高境界和开阔视野，才能真正发挥中医统计学在揭示医学规律和真理中的作用。"立地"就是要脚踏实地，要反复思考中医研究方案的科学性、可行性和创新性；要潜心研制病例报告表（CRF），使研究方案、CRF 和数据管理同时思考；确保后续研究环节的顺利进行；要追求收集数据的完整、准确和及时；要建立正确无误并符合统计软件数据格式要求的数据库文件；要绞尽脑汁拟定所有研究指标的统计分析计划书；积极运用统计软件探索各种统计分析方法，并对统计结果进行恰如其分的专业解释，只有掌握了统计学应用技能，这样才能接"地气"。这就是中医统计学的"道"和"术"。

一、统计之"道"

现代著名统计学家 C.R.劳教授，在其著作《统计与真理——怎样运用偶然性》一书中指出，统计学思想远古即存。但作为一门科学，历史却不长，其贡献要归功于 20 世纪以 Karl Pearson（1857—1936）和 Ronald Fisher（1890—1962）为代表的统计学家，统计学无论是在解开自然奥秘的科学研究中，还是在日常生活的最佳决策中，都是一种探求真理和事实真相的必不可少的工具。正如书中所言："在终极的分析中，一切知识都是历史，在抽象意义上，一切科学都是数学，在理性的基础上，所有判断都是统计学。"

当然，统计学不同于数学，医学数据背后都有其特定的涵义，它与纯抽象的数字不同。统计学的学习不是为了记住几个公式，更不是简单的数学运算。更重要的是要改变观念，将统计学概念、原理、思想、方法和软件应用的学习内化为统计思维，提高自身的科学素养和科研能力。生物医学和科学研究中充满了大量的不确定问题和现象，统计学给我们提供了一种判断假说对错的推断方法，并给出了探究因果关系的"反事实框架"（counterfactual framework），也称为因果关系的 Neyman-Rubin 反事实框架（Neyman-Rubin counterfactual framework of causality）。学者 Lazarsfeld 早在 1959 年就给出了因果关系的定义，描述因果关系判断的三个标准：①两个变量之间的因果关系必须具有时间先后顺序（temporal order），原因在时间上必须先于结果；②这两个变量应当在经验上相互关联；③两个变量之间观测到的经验相关不能被第三个导致 A 和 B 两者的变量结果所解释。假设 A 是导致 B 的原因，"反事实推断"假定任何因果分析的研究对象都有两种条件下的结果：观察到和潜在的未被观察的结果。任何随机实验都要建立起对照组（control），但研究者的真正兴趣并不在对照组，而是希望通过对照组的结果来替代实验组在非 A 条件下的结果，从而可以计算"事实结果"B 与"反事实结果"（即非 A 条件下的结果）之差，由此完成因果推断。这种判断一个假说"对"和"错"的方法就体现的统计设计和假设检验（也称为显著性检验）思想。1935 年，统计学家 Ronald Fisher 在其经典著作《实验设计》（*The Design of Experiments*）一书中，引用"女士品茶"实验，巧妙地回答了这个问题。一位女士声称，加入茶和奶的先后顺序不同的调制茶方法，会使茶的味道品起来不同。换言之，她能鉴别是先放牛奶后放茶，还是先放茶后放牛奶。Ronald Fisher 设计了一个实验检验了这个问题，他准备了 8 杯奶茶，并告诉那位女士，茶的两种调制方法各占一半，并按照随机排列顺序让她品尝，结果她全答对了。据此认为，品茶者可能具有真实的品味能力（$P = 1/70 = 0.0124 < 0.05$），这里的无效假设 H_0 为"该女士无品味鉴别能力"，应用排列组合可以得到，当 H_0 假设成立时，猜出正确结果的概率是一个小概率，根据反证法和小概率原理，拒绝无效假设，判断品茶者有品味能力。这个例子的科学推断核心要点有两个，第一是干预分配的随机化设计，第二是假设检验原理应用，实际上影响鉴定品茶结果的因素有很多，如茶的温度、茶的浓度、糖的使用量、品茶数量等，这些都涉及统计学原理和思想的应用。当然，该女士品茶的统计学结论并不是百分之百正确，仍有可能犯I类错误，但它提供了做出某一结论的可信程度或所冒风险，从而使我们决策减少了盲目性，以最小的犯错误概率使决策损失达到最小。

因此，统计学方法只有在统计思想和思维指导下的正确应用，才能发挥其揭示规律和真理的力量。当然，我们也不要落入方法窠臼之中，因为统计学不是万能的，它决不能改变事物的本来面目，把原本不存在的规律创造出来。目前，有些中医研究者在使用统计学方法之前，忽视或缺乏统计思想和思维的指导，收集了一些不准确、不全面和不可靠的资料，希望用统计学方法来弥补，那是不可能达到的。

笔记栏

总之，数理统计学是通过案例讲解体现其统计计算流程，由统计计算理解其中的统计学原理，再从原理中领悟并内化为学生的统计思维。应用统计学则是在统计思维指导下进行研究设计，然后收集数据，再进行统计分析，得出科学结论，中医统计学当属这个范畴。因此，统计思维和思想的形成尤为重要，一旦形成，将终生受益。

二、统计之"术"

统计学是一门科学，也是一门工艺，同时也是一门艺术。各种统计方法的正确应用，需要统计思维和思想的指导，并贯穿于各种统计学方法应用之中。统计学方法的应用离不开计算机和统计软件的应用，我们称为统计之"术"。人类的统计计算工具经历了结绳计数、对数表、乘方开方表、计算尺、算盘、手摇式机械计算器、电子计算器、计算机、个人电脑和超级计算机及云计算的发展历程。由于现代计算机和信息技术飞速发展，研究者已经从烦琐的数字运算中解脱出来，统计学应用已经成为医学研究设计的艺术和信息表达的艺术。统计软件(statistical software)是统计方法与计算机相结合的产物，是由统计学家、数学家、电脑专业人员根据统计学理论将各种统计方法用一定的计算机语言，编成各种统计分析模块，让计算机去完成统计计算过程的专业软件，它的作用是高效地完成统计计算。目前常用的统计计算软件有 SAS、STATA、SPSS 和 R 等。为了实现统计计算，我们必须至少掌握一种软件。由于 SPSS 软件简便易学，特别适合非统计专业人员使用，所以本书介绍此软件的操作应用。

但值得提醒的是，统计软件的学习和应用不能回避对统计思想、原理和方法的理解和学习。统计软件的正确应用，同样需要统计学理论和统计思维的指导，否则就是"Rubbish in，Rubbish out"，即所谓"放进去是垃圾，出来的也是垃圾"。

第二节　统计设计和方法的选择

前面的章节介绍了中医统计学中的基本概念、研究设计的统计学原理及其各种统计分析方法。开展一项中医药研究，制定切实可行的方案是取得成功的关键，科学的研究设计和统计分析计划是其重要内容，研究设计又是统计学方法选择的依据。本节结合案例从全局的角度介绍中医统计学的综合应用策略。

一、中医统计学综合应用策略

中医统计学是关于中医研究设计和数据处理的学问,其统计思想和统计思维贯穿于医学研究的全过程。通常，一项中医药研究大致分为四个阶段：方案设计阶段、实施阶段、统计分析和呈现报告阶段。

1. 设计阶段　　一个好的研究设计，往往是决定中医临床证据等级的重要依据之一。专业设计能够保证研究的创新性和实用性，而统计设计保证研究的科学性、可行性和经济性。我们可以根据制定的研究方案，明确研究设计类型、样本量计算、随机化方案制定和数据质量控制等，以期最大限度地减少研究误差，高效、快速和经济地获取尽可能丰富和可靠的资料，达到研究方案制定的目标。同时，应根据研究设计类型、组别设置、随机化方法、分析目的、病例报告表(CRF)、指标数量、变量类型、观察时间等因素，为课题"量身定制"一份全面的满足最终的统计分析的策略，即统计分析计划(statistical analysis plan，SAP)，后期的统计分析可以直接根据统计计划执行分析任务。统计分析计划应与试验方案同时完成，是统计分析的核心内容。如果研究方案有调整，则统计分析计划也应作相应的调整。

2. 实施阶段　　实施阶段的统计学考虑直接影响研究的真实性。在研究方案实施之前，应再次论证研究方案的科学性和可行性，在收集数据资料过程中应严格按照方案执行，及时将数据进行双人双机录入、核实、校验和纠错，减少各种影响因素可能导致的偏倚，即系统误差，以免错误信息导致错误的结论。统计学的假设检验不能评估偏倚的大小，它只能评估抽样误差导致的机遇大小，但是超过预期的抽样误差因检验效能$(1-\beta)$不够可能会得不出结论。因此，随机误差和偏倚的控制是实施阶段的关键。我们在阅读与中医药相关的研究文献时，应特别注意实施阶段的质量控制问题，提高文献批判性阅读评价能力。

3. 统计分析和报告阶段 方案实施后就会产生各种各样的数据，在数据锁定之前应再次确定统计分析计划的内容，数据锁定后即按统计分析计划进行统计分析。统计分析方法必须建立在真实、准确、完整和可靠的数据基础之上，应根据统计分析计划执行。还应事先规定采用的单双侧检验及其水准，并说明所采用的统计软件及其版本号。

统计方法的选择主要从如下几个方面考虑：

(1)研究目的不同：同一研究的相同指标，可根据不同研究目的选择相应的统计分析方法，例如，有的实验室测量指标既是疗效评价指标又是安全评价指标，当作为疗效评价指标时，通常采用分析定量资料的统计方法；当作为安全评价指标时，通常采用计数资料的统计方法。又如配对设计的二分类资料，可以做相关分析，也可以做效应分析，还可以做一致性检验，关键在于研究目的是什么。

(2)设计类型不同：t 检验有完全随机设计和配对设计之分；方差分析也有多种设计类型区别，例如，单因素完全随机设计、随机区组设计、析因设计、正交设计和交叉设计等，它们所采用的方差分析模型有共性也有差别，例如，析因设计能分析不同研究因素之间的一阶或二阶交互作用等，而随机化区组设计则不能分析交互作用。

(3)资料类型不同：资料类型不同，往往数据分布特征不同，计算的统计量也不同。例如，定量资料服从正态分布且方差齐，统计描述通常采用$\bar{x} \pm s$表示，统计推断可采用 t 检验和方差分析等统计方法进行组间比较；如计数资料为二分类或多分类无序分析指标，统计描述采用频数、率和构成比表示，统计推断可采用 χ^2 检验、u 检验等；如计数资料为等级有序资料，统计描述采用频数和构成比表示，统计推断可采用秩和检验等。

(4)统计方法的应用条件：每一种统计分析方法一般都有其应用条件，不符合应用条件时，则必须考虑其他的统计分析方法，如成组设计的 t 检验，当方差不齐时，应选择t' 检验；如在成组设计的四格表资料，当样本量太小，不满足 χ^2 检验条件时，宜选择 Fisher 精确概率法。总之，统计分析方法的应用没有固定的程式，必须结合实际情况，在统计学理论指导下，灵活而恰当地应用。需要从宏观上把握各种统计学方法的差异，准确辨别资料类型和分布类型，然后，根据研究目的选择合适的类型，这需要在实际应用中细心体会和积累经验。

2015 年 1 月，中国临床试验生物统计学组(China Clinical Trial Statistics Working Group，CCTS)发布"临床试验统计分析计划及统计分析报告的共识"，统计分析报告(statistical analysis report，SAR)是根据统计分析计划，对试验数据进行统计分析后形成的报告，是临床试验结果的重要呈现手段，是撰写临床研究报告(clinical study report，CSR)的重要依据，并与统计分析计划一起作为药物注册上市的申请材料提交给监管部门用于对临床试验结果的评价。

统计分析报告的基本内容包括：①试验概述；②统计分析方法；③统计分析的结果与结论：一般采用统计表和统计图表示。统计分析报告中的所有结论应采用准确的统计学术语阐述。统计分析报告中的试验概述、统计分析方法应与统计分析计划一致。

二、案例剖析

为了提高中医统计学的实际应用水平和解决具体问题的能力，下面介绍两个科研案例的统计分析思路和分析过程。

【例 17-1】 某研究为了验证复方 A 治疗急性脑出血的疗效，采用多中心、随机、平行对照临床设计方案。将符合纳入标准的患者根据就诊先后顺序提取相应的随机号(随机号和分组信息用不透光信封保存)，按随机号分入试验组或对照组，其中试验组 158 例，对照组 172 例，患者在治疗前、治疗11 天、治疗 14 天做头颅 CT 检查并计算出血量，数据结果见表 17-1，试作统计分析。

笔记栏

表 17-1　对照组和试验组急性脑出血患者不同时点出血量　　　　　　(单位：mL)

编号	对照组			编号	试验组		
	治疗前 T_0	治疗 11 天 T_{11}	治疗 14 天 T_{14}		治疗前 T_0	治疗 11 天 T_{11}	治疗 14 天 T_{14}
1	20.0	12.0	10.0	178	30.0	35.0	25.0
2	40.0	25.0	5.0	179	8.0	8.0	0
⋮	⋮	⋮	⋮		⋮	⋮	⋮
172	20.0	12.5	2.5	330	6.0	2.0	2.0

分析思路：

第 1 步，检验两组患者治疗前脑出血量基线均衡性。首先描述和判断两组患者急性脑出血量的分布特征，图 17-1 显示两组患者急性脑出血量呈偏态分布，经正态性检验(Kolmogorov-Smirnov 法)，试验组 $D=0.179(v=158)$，$P<0.001$，对照组 $D=0.185(v=172)$，$P<0.001$，不符合正态分布。此时不能应用参数检验(t 检验)，需要考虑将数据进行变量变换，此处选择对数变换后再次进行正态性检验，但资料仍不符合正态分布(此过程不再赘述)，于是考虑选择两组独立样本比较的秩和检验(Wilcoxon 法)，结果显示 $z=0.788$，$P=0.431$，按 $\alpha=0.05$ 检验水准，不拒绝 H_0，表明两组患者治疗前出血量具有可比性。本例因各组的样本量较大，根据中心极限定理，也可以直接应用 t 检验(因方差不齐，这里实际采用 t' 检验)，$t'=1.40(v=300.9)$，$P=0.162$，此结果与非参数检验一致。

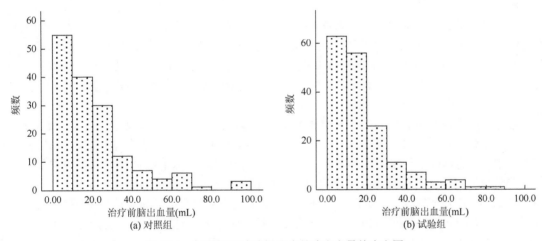

图 17-1　对照组和试验组治疗前脑出血量的直方图

第 2 步，两组组内不同时点急性脑出血量与治疗前比较。分析两组治疗 11 天、14 天与治疗前急性脑出血量有无统计学差异，可以采用配对设计的检验法。计算两组患者 T_{11} 与 T_0、T_{14} 与 T_0 的急性脑出血量差值，并作正态性检验，结果显示都不符合正态分布，如表 17-2 所示，需进行变量变换或转为非参数检验，这里采用非参数检验，结果见表 17-2，各组均有统计学差异。同样，根据中心极限定理，也可以直接应用配对 t 检验。

表 17-2　两组患者急性脑出血量不同时点组内统计量、正态性检验及配对比较

分组	不同时点配对	差值 d 统计量				Kolmogorov-Smirnov 法			非参数检验	
		$\bar{d}$	M	s	Q	D	v	P	u	P
对照组	$T_{11}\text{-}T_0$	-10.96	-8.00	13.04	11.21	0.195	172	0.001	9.20	0.001
	$T_{14}\text{-}T_0$	-6.50	-4.75	12.71	8.78	0.281	172	0.001	10.38	0.001
试验组	$T_{11}\text{-}T_0$	-9.85	-6.00	11.64	14.08	0.174	158	0.001	8.21	0.001
	$T_{14}\text{-}T_0$	-6.10	-3.35	9.86	8.19	0.230	158	0.001	9.36	0.001

注：因差值 d 为偏态分布，统计量宜用 $M(Q)$ 表示。

笔记栏

第 3 步，不同时点两组患者急性脑出血量比较。分别分析治疗 11 天、14 天两组患者急性脑出血量之间的疗效差异，可采用两组不同时点与治疗前的差值进行两组间比较的统计学检验。由于差值不符合正态分布，可以转化为非参数检验，本例样本量较大，也可以采用正态近似法，两种方法的结果比较如表 17-3 所示。显然两种检验方法结论是一致的，无论是治疗后 11 天，还是治疗后 14 天，两组急性脑出血量差值的组间比较均无统计学差异。表 17-3 中还提示，当差值 d 不符合正态分布时，非参数检验比参数检验（t 检验）的 P 值更小，即此非参数检验反而表现出更高的检验效能。因此，当资料呈严重偏态分布时，只要样本量较大，也可考虑选择参数检验，但此时选择非参数检验更合适，即统计学效率更高。

表 17-3　不同时间点两组患者急性脑出血量组内差值统计量和组间差值两种方法比较

时间点	分组	差值 d 统计量				t 检验		非参数检验	
		$\bar{d}$	M	s	Q	t	P	z	P
$T_{11}\text{-}T_0$ 比较	对照组	−10.96	−8.00	13.03	11.21	0.81	0.41	1.48	0.13
	试验组	−9.85	−6.00	11.64	14.08				
$T_{14}\text{-}T_0$ 比较	对照组	−6.50	−4.75	12.71	8.78	0.31	0.75	1.29	0.19
	试验组	−6.10	−3.35	9.86	8.19				

第 4 步，得出综合分析结论。两组患者治疗前脑出血量基线均衡可比（$z = 0.788$，$P = 0.431$）；两组组内不同时点急性脑出血量与治疗前比较均有减少脑出血量的作用（治疗 11 天与治疗前比较：试验组 $z = 8.21$，$P = 0.001$，对照组 $z = 9.20$，$P = 0.001$；治疗 14 天与治疗前比较：试验组 $z = 9.36$，$P = 0.001$，对照组 $z = 10.38$，$P = 0.001$）；但不同时点两组患者急性脑出血量比较均无统计学差异（治疗 11 天：$z = 1.48$，$P = 0.13$；治疗 14 天：$z = 1.29$，$P = 0.19$）。

本例思考：以上四步分析法，实为环环相扣，步步深入。第 2 和 3 步是建立在第一步基础之上，当然第 3 步也是建立在第 2 步基础之上。第 2 步只要得出其中一组前后没有差异，则不必进入第 3 步分析。在 1、2、3 的基础上最终实现第 4 步，得出综合分析结论。以上数据也可以看成重复测量资料，可以采用重复测量资料的方差分析，读者可以自行尝试，并与以上分析结果进行比较。

【例 17-2】　某医疗器械公司研发了 ReLIA 免疫荧光检测仪及配套试剂降钙素原检测试剂盒，检测人末梢血中降钙素原（procalcitonin, PCT）的含量。采用进行平行对照试验：试验产品（下称为试验组）与已批准上市的同类产品（下称为对照组）分别检测同一份血样本，数据如表 17-4 所示。试评价 ReLIA 免疫荧光检测仪及配套试剂降钙素原（PCT）快速检测试剂盒与同类已上市产品在临床应用性能及有效性上是否等同，如有差异，应作何校正（假定对照组 PCT 的正常值为 <0.05ng/mL）。

分析思路：

第 1 步，明确本研究的设计类型为配对设计，考察两种检测方法的平均值有无差异。由于测量值为定量资料，进行两组的配对差值的正态性检验（Kolmogorov-Smirnov 法）：$D = 0.29$（$v = 130$），$P < 0.001$，不符合正态分布。因此，采用配对符号秩和检验会增加检验效能，Wilcoxon 法结果显示：$z = 2.392$，$P = 0.017$，显然两种检测方法降钙素原中位水平有统计学差异。

第 2 步，作相关与回归分析，两种检测方法降钙素原相关系数 $r = 0.9998$，$P < 0.001$。散点图如图 17-2 所示。

表 17-4　130 例 ReLIA 免疫荧光检测仪及配套试剂与对照产品快速检测降钙素原浓度（单位：ng/mL）

编号	对照 X	试验 Y	编号	对照 X	试验 Y	编号	对照 X	试验 Y	编号	对照 X	试验 Y
1	0.43	0.42	4	1.83	1.74	7	0.07	0.02	10	0.08	0.04
2	0.22	0.15	5	0.11	0.13	8	0.88	1.00	11	0.04	0.02
3	0.85	0.89	6	4.21	4.48	9	0.66	0.50	12	0.68	0.61

笔记栏

编号	对照 X	试验 Y	编号	对照 X	试验 Y	编号	对照 X	试验 Y	编号	对照 X	试验 Y
13	0.53	0.52	43	0.01	0.05	73	0.02	0.02	103	136.97	140.77
14	0.13	0.14	44	0.01	0.02	74	0.02	0.02	104	150.00	150.00
15	0.04	0.02	45	0.01	0.02	75	0.01	0.02	105	86.60	85.80
16	0.72	0.75	46	0.01	0.02	76	0.03	0.02	106	63.48	65.34
17	0.32	0.27	47	0.01	0.02	77	0.01	0.02	107	43.30	43.13
18	0.37	0.37	48	0.01	0.02	78	0.02	0.02	108	147.73	146.17
19	0.73	0.94	49	0.01	0.02	79	0.03	0.02	109	82.00	82.16
20	0.66	0.77	50	0.01	0.04	80	0.02	0.02	110	8.70	8.71
21	0.21	0.23	51	0.01	0.02	81	0.01	0.02	111	132.48	134.41
22	0.03	0.07	52	0.06	0.02	82	0.03	0.02	112	95.58	96.28
23	0.04	0.07	53	0.02	0.02	83	0.01	0.02	113	37.05	36.73
24	0.03	0.02	54	0.01	0.02	84	0.03	0.02	114	16.88	16.92
25	0.03	0.08	55	0.02	0.02	85	0.01	0.02	115	62.55	61.37
26	0.54	0.68	56	0.01	0.02	86	0.03	0.02	116	36.50	36.46
27	2.49	2.27	57	0.03	0.02	87	0.02	0.03	117	24.97	25.33
28	1.65	2.45	58	0.03	0.02	88	0.02	0.03	118	12.79	13.23
29	5.06	4.82	59	0.01	0.05	89	11.10	11.35	119	55.14	55.00
30	4.19	3.76	60	0.01	0.02	90	7.54	7.24	120	26.54	26.72
31	2.58	2.54	61	0.01	0.02	91	2.43	2.53	121	17.16	17.17
32	1.17	1.83	62	0.01	0.02	92	3.82	4.26	122	27.78	28.01
33	0.02	0.02	63	0.02	0.02	93	10.86	11.61	123	36.71	36.81
34	0.03	0.02	64	0.01	0.02	94	2.62	2.92	124	4.67	4.72
35	0.01	0.02	65	0.03	0.02	95	2.14	2.07	125	32.11	32.52
36	0.03	0.04	66	0.02	0.02	96	1.47	1.78	126	9.12	9.34
37	0.03	0.02	67	0.01	0.02	97	2.75	2.72	127	5.11	5.24
38	0.01	0.08	68	0.01	0.02	98	15.54	17.36	128	1.36	1.39
39	0.01	0.02	69	0.01	0.02	99	28.90	27.85	129	121.34	124.81
40	0.02	0.02	70	0.01	0.02	100	98.55	97.40	130	113.48	113.33
41	0.01	0.02	71	0.01	0.02	101	16.60	14.44			
42	0.02	0.02	72	0.02	0.02	102	59.03	59.56			

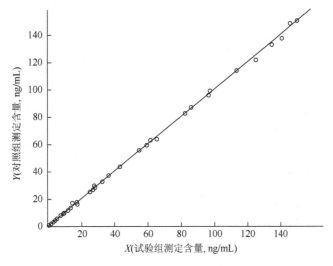

图 17-2 对照组和试验组测定 PCT 含量的散点图和直线回归

　　相关分析和散点图显示，两组测定含量存在较强的相关性，并具有线性关系。继续进行通过原点(0，0)的直线回归分析，并作回归诊断，回归方程为 $\hat{Y} = 0.994X$，回归方程检验 $F = 456283.30$，$P < 0.001$，$R^2 \approx 1$，因此方程拟合很好，学生化残差显示方程散点分布无规律，但小值处显示方差较小(图 17-3)，总之回归诊断尚可。但回归系数的 $95\%CI$ 为 $0.991 \sim 0.997$，显然没有包括 1，故回归系数 b 不符合 $\beta = 1$ 的假设检验，即 $P < 0.05$。这个结果印证第一步的结果，即两组含量的平均水平存在统计学差异。尽管回归方程通过原点，但总体回归系数小于 1，故两种方法并不完全等同，需要应用回归方程进行校正。

　　第 3 步，因对照组 PCT 的正常值为 $<0.05\mathrm{ng/mL}$，故可将对照组的测试对象分为正常和异常两组。如果把对照组作为金标准，应用 ROC 曲线的方法可以校正试验组的诊断界值小于或等于 $0.08\mu\mathrm{g/mL}$，此时灵敏度为 100%，特异度为 95.7%，如图 17-4 所示。

　　本题思考：该题围绕问题进行多种分析，用到了配对秩和检验、相关分析、回归分析和 ROC 曲线分析，可谓多种方法综合应用，说明共同问题。

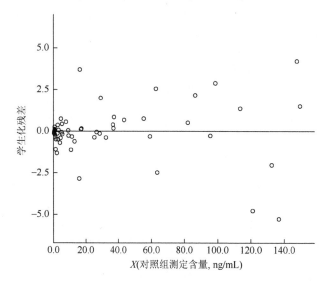

图 17-3　直线回归诊断的学生化残差图

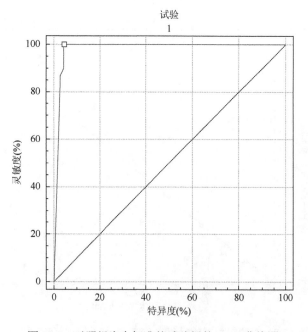

图 17-4　对照组为金标准的试验组的 ROC 曲线图

第三节 基本统计方法选择路线图

为方便读者学习和应用，需要根据研究设计类型、资料类型、分布特征、统计描述和统计检验五个方面，将前面章节所学的统计方法总结成"统计分析方法选择用表"（表 17-5）。并绘制统计方法选择流程图（图 17-5）。

表 17-5 统计分析方法选择用表

设计类型	资料类型	分布特征	统计描述	统计检验
单样本设计	定量资料	正态分布	$\bar{x}$、s、CV、$s_{\bar{x}}$	单样本 t 检验
	定量资料	非正态分布	M、Q、P_x	符号秩和检验
	定性资料	二(多)项分布	比、率、s_p	χ^2 检验或精确概率
	等级资料	非正态分布	M、Q、P_x	—
两样本完全随机设计	定量资料	正态分布	$\bar{x}$、s、CV、$s_{\bar{x}}$	独立样本 t 检验或 t' 检验
	定量资料	非正态分布	M、Q、P_x	Wilcoxon 两样本比较
	定性资料	二(多)项分布	比、率、s_p	χ^2 检验或精确概率
	等级资料	非正态分布	M、Q、P_x	Wilcoxon 两样本比较
配对设计	定量资料	正态分布	$\bar{x}$、s、CV、$s_{\bar{x}}$	配对 t 检验
	定量资料	非正态分布	M、Q、P_x	符号秩和检验
	定性资料	二(多)项分布	比、率、s_p	配对 χ^2 检验或精确概率
	等级资料	非正态分布	M、Q、P_x	符号秩和检验
多样本完全随机设计	定量资料	正态分布	$\bar{x}$、s、CV、$s_{\bar{x}}$	方差分析
	定量资料	非正态分布	M、Q、P_x	Kruskal-Wallis 法
	定性资料	二(多)项分布	比、率、s_p	χ^2 检验或精确概率
	等级资料	非正态分布	M、Q、P_x	Kruskal-Wallis 法
完全随机区组设计	定量资料	正态分布	$\bar{x}$、s、CV、$s_{\bar{x}}$	方差分析
	定量资料	非正态分布	M、Q、P_x	M 检验
	等级资料	非正态分布	M、Q、P_x	M 检验
双变量分析	定量资料	正态分布	$\bar{x}$、s、CV、$s_{\bar{x}}$	直线相关或回归分析
	定量资料	非正态分布	M、Q、P_x	等级相关
	定性资料	二(多)项分布	比、率、s_p	列联系数
	等级资料	非正态分布	M、Q、P_x	等级相关

值得注意的是，统计分析方法选择用表和流程图只是统计分析方法选择的一般原则，实际应用时既要考虑统计学原理和方法适用范围，也要考虑研究目的、专业背景和资料特征，灵活选择恰当的检验方法，切忌机械套用。统计思维的建立和实际应用能力的提高是一个渐进过程，需要在实际工作中不断体悟，方能理解其中的滋味。

笔记栏

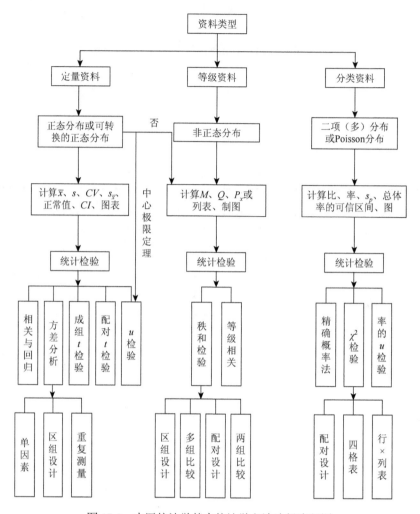

图 17-5 中医统计学基本统计学方法选择流程图

****

统计学内容表达

统计学方法的应用是科研论文的重要组织部分，也是反映论文科学性的重要方法，一篇论文往往是多种统计分析方法的综合运用。下面一段英文内容是刘保延等在国际著名杂志 *JAMA* 上发表，关于"电针治疗女性压力性尿失禁的随机对照试验"的统计分析部分的描述。

Statistical Analysis: Based on the results of a previous electro acuncture study，a sample size of 144 participants per group was estimated to provide 90% power to detect a between-group difference of 1 g of urine leakage measured by the 1-hour pad test，assuming a standard deviation of 2.61 and a 2-sided significance level of 5%. To compensate for a 20% loss to follow-up and the prespecified subgroup analysis，the sample size was increased to 250 participants in each group. The primary outcome was analyzed according to the intention-to-treat principle. The change from baseline in the amount of urine leakage at week 6 was analyzed by fitting a mixed-effect model using baseline value as a covariate，treatment as a fixed effect，and site and interaction between site and treatment as random effects accounting for center differences. The same approach was used for the change from baseline in the amount of urine leakage at week 2. The changes from baseline in mean 72-hour incontinence episodes and International Consultation on Incontinence Questionnaire

Short Form scores were analyzed using a mixed-effect model with repeated-measures approach using baseline as a covariate; treatment, visit, and treatment×visit interaction as a fixed effect; and site and interaction between site and treatment as random effects. The analyses of participants with at least 50% reduction from baseline in the amount of urine leakage and mean 72-hour incontinence episodes were performed using a generalized linear model. For other continuous variables, comparisons between treatment groups were assessed using the *t* test or Wilcoxon rank-sum test as appropriate. Categorical variables were compared using the Fisher exact test or Wilcoxon rank-sum test as appropriate. Kappa analysis was used to determine whether participants correctly guessed their group assignment at a higher rate than would be expected by chance. Missing data on the primary outcome were imputed using the multiple imputation method under the missing-atrandom assumption. Four sensitivity analyses were conducted for the primary outcome. The preplanned analysis used a control-based pattern model to evaluate sensitivity to missing data departure from the assumption, and 3 posthoc analyses evaluated whether the analyses could have diluted the estimates of treatment effect. The posthoc subgroup analysis was conducted by adding an interaction between the baseline amount of urine leakage and treatment into the mixed-effect model. All statistical analyses were performed using SAS version 9.4 (SAS Institute Inc) with a 2-sided *P* value of less than .05 considered significant. No adjustment was made for multiple comparisons; therefore, secondary outcomes should be interpreted as exploratory.

论文的统计分析部分，作者交待了样本量的计算依据、分析数据集的选择、缺失数据的处理、统计方法选择的种类及依据，并给出了统计软件的版本等详细信息。

案 例 辨 析

(1)例 17-1，如果采用重复测量资料的分析方法，与例 17-1 中采用的三步分析法有什么不同？各自有什么优缺点？

(2)例 17-2 的回归系数的 95%CI 为 0.991～0.997，没有包括 1，故回归系数 b 不符合 $\beta = 1$ 的假设检验，即 $P < 0.05$。为什么通过可信区间可得出 P 值小于 0.05 的结论？

电 脑 实 验

【实验 17-1】请将例 17-1 的分析方法用 SPSS 软件实现。
【实验 17-2】请将例 17-2 的分析方法用 SPSS 软件实现。

小　结

本章既从宏观和整体的角度对本书内容进行了总体概括和复习，也结合真实案例解析了多种统计学方法的综合运用思路和方法。中医统计学的内容包括统计之"道"和统计之"术"两大版块，前者是中医统计学思想、思维和原理，后者是指在统计学原理指导下的各种统计算法的软件实现。前者是后者的基础，只有掌握统计学原理，学习 SPSS 统计软件才会轻松上手，当然，在掌握理论的前提下，后者也会促进前者的学习，实现"道术双修、道术共济"。统计之道的学习内容又包括基本概念、统计设计、概率分布理论和统计分析方法四个部分，统计之术是指算法实现的各种统计软件，本书介绍了简便易学的 SPSS 软件。本章还总结了统计方法选择的用表和流程图，并通过真实案例剖析，帮助读者提高分析问题和综合应用的能力。中医统计学范围很广，本书只介绍了基本统计学方法。总之，

笔记栏

中医统计学是一门训练缜密科学思维的课程，学习中需要保持清晰的思路，既要善于思考，又要多实践，方能内化为思想而运用自如。

思考与练习

1. 试分析数据资料分布特征对统计分析方法选择的影响。

2. 阅读 *JAMA* 杂志第 317 卷第 24 期题目为 "*Effect of Electroacupuncture on Urinary Leakage Among Women With Stress Urinary Incontinence A Randomized Clinical Trial*"（http://jamanetwork.com/journals/jama/article-abstract/2633916）的文献，结合论文谈谈统计学方法在中医药研究中的综合应用。

3. 中医统计学学习应该从哪几个方面着力？

参 考 文 献

郭申阳，马克•W. 2012. 弗雷泽. 倾向值分析：统计方法与应用. 重庆：重庆大学出版社，15-37.

Rao C R. 2004. 统计与真理——怎样运用偶然性. 北京：科学出版社，29-31.

Liu Z，Liu Y，Xu H，et al. 2017. Effect of electroacupuncture on urinary leakage among women with stress urinary incontinence：A randomized clinical trial. *JAMA*，317（24）：2493-2501.

Fisher R A. 1954. Statistical Methods for Research Workers. 12th edition. Oliver and Boyd Ltd，24-30.

（李国春　黄品贤）

统计学报告准则简介

1988 年，"国际医学期刊编辑委员会"制定了医学研究报告中统计学描述与书写准则，其目的是帮助作者对编辑和评论者的质疑做出反应，提高统计学应用质量、规范科研和科研报告程序，同时有助于读者更好地理解和判断所阅读的科研报告是否可信。

一、国际医学期刊编辑委员会的统计学报告准则的基本内容

（1）应阐明所用统计学方法，使读者能够通过原始资料核实报告结果。若可能，给出测量误差或不确定性（诸如可信区间）的适当指标，避免单独地依赖统计学假设检验，否则，有时可能表达不出重要的数量信息。

（2）适宜地选择实验对象，给出其随机化的细节。

（3）对任何盲法的观察，应描述其试验方法及成功之处。

（4）报告试验观察例数及观察中的脱落（如临床实验中的脱落）情况。

（5）研究设计和统计学方法所引用的参考文献必须是标准的出版物（给出所在的页数），如有可能，最好引用报道该设计和方法的原始论文。

（6）指明所用的任何通用计算机程序。

（7）图表仅限于用以说明文章的论据并提供支持，不要使图与表的资料重复。

（8）阐述专业意义时，避免使用专业术语，如"随机化"（它是指随机化的设计），"正常"，"显著"，"相关"，以及"样本"。

二、统计学报告准则确定的基本原则

基本原则是科学和技术著作应能使普通的、具有一般素养的读者（而不是研究特殊课题的专家）在初次阅读时就能够看懂。部分准则解释如下：

1. 描述所使用的具体的统计学方法，使有素养的读者能够通过原始资料核实报告的结果　研究者应该报告他们所用的是哪一种统计学方法，并讲明为什么使用该方法。必须将研究设计中的不足和优势尽可能详细地告诉读者，从而使其对资料的可靠性有正确的理解，同样也应告诉读者对研究和解释所冒的风险。

当统计学目标确定后，研究者必须决定哪一种统计学指标和方法是合适的。研究者通常可能选择平均数或中位数，非参数检验或标准近似值，用修正、配对、分层来处理混杂因子，但究竟选择哪一种统计学方法一般需要对问题和资料进行两方面的评价。任何统计学方法被确定后，试用多种方法并仅报告有利于研究者的结果是不合适和不道德的。结果大致相同的方法不必分别介绍，但研究者应陈述他们确实已试用了哪些方法并做了进一步的探讨。当然，不相符的结果同样也应报告。研究者有时可能发现这些不相符的结果起因于一些重要的但又意想不到的方面。

通常应详细说明正文和图表中的单位。若读者对该单位是清楚的，当其多次出现时，就没有必要再次注明，仔细选择测量单位常有助于生物学假设和统计学分析的阐明和统一。

2. 尽可能使研究结果定量化，并用合适的统计学指标对其进行描述　研究者必须选择一种统计学方法来报告其研究结果。该方法是对实际的结果提供情报的最有效方法，如均数、标准差和可信区间。报告精确的 P 值比"$P<0.05$"或"P 值无显著性"更有利于读者将自己选择的检验水准与已得出 P 值相比较。在独立的样本中，报告均数、标准差以及样本含量的信息易于进行显著性检验从而获得 P 值，仅知 P 值无法得出其他任何一项。故仅报告 P 值会遗漏重要的信息。

笔记栏

进行统计学检验时研究者应清楚地阐明无效假设和备择假设。统计学理论要求无效假设应在资料被检验以前甚至在对最初结果进行最简短的观察以前产生。另外，研究者还应详细说明为什么使用单侧检验或双侧检验。

3. 选择合适的研究对象　　应报告选择患者或其他研究单位的原因和方法，若有可能的选择理由，也应详细报告，同时，应准确地逐项阐明全部的潜在性适宜对象或研究的范围。仅报告说对某种情况的自然病史已先后观察了100个患者是不够的。这些患者与其他人按年龄、性别以及其他因素相比如何？来自一个地区或全体居民中的患者有何特殊？患者来自"无选择性"的初诊者还是包括已安排治疗的患者？对最初身体状况相同的两组患者进行外科和内科治疗结果的比较如何？为什么预计的情况未能被证实？另外，在一些特殊情况下将产生许多其他问题。例如，假若研究者研究的患者来自其他或自己工作的医院，关于患者范围的有关问题同样需要回答，如为什么从某年某月某日开始？为什么仅包括从急诊室入院的患者？总之，作者应试图将自己想象为对该研究一无所知的读者。

研究者对每一种统计学的研究都应有一些决定样本的"范围"标准，许多还应有更详细的"适合"标准。样本不应包括下列几种情况：在某特殊的年龄组之外；预先进行过治疗；拒绝随机化或病情太重以致不能回答问题者。

研究报告中还应阐明研究范围和合格标准在何时、怎样进行设计的，范围和合格标准是否在研究开始之前就在研究方案中陈述？它们在研究过程中是否有所发展？某些合格标准是否是为了处理未预见到的某些问题而在最后加入的？例如，一份书面研究设计可能要求研究"所有"患者，但若女性患者仅占5%，此时最好将这部分女性患者排除，以消除混杂因素的影响，确保样本"纯度"。

4. 给出随机化的细节　　随机化的报告需要注意两方面的因素。首先，应简略地告诉读者该随机化是怎样进行的(抛掷硬币决定、随机数字表或者其他方法)。其次，随机化可应用于随机抽样、随机分组、随机安排实验顺序等方面，例如，一个样本是从较大的总体中随机抽取，或对研究的患者随机分配到不同的组别进行治疗，或治疗的患者随机安排进行一种或多种试验。因此，仅说一项研究是"随机化的"是不够的，详细报告随机化的细节是保证不发生模棱两可解释的前提条件。

假若随机化是"分区组的"(例如，通过安排每一个连续进入研究中的6位患者，3位指定用某种疗法，其他3位用另一种)，应报告分区组的原因和要素。分区组可能影响常规的统计学分析，作者应阐明在自己的分析中怎样利用分区组或为什么不分区组。

5. 对任何盲法的应用，应描述其实施方法及成功之处　　"盲法"有时能在研究阶段从患者或研究组的成员中获得的某些隐蔽资料中，起到减少偏性的作用。但由于有多种遮蔽的方法，研究报告必须阐明什么措施对谁是隐蔽的。仅说该研究是"盲法"或"双盲的"，而不加任何解释则很少能满足需要。

6. 给出观察的例数　　在医学研究中，不同的研究对象接受同一处理称为重复，重复的次数称为重复数，统计术语为样本含量(sample size)，统计符号是 n。

根据统计学原理，用样本信息推断相应总体的统计学特征，必须保证从该总体中随机抽取的研究单位有足够多的数量，即样本含量应足够大。如果仅从少数或极有限的研究对象中获取关于疾病病因、临床过程、诊治效能的信息，并据此做出推导结论，显然是片面的、不完整的，有时甚至可能是错误的。理论上认为，当样本含量趋近于总体的单位数量时，其样本统计量值将趋近于总体参数真值。实际上，我们无法也无须花费巨大的研究成本来获得总体参数的真值，但是我们可以通过有一定数量的样本信息来推断相应总体参数的最可能的估计值，即用样本统计量作为总体参数的无偏估计值。然而，样本统计量的这种无偏性的统计学特征只有在样本含量足够大的条件下才具有，当样本含量较小时就变得极不稳定。所以当样本量较小时计算出的统计量并不具有统计学推断的价值。为确保研究样本获取的研究结论具有外推性，样本除了具有同质性、随机性和代表性之外，还必须有足够的样本含量。研究结论只有在随机分组和足够的样本含量的基础上，才能使非处理因素均衡一致，才能增强样本对总体的代表性，才能尽量减少抽样误差、偏倚，并能控制或识别一些非处理因素的影响。

一般来说，在完全随机分组的前提下，样本量越大，各组之间非处理因素的均衡性越好。但当样本含量太大时，又会给整个实验的质量控制工作带来更多的困难，同时也会造成浪费。为此，必须在实验设计时，确定在保证实验结果具有一定可靠性的前提下所需的最少样本量，即样本含量应减至满足统计分析需求的最小程度，统计学家称之为"精选小样本"原则。具体的实施方法是在研究设计阶段，预先根据研究目的和统计学要求，按适宜的估计样本含量的方法计算出适宜的样本含量。因此，适宜的样本含量具有先验的性质，那种先进行试验，然后根据现有的病例做出的统计分析结论只能是数字游戏。

7. 研究设计和统计学方法所引用的参考文献必须是标准的出版物(给出所在的页数)，如有可能，最好引用报道该设计和方法的原始论文　　原始论文的方法学对研究者有很大的参考价值，但自从第一次报告该方法后，常较少解释该方法及其内含或计算结果及其意义的次要部分。标准出版物，如教科书或综述文章，常会给出清楚的说明、介绍该方法的前因后果，并给出有帮助的例子。符号应采用通用的标准；解释适应读者需要的该方法的一般用法，而不解释第一次报告的具体的和有时独特的用法。除了使用教科书、综述文章或其他标准出版物的一般性建议外，使用原始的说明最有利于交流，并且是唯一可行的。

8. 指明所用的任何通用计算机程序　　应指明计算机程序及其操作方法，因为有时会发现这些程序有错误。读者也希望了解这些程序，以便于他们自己使用。相反，为特殊任务所编的程序不需要提供文件，因为读者已对在特定的或"保密的"程序中产生错误的可能性有所警惕，同时他们也不能在自己的工作中使用同样的程序。

9. 在方法部分应对所用统计学方法进行综合描述，在结果部分总结数据时应详细说明分析资料所采用的统计学方法　　应在何处描述统计学方法？通常放在论文的方法部分，但我们常常偏爱在使用的统计学方法第一次出现时即描述它。在一篇文章中，各处应用的方法可能略有不同；一般根据资料和分析的早期步骤决定哪些结果应详细地报告，或在探查临界或意外的研究结果中应使用哪些方法。详述统计学方法使其接近于应用的观点，有时对在特殊的途经中为什么要选择特殊方法应给出进一步说明讨论。

笔记栏

附录二 研究论文统计学项目自查清单

为提高医学论文统计学报告质量，国内统计学专家特制成"随机对照临床试验论文统计学项目自查清单"（附录表-1）和"观察性流行病学研究报告的自查清单"（附录表-2）。该清单可供医学研究者在项目申报或投稿时自查。其中，A 代表摘要，I 代表引言，M代表材料与方法，R 代表结果(R3～R8的例数可以流程图的方式给出)，D 代表讨论部分。

附录表-1　随机对照临床试验论文统计学项目自查清单

编号	项目
A1	分组的具体方法，应说明如何"随机分组"
A2	实验的实施与评价是否实行盲法及谁对什么"盲"
A3	样本总量与分组样本量
A4	应说明分析的主要指标
A5	对主要指标使用的统计检验方法
A6	主要指标的集中趋势(如均数或比值)与离散趋势(如标准差或可信区间)
A7	主要指标比较的精确 P 值
A8	关于两组主要指标差异的临床结论
I1	研究类型的定性陈述（"探索"或"确证"）
I2	清楚陈述研究目的及研究假设(优效、非劣效或等效性检验)
M1	目标人群描述如人口、地理、医院性质、是否转诊、诊断
M2	明确的诊断标准
M3	入选标准与排除标准
M4	确定样本量及确定理由
M5	确定有临床意义的最小差值或比值
M6	抽样的具体方法
M7	分组的具体方法
M8	是否采用盲法以及对谁"盲"
M9	实验和对照因素育法效果的描述，如外观、剂量、用法、时程等
M10	实施者和实验过程可比性的说明，如术者经验、个体化干预
M11	研究的单位，如人、肿瘤、眼……
M12	效果评价的主要指标
M13	主要指标的测量方法与精确度
M14	负性反应或事件的测量范围与方法
M15	数据收集的方法与质量保证措施

续表

编号	项目
M16	个体观察终点与整体研究终点的定义
M17	控制可能偏倚的努力,如混杂变量
M18	统计学方法使用的软件及版本
M19	对主要指标比较拟采用的统计学方法
M20	对主要指标拟行单侧还是双侧检验,若单侧检验则说明理由
M21	对主要指标进行检验的 α 水平
R1	研究或实验的起止时间
R2	随访的起止时间
R3	征集对象例数
R4	符合研究标准数
R5	实际行分组数
R6	完成干预例数
R7	偏离计划数及偏离原因
R8	随访数、失访数
R9	效果分析采取的数据集及各组样本量
R10	负性反应或事件的分析集
R11	各组人口学及临床特征的基线水平的可比性与不同
R12	分析主要指标的各组例数与样本数(人/牙/眼/……)
R13	干预前后主要指标的集中与离散趋势描述并明确标记
R14	主要指标干预前后差值或比值的均数与可信区间
R15	有无进行特殊数据处理(如异常值、数据转换等)
R16	主要指标统计检验的实际方法
R17	主要指标检验的统计量值
R18	主要指标检验的精确 P 值而不是大于或小于某界值
R19	对引言的假设做接受或拒绝的决定
R20	负性反应或时间的各族人数、次数、性质、程度及统计分析
R21	计划内多重比较的具体方法
R22	图示是否符合复制图原则(图形性质、坐标刻度、变异度显示等)
R23	"$a\pm b$"中 b 有无明确标记?
R24	比率中分母清楚吗?
D1	与引言对应,说明本研究的性质
D2	对主要指标结果的临床结论或生物医学解释
D3	对设计中可能存在偏倚的说明
D4	比较利弊,得出总的临床性结论
D5	临床性结论的适用性/外推性说明
D6	结合其他文献加强或平衡本文结论

资料来源:刘清海,方积乾. 应重视医学临床试验论文统计学问题——统计学报告项目自查清单的研制. 中华医学杂志,2007,87(34):2446-2448.

附录表-2　观察性流行病学研究报告的自查清单

项目	队列研究	病例对照研究	横断面研究
题目和摘要	1. ①在题目或摘要中有"队列研究";②摘要应当是全文的一个内容丰富、结构化的摘要,包括了清单里的重要项目	在题目或摘要中有"病例对照研究"	在题目或摘要中有"横断面研究"
前言			
背景/原理	2. 对所报告的研究背景和原理进行解释		
目标	3. 阐明研究目标,包括任何预先确定的假设		
方法			
研究设计	4. 陈述研究设计中的重要内容,如果文章是来自正在进行研究的系列文章之一,应陈述原始研究的目的		
研究现场	5. 描述研究现场、数据收集的具体场所和时间范围		
研究对象	6. ①描述纳入和排除标准,研究对象的来源和选择方法;②描述随访的时间范围和方法	①分别给出病例和对照的纳入和排除标准、来源和选择方法;②给出精确的病例诊断标准和对照选择原理;③对匹配研究,应描述匹配标准和每个病例匹配的对照数	描述纳入和排除标准,研究对象的来源和选择方法
研究变量	7.对所有感兴趣的研究变量列出明确定义,并区分结局、暴露、潜在预测因子、潜在的混杂因子或效应修正因子		
测量偏倚	8. 对每个研究变量,描述详细的测量方法,还应描述各组之间测量方法的可比性 9. 对可能的潜在偏倚进行描述		
样本大小	10. 描述决定样本大小的原理,包括统计学计算和实际考虑		
统计学方法	11. ①描述统计方法,包括控制混杂的方法;②描述对失访和缺失值的处理;③如果可能,应描述亚组分析和敏感性分析的方法	描述匹配和缺失值的处理	描述设计效应和缺失值的处理
计量变量	12. ①解释计量变量如何分析,如怎样选择分组;②如果可能,给出连续分析和分组分析的结果		
资助	13. 给出当前研究的资助来源和资助者(如果可能,给出原始研究的资助情况)		
结果			
研究对象	14. *①报告研究的各个阶段研究对象的数量,如可能合格的数量、被检验是否合格的数量、证实合格的数量、纳入研究的数量、完成随访的数量和分析的数量;②描述各个阶段未能参与的原因;③推荐使用流程图;④报告研究对象征集的时间范围;⑤匹配研究应给出每个病例对应对照数量的分布		
描述性资料	15. *①描述研究对象的特征(如人口学、临床和社会学特征)以及关于暴露和潜在混杂因子的信息;②指出每个研究变量数据的完整程度;③总结平均的和总的随访数量以及随访时间		
结局资料	16. *报告发生结局事件的数量或综合指标	报告各个暴露类别的数量	报告结局事件的数量或综合指标
主要结果	17. ①陈述未调整的和按照混杂因子调整的关联强度、精确度(如95% CI)。阐明按照哪些混杂因素进行调整以及选择这些因素,未选择其他因素的原因;②对计量变量分组进行的比较要报告每组观察值的范围或中位数;③对有意义的危险因素,可以把相对危险度转化成绝对危险度;④报告按照实际目标人群的混杂因子和效应修正因子的分布进行标化的结果		
其他分析	18. 报告进行的其他分析,如亚组分析和敏感性分析		
讨论			
重要结果	19. 概括与研究假设有关的重要结果		
局限性	20. ①结合潜在偏倚和不精确的来源,讨论研究的局限性,以及分析、暴露和结局存在多样性时出现的问题;讨论所有可能偏倚的方向和大小;②关于研究局限性的讨论不应取代定量的敏感性分析		
可推广性	21. 讨论研究结果的可推广性(外推有效性)		
解释	22. 结合当前证据和研究局限,谨慎给出一个总体的结果解释,并注意其他可替代的解释		

＊ 在病例对照研究中分别给出病例和对照的信息,如果可能,在队列研究和横断面研究里给出暴露组和未暴露组的信息。

资料来源:王波,詹思延. 如何撰写高质量的流行病学研究论文第一讲:观察性流行病学研究报告规范——STROBE 介绍. 中华流行病学杂志,2006,27(6):547-549.

笔记栏

附　表

附表1　标准正态分布曲线下左侧面积 $\Phi(-u)$ 值或 $\Phi(-z)$

$-u$	0.00	0.01	0.02	0.03	0.04	0.05	0.06	0.07	0.08	0.09
−3.0	0.0013	0.0013	0.0013	0.0012	0.0012	0.0011	0.0011	0.0011	0.0010	0.0010
−2.9	0.0019	0.0018	0.0018	0.0017	0.0016	0.0016	0.0015	0.0015	0.0014	0.0014
−2.8	0.0026	0.0025	0.0024	0.0023	0.0023	0.0022	0.0021	0.0021	0.0020	0.0019
−2.7	0.0035	0.0034	0.0033	0.0032	0.0031	0.0030	0.0029	0.0028	0.0027	0.0026
−2.6	0.0047	0.0045	0.0044	0.0043	0.0041	0.0040	0.0039	0.0038	0.0037	0.0036
−2.5	0.0062	0.0060	0.0059	0.0057	0.0055	0.0054	0.0052	0.0051	0.0049	0.0048
−2.4	0.0082	0.0080	0.0078	0.0075	0.0073	0.0071	0.0069	0.0068	0.0066	0.0064
−2.3	0.0107	0.0104	0.0102	0.0099	0.0096	0.0094	0.0091	0.0089	0.0087	0.0084
−2.2	0.0139	0.0136	0.0132	0.0129	0.0125	0.0122	0.0119	0.0116	0.0113	0.0110
−2.1	0.0179	0.0174	0.0170	0.0166	0.0162	0.0158	0.0154	0.0150	0.0146	0.0143
−2.0	0.0228	0.0222	0.0217	0.0212	0.0207	0.0202	0.0197	0.0192	0.0188	0.0183
−1.9	0.0287	0.0281	0.0274	0.0268	0.0262	0.0256	0.0250	0.0244	0.0239	0.0233
−1.8	0.0359	0.0351	0.0344	0.0336	0.0329	0.0322	0.0314	0.0307	0.0301	0.0294
−1.7	0.0446	0.0436	0.0427	0.0418	0.0409	0.0401	0.0392	0.0384	0.0375	0.0367
−1.6	0.0548	0.0537	0.0526	0.0516	0.0505	0.0495	0.0485	0.0475	0.0465	0.0455
−1.5	0.0668	0.0655	0.0643	0.0630	0.0618	0.0606	0.0594	0.0582	0.0571	0.0559
−1.4	0.0808	0.0793	0.0778	0.0764	0.0749	0.0735	0.0721	0.0708	0.0694	0.0681
−1.3	0.0968	0.0951	0.0934	0.0918	0.0901	0.0885	0.0869	0.0853	0.0838	0.0823
−1.2	0.1151	0.1131	0.1112	0.1093	0.1075	0.1056	0.1038	0.1020	0.1003	0.0985
−1.1	0.1357	0.1335	0.1314	0.1292	0.1271	0.1251	0.1230	0.1210	0.1190	0.1170
−1.0	0.1587	0.1562	0.1539	0.1515	0.1492	0.1469	0.1446	0.1423	0.1401	0.1379
−0.9	0.1841	0.1814	0.1788	0.1762	0.1736	0.1711	0.1685	0.1660	0.1635	0.1611
−0.8	0.2119	0.2090	0.2061	0.2033	0.2005	0.1977	0.1949	0.1922	0.1894	0.1867
−0.7	0.2420	0.2389	0.2358	0.2327	0.2296	0.2266	0.2236	0.2206	0.2177	0.2148
−0.6	0.2743	0.2709	0.2676	0.2643	0.2611	0.2578	0.2546	0.2514	0.2483	0.2451
−0.5	0.3085	0.3050	0.3015	0.2981	0.2946	0.2912	0.2877	0.2843	0.2810	0.2776
−0.4	0.3446	0.3409	0.3372	0.3336	0.3300	0.3264	0.3228	0.3192	0.3156	0.3121
−0.3	0.3821	0.3783	0.3745	0.3707	0.3669	0.3632	0.3594	0.3557	0.3520	0.3483
−0.2	0.4207	0.4168	0.4129	0.4090	0.4052	0.4013	0.3974	0.3936	0.3897	0.3859
−0.1	0.4602	0.4562	0.4522	0.4483	0.4443	0.4404	0.4364	0.4325	0.4286	0.4247
−0.0	0.5000	0.4960	0.4920	0.4880	0.4840	0.4801	0.4761	0.4721	0.4681	0.4641

注：$\Phi(u) = 1 - \Phi(-u)$。

笔记栏

附表2　t分布界值表

ν 自由度	单侧	0.20	0.10	0.05	0.025	0.01	0.005	0.0025	0.001	0.0005
	双侧	0.40	0.20	0.10	0.05	0.02	0.010	0.0050	0.002	0.0001
1		1.000	1.376	3.078	6.314	12.706	31.821	63.657	127.321	318.309	636.619
2		0.816	1.061	1.886	2.920	4.303	6.965	9.925	14.089	22.327	31.599
3		0.765	0.978	1.638	2.353	3.182	4.541	5.841	7.453	10.215	12.924
4		0.741	0.941	1.533	2.132	2.776	3.747	4.604	5.598	7.173	8.610
5		0.727	0.920	1.476	2.015	2.571	3.365	4.032	4.773	5.893	6.869
6		0.718	0.906	1.440	1.943	2.447	3.143	3.707	4.317	5.208	5.959
7		0.711	0.896	1.415	1.895	2.365	2.998	3.499	4.029	4.785	5.408
8		0.706	0.889	1.397	1.860	2.306	2.896	3.355	3.833	4.501	5.041
9		0.703	0.883	1.383	1.833	2.262	2.821	3.250	3.690	4.297	4.781
10		0.700	0.879	1.372	1.812	2.228	2.764	3.169	3.581	4.144	4.587
11		0.697	0.876	1.363	1.796	2.201	2.718	3.106	3.497	4.025	4.437
12		0.695	0.873	1.356	1.782	2.179	2.681	3.055	3.428	3.930	4.318
13		0.694	0.870	1.350	1.771	2.160	2.650	3.012	3.372	3.852	4.221
14		0.692	0.868	1.345	1.761	2.145	2.624	2.977	3.326	3.787	4.140
15		0.691	0.866	1.341	1.753	2.131	2.602	2.947	3.286	3.733	4.073
16		0.690	0.865	1.337	1.746	2.120	2.583	2.921	3.252	3.686	4.015
17		0.689	0.863	1.333	1.740	2.110	2.567	2.898	3.222	3.646	3.965
18		0.688	0.862	1.330	1.734	2.101	2.552	2.878	3.197	3.610	3.922
19		0.688	0.861	1.328	1.729	2.093	2.539	2.861	3.174	3.579	3.883
20		0.687	0.860	1.325	1.725	2.086	2.528	2.845	3.153	3.552	3.850
21		0.686	0.859	1.323	1.721	2.080	2.518	2.831	3.135	3.527	3.819
22		0.686	0.858	1.321	1.717	2.074	2.508	2.819	3.119	3.505	3.792
23		0.685	0.858	1.319	1.714	2.069	2.500	2.807	3.104	3.485	3.768
24		0.685	0.857	1.318	1.711	2.064	2.492	2.797	3.091	3.467	3.745
25		0.684	0.856	1.316	1.708	2.060	2.485	2.787	3.078	3.450	3.725

概率 P

续表

ν 自由度	单侧	0.20	0.10	0.05	0.025	0.01	0.005	0.0025	0.001	0.0005
	双侧	0.40	0.20	0.10	0.05	0.02	0.010	0.0050	0.002	0.0001
26	0.684	0.856	1.315	1.706	2.056	2.479	2.779	3.067	3.435	3.707
27	0.684	0.855	1.314	1.703	2.052	2.473	2.771	3.057	3.421	3.690
28	0.683	0.855	1.313	1.701	2.048	2.467	2.763	3.047	3.408	3.674
29	0.683	0.854	1.311	1.699	2.045	2.462	2.756	3.038	3.396	3.659
30	0.683	0.854	1.310	1.697	2.042	2.457	2.750	3.030	3.385	3.646
31	0.682	0.853	1.309	1.696	2.040	2.453	2.744	3.022	3.375	3.633
32	0.682	0.853	1.309	1.694	2.037	2.449	2.738	3.015	3.365	3.622
33	0.682	0.853	1.308	1.692	2.035	2.445	2.733	3.008	3.356	3.611
34	0.682	0.852	1.307	1.691	2.032	2.441	2.728	3.002	3.348	3.601
35	0.682	0.852	1.306	1.690	2.030	2.438	2.724	2.996	3.340	3.591
36	0.681	0.852	1.306	1.688	2.028	2.434	2.719	2.990	3.333	3.582
37	0.681	0.851	1.305	1.687	2.026	2.431	2.715	2.985	3.326	3.574
38	0.681	0.851	1.304	1.686	2.024	2.429	2.712	2.980	3.319	3.566
39	0.681	0.851	1.304	1.685	2.023	2.426	2.708	2.976	3.313	3.558
40	0.681	0.851	1.303	1.684	2.021	2.423	2.704	2.971	3.307	3.551
50	0.679	0.849	1.299	1.676	2.009	2.403	2.678	2.937	3.261	3.496
60	0.679	0.848	1.296	1.671	2.000	2.390	2.660	2.915	3.232	3.460
70	0.678	0.847	1.294	1.667	1.994	2.381	2.648	2.899	3.211	3.435
80	0.678	0.846	1.292	1.664	1.990	2.374	2.639	2.887	3.195	3.416
90	0.677	0.846	1.291	1.662	1.987	2.368	2.632	2.878	3.183	3.402
100	0.677	0.845	1.290	1.660	1.984	2.364	2.626	2.871	3.174	3.390
200	0.676	0.843	1.286	1.653	1.972	2.345	2.601	2.839	3.131	3.340
500	0.675	0.842	1.283	1.648	1.965	2.334	2.586	2.820	3.107	3.310
1000	0.675	0.842	1.282	1.646	1.962	2.330	2.581	2.813	3.098	3.300
∞	0.6745	0.8416	1.2816	1.6449	1.9600	2.3264	2.5758	2.8070	3.0902	3.2905

概率 P

笔记栏

附表 3　百分率的 95% 可信区间

x

n	0	1	2	3	4	5	6	7	8	9	10	11	12	13
1	0~97.5													
2	0~84.2	1.3~98.7												
3	0~70.8	0.8~90.6	9.4~99.2											
4	0~60.2	0.6~80.6	6.8~93.2											
5	0~52.2	0.5~71.6	5.3~85.3	14.7~94.7										
6	0~45.9	0.4~64.1	4.3~77.7	11.8~88.2										
7	0~41.0	0.4~57.9	3.7~71.0	9.9~81.6	18.4~90.1									
8	0~36.9	0.3~52.7	3.2~65.1	8.5~75.5	15.7~84.3									
9	0~33.6	0.3~48.2	2.8~60.0	7.5~70.1	13.7~78.8	21.2~86.3								
10	0~30.8	0.3~44.5	2.5~55.6	6.7~65.2	12.2~73.8	18.7~81.3								
11	0~28.5	0.2~41.3	2.3~51.8	6.0~61.0	10.9~69.2	16.7~76.6	23.4~83.3							
12	0~26.5	0.2~38.5	2.1~48.4	5.5~57.2	9.9~65.1	15.2~72.3	21.1~78.9							
13	0~24.7	0.2~36.0	1.9~45.4	5.0~53.8	9.1~61.4	13.9~68.4	19.2~74.9	25.1~80.8						
14	0~23.2	0.2~33.9	1.8~42.8	4.7~50.8	8.4~58.1	12.8~64.9	17.7~71.1	23.0~77.0						
15	0~21.8	0.2~31.9	1.7~40.5	4.3~48.1	7.8~55.1	11.8~61.6	16.3~67.7	21.2~73.4	26.6~78.7					
16	0~20.6	0.2~30.2	1.6~38.3	4.0~45.6	7.3~52.4	11.0~58.7	15.2~64.6	19.8~70.1	24.7~75.3					
17	0~19.5	0.1~28.7	1.5~36.4	3.8~43.4	6.8~49.9	10.3~56.0	14.2~61.7	18.4~67.1	23.0~72.2	27.8~77.0				
18	0~18.5	0.1~27.3	1.4~34.7	3.6~41.4	6.4~47.6	9.7~53.5	13.3~59.0	17.3~64.3	21.5~69.2	26.0~74.0				
19	0~17.6	0.1~26.0	1.3~33.1	3.4~39.6	6.1~45.6	9.1~51.2	12.6~56.6	16.3~61.6	20.3~66.5	24.4~71.1	28.9~75.6			
20	0~16.8	0.1~24.9	1.2~31.7	3.2~37.9	5.7~43.7	8.7~49.1	11.9~54.3	15.4~59.2	19.1~63.9	23.1~68.5	27.2~72.8			
21	0~16.1	0.1~23.8	1.2~30.4	3.0~36.3	5.4~41.9	8.2~47.2	11.3~52.2	14.6~57.0	18.1~61.8	21.8~66.0	25.7~70.2	29.8~74.3		
22	0~15.4	0.1~22.8	1.1~29.2	2.9~34.9	5.2~40.3	7.8~45.4	10.7~50.2	13.9~54.9	17.3~59.3	20.7~63.6	24.4~67.8	28.2~71.8		
23	0~14.8	0.1~21.9	1.1~28.0	2.8~33.6	5.0~38.8	7.5~43.7	10.2~48.4	13.2~52.9	16.4~57.3	19.7~61.5	23.2~65.5	26.8~69.4	30.6~73.2	
24	0~14.2	0.1~21.1	1.0~27.0	2.7~32.4	4.7~37.4	7.1~42.2	9.8~46.7	12.6~51.1	15.6~55.3	18.8~59.4	22.1~63.4	25.6~67.2	29.1~70.9	
25	0~13.7	0.1~20.4	1.0~26.0	2.5~31.2	4.5~36.1	6.8~40.7	9.4~45.1	12.1~49.4	14.9~53.5	18.0~57.5	21.1~61.3	24.4~65.1	27.8~68.7	31.3~72.2

笔记栏

续表

n	0	1	2	3	4	5	6	7	8	9	10	11	12	13
26	0~13.2	0.1~19.6	0.9~25.1	2.4~30.2	4.4~34.9	6.6~39.4	9.0~43.6	11.6~47.8	14.3~51.8	17.2~55.7	20.2~59.4	23.4~63.1	26.6~66.6	29.9~70.1
27	0~12.8	0.1~19.0	0.9~24.3	2.4~29.2	4.2~33.7	6.3~38.1	8.6~42.3	11.1~46.3	13.8~50.2	16.5~54.0	19.4~57.6	22.4~61.2	25.5~64.7	28.7~68.1
28	0~12.3	0.1~18.3	0.9~23.5	2.3~28.2	4.0~32.7	6.1~36.9	8.3~41.0	10.7~44.9	13.2~48.7	15.9~52.4	18.6~55.9	21.5~59.4	24.5~62.8	27.5~66.1
29	0~11.9	0.1~17.8	0.8~22.8	2.2~27.4	3.9~31.7	5.8~35.8	8.0~39.7	10.3~43.5	12.7~47.2	15.3~50.8	17.9~54.3	20.7~57.7	23.5~61.1	26.4~64.3
30	0~11.6	0.1~17.2	0.8~22.1	2.1~26.5	3.8~30.7	5.6~34.7	7.7~38.6	9.9~42.3	12.3~45.9	14.7~49.4	17.3~52.8	19.9~56.1	22.7~59.4	25.5~62.6
31	0~11.2	0.1~16.7	0.8~21.4	2.0~25.8	3.6~29.8	5.5~33.7	7.5~37.5	9.6~41.1	11.9~44.6	14.2~48.0	16.7~51.4	19.2~54.6	21.8~57.8	24.5~60.9
32	0~10.9	0.1~16.2	0.8~20.8	2.0~25.0	3.5~29.0	5.3~32.8	7.2~36.4	9.3~40.0	11.5~43.4	13.7~46.7	16.1~50.0	18.6~53.2	21.1~56.3	23.7~59.4
33	0~10.6	0.1~15.8	0.7~20.2	1.9~24.3	3.4~28.2	5.1~31.9	7.0~35.5	9.0~38.9	11.1~42.3	13.3~45.5	15.6~48.7	18.0~51.8	20.4~54.9	22.9~57.9
34	0~10.3	0.1~15.3	0.7~19.7	1.9~23.7	3.3~27.5	5.0~31.1	6.8~34.5	8.7~37.9	10.7~41.2	12.9~44.4	15.1~47.5	17.4~50.5	19.7~53.5	22.2~56.4
35	0~10.0	0.1~14.9	0.7~19.2	1.8~23.1	3.2~26.7	4.8~30.3	6.6~33.6	8.4~36.9	10.4~40.1	12.5~43.3	14.6~46.3	16.9~49.3	19.1~52.2	21.5~55.1
36	0~9.7	0.1~14.5	0.7~18.7	1.8~22.5	3.1~26.1	4.7~29.5	6.4~32.8	8.2~36.0	10.1~39.2	12.1~42.2	14.2~45.2	16.3~48.1	18.6~51.0	20.8~53.8
37	0~9.5	0.1~14.2	0.7~18.2	1.7~21.9	3.0~25.4	4.5~28.8	6.2~32.0	8.0~35.2	9.8~28.2	11.8~41.2	13.8~44.1	15.9~47.0	18.0~49.8	20.2~52.5
38	0~9.3	0.1~13.8	0.6~17.7	1.7~21.4	2.9~24.8	4.4~28.1	6.0~31.3	7.7~34.3	9.6~37.3	11.4~40.2	13.4~43.1	15.4~45.9	17.5~48.7	19.6~51.4
39	0~9.0	0.1~13.5	0.6~17.3	1.6~20.9	2.9~24.2	4.3~27.4	5.9~30.5	7.5~33.5	9.3~36.5	11.1~39.3	13.0~42.1	15.0~44.9	17.0~47.6	19.1~50.2
40	0~8.8	0.1~13.2	0.6~16.9	1.6~20.4	2.8~23.7	4.2~26.8	5.7~29.8	7.3~32.8	9.1~35.6	10.8~38.5	12.7~41.2	14.6~43.9	16.6~46.5	18.6~49.1
41	0~8.6	0.1~12.9	0.6~16.5	1.5~19.9	2.7~23.1	4.1~26.2	5.6~29.2	7.2~32.1	8.8~34.9	10.6~37.6	12.4~40.3	14.2~42.9	16.1~45.5	18.1~48.1
42	0~8.4	0.1~12.6	0.6~16.2	1.5~19.5	2.7~22.6	4.0~25.6	5.4~28.5	7.0~31.4	8.6~34.1	10.3~36.8	12.1~39.5	13.9~42.0	15.7~44.6	17.6~47.11
43	0~8.2	0.1~12.3	0.6~15.8	1.5~19.1	2.6~22.1	3.9~25.1	5.3~27.9	6.8~30.7	8.4~33.4	10.0~36.0	11.8~38.6	13.5~41.2	15.3~43.7	17.2~46.1
44	0~8.0	0.1~12.0	0.6~15.5	1.4~18.7	2.5~21.7	3.8~24.6	5.2~27.4	6.6~30.1	8.2~32.7	9.8~35.3	11.5~37.8	13.2~40.	15.0~42.8	16.8~45.2
45	0~7.9	0.1~11.8	0.5~15.1	1.4~18.3	2.5~21.2	3.7~24.1	5.1~26.8	6.5~29.5	8.0~32.1	9.6~34.6	11.2~37.1	12.9~39.5	14.6~41.9	16.4~44.3
46	0~7.7	0.1~11.5	0.5~14.8	1.4~17.9	2.4~20.8	3.6~23.6	4.9~26.3	6.3~28.9	7.8~31.4	9.4~33.9	10.9~36.4	12.6~38.8	14.3~41.1	16.0~43.5
47	0~7.5	0.1~11.3	0.5~14.5	1.3~17.5	2.4~20.4	3.5~23.1	4.8~25.7	6.2~28.3	7.6~30.8	9.1~33.3	10.7~35.7	12.3~38.0	13.9~40.3	15.6~42.6
48	0~7.4	0.1~11.1	0.5~14.3	1.3~17.2	2.3~20.0	3.5~22.7	4.7~25.2	6.1~27.8	7.5~30.2	8.9~32.6	10.5~35.0	12.0~37.3	13.6~39.6	15.3~41.8
49	0~7.3	0.1~10.9	0.5~14.0	1.3~16.9	2.3~19.6	3.4~22.2	4.6~24.8	5.9~27.2	7.3~29.7	8.8~32.0	10.2~34.3	11.8~36.6	13.3~38.9	14.9~41.1
50	0~7.1	0.1~10.6	0.5~13.7	1.3~16.5	2.2~19.2	3.3~21.8	4.5~24.3	5.8~26.7	7.2~29.1	8.6~31.4	10.0~33.7	11.5~36.0	13.1~38.2	14.6~40.3

x

笔记栏

续表

n	14	15	16	17	18	19	20	21	22	23	24	25
26												
27	31.9~71.3											
28	30.6~69.4											
29	29.4~67.5	32.5~70.6										
30	28.3~65.7	31.3~68.7										
31	27.3~64.0	30.2~66.9	33.1~69.8									
32	26.4~62.3	29.1~65.3	31.9~68.1									
33	25.5~60.8	28.1~63.6	30.8~66.5	33.5~69.2								
34	24.6~59.3	27.2~62.1	29.8~64.9	32.4~67.6								
35	23.9~57.9	26.3~60.6	28.8~63.4	31.4~66.0	34.0~68.6							
36	23.1~56.5	25.5~59.2	27.9~61.9	30.4~64.5	32.9~67.1							
37	22.5~55.2	24.8~57.9	27.1~60.5	29.5~63.1	31.9~65.6	34.4~68.1						
38	21.8~54.0	24.0~56.6	26.3~59.2	28.6~61.7	31.0~64.2	33.4~66.6						
39	21.2~52.8	23.4~55.4	25.6~57.9	27.8~60.4	30.1~62.8	32.4~65.2	34.8~67.6					
40	20.6~51.7	22.7~54.2	24.9~56.7	27.0~59.1	29.3~61.5	31.5~63.9	33.8~66.2					
41	20.1~50.6	22.1~53.1	24.2~55.5	26.3~57.9	28.5~60.3	30.7~62.6	32.8~64.9	35.1~67.1				
42	19.6~49.5	21.6~52.0	23.6~54.4	25.6~56.7	27.7~59.0	29.8~61.3	32.0~63.6	34.2~65.8				
43	19.1~48.5	21.0~50.9	23.0~53.3	25.0~55.6	27.0~57.9	29.1~60.1	31.2~62.3	33.3~64.5	35.5~66.7			
44	18.6~47.6	20.5~49.9	22.4~52.2	24.4~54.5	26.3~56.8	28.3~59.0	30.4~61.2	32.5~63.3	34.6~65.4			
45	18.2~46.6	20.0~49.0	21.9~51.2	23.8~53.5	25.7~55.7	27.7~57.8	29.6~60.0	31.7~62.1	33.7~64.2	35.8~66.3		
46	17.7~45.8	19.5~48.0	21.4~50.2	23.2~52.5	25.1~54.6	27.0~56.8	28.9~58.9	30.9~61.0	32.9~63.1	34.9~65.1		
47	17.3~44.9	19.1~47.1	20.9~49.3	22.7~51.5	24.5~53.6	26.4~55.7	28.3~57.8	30.2~59.9	32.1~61.9	34.1~63.9	36.1~65.9	
48	17.0~44.1	18.7~46.3	20.4~48.4	22.2~50.5	24.0~52.6	25.8~54.7	27.6~56.8	29.5~58.8	31.4~60.8	33.3~62.8	35.2~64.8	
49	6.6~43.3	18.3~45.4	19.9~47.5	21.7~49.6	23.4~51.7	25.2~53.8	27.0~55.8	28.8~57.8	30.7~59.8	32.5~61.7	34.4~63.7	36.4~65.6
50	16.2~40.5	17.9~44.6	19.5~46.7	21.2~48.8	22.9~50.8	24.7~52.8	26.4~54.8	28.2~56.8	30.0~58.7	31.8~60.7	33.7~62.6	35.5~64.5

x

笔记栏

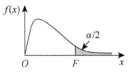

附表 4　**F**界值表(两个独立样本方差齐性检验用，双侧界值)

$\alpha = 0.2$

v_2	分子自由度 v_1															
	1	2	3	4	5	6	7	8	9	10	12	15	20	30	60	∞
1	39.80	49.50	53.59	55.83	57.24	58.20	58.91	59.44	59.86	60.19	60.71	61.22	61.74	62.26	62.79	63.33
2	8.53	9.00	9.16	9.24	9.29	9.33	9.35	9.37	9.38	9.39	9.41	9.42	9.44	9.46	9.47	9.49
3	5.54	5.46	5.39	5.34	5.31	5.28	5.27	5.25	5.24	5.23	5.22	5.20	5.18	5.17	5.15	5.13
4	4.54	4.32	4.19	4.11	4.05	4.01	3.98	3.95	3.94	3.92	3.90	3.87	3.84	3.82	3.79	3.76
5	4.06	3.78	3.62	3.52	3.45	2.40	3.37	3.34	3.32	3.30	3.27	3.24	3.21	3.17	3.14	3.10
6	3.78	3.46	3.29	3.18	3.11	3.05	3.01	2.98	2.96	2.94	2.90	2.87	2.84	2.80	2.76	2.72
7	3.59	3.26	3.07	2.96	2.88	2.83	2.78	2.75	2.72	2.70	2.67	2.63	2.59	2.56	2.51	2.47
8	3.46	3.11	2.92	2.81	2.73	2.67	2.62	2.59	2.56	2.54	2.50	2.46	2.42	2.38	2.34	2.29
9	3.36	3.01	2.81	2.69	2.61	2.55	2.51	2.47	2.44	2.42	2.38	2.34	2.30	2.25	2.21	2.16
10	3.29	2.92	2.73	2.61	2.52	2.46	2.41	2.38	2.35	2.32	2.28	2.24	2.20	2.16	2.11	2.06
11	3.23	2.86	2.66	2.54	2.45	2.39	2.34	2.30	2.27	2.25	2.21	2.17	2.12	2.08	2.03	1.97
12	3.18	2.81	2.61	2.48	2.39	2.33	2.28	2.24	2.21	2.19	2.15	2.10	2.06	2.01	1.96	1.90
13	3.14	2.76	2.56	2.43	2.35	2.28	2.23	2.20	2.16	2.14	2.10	2.05	2.01	1.96	1.90	1.85
14	3.10	2.73	2.52	2.39	2.31	2.24	2.19	2.15	2.12	2.10	2.05	2.01	1.96	1.91	1.86	1.80
15	3.07	2.70	2.49	2.36	2.27	2.21	2.16	2.12	2.09	2.06	2.02	1.97	1.92	1.87	1.82	1.76
16	3.05	2.67	2.46	2.33	2.24	2.18	2.13	2.09	2.06	2.03	1.99	1.94	1.89	1.84	1.78	1.72
17	3.03	2.64	2.44	2.31	2.22	2.15	2.10	2.06	2.03	2.00	1.96	1.91	1.86	1.81	1.75	1.69
18	3.01	2.62	2.42	2.29	2.20	2.13	2.08	2.04	2.00	1.98	1.93	1.89	1.84	1.78	1.72	1.66
19	2.99	2.61	2.40	2.27	2.18	2.11	2.06	2.02	1.98	1.96	1.91	1.86	1.81	1.76	1.70	1.63
20	2.97	2.59	2.38	2.25	2.16	2.09	2.04	2.00	1.96	1.94	1.89	1.84	1.79	1.74	1.68	1.61
21	2.96	2.57	2.36	2.23	2.14	2.08	2.02	1.98	1.95	1.92	1.87	1.83	1.78	1.72	1.66	1.59
22	2.95	2.56	2.35	2.22	2.13	2.06	2.01	1.97	1.93	1.90	1.86	1.81	1.76	1.70	1.64	1.57
23	2.94	2.55	2.34	2.21	2.11	2.05	1.99	1.95	1.92	1.89	1.84	1.80	1.74	1.69	1.62	1.55
24	2.93	2.54	2.33	2.19	2.10	2.04	1.98	1.94	1.91	1.88	1.83	1.78	1.73	1.67	1.61	1.53
25	2.92	2.53	2.32	2.18	2.09	2.02	1.97	1.93	1.89	1.87	1.82	1.77	1.72	1.66	1.59	1.52
26	2.91	2.52	2.31	2.17	2.08	2.01	1.96	1.92	1.88	1.86	1.81	1.76	1.71	1.65	1.58	1.50
27	2.90	2.51	2.30	2.17	2.07	2.00	1.95	1.91	1.87	1.85	1.80	1.75	1.70	1.64	1.57	1.49
28	2.89	2.50	2.29	2.16	2.06	2.00	1.94	1.90	1.87	1.84	1.79	1.74	1.69	1.63	1.56	1.48
29	2.89	2.50	2.28	2.15	2.06	1.99	1.93	1.89	1.86	1.83	1.78	1.73	1.68	1.62	1.55	1.47
30	2.88	2.49	2.28	2.14	2.05	1.98	1.93	1.88	1.85	1.82	1.77	1.72	1.67	1.61	1.54	1.46
40	2.84	2.44	2.23	2.09	2.00	1.93	1.87	1.83	1.79	1.76	1.71	1.66	1.61	1.54	1.47	1.38
60	2.79	2.39	2.18	2.04	1.95	1.87	1.82	1.77	1.74	1.71	1.66	1.60	1.54	1.48	1.40	1.29
120	2.75	2.35	2.13	1.99	1.90	1.82	1.77	1.72	1.68	1.65	1.60	1.55	1.48	1.41	1.32	1.19
∞	2.71	2.30	2.08	1.94	1.85	1.77	1.72	1.67	1.63	1.60	1.55	1.49	1.42	1.34	1.24	1.00

笔记栏

附表5 F界值表(方差分析用)

上行：P = 0.05 下行：P = 0.01

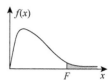

分母的自由度 v_2	\multicolumn{12}{c}{分子的自由度 v_1}
	1	2	3	4	5	6	7	8	9	10	11	12
1	161.45	199.50	215.71	224.58	230.16	233.99	236.77	238.88	240.54	241.88	242.98	243.91
	4052.18	4999.50	5403.35	5624.58	5763.65	5858.99	5928.36	5981.07	6022.47	6055.85	6083.32	6106.32
2	18.51	19.00	19.16	19.25	19.30	19.33	19.35	19.37	19.38	19.40	19.40	19.41
	98.50	99.00	99.17	99.25	99.30	99.33	99.36	99.37	99.39	99.40	99.41	99.42
3	10.13	9.55	9.28	9.12	9.01	8.94	8.89	8.85	8.81	8.79	8.76	8.74
	34.12	30.82	29.46	28.71	28.24	27.91	27.67	27.49	27.35	27.23	27.13	27.05
4	7.71	6.94	6.59	6.39	6.26	6.16	6.09	6.04	6.00	5.96	5.94	5.91
	21.20	18.00	16.69	15.98	15.52	15.21	14.98	14.80	14.66	14.55	14.45	14.37
5	6.61	5.79	5.41	5.19	5.05	4.95	4.88	4.82	4.77	4.74	4.70	4.68
	16.26	13.27	12.06	11.39	10.97	10.67	10.46	10.29	10.16	10.05	9.96	9.89
6	5.99	5.14	4.76	4.53	4.39	4.28	4.21	4.15	4.10	4.06	4.03	4.00
	13.75	10.92	9.78	9.15	8.75	8.47	8.26	8.10	7.98	7.87	7.79	7.72
7	5.59	4.74	4.35	4.12	3.97	3.87	3.79	3.73	3.68	3.64	3.60	3.57
	12.25	9.55	8.45	7.85	7.46	7.19	6.99	6.84	6.72	6.62	6.54	6.47
8	5.32	4.46	4.07	3.84	3.69	3.58	3.50	3.44	3.39	3.35	3.31	3.28
	11.26	8.65	7.59	7.01	6.63	6.37	6.18	6.03	5.91	5.81	5.73	5.67
9	5.12	4.26	3.86	3.63	3.48	3.37	3.29	3.23	3.18	3.14	3.10	3.07
	10.56	8.02	6.99	6.42	6.06	5.80	5.61	5.47	5.35	5.26	5.18	5.11
10	4.96	4.10	3.71	3.48	3.33	3.22	3.14	3.07	3.02	2.98	2.94	2.91
	10.04	7.56	6.55	5.99	5.64	5.39	5.20	5.06	4.94	4.85	4.77	4.71
11	4.84	3.98	3.59	3.36	3.20	3.09	3.01	2.95	2.90	2.85	2.82	2.79
	9.65	7.21	6.22	5.67	5.32	5.07	4.89	4.74	4.63	4.54	4.46	4.40
12	4.75	3.89	3.49	3.26	3.11	3.00	2.91	2.85	2.80	2.75	2.72	2.69
	9.33	6.93	5.95	5.41	5.06	4.82	4.64	4.50	4.39	4.30	4.22	4.16
13	4.67	3.81	3.41	3.18	3.02	2.92	2.83	2.77	2.71	2.67	2.63	2.60
	9.07	6.70	5.74	5.21	4.86	4.62	4.44	4.30	4.19	4.10	4.02	3.96
14	4.60	3.74	3.34	3.11	2.96	2.85	2.76	2.70	2.65	2.60	2.57	2.53
	8.86	6.51	5.56	5.04	4.69	4.46	4.28	4.14	4.03	3.94	3.86	3.80
15	4.54	3.68	3.29	3.06	2.90	2.79	2.71	2.64	2.59	2.55	2.51	2.48
	8.68	6.36	5.42	4.89	4.56	4.32	4.14	4.00	3.89	3.80	3.73	3.67
16	4.49	3.63	3.24	3.01	2.85	2.74	2.66	2.59	2.54	2.49	2.46	2.42
	8.53	6.23	5.29	4.77	4.44	4.20	4.03	3.89	3.78	3.69	3.62	3.55
17	4.45	3.59	3.20	2.96	2.81	2.70	2.61	2.55	2.49	2.45	2.41	2.38
	8.40	6.11	5.18	4.67	4.34	4.10	3.93	3.79	3.68	3.59	3.52	3.46
18	4.41	3.55	3.16	2.93	2.77	2.66	2.58	2.51	2.46	2.41	2.37	2.34
	8.29	6.01	5.09	4.58	4.25	4.01	3.84	3.71	3.60	3.51	3.43	3.37
19	4.38	3.52	3.13	2.90	2.74	2.63	2.54	2.48	2.42	2.38	2.34	2.31
	8.18	5.93	5.01	4.50	4.17	3.94	3.77	3.63	3.52	3.43	3.36	3.30
20	4.35	3.49	3.10	2.87	2.71	2.60	2.51	2.45	2.39	2.35	2.31	2.28
	8.10	5.85	4.94	4.43	4.10	3.87	3.70	3.56	3.46	3.37	3.29	3.23
21	4.32	3.47	3.07	2.84	2.68	2.57	2.49	2.42	2.37	2.32	2.28	2.25
	8.02	5.78	4.87	4.37	4.04	3.81	3.64	3.51	3.40	3.31	3.24	3.17
22	4.30	3.44	3.05	2.82	2.66	2.55	2.46	2.40	2.34	2.30	2.26	2.23
	7.95	5.72	4.82	4.31	3.99	3.76	3.59	3.45	3.35	3.26	3.18	3.12
23	4.28	3.42	3.03	2.80	2.64	2.53	2.44	2.37	2.32	2.27	2.24	2.20
	7.88	5.66	4.76	4.26	3.94	3.71	3.54	3.41	3.30	3.21	3.14	3.07
24	4.26	3.40	3.01	2.78	2.62	2.51	2.42	2.36	2.30	2.25	2.22	2.18
	7.82	5.61	4.72	4.22	3.90	3.67	3.50	3.36	3.26	3.17	3.09	3.03
25	4.24	3.39	2.99	2.76	2.60	2.49	2.40	2.34	2.28	2.24	2.20	2.16
	7.77	5.57	4.68	4.18	3.85	3.63	3.46	3.32	3.22	3.13	3.06	2.99

笔记栏

续表

分母的自由度 ν_2	分子的自由度 ν_1											
	14	16	20	24	30	40	50	75	100	200	500	∞
1	245.36	246.46	248.01	249.05	250.10	251.14	251.77	252.62	253.04	253.68	254.06	254.31
	6142.67	6170.10	6208.73	6234.63	6260.65	6286.78	6302.52	6323.56	6334.11	6349.97	6359.50	6365.86
2	19.42	19.43	19.45	19.45	19.46	19.47	19.48	19.48	19.49	19.49	19.49	19.50
	99.43	99.44	99.45	99.46	99.47	99.47	99.48	99.49	99.49	99.49	99.50	99.50
3	8.71	8.69	8.66	8.64	8.62	8.59	8.58	8.56	8.55	8.54	8.53	8.53
	26.92	26.83	26.69	26.60	26.50	26.41	26.35	26.28	26.24	26.18	26.15	26.13
4	5.87	5.84	5.80	5.77	5.75	5.72	5.70	5.68	5.66	5.65	5.64	5.63
	14.25	14.15	14.02	13.93	13.84	13.75	13.69	13.61	13.58	13.52	13.49	13.46
5	4.64	4.60	4.56	4.53	4.50	4.46	4.44	4.42	4.41	4.39	4.37	4.37
	9.77	9.68	9.55	9.47	9.38	9.29	9.24	9.17	9.13	9.08	9.04	9.02
6	3.96	3.92	3.87	3.84	3.81	3.77	3.75	3.73	3.71	3.69	3.68	3.67
	7.60	7.52	7.40	7.31	7.23	7.14	7.09	7.02	6.99	6.93	6.90	6.88
7	3.53	3.49	3.44	3.41	3.38	3.34	3.32	3.29	3.27	3.25	3.24	3.23
	6.36	6.28	6.16	6.07	5.99	5.91	5.86	5.79	5.75	5.70	5.67	5.65
8	3.24	3.20	3.15	3.12	3.08	3.04	3.02	2.99	2.97	2.95	2.94	2.93
	5.56	5.48	5.36	5.28	5.20	5.12	5.07	5.00	4.96	4.91	4.88	4.86
9	3.03	2.99	2.94	2.90	2.86	2.83	2.80	2.77	2.76	2.73	2.72	2.71
	5.01	4.92	4.81	4.73	4.65	4.57	4.52	4.45	4.41	4.36	4.33	4.31
10	2.86	2.83	2.77	2.74	2.70	2.66	2.64	2.60	2.59	2.56	2.55	2.54
	4.60	4.52	4.41	4.33	4.25	4.17	4.12	4.05	4.01	3.96	3.93	3.91
11	2.74	2.70	2.65	2.61	2.57	2.53	2.51	2.47	2.46	2.43	2.42	2.40
	4.29	4.21	4.10	4.02	3.94	3.86	3.81	3.74	3.71	3.66	3.62	3.60
12	2.64	2.60	2.54	2.51	2.47	2.43	2.40	2.37	2.35	2.32	2.31	2.30
	4.05	3.97	3.86	3.78	3.70	3.62	3.57	3.50	3.47	3.41	3.38	3.36
13	2.55	2.51	2.46	2.42	2.38	2.34	2.31	2.28	2.26	2.23	2.22	2.21
	3.86	3.78	3.66	3.59	3.51	3.43	3.38	3.31	3.27	3.22	3.19	3.17
14	2.48	2.44	2.39	2.35	2.31	2.27	2.24	2.21	2.19	2.16	2.14	2.13
	3.70	3.62	3.51	3.43	3.35	3.27	3.22	3.15	3.11	3.06	3.03	3.00
15	2.42	2.38	2.33	2.29	2.25	2.20	2.18	2.14	2.12	2.10	2.08	2.07
	3.56	3.49	3.37	3.29	3.21	3.13	3.08	3.01	2.98	2.92	2.89	2.87
16	2.37	2.33	2.28	2.24	2.19	2.15	2.12	2.09	2.07	2.04	2.02	2.01
	3.45	3.37	3.26	3.18	3.10	3.02	2.97	2.90	2.86	2.81	2.78	2.75
17	2.33	2.29	2.23	2.19	2.15	2.10	2.08	2.04	2.02	1.99	1.97	1.96
	3.35	3.27	3.16	3.08	3.00	2.92	2.87	2.80	2.76	2.71	2.68	2.65
18	2.29	2.25	2.19	2.15	2.11	2.06	2.04	2.00	1.98	1.95	1.93	1.92
	3.27	3.19	3.08	3.00	2.92	2.84	2.78	2.71	2.68	2.62	2.59	2.57
19	2.26	2.21	2.16	2.11	2.07	2.03	2.00	1.96	1.94	1.91	1.89	1.88
	3.19	3.12	3.00	2.92	2.84	2.76	2.71	2.64	2.60	2.55	2.51	2.49
20	2.22	2.18	2.12	2.08	2.04	1.99	1.97	1.93	1.91	1.88	1.86	1.84
	3.13	3.05	2.94	2.86	2.78	2.69	2.64	2.57	2.54	2.48	2.44	2.42
21	2.20	2.16	2.10	2.05	2.01	1.96	1.94	1.90	1.88	1.84	1.83	1.81
	3.07	2.99	2.88	2.80	2.72	2.64	2.58	2.51	2.48	2.42	2.38	2.36
22	2.17	2.13	2.07	2.03	1.98	1.94	1.91	1.87	1.85	1.82	1.80	1.78
	3.02	2.94	2.83	2.75	2.67	2.58	2.53	2.46	2.42	2.36	2.33	2.31
23	2.15	2.11	2.05	2.01	1.96	1.91	1.88	1.84	1.82	1.79	1.77	1.76
	2.97	2.89	2.78	2.70	2.62	2.54	2.48	2.41	2.37	2.32	2.28	2.26
24	2.13	2.09	2.03	1.98	1.94	1.89	1.86	1.82	1.80	1.77	1.75	1.73
	2.93	2.85	2.74	2.66	2.58	2.49	2.44	2.37	2.33	2.27	2.24	2.21
25	2.11	2.07	2.01	1.96	1.92	1.87	1.84	1.80	1.78	1.75	1.73	1.71
	2.89	2.81	2.70	2.62	2.54	2.45	2.40	2.33	2.29	2.23	2.19	2.17

笔记栏

续表

分母的自由度 v_2	分子的自由度 v_1											
	1	2	3	4	5	6	7	8	9	10	11	12
26	4.23	3.37	2.98	2.74	2.59	2.47	2.39	2.32	2.27	2.22	2.18	2.15
	7.72	5.53	4.64	4.14	3.82	3.59	3.42	3.29	3.18	3.09	3.02	2.96
27	4.21	3.35	2.96	2.73	2.57	2.46	2.37	2.31	2.25	2.20	2.17	2.13
	7.68	5.49	4.60	4.11	3.78	3.56	3.39	3.26	3.15	3.06	2.99	2.93
28	4.20	3.34	2.95	2.71	2.56	2.45	2.36	2.29	2.24	2.19	2.15	2.12
	7.64	5.45	4.57	4.07	3.75	3.53	3.36	3.23	3.12	3.03	2.96	2.90
29	4.18	3.33	2.93	2.70	2.55	2.43	2.35	2.28	2.22	2.18	2.14	2.10
	7.60	5.42	4.54	4.04	3.73	3.50	3.33	3.20	3.09	3.00	2.93	2.87
30	4.17	3.32	2.92	2.69	2.53	2.42	2.33	2.27	2.21	2.16	2.13	2.09
	7.56	5.39	4.51	4.02	3.70	3.47	3.30	3.17	3.07	2.98	2.91	2.84
32	4.15	3.29	2.90	2.67	2.51	2.40	2.31	2.24	2.19	2.14	2.10	2.07
	7.50	5.34	4.46	3.97	3.65	3.43	3.26	3.13	3.02	2.93	2.86	2.80
34	4.13	3.28	2.88	2.65	2.49	2.38	2.29	2.23	2.17	2.12	2.08	2.05
	7.44	5.29	4.42	3.93	3.61	3.39	3.22	3.09	2.98	2.89	2.82	2.76
36	4.11	3.26	2.87	2.63	2.48	2.36	2.28	2.21	2.15	2.11	2.07	2.03
	7.40	5.25	4.38	3.89	3.57	3.35	3.18	3.05	2.95	2.86	2.79	2.72
38	4.10	3.24	2.85	2.62	2.46	2.35	2.26	2.19	2.14	2.09	2.04	2.02
	7.35	5.21	4.34	3.86	3.54	3.32	3.15	3.02	2.92	2.83	2.75	2.69
40	4.08	3.23	2.84	2.61	2.45	2.34	2.25	2.18	2.12	2.08	2.04	2.00
	7.31	5.18	4.31	3.83	3.51	3.29	3.12	2.99	2.89	2.80	2.73	2.66
42	4.07	3.22	2.83	2.59	2.44	2.32	2.24	2.17	2.11	2.06	2.03	1.99
	7.28	5.15	4.29	3.80	3.49	3.27	3.10	2.97	2.86	2.78	2.70	2.64
44	4.06	3.21	2.82	2.58	2.43	2.31	2.23	2.16	2.10	2.05	2.01	1.98
	7.25	5.12	4.26	3.78	3.47	3.24	3.08	2.95	2.84	2.75	2.68	2.62
46	4.05	3.20	2.81	2.57	2.42	2.30	2.22	2.15	2.09	2.04	2.00	1.97
	7.22	5.10	4.24	3.76	3.44	3.22	3.06	2.93	2.82	2.73	2.66	2.60
48	4.04	3.19	2.80	2.57	2.41	2.30	2.21	2.14	2.08	2.03	1.99	1.96
	7.19	5.08	4.22	3.74	3.43	3.20	3.04	2.91	2.80	2.71	2.64	2.58
50	4.03	3.18	2.79	2.56	2.40	2.29	2.20	2.13	2.07	2.03	1.99	1.95
	7.17	5.06	4.20	3.72	3.41	3.19	3.02	2.89	2.78	2.70	2.63	2.56
60	4.00	3.15	2.76	2.53	2.37	2.25	2.17	2.10	2.04	1.99	1.95	1.92
	7.08	4.98	4.13	3.65	3.34	3.12	2.95	2.82	2.72	2.63	2.56	2.50
70	3.98	3.13	2.74	2.50	2.35	2.23	2.14	2.07	2.02	1.97	1.93	1.89
	7.01	4.92	4.07	3.60	3.29	3.07	2.91	2.78	2.67	2.59	2.51	2.45
80	3.96	3.11	2.72	2.49	2.33	2.21	2.13	2.06	2.00	1.95	1.91	1.88
	6.96	4.88	4.04	3.56	3.26	3.04	2.87	2.74	2.64	2.55	2.48	2.42
100	3.94	3.09	2.70	2.46	2.31	2.19	2.10	2.03	1.97	1.93	1.89	1.85
	6.90	4.82	3.98	3.51	3.21	2.99	2.82	2.69	2.59	2.50	2.43	2.37
125	3.92	3.07	2.68	2.44	2.29	2.17	2.08	2.01	1.96	1.91	1.87	1.83
	6.84	4.78	3.94	3.47	3.17	2.95	2.79	2.66	2.55	2.47	2.39	2.33
150	3.90	3.06	2.66	2.43	2.27	2.16	2.07	2.00	1.94	1.89	1.85	1.82
	6.81	4.75	3.91	3.45	3.14	2.92	2.76	2.63	2.53	2.44	2.37	2.31
200	3.89	3.04	2.65	2.42	2.26	2.14	2.06	1.98	1.93	1.88	1.84	1.80
	6.76	4.71	3.88	3.41	3.11	2.89	2.73	2.60	2.50	2.41	2.34	2.27
400	3.86	3.02	2.63	2.39	2.24	2.12	2.03	1.96	1.90	1.85	1.81	1.78
	6.70	4.66	3.83	3.37	3.06	2.85	2.68	2.56	2.45	2.37	2.29	2.23
1000	3.85	3.00	2.61	2.38	2.22	2.11	2.02	1.95	1.89	1.84	1.80	1.76
	6.66	4.63	3.80	3.34	3.04	2.82	2.66	2.53	2.43	2.34	2.27	2.20
∞	3.84	3.00	2.60	2.37	2.21	2.10	2.01	1.94	1.88	1.83	1.79	1.75
	6.63	4.61	3.78	3.32	3.02	2.80	2.64	2.51	2.41	2.32	2.24	2.18

笔记栏

续表

分母的自由度 ν_2	分子的自由度 ν_1											
	14	16	20	24	30	40	50	75	100	200	500	∞
26	2.09	2.05	1.99	1.95	1.90	1.85	1.82	1.78	1.76	1.73	1.71	1.69
	2.86	2.78	2.66	2.58	2.50	2.42	2.36	2.29	2.25	2.19	2.16	2.13
27	2.08	2.04	1.97	1.93	1.88	1.84	1.81	1.76	1.74	1.71	1.69	1.67
	2.82	2.75	2.63	2.55	2.47	2.38	2.33	2.26	2.22	2.16	2.12	2.10
28	2.06	2.02	1.96	1.91	1.87	1.82	1.79	1.75	1.73	1.69	1.67	1.65
	2.79	2.72	2.60	2.52	2.44	2.35	2.30	2.23	2.19	2.13	2.09	2.06
29	2.05	2.01	1.94	1.90	1.85	1.81	1.77	1.73	1.71	1.67	1.65	1.64
	2.77	2.69	2.57	2.49	2.41	2.33	2.27	2.20	2.16	2.10	2.06	2.03
30	2.04	1.99	1.93	1.89	1.84	1.79	1.76	1.72	1.70	1.66	1.64	1.62
	2.74	2.66	2.55	2.47	2.39	2.30	2.25	2.17	2.13	2.07	2.03	2.01
32	2.01	1.97	1.91	1.86	1.82	1.77	1.74	1.69	1.67	1.63	1.61	1.59
	2.70	2.62	2.50	2.42	2.34	2.25	2.20	2.12	2.08	2.02	1.98	1.96
34	1.99	1.95	1.89	1.84	1.80	1.75	1.71	1.67	1.65	1.61	1.59	1.57
	2.66	2.58	2.46	2.38	2.30	2.21	2.16	2.08	2.04	1.98	1.94	1.91
36	1.98	1.93	1.87	1.82	1.78	1.73	1.69	1.65	1.62	1.59	1.56	1.55
	2.62	2.54	2.43	2.35	2.26	2.18	2.12	2.04	2.00	1.94	1.90	1.87
38	1.96	1.92	1.85	1.81	1.76	1.71	1.68	1.63	1.61	1.57	1.54	1.53
	2.59	2.51	2.40	2.32	2.23	2.14	2.09	2.01	1.97	1.90	1.86	1.84
40	1.95	1.90	1.84	1.79	1.74	1.69	1.66	1.61	1.59	1.55	1.53	1.51
	2.56	2.48	2.37	2.29	2.20	2.11	2.06	1.98	1.94	1.87	1.83	1.80
42	1.94	1.89	1.83	1.78	1.73	1.68	1.65	1.60	1.57	1.53	1.51	1.49
	2.54	2.46	2.34	2.26	2.18	2.09	2.03	1.95	1.91	1.85	1.80	1.78
44	1.92	1.88	1.81	1.77	1.72	1.67	1.63	1.59	1.56	1.52	1.49	1.48
	2.52	2.44	2.32	2.24	2.15	2.07	2.01	1.93	1.89	1.82	1.78	1.75
46	1.91	1.87	1.80	1.76	1.71	1.65	1.62	1.57	1.55	1.51	1.48	1.46
	2.50	2.42	2.30	2.22	2.13	2.04	1.99	1.91	1.86	1.80	1.76	1.73
48	1.90	1.86	1.79	1.75	1.70	1.64	1.61	1.56	1.54	1.49	1.47	1.45
	2.48	2.40	2.28	2.20	2.12	2.02	1.97	1.89	1.84	1.78	1.73	1.70
50	1.89	1.85	1.78	1.74	1.69	1.63	1.60	1.55	1.52	1.48	1.46	1.44
	2.46	2.38	2.27	2.18	2.10	2.00	1.95	1.87	1.82	1.76	1.71	1.68
60	1.86	1.82	1.75	1.70	1.65	1.59	1.56	1.51	1.48	1.44	1.41	1.39
	2.39	2.31	2.20	2.12	2.03	1.94	1.88	1.79	1.75	1.68	1.63	1.60
70	1.84	1.79	1.72	1.67	1.62	1.57	1.53	1.48	1.45	1.40	1.37	1.35
	2.35	2.27	2.15	2.07	1.98	1.89	1.83	1.74	1.70	1.62	1.57	1.54
80	1.82	1.77	1.70	1.65	1.60	1.54	1.51	1.45	1.43	1.38	1.35	1.32
	2.31	2.23	2.12	2.03	1.94	1.85	1.79	1.70	1.65	1.58	1.53	1.49
100	1.79	1.75	1.68	1.63	1.57	1.52	1.48	1.42	1.39	1.34	1.31	1.28
	2.27	2.19	2.07	1.98	1.89	1.80	1.74	1.65	1.60	1.52	1.47	1.43
125	1.77	1.73	1.66	1.60	1.55	1.49	1.45	1.40	1.36	1.31	1.27	1.25
	2.23	2.15	2.03	1.94	1.85	1.76	1.69	1.60	1.55	1.47	1.41	1.37
150	1.76	1.71	1.64	1.59	1.54	1.48	1.44	1.38	1.34	1.29	1.25	1.22
	2.20	2.12	2.00	1.92	1.83	1.73	1.66	1.57	1.52	1.43	1.38	1.33
200	1.74	1.69	1.64	1.57	1.52	1.46	1.41	1.35	1.32	1.26	1.22	1.19
	2.17	2.09	1.97	1.89	1.79	1.69	1.63	1.53	1.48	1.39	1.33	1.28
400	1.72	1.67	1.60	1.54	1.49	1.42	1.38	1.32	1.28	1.22	1.17	1.13
	2.13	2.05	1.92	1.84	1.75	1.64	1.58	1.48	1.42	1.32	1.25	1.19
1000	1.70	1.65	1.58	1.53	1.47	1.41	1.36	1.30	1.26	1.19	1.13	1.08
	2.10	2.02	1.90	1.81	1.72	1.61	1.54	1.44	1.38	1.28	1.19	1.11
∞	1.69	1.64	1.57	1.52	1.46	1.39	1.35	1.28	1.24	1.17	1.11	1.00
	2.08	2.00	1.88	1.79	1.70	1.59	1.52	1.42	1.36	1.25	1.15	1.00

笔记栏

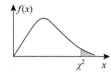

附表6 χ^2分布界值表

ν	α(右侧尾部面积)												
	0.995	0.990	0.975	0.950	0.900	0.750	0.500	0.250	0.100	0.050	0.025	0.010	0.005
1	—	—	—	—	0.02	0.10	0.45	1.32	2.71	3.84	5.02	6.63	7.88
2	0.01	0.02	0.05	0.10	0.21	0.58	1.39	2.77	4.61	5.99	7.38	9.21	10.60
3	0.07	0.11	0.22	0.35	0.58	1.21	2.37	4.11	6.25	7.81	9.35	11.34	12.84
4	0.21	0.30	0.48	0.71	1.06	1.92	3.36	5.39	7.78	9.49	11.14	13.28	14.86
5	0.41	0.55	0.83	1.15	1.61	2.67	4.35	6.63	9.24	11.07	12.83	15.09	16.75
6	0.68	0.87	1.24	1.64	2.20	3.45	5.35	7.84	10.64	12.59	14.45	16.81	18.55
7	0.99	1.24	1.69	2.17	2.83	4.25	6.35	9.04	12.02	14.07	16.01	18.48	20.28
8	1.34	1.65	2.18	2.73	3.49	5.07	7.34	10.22	13.36	15.51	17.53	20.09	21.95
9	1.73	2.09	2.70	3.33	4.17	5.90	8.34	11.39	14.68	16.92	19.02	21.67	23.59
10	2.16	2.56	3.25	3.94	4.87	6.74	9.34	12.55	15.99	18.31	20.48	23.21	25.19
11	2.60	3.05	3.82	4.57	5.58	7.58	10.34	13.70	17.28	19.68	21.92	24.72	26.76
12	3.07	3.57	4.40	5.23	6.30	8.44	11.34	14.85	18.55	21.03	23.34	26.22	28.30
13	3.57	4.11	5.01	5.89	7.04	9.30	12.34	15.98	19.81	22.36	24.74	27.69	29.82
14	4.07	4.66	5.63	6.57	7.79	10.17	13.34	17.12	21.06	23.68	26.12	29.14	31.32
15	4.60	5.23	6.26	7.26	8.55	11.04	14.34	18.25	22.31	25.00	27.49	30.58	32.80
16	5.14	5.81	6.91	7.96	9.31	11.91	15.34	19.37	23.54	26.30	28.85	32.00	34.27
17	5.70	6.41	7.56	8.67	10.09	12.79	16.34	20.49	24.77	27.59	30.19	33.41	35.72
18	6.26	7.01	8.23	9.39	10.86	13.68	17.34	21.60	25.99	28.87	31.53	34.81	37.16
19	6.84	7.63	8.91	10.12	11.65	14.56	18.34	22.72	27.20	30.14	32.85	36.19	38.58
20	7.43	8.26	9.59	10.85	12.44	15.45	19.34	23.83	28.41	31.41	34.17	37.57	40.00
21	8.03	8.90	10.28	11.59	13.24	16.34	20.34	24.93	29.62	32.67	35.48	38.93	41.40
22	8.64	9.54	10.98	12.34	14.04	17.24	21.34	26.04	30.81	33.92	36.78	40.29	42.80
23	9.26	10.20	11.69	13.09	14.85	18.14	22.34	27.14	32.01	35.17	38.08	41.64	44.18
24	9.89	10.86	12.40	13.85	15.66	19.04	23.34	28.24	33.20	36.42	39.36	42.98	45.56
25	10.52	11.52	13.12	14.61	16.47	19.94	24.34	29.34	34.38	37.65	40.65	44.31	46.93
26	11.16	12.20	13.84	15.38	17.29	20.84	25.34	30.43	35.56	38.89	41.92	45.64	48.29
27	11.81	12.88	14.57	16.15	18.11	21.75	26.34	31.53	36.74	40.11	43.19	46.96	49.64
28	12.46	13.56	15.31	16.93	18.94	22.66	27.34	32.62	37.92	41.34	44.46	48.28	50.99
29	13.12	14.26	16.05	17.71	19.77	23.57	28.34	33.71	39.09	42.56	45.72	49.59	52.34
30	13.79	14.95	16.79	18.49	20.60	24.48	29.34	34.80	40.26	43.77	46.98	50.89	53.67
40	20.71	22.16	24.43	26.51	29.05	33.66	39.34	45.62	51.81	55.76	59.34	63.69	66.77
50	27.99	29.71	32.36	34.76	37.69	42.94	49.33	56.33	63.17	67.50	71.42	76.15	79.49
60	35.53	37.48	40.48	43.19	46.46	52.29	59.33	66.98	74.40	79.08	83.30	88.38	91.95
70	43.28	45.44	48.76	51.74	55.33	61.70	69.33	77.58	85.53	90.53	95.02	100.43	104.21
80	51.17	53.54	57.15	60.39	64.28	71.14	79.33	88.13	96.58	101.88	106.63	112.33	116.32
90	59.20	61.75	65.65	69.13	73.29	80.62	89.33	98.65	107.57	113.15	118.14	124.12	128.30
100	67.33	70.06	74.22	77.93	82.36	90.13	99.33	109.14	118.50	124.34	129.56	135.81	140.17

附表7　T界值表(配对比较的符号秩和检验用)

n	P(1)：0.05 P(2)：0.10	0.025 0.05	0.01 0.02	0.005 0.010
5	0~15	—	—	—
6	2~19	0~21	—	—
7	3~25	2~26	0~28	—
8	5~31	3~33	1~35	0~36
9	8~37	5~40	3~42	1~44
10	10~45	8~47	5~50	3~52
11	13~53	10~56	7~59	5~61
12	17~61	13~65	9~69	7~71
13	21~70	17~74	12~79	9~82
14	25~80	21~84	15~90	12~93
15	30~90	25~95	19~101	15~105
16	35~101	29~107	23~113	19~117
17	41~112	34~119	27~126	23~130
18	47~124	40~131	32~139	27~144
19	53~137	46~144	37~153	32~158
20	60~150	52~158	43~167	37~173
21	67~164	58~173	49~182	42~189
22	75~178	65~188	55~198	48~205
23	83~193	73~203	62~214	54~222
24	91~209	81~219	69~231	61~239
25	100~225	89~236	76~249	68~257
26	110~241	98~253	84~267	75~276
27	119~259	107~271	92~286	83~295
28	130~276	116~290	101~305	91~315
29	140~295	126~309	110~325	100~335
30	151~314	137~328	120~345	109~356
31	163~333	147~349	130~366	118~378
32	175~353	159~369	140~388	128~400
33	187~374	170~391	151~410	138~423
34	200~395	182~413	162~433	148~447
35	213~417	195~435	173~457	159~471
36	227~439	208~458	185~481	171~495
37	241~462	221~482	198~505	182~521
38	256~485	235~506	211~530	194~547
39	271~509	249~531	224~556	207~573
40	286~534	264~556	238~582	220~600
41	302~559	279~582	252~609	233~628
42	319~584	294~609	266~637	247~656
43	336~610	310~636	281~665	261~685
44	353~637	327~663	296~694	276~714
45	371~664	343~692	312~723	291~744
46	389~692	361~720	328~753	307~774
47	407~721	378~750	345~783	322~806
48	426~750	396~780	362~814	339~837
49	446~779	415~810	379~846	355~870
50	466~809	434~841	397~878	373~902

笔记栏

附表8　*T*界值表（两样本比较的秩和检验用）

行	P(1)	P(2)
1	0.050	0.10
2	0.025	0.05
3	0.010	0.02
4	0.005	0.01

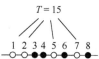

$T = 15$

n_1（较小 n）	\multicolumn{11}{c}{$n_2 \sim n_1$}										
	0	1	2	3	4	5	6	7	8	9	10
2				3~13	3~15	3~17	4~18	4~20	4~22	4~24	5~25
							3~19	3~21	3~23	3~25	4~26
3	6~15	6~18	7~20	8~22	8~25	9~27	10~29	10~32	11~34	11~37	12~39
			6~21	7~23	7~26	8~28	8~31	9~33	9~36	10~38	10~41
					6~27	6~30	7~32	7~35	7~38	8~40	8~43
							6~33	6~36	6~39	7~41	7~44
4	11~25	12~28	13~31	14~34	15~37	16~40	17~43	18~46	19~49	20~52	21~55
	10~26	11~29	12~32	13~35	14~38	14~42	15~45	16~48	17~51	18~54	19~57
		10~30	11~33	11~37	12~40	13~43	13~47	14~50	15~53	15~57	16~60
			10~34	10~38	11~41	11~45	12~48	12~52	13~55	13~59	14~62
5	19~36	20~40	21~44	23~47	24~51	26~54	27~58	28~62	30~65	31~69	33~72
	17~38	18~42	20~45	21~49	22~53	23~57	24~61	26~64	27~68	28~72	29~76
	16~39	17~43	18~47	19~51	20~55	21~59	22~63	23~67	24~71	25~75	26~79
	15~40	16~44	16~49	17~53	18~57	19~61	20~65	21~69	22~73	22~78	23~82
6	28~50	29~55	31~59	33~63	35~67	37~71	38~76	40~80	42~84	44~88	46~92
	26~52	27~57	29~61	31~65	32~70	34~74	35~79	37~83	38~88	40~92	42~96
	24~54	25~59	27~63	28~68	29~73	30~78	32~82	33~87	34~92	36~96	37~101
	23~55	24~60	25~65	26~70	27~75	28~80	30~84	31~89	32~94	33~99	34~104
7	39~66	41~71	43~76	45~81	47~86	49~91	52~95	54~100	56~105	58~110	61~114
	36~69	38~74	40~79	42~84	44~89	46~94	48~99	50~104	52~109	54~114	56~119
	34~71	35~77	37~82	39~87	40~93	42~98	44~103	45~109	47~114	49~119	51~124
	32~73	34~78	35~84	37~89	38~95	40~100	41~106	43~111	44~117	46~122	47~128
8	51~85	54~90	56~96	59~101	62~106	64~110	67~117	69~123	72~128	75~133	77~139
	49~87	51~93	53~99	55~105	58~110	60~116	62~122	65~127	67~133	70~138	72~144
	45~91	47~97	49~103	51~109	53~115	56~120	58~126	60~132	62~138	64~144	66~150
	43~93	45~99	47~105	49~111	51~117	53~123	54~130	56~136	58~142	60~148	62~154
9	66~105	69~111	72~117	75~123	78~129	81~135	84~141	87~147	90~152	93~159	96~165
	62~109	65~115	68~121	71~127	73~134	76~140	79~146	82~152	84~159	87~165	90~171
	59~112	61~119	63~126	66~132	68~139	71~145	73~152	76~158	78~165	81~171	83~178
	56~115	58~122	61~128	63~135	65~142	67~149	69~156	72~162	74~169	76~176	78~183
10	82~128	86~134	89~141	92~148	96~154	99~161	103~167	106~174	110~180	113~187	117~193
	78~132	81~139	84~146	88~152	91~159	94~166	97~173	100~180	103~187	107~193	110~200
	74~136	77~143	79~151	82~158	85~165	88~172	91~179	93~187	96~194	99~201	102~208
	71~139	73~147	76~154	79~161	81~169	84~176	86~184	89~191	92~198	94~206	97~213
11	100~153	104~160	108~167	112~174	116~181	120~188	123~196	127~203	131~210	135~217	139~224
	96~157	99~165	103~172	106~180	110~187	113~195	117~202	121~209	124~217	128~224	132~231
	91~162	94~170	97~178	100~186	103~194	107~201	110~209	113~217	116~225	119~233	123~240
	87~166	90~174	93~182	96~190	99~198	102~206	105~214	108~222	111~230	114~238	116~247
12	120~180	125~187	129~195	133~203	138~210	142~218	146~226	150~234	155~241	159~249	163~257
	115~185	119~193	123~201	127~209	131~217	135~225	139~233	143~241	147~249	151~257	155~265
	109~191	113~199	116~208	120~216	124~224	127~233	131~241	134~250	138~258	142~266	145~275
	105~195	109~203	112~212	115~221	119~229	122~238	125~247	129~255	132~264	135~273	138~282
13	142~209	147~217	152~225	156~234	161~242	166~250	171~258	175~267	180~275	185~283	189~292
	136~215	141~223	145~232	150~240	154~249	158~258	163~266	167~275	172~283	176~292	181~300
	130~221	134~230	138~239	142~248	146~257	150~266	154~275	158~284	162~293	166~302	170~311
	125~226	129~235	133~244	136~254	140~263	144~272	148~281	151~291	154~301	158~310	162~319
14	166~240	171~249	176~258	182~266	187~275	192~284	197~293	202~302	207~311	212~320	218~328
	160~246	164~256	169~265	174~274	179~283	183~293	188~302	193~311	198~320	203~329	208~338
	152~254	156~264	161~273	165~283	170~292	174~302	178~312	183~321	187~331	192~340	196~350
	147~259	151~269	155~279	159~289	163~299	168~308	172~318	175~329	179~339	183~349	187~359
15	192~273	197~283	203~292	208~302	214~311	220~320	225~330	231~339	236~349	242~359	248~367
	184~281	190~290	195~300	200~310	205~320	210~330	216~339	221~349	226~359	232~368	237~378
	176~289	181~299	186~309	190~320	195~330	200~340	205~350	210~360	214~371	219~381	224~391
	171~294	175~305	180~315	184~326	189~336	193~347	197~358	201~369	206~379	210~390	215~400

笔记栏

附表9　H界值表(三样本比较的秩和检验用)

n	n_1	n_2	n_3	P	
				0.05	0.01
7	3	2	2	4.71	—
	3	3	1	5.14	—
8	3	3	2	5.361	—
	4	2	2	5.333	—
	4	3	1	5.208	—
	5	2	1	5.000	—
9	3	3	3	5.600	7.200
	4	3	2	5.444	6.444
	4	4	1	4.967	6.667
	5	2	2	5.160	6.533
	5	3	1	4.960	—
10	4	3	3	5.791	6.745
	4	4	2	5.455	7.036
	5	3	2	5.251	6.909
	5	4	1	4.985	6.955
11	4	4	3	5.598	7.144
	5	3	3	5.648	7.079
	5	4	2	5.273	7.205
	5	5	1	5.127	7.309
12	4	4	4	5.692	7.654
	5	4	3	5.656	7.445
	5	5	2	5.338	7.338
13	5	4	4	5.657	7.760
	5	5	3	5.705	7.578
14	5	5	4	5.666	7.823
15	5	5	5	5.780	8.000

附表10　M界值表(随机区组比较的秩和检验用)

$$P = 0.05$$

区组数 b	处理组数 k													
	2	3	4	5	6	7	8	9	10	11	12	13	14	15
2	—	—	20	38	64	96	138	192	258	336	429	538	664	808
3	—	6.00	7.400	8.533	9.857	158	225	311	416	542	691	865	1063	1292
4	—	6.500	7.800	8.800	10.29	217	311	429	574	747	950	1189	1460	1770
5	—	6.400	7.800	8.960	10.49	277	396	547	731	950	1210	1512	1859	2254

区组数 b	处理组数 k													
	2	3	4	5	6	7	8	9	10	11	12	13	14	15
6	188	7.000	7.600	9.067	10.57	336	482	664	887	1155	1469	1831	2253	2738
7	24.55	7.143	7.800	9.143	272	412	591	815	1086	1410	1791	2233	2740	3316
8	322	6.250	7.650	9.200	310	471	676	931	1241	1612	2047	2552	3131	3790
9	24.55	6.222	7.667	9.244	349	529	760	1047	1396	1813	2302	2871	3523	4264
10	322	6.200	7.680	238	388	588	845	1164	1551	2014	2558	3189	3914	4737
11	40.55	6.545	7.691	261	427	647	929	1280	1706	2216	2814	3508	4305	5211
12	322	6.500	7.700	285	465	706	1013	1396	1862	2417	3070	3827	4697	5685
13	40.55	6.615	7.800	309	504	764	1098	1512	2017	2618	3326	4146	5088	6159
14	500	6.143	7.714	333	543	823	1182	1629	2172	2820	3581	4465	5479	6632
15	40.55	6.400	7.720	356	582	882	1267	1745	2327	3021	3837	4784	5871	7106

附表 11　q 界值表

上行：$P = 0.05$　下行：$P = 0.01$

v	组数 k								
	2	3	4	5	6	7	8	9	10
5	3.64	4.60	5.22	5.67	6.03	6.33	6.58	6.80	6.99
	5.70	6.98	7.80	8.42	8.91	9.32	9.67	9.97	10.24
6	3.46	4.34	4.90	5.30	5.63	5.90	6.12	6.32	6.49
	5.24	6.33	7.03	5.56	7.97	8.32	8.61	8.87	9.10
7	3.34	4.16	4.68	5.06	5.36	5.61	5.82	6.00	6.16
	4.95	5.92	6.54	7.01	7.37	7.68	7.94	8.17	8.37
8	3.26	4.04	4.53	4.89	5.17	5.40	5.60	5.77	5.92
	4.75	5.64	6.20	6.62	6.96	7.24	7.47	7.68	7.86
9	3.20	3.95	4.41	4.76	5.02	5.24	5.43	5.59	5.74
	4.60	5.43	5.96	6.35	6.66	6.91	7.13	7.33	7.49
10	3.15	3.88	4.33	4.65	4.91	5.12	5.30	5.46	5.60
	4.48	5.27	5.77	6.14	6.43	6.67	6.87	7.05	7.21
12	3.08	3.77	4.20	4.51	4.75	4.95	5.12	5.27	5.39
	4.32	5.05	5.50	5.84	6.10	6.32	6.51	6.67	6.81
14	3.03	3.70	4.11	4.41	4.64	4.83	4.99	5.13	5.25
	4.21	4.89	5.32	5.63	5.88	6.08	6.26	6.41	6.54
16	3.00	3.65	4.05	4.33	4.56	4.74	4.90	5.03	5.15
	4.13	4.79	5.19	5.49	5.72	5.92	6.08	6.22	6.35
18	2.97	3.61	4.00	4.28	4.49	4.67	4.82	4.96	5.07
	4.07	4.70	5.09	5.38	5.60	5.79	5.94	6.08	6.20
20	2.95	3.58	3.96	4.23	4.45	4.62	4.77	4.90	5.01
	4.02	4.64	5.02	5.29	5.51	5.69	5.84	5.97	6.09

续表

ν	组数 k								
	2	3	4	5	6	7	8	9	10
30	2.89 3.89	3.49 4.45	3.85 4.80	4.10 5.05	4.30 5.24	4.46 5.40	4.60 5.54	4.72 5.65	4.82 5.76
40	2.86 3.82	3.44 4.37	3.79 4.70	4.04 4.93	4.23 5.11	4.39 5.26	4.52 5.39	4.63 5.50	4.73 5.60
60	2.83 3.76	3.40 4.28	3.74 4.59	3.98 4.82	4.16 4.99	4.31 5.13	4.44 5.25	4.55 5.36	4.65 5.45
120	2.80 3.70	3.36 4.20	3.68 4.50	3.92 4.71	4.10 4.87	4.24 5.01	4.36 5.12	4.47 5.21	4.56 5.30
∞	2.77 3.64	3.31 4.12	3.63 4.40	3.86 4.60	4.03 4.76	4.17 4.88	4.29 4.99	4.39 5.08	4.47 5.16

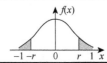

附表 12　r 界值表

概率 P

ν	单侧: 0.25 双侧: 0.50	0.10 0.20	0.05 0.10	0.025 0.05	0.01 0.02	0.005 0.01	0.0025 0.005	0.001 0.002	0.000 0.001
1	0.707	0.951	0.988	0.997	1.000	1.000	1.000	1.000	1.000
2	0.500	0.800	0.900	0.950	0.980	0.990	0.995	0.998	0.999
3	0.404	0.687	0.805	0.878	0.934	0.959	0.974	0.986	0.991
4	0.347	0.608	0.729	0.811	0.882	0.917	0.942	0.963	0.974
5	0.309	0.551	0.669	0.755	0.833	0.875	0.906	0.935	0.951
6	0.281	0.507	0.621	0.707	0.789	0.834	0.870	0.905	0.925
7	0.260	0.472	0.582	0.666	0.750	0.798	0.836	0.875	0.898
8	0.242	0.443	0.549	0.632	0.715	0.765	0.805	0.847	0.842
9	0.228	0.419	0.521	0.602	0.685	0.735	0.776	0.820	0.847
10	0.216	0.398	0.497	0.576	0.658	0.708	0.750	0.795	0.823
11	0.206	0.380	0.476	0.553	0.634	0.684	0.726	0.772	0.801
12	0.197	0.365	0.457	0.532	0.612	0.661	0.703	0.750	0.780
13	0.189	0.351	0.441	0.514	0.592	0.641	0.683	0.730	0.760
14	0.182	0.338	0.426	0.497	0.574	0.623	0.664	0.711	0.742
15	0.176	0.327	0.412	0.482	0.558	0.606	0.647	0.694	0.725
16	0.170	0.317	0.400	0.468	0.542	0.590	0.631	0.678	0.708
17	0.165	0.308	0.389	0.456	0.529	0.575	0.616	0.662	0.693
18	0.160	0.299	0.378	0.444	0.515	0.561	0.602	0.648	0.679
19	0.156	0.291	0.369	0.433	0.503	0.549	0.589	0.635	0.665
20	0.152	0.284	0.360	0.423	0.492	0.537	0.576	0.622	0.652
21	0.148	0.277	0.352	0.413	0.482	0.526	0.565	0.610	0.640
22	0.145	0.271	0.344	0.404	0.472	0.515	0.554	0.599	0.629

笔记栏

续表

ν	单侧: 0.25 双侧: 0.50	0.10 0.20	0.05 0.10	0.025 0.05	0.01 0.02	0.005 0.01	0.0025 0.005	0.001 0.002	0.000 0.001
					概率 P				
23	0.141	0.265	0.337	0.396	0.462	0.505	0.543	0.588	0.618
24	0.138	0.260	0.330	0.388	0.453	0.496	0.534	0.578	0.607
25	0.136	0.255	0.323	0.381	0.445	0.487	0.524	0.568	0.597
26	0.133	0.250	0.317	0.374	0.437	0.479	0.515	0.559	0.588
27	0.131	0.245	0.311	0.367	0.430	0.471	0.507	0.550	0.579
28	0.128	0.241	0.306	0.361	0.423	0.463	0.499	0.541	0.570
29	0.126	0.237	0.301	0.355	0.416	0.456	0.491	0.533	0.562
30	0.124	0.233	0.296	0.349	0.409	0.449	0.484	0.526	0.554
31	0.122	0.229	0.291	0.344	0.403	0.442	0.477	0.518	0.546
32	0.120	0.225	0.287	0.339	0.397	0.436	0.470	0.511	0.539
33	0.118	0.222	0.283	0.334	0.392	0.430	0.464	0.504	0.532
34	0.116	0.219	0.279	0.329	0.386	0.424	0.458	0.498	0.525
35	0.115	0.216	0.275	0.325	0.381	0.418	0.452	0.492	0.519
36	0.113	0.213	0.271	0.320	0.376	0.413	0.446	0.486	0.513
37	0.111	0.210	0.267	0.316	0.371	0.408	0.441	0.480	0.507
38	0.110	0.207	0.264	0.312	0.367	0.403	0.435	0.474	0.501
39	0.108	0.204	0.261	0.308	0.362	0.398	0.430	0.469	0.495
40	0.107	0.202	0.257	0.304	0.358	0.393	0.425	0.463	0.490
41	0.106	0.199	0.254	0.301	0.354	0.389	0.420	0.458	0.484
42	0.104	0.197	0.251	0.297	0.350	0.384	0.416	0.453	0.479
43	0.103	0.195	0.248	0.294	0.346	0.380	0.411	0.449	0.474
44	0.102	0.192	0.246	0.291	0.342	0.376	0.407	0.444	0.469
45	0.101	0.190	0.243	0.288	0.338	0.372	0.403	0.439	0.465
46	0.100	0.188	0.240	0.285	0.335	0.368	0.399	0.435	0.460
47	0.099	0.186	0.238	0.282	0.331	0.365	0.395	0.431	0.456
48	0.098	0.184	0.235	0.279	0.328	0.361	0.391	0.427	0.451
49	0.097	0.182	0.233	0.276	0.325	0.358	0.387	0.423	0.447
50	0.096	0.181	0.231	0.273	0.322	0.354	0.384	0.419	0.443

附表 13　Spearman 秩相关系数界值表 (r_s)

n	单侧 双侧	0.025 0.05	0.005 0.01	n	单侧 双侧	0.025 0.05	0.005 0.01
6		0.886	1.000	10		0.648	0.794
7		0.786	0.929	11		0.618	0.755
8		0.738	0.881	12		0.587	0.727
9		0.700	0.833	13		0.560	0.703

续表

n	单侧	0.025	0.005	n	单侧	0.025	0.005
	双侧	0.05	0.01		双侧	0.05	0.01
14		0.538	0.679	33		0.345	0.446
15		0.521	0.654	34		0.340	0.439
16		0.503	0.635	35		0.335	0.433
17		0.485	0.615	36		0.330	0.427
18		0.472	0.600	37		0.325	0.421
19		0.460	0.584	38		0.321	0.415
20		0.447	0.570	39		0.317	0.410
21		0.435	0.556	40		0.313	0.405
22		0.425	0.544	41		0.309	0.400
23		0.415	0.532	42		0.305	0.395
24		0.406	0.521	43		0.301	0.391
25		0.398	0.511	44		0.298	0.386
26		0.390	0.501	45		0.294	0.382
27		0.382	0.491	46		0.291	0.378
28		0.375	0.483	47		0.288	0.374
29		0.368	0.475	48		0.285	0.370
30		0.362	0.467	49		0.282	0.366
31		0.356	0.459	50		0.297	0.363
32		0.350	0.452				

附表 14　随机数字表

	1～10					11～20					21～30					31～40					41～50				
1	88	69	22	93	86	34	87	52	64	67	85	29	90	06	61	39	00	68	69	23	82	05	45	29	18
2	37	96	71	27	39	38	18	07	31	33	95	66	33	65	76	78	61	05	59	93	01	86	01	65	56
3	39	50	41	65	95	02	02	75	18	06	28	77	31	87	37	63	95	22	59	54	75	42	23	99	69
4	44	61	61	04	61	45	05	67	02	96	13	89	39	65	59	88	52	12	85	06	94	30	76	13	09
5	35	52	42	71	12	02	94	23	59	81	19	41	24	83	74	92	34	41	08	61	06	15	12	16	00
6	35	19	33	29	64	84	15	27	27	99	84	18	68	46	13	41	86	65	37	20	97	10	25	23	95
7	40	07	33	74	07	56	84	60	82	46	20	34	70	39	29	21	38	52	39	38	25	56	19	69	29
8	16	50	08	32	88	00	48	34	47	73	05	81	52	56	16	42	17	39	50	53	00	05	74	25	50
9	04	23	41	25	70	09	53	50	72	17	09	04	86	65	46	48	98	53	04	37	23	09	65	88	33
10	39	03	86	03	69	79	78	09	55	84	51	48	82	38	88	47	09	02	77	78	36	97	78	68	92
11	20	97	61	38	82	00	79	54	59	42	86	89	36	81	80	41	36	23	21	41	04	70	12	41	66
12	00	21	45	44	37	80	85	61	07	94	98	65	41	55	83	01	18	39	14	38	47	16	64	53	25
13	92	47	80	25	30	75	30	35	43	65	38	73	27	99	20	98	94	36	88	48	85	78	26	90	08
14	41	97	55	77	12	21	70	47	75	94	29	95	56	39	87	92	56	56	16	50	33	92	39	70	56
15	09	67	70	42	77	87	07	01	07	27	68	36	27	55	63	42	04	15	44	57	07	09	29	33	77
16	24	36	37	95	29	02	72	27	39	27	17	65	96	55	67	67	27	42	57	18	09	35	27	60	34

笔记栏

续表

	1～10					11～20					21～30					31～40					41～50				
17	72	88	99	63	42	10	48	10	08	83	59	10	30	21	74	04	71	83	88	28	42	62	02	58	04
18	48	97	89	54	53	53	54	20	99	09	56	45	49	26	21	88	73	89	93	53	67	52	65	52	03
19	51	16	11	09	24	89	07	72	74	51	33	13	00	94	84	81	92	02	48	92	53	29	93	06	53
20	75	67	53	15	79	79	73	43	38	75	92	54	80	72	91	82	07	58	05	66	36	41	60	29	53
21	45	64	16	79	62	83	03	74	43	82	26	74	85	68	91	53	59	45	45	28	63	99	42	29	97
22	66	91	82	85	42	11	78	95	18	69	38	77	70	71	91	87	06	94	69	54	22	63	40	94	67
23	72	83	61	98	37	97	89	54	56	27	41	30	79	28	87	75	81	39	21	77	94	41	34	52	37
24	03	50	92	81	20	92	72	87	22	30	38	30	88	33	64	28	34	65	60	30	86	91	97	94	54
25	99	52	61	47	98	43	52	67	36	05	91	56	46	35	83	46	95	41	08	11	26	17	70	88	25
26	74	94	92	22	30	14	04	63	87	13	87	89	74	39	89	03	98	70	21	56	64	80	59	23	26
27	32	98	72	70	22	66	98	76	70	59	32	94	81	58	43	64	39	57	45	35	84	28	30	83	11
28	39	10	95	09	83	90	49	94	58	13	81	18	18	67	77	82	72	56	20	74	36	85	94	06	94
29	23	79	88	40	92	91	63	73	79	37	19	37	52	72	71	78	22	38	61	52	20	61	72	01	62
30	91	67	82	72	10	88	51	63	69	46	56	66	58	21	91	90	82	26	84	91	52	27	37	01	86
31	29	82	41	79	19	53	18	04	38	49	88	41	12	04	32	20	88	70	21	24	73	92	03	78	19
32	63	95	60	38	71	96	42	47	71	48	23	05	01	72	07	13	25	92	42	35	15	89	79	83	56
33	55	89	21	83	51	06	83	19	78	32	01	19	99	99	48	54	60	31	59	33	10	31	30	92	99
34	51	22	66	68	24	72	32	64	47	78	59	12	53	96	94	50	43	56	34	36	28	80	82	03	82
35	38	26	96	14	31	17	38	69	63	65	63	16	95	25	83	48	12	91	69	77	69	33	39	25	83
36	24	04	51	07	44	21	58	47	02	59	65	11	86	41	80	33	41	63	95	78	53	36	61	59	60
37	21	36	55	87	64	80	41	28	84	58	73	69	97	96	37	80	05	88	50	75	08	81	88	12	23
38	92	00	95	46	70	36	92	21	65	40	58	21	23	55	89	68	61	60	47	71	52	83	22	37	31
39	27	09	02	96	73	52	82	60	25	18	57	74	39	81	79	88	19	99	56	15	89	91	26	74	34
40	52	94	64	60	62	92	16	76	14	55	43	41	88	86	87	03	08	02	24	71	33	70	88	98	75
41	49	95	47	75	75	45	50	75	87	20	29	11	29	52	30	96	30	66	27	57	95	92	57	35	90
42	29	67	86	51	76	34	07	57	64	71	02	81	26	00	97	00	74	63	87	88	53	93	69	55	35
43	27	55	02	92	10	16	36	11	08	16	58	25	63	15	84	91	53	34	39	98	09	51	45	23	55
44	62	79	06	85	40	85	01	97	47	43	64	39	58	24	77	19	07	89	98	20	82	00	85	54	09
45	90	68	20	46	68	39	77	57	86	97	18	76	19	20	17	61	70	39	18	70	89	86	88	12	84
46	94	71	25	51	24	38	01	94	19	91	32	87	73	19	43	69	18	82	83	47	71	87	22	21	80
47	04	84	08	54	85	19	59	46	33	95	77	91	26	61	94	75	16	82	88	96	59	41	26	94	53
48	84	79	41	24	48	02	30	30	84	66	34	61	15	44	76	50	66	72	89	26	29	63	61	86	02
49	73	68	33	46	81	37	83	92	02	73	05	11	69	17	65	37	84	70	17	68	28	41	76	92	30
50	09	98	42	09	49	19	20	43	72	64	97	97	74	78	65	11	14	83	53	76	98	75	65	83	85

附表 15　随机排列表 ($n = 20$)

编号	1	2	3	4	5	6	7	8	9	10	11	12	13	14	15	16	17	18	19	20	r_k
1	1	15	19	13	17	5	4	7	9	14	12	18	10	16	11	20	3	6	2	8	−0.1519
2	13	19	15	11	4	10	17	9	5	7	12	14	1	18	8	2	3	16	20	6	−0.1850
3	13	12	20	3	9	6	14	17	1	16	19	18	7	4	10	2	5	11	15	8	−0.1955
4	2	12	7	11	5	8	15	10	6	17	20	18	9	16	1	19	14	4	3	13	0.1368
5	4	7	20	13	6	19	2	14	16	5	18	3	17	1	11	9	15	10	8	12	−0.0090
6	15	4	1	12	17	19	13	8	7	14	18	9	10	16	11	2	3	6	5	20	−0.0947
7	10	11	1	18	5	12	14	20	19	8	3	17	4	9	6	13	7	15	16	2	−0.0692
8	14	7	9	18	17	5	6	20	11	12	2	4	13	10	15	3	16	8	1	19	−0.1128
9	3	16	6	14	13	10	5	1	9	12	19	11	20	15	18	7	8	17	4	2	0.0361
10	4	13	1	19	10	11	6	17	15	2	7	12	3	18	14	9	16	8	20	5	0.1729
11	13	5	20	3	8	15	4	19	7	6	12	17	14	2	11	1	18	10	16	9	0.0301
12	2	16	9	18	13	8	11	19	1	10	15	7	20	5	12	6	3	17	14	4	−0.0947
13	7	15	5	9	11	10	13	6	17	14	16	1	19	4	8	3	20	18	12	2	0.0316
14	14	13	15	1	17	12	5	3	16	4	8	20	10	11	18	19	6	2	7	9	−0.1188
15	8	7	6	4	5	14	10	16	12	17	11	20	19	15	13	3	9	18	1	2	0.0496
16	1	2	18	19	11	12	17	9	8	7	5	13	16	4	6	15	20	3	14	10	0.0827
17	6	18	7	19	8	10	20	9	17	16	1	5	3	14	4	11	13	12	2	15	−0.1865
18	19	14	15	1	4	3	13	18	9	11	16	5	2	12	7	10	20	8	6	17	−0.0181
19	13	3	14	11	20	5	17	16	1	8	9	12	2	18	15	6	4	10	19	7	−0.0647
20	9	17	12	7	8	6	15	10	2	20	13	5	11	1	3	16	19	18	4	14	0.0677
21	7	13	10	11	20	5	4	14	15	16	9	19	18	8	1	2	17	3	12	6	−0.1835
22	17	9	11	4	6	15	16	8	14	2	12	10	20	1	18	13	3	5	19	7	−0.0496
23	11	8	4	10	19	3	17	15	16	7	1	18	20	2	6	9	12	13	14	5	−0.0105
24	8	11	10	13	17	18	15	19	2	5	6	16	9	4	7	3	14	1	20	12	−0.1729
25	1	10	15	19	6	9	20	7	14	12	16	4	8	2	18	11	5	3	17	13	−0.0195

注：r_k 为随机数列与 1～20 等级数列间的 Kendall 等级相关系数。